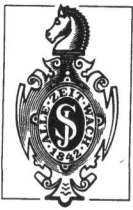

H. Ewerbeck

Differentialdiagnose von Krankheiten im Kindesalter

Ein Leitfaden für Klinik und Praxis

Zweite, vollständig überarbeitete Auflage

Mit 23 Tabellen

Springer-Verlag Berlin Heidelberg GmbH 1984

Professor Dr. Hans Ewerbeck
Kinderkrankenhaus der Stadt Köln
Amsterdamer Straße 59, 5000 Köln-Riehl

Fremdsprachige Ausgaben

Englisch:	Differential Diagnosis in Pediatrics Springer-Verlag, Berlin Heidelberg New York 1980
Griechisch:	Διαφορικὴ Διάγνωση Παιδικῶν Νοσημάτων Alexandros Siokis, Bookseller & Publisher, Thessaloniki, 1978
Italienisch:	Diagnosi Differenziale delle Malattie nel Bambino C. E. L. I., Bologna als Koedition, 1978
Russisch:	ДИФФЕРЕНЦИАЛНАЯ ДИАГНОСТИКА БОЛЕЗНЕИ В ДЕТСКОМ ВОЗРАСТЕ Medizina Moskau, 1980

CIP-Kurztitelaufnahme der Deutschen Bibliothek
Ewerbeck, Hans: Differentialdiagnose von Krankheiten im Kindesalter: e. Leitf. für Klinik u. Praxis · mit Tab./H. Ewerbeck. – 2., neubearb. Aufl.

ISBN 978-3-662-06715-4   ISBN 978-3-662-06714-7 (eBook)
DOI 10.1007/978-3-662-06714-7

Vorwort zur zweiten Auflage

Nachdem die erste Auflage auf so viel Interesse gestoßen ist, insbesondere auch nach der glänzenden Übertragung und Ergänzung ins Englische durch Frau Professor Judith Remischovsky, bietet die zweite Auflage die Möglichkeit, das inzwischen hinzugekommene differentialdiagnostische Wissen mit zu verarbeiten.

Unter Beibehaltung des ursprünglichen Konzepts, dem Leser in unklaren Fällen als schneller Wegweiser vom auffälligsten Symptom zur richtigen Diagnose zu dienen, wurde der gesamte Text neu verfaßt, neue Krankheitsbilder mit eingearbeitet und bei vielen, bereits in der ersten Auflage geschilderten Krankheiten, neue pathogenetische Gesichtspunkte berücksichtigt. Trotzdem wurde der kompakte Umfang wieder beibehalten, allerdings auch diesmal wieder unter Verzicht auf die Wiedergabe der umfangreichen Einzelliteratur. Das Verzeichnis der differentialdiagnostisch weiterführenden Übersichtsarbeiten konnte im Hinblick auf zahlreiche Neuerscheinungen wesentlich erweitert werden, insbesondere auch durch die hervorragende Ergänzung aus dem anglo-amerikanischen Schrifttum durch Frau Professor Remischovsky, der ich an dieser Stelle noch einmal herzlich danken möchte.

Auf diese Weise erhält der interessierte Leser die Möglichkeit zum schnellen Einstieg in die weiterführende Literatur und die „Differentialdiagnose" kann dazu beitragen, dem behandelnden Arzt diagnostische Irrwege und dem kranken Kind unnötige Untersuchungen zu ersparen.

Köln, im Juni 1984   Hans Ewerbeck

Vorwort zur ersten Auflage

In der Kinderheilkunde ist die zunehmende Entwicklung von Spezialgebieten mit Recht als Fortschritt zu bezeichnen. Komplexe Krankheitsbilder sind heute in ihrer Pathogenese analysierbar, in ihrer Symptomatik
verständlicher und therapeutisch gezielt zu beeinflussen. Die Wirksamkeit
der Behandlung hat durch diese Spezialisierung ein noch vor wenigen
Jahren nicht zu erwartendes hohes Niveau erreicht. Kein Kinderarzt
möchte und kann darauf verzichten.
Der Gewinn an Erkenntnissen wird aber zwangsläufig erkauft mit der Belastung des einzelnen Arztes durch die verwirrende Vielfalt an möglichen
Krankheiten. Vor einem akut kranken Kind entschließt sich deshalb der
zum Handeln gezwungene Kollege in der Praxis oft zur klinischen Einwei-
sung ohne Notwendigkeit und ohne diagnostische Vorstellung. Der Arzt
in der Klinik neigt in der gleichen Lage immer mehr zur ungezielten Befragung der Laboratorien und Spezialisten. Präsentiert sich ein Krankheitsbild nicht ganz lehrbuchmäßig, dann tragen nicht selten weitgestreute biochemische Untersuchungen und vom Patienten zu ertragende „Belastungstests" zuerst dazu bei, dem durch die Vielfalt an Möglichkeiten
unsicher gewordenen Kollegen Zeit zum Nachdenken und Nachlesen zu
verschaffen. Das Schrifttum aber hat inzwischen einen solchen Umfang
erreicht, daß viele Kollegen kapitulieren und selbst die pädiatrische Literatur, und sei es aus Zeitmangel, nur noch oberflächlich oder gar nicht befragen – zum Schaden des kranken Kindes.
Hier bietet sich diese Differentialdiagnose als Hilfe an. Sie soll in unklaren
Fällen vom auffälligsten Symptom die Richtung zur möglichen Diagnose
weisen und dazu beitragen, den Weg dorthin zu verkürzen und diagnostische Irrwege oder unnötige Untersuchungsverfahren zu vermeiden. Die
zur Differentialdiagnose eines Krankheitszustandes nötigen Untersuchungen werden genannt, auf seltene Krankheiten hingewiesen. Dabei
sind die Grenzen zu den Spezialgebieten in der Kinderheilkunde so weit
offen gehalten, wie es für den nicht spezialisierten Pädiater zum Verständ-
nis des weiteren diagnostischen Weges nötig ist, für den dann der pädiatrische Radiologe, Kardiologe, Neurologe, Endokrinologe u. a. zuständig
sind.
Dieser diagnostische Wegweiser geht auch bewußt nur von Krankheitssymptomen aus und verzichtet auf die systematische Darstellung von
Krankheitsbildern, zumal wenn sie auf den ersten Blick zu diagnostizieren
sind und keine differentialdiagnostischen Alternativen bestehen.
Über Krankheitsbilder nachzulesen stehen genügend hervorragende Lehr-
und Handbücher sowie Spezialwerke zur Verfügung, wenn erst einmal die
richtige Diagnose zur Diskussion steht.
Um ihren Gebrauch zu erleichtern, bemüht sich die vorliegende Differentialdiagnose durch die pragmatische Kürze des Textes, zahlreiche Tabellen

und ein ausführliches Register dem in der Kinderheilkunde tätigen Arzt im Interesse des Patienten Zeit zu sparen und ihm Anregungen und Informationen für sein diagnostisches Vorgehen zu vermitteln.

Der Dank des Autors gilt in erster Linie Herrn Privatdozenten Dr. D. Ebel, der in freundschaftlicher Verbundenheit bereit war, das kinderradiologische Kapitel selbst zu übernehmen und das gesamte Buch von seinem Fachbereich aus kritisch zu korrigieren. Dank gebührt auch Frau Dr. G. Schmitz (pädiatrische Kardiologie) und Herrn Dr. K. Kellermann (Neuropädiatrie), die ebenfalls die einschlägigen Kapitel ihres Fachbereichs kritisch korrigiert und ergänzt haben. Sie haben damit wesentlich zum Gelingen dieser diagnostischen Hilfe beigetragen.

Köln, im September 1975   Hans Ewerbeck

Inhaltsverzeichnis

1	*Unklares Fieber*	1
1.1	Virusinfektionen	2
1.2	Lokale bakterielle Infektionen	3
1.3	Generalisierte bakterielle Infektionen	5
1.4	Seltene andere infektiöse Ursachen	6
1.5	Rheumatische Krankheiten und Collagen-Krankheiten	7
1.6	Tumoren	9
1.7	Seltene Ursachen für symptomarmes Fieber	10
2	*Erbrechen*	13
2.1	Magen-Darm-Erkrankungen	14
2.2	Infektionen	14
2.3	Intoxikationen	14
2.4	Akute Stoffwechselstörungen	14
2.5	Kardiales Erbrechen	15
2.6	Abdominelles Erbrechen	15
2.7	Cerebrales Erbrechen	15
2.8	Seltene Ursachen für Brechneigung	16
2.9	Psychogenes Erbrechen	17
2.10	Blutiges Erbrechen	17
3	*Durchfälle*	19
3.1	Infektiöse Enteritiden	19
3.2	Unspezifische Durchfälle	20
3.3	Durchfälle durch Darmparasiten	20
3.4	Blutige Durchfälle	20
3.5	Seltene Ursachen für chronische Durchfälle	21
4	*Obstipation*	22
5	*Unklare Schmerzen*	23
5.1	Kopfschmerzen	26
5.2	Schmerzen im Thoraxbereich	29
5.3	Bauchschmerzen	30
5.4	Unklare Schmerzen im Rücken und in der Wirbelsäule	40
5.5	Schmerzen in den Extremitäten	43

6   *Bewußtseinsstörungen*   56

6.1   Vergiftungen   58
6.2   Stoffwechselentgleisungen   59
6.3   Cerebrale Bewußtseinsstörungen   61
6.4   Ohnmacht   61

7   *Dyspnoe*   62

7.1   Hindernisse in den oberen Luftwegen   63
7.2   Inspiratorischer Stridor   64
7.3   Exspiratorischer Stridor (Dyspnoe)   66
7.4   Pulmonale Dyspnoe   67
7.5   Kardiale Dyspnoe   68
7.6   Metabolische Dyspnoe   69
7.7   Cerebrale Dyspnoe   70
7.8   Hypoventilatorische Dyspnoe   70

8   *Husten*   71

8.1   Trockener Reizhusten   71
8.2   Bitonaler Husten   73
8.3   Feuchter, rasselnder Husten   73
8.4   Blutiger Husten   73

9   *Herzsymptome*   74

9.1   Tachykardie   74
9.2   Paroxysmale Tachykardie   75
9.3   Bradykardie   75
9.4   Arrhythmie   76

10   *Zyanose*   77

10.1   Krankhaftes Hämoglobin   77
10.2   Anstieg des reduzierten Hämoglobins   78

11   *Herzgeräusche*   81

11.1   Organische systolische Geräusche   82
11.2   Diastolische Geräusche   85
11.3   Systolisch-diastolische Geräusche   85
11.4   Pathologische Herztöne   86

12   *Herzinsuffizienz*   88

13   *Kreislaufsymptome*   90

13.1   Hypotonie   90
13.2   Hypertonie   90

14   Symptome von seiten des Blutes 91

14.1   Anämie 93
14.2   Leukozytose 93
14.3   Lymphozytose 100
14.4   Neutrozytopenie, Agranulozytose, Lymphozytopenie 101
14.5   Hämorrhagische Diathesen 102
14.6   Leukosen 106

15   Lymphknotenvergrößerungen 108

16   Splenomegalie 111

16.1   Infektionen 112
16.2   Blutkrankheiten und Tumoren 114
16.3   Speicherkrankheiten (Stoffwechselstörungen) 115
16.4   Portale Hypertension 115
16.5   Seltene Ursachen einer Splenomegalie 116

17   Hepatomegalie 119

17.1   Infektionen 119
17.2   Gallenwegserkrankungen 120
17.3   Stauungsleber 120
17.4   Speicherleber 121
17.5   Andere metabolische Erkrankungen 122
17.6   Lebertumoren 122

18   Ikterus (Gelbsucht) 124

18.1   Prähepatischer Ikterus durch vermehrte Hämolyse 125
18.2   Ikterus durch Bilirubintransportstörung 126
18.3   Hepatischer Ikterus 127
18.4   Cholestatischer Ikterus 128
18.5   Verschlußikterus (duktaler cholestatischer Ikterus) 130

19   Intraabdominelle Tumoren 131

19.1   Intraperitoneale Tumoren und Zysten 131
19.2   Retroperitoneale Tumoren 132
19.3   Tumoren der ableitenden Harnwege und Harnblase 133
19.4   Pankreastumoren 133

20   Großes Abdomen 134

20.1   Schlaffe Bauchdecken 134
20.2   Aszites 135

21   Urinbefunde 137

21.1   Auffällige Farbe 138
21.2   Auffälliger Uringeruch 139

21.3   Hämaturie 139
21.4   Leukozyturie 142
21.5   Proteinurie 143
21.6   Glykosurie 144

22   *Ödeme* 146

22.1   Eiweißmangelödem 146
22.2   Ödeme durch Kapillarwandschäden 147
22.3   Ödeme durch erhöhten hydrostatischen Druck oder gestauten
       Lymphabfluß 148
22.4   Ödeme durch Störungen des Elektrolyt-Wasser-Haushaltes . . . 148
22.5   Hormonal bedingte Ödeme 149
22.6   Gesichtsödem 149

23   *Hypertonie* 150

23.1   Renaler Hochdruck 150
23.2   Endokriner Hochdruck 151
23.3   Neurogener Hochdruck 151
23.4   Kardiovasculärer Hochdruck 152

24   *Urämie, Oligurie, Anurie* 153

24.1   Renale Ursachen 153
24.2   Prärenale Ursachen der Urämie 154
24.3   Postrenale Ursachen der Urämie 155

25   *Meningismus* 156

25.1   Allgemeinerkrankungen 156
25.2   Meningismus durch Erkrankungen des ZNS 156

26   *Krämpfe* 160

26.1   Krämpfe beim Neugeborenen 160
26.2   Krämpfe nach dem 6. Lebensmonat 163
26.3   Psychogene Anfälle 165
26.4   Epilepsie 166

27   *Stauungspapille* 170

27.1   Intrakranielle Ursachen 170
27.2   Extrakranielle Ursachen einer Stauungspapille 171

28   *Lähmungen* 173

28.1   Spastische Lähmungen 175
28.2   Hirnnervenlähmungen 177
28.3   Schlaffe (periphere) Lähmungen 178

28.4   Radikuläre und Plexusschäden 180
28.5   Umschriebene periphere Nervenlähmungen 181
28.6   Polyneuropathische Lähmungen (Polyneuropathie,
       Polyneuritis) 181
28.7   Myopathische Lähmungen 183
28.8   Muskelhypotonie (floppy-infant-syndrom) 184
28.9   Scheinlähmungen 186

29   *Bewegungsstörungen* 187

29.1   Extrapyramidale Bewegungsabläufe 188
29.2   Zerebellare Syndrome (Ataxie) 190
29.3   Myoklonien 193
29.4   Tremor 193
29.5   Tic 194
29.6   Hinken und Anomalien des Gangs 194
29.7   Übermäßige oder verminderte Gelenkbeweglichkeit 194
29.8   Psychomotorische Retardierung 195
29.9   Schulschwierigkeiten 196
29.10 Psychosen 196

30   *Metabolische Krankheiten* 197

30.1   Störungen des Fettstoffwechsels 205
30.2   Störungen des Eiweißstoffwechsels 207
30.3   Störungen des Kohlenhydratstoffwechsels 209

31   *Hyperglykämie* 212

32   *Hypoglykämie* 214

33   *Übergewicht* 217

34   *Mangelndes Gedeihen und Magersucht* 220

35   *Hochwuchs, partieller Riesenwuchs* 223

36   *Minderwuchs* 225

37   *Symptome am äußeren Genitale* 232

37.1   Männliches Genitale 232
37.2   Fehlbildungen des äußeren weiblichen Genitale 234

38   *Verzögerte Pubertät (Pubertas tarda)* 235

39   *Vorzeitige Pubertät* 237

40   *Intersexuelles Genitale (Hermaphroditismus)* 239

41   Schilddrüsenvergrößerung 242

42   Symptome bei Neugeborenen und Säuglingen 245

42.1 Atemstörungen, Asphyxie, respiratory-distress-Syndrom 245
42.2 Ikterus des Neugeborenen 247
42.3 Untergewicht, Untergröße 249
42.4 Neugeborenenkrämpfe 250
42.5 Geburtsverletzungen 250
42.6 Blutungen 251
42.7 Neugeborenen-Infektionen 252
42.8 Angeborene Mißbildungen 253
42.9 Erbrechen des Neugeborenen 257
42.10 Erbrechen im Säuglingsalter 260
42.11 Durchfälle bei Neugeborenen und Säuglingen 265
42.12 Obstipation beim Neugeborenen und Säugling 270

43   Exantheme 272

43.1 Generalisierte makulo-papulöse Exantheme 273
43.2 Vesikuläre symmetrisch-generalisierte Exantheme 277
43.3 Umschriebene unsymmetrische Hautveränderungen 279

44   Pigmentanomalien und andere Hautanomalien 281

45   Störungen des Haarwuchses 283

46   Kleine Leiden und Auffälligkeiten 285

46.1 Auffälligkeiten an Kopf und Hals 285
46.2 Auffälligkeiten an den übrigen Körperabschnitten 288
46.3 Auffälligkeiten beim Essen und Trinken 290
46.4 Obstipation 291
46.5 Auffälligkeiten der Sinnesorgane 292
46.6 Rezidivierende Infekte (Abwehr und
      Immunmangelkrankheiten) 297
46.7 Auffälligkeiten im Verhalten 299

*47   Die wichtigsten differentialdiagnostischen Symptome bei
      Röntgenaufnahmen der Lungen* 302

47.1 Vergrößerungen des Hilus- und Mediastinalschattens 302
47.2 Lungenverschattungen 302
47.3 Vorwiegend interstitielle Veränderungen 304
47.4 Vermehrte Strahlentransparenz der Lungen 305

Literaturverzeichnis 306

Sachverzeichnis 309

1 Unklares Fieber

1.1 Virusinfektionen

Mit Organmanifestation 2
Ohne Organmanifestation
Infektiöse Mononucleose
Infektiöse Lymphozytose 3
Anikterische Hepatitis
Influenza
Echo-Viren
Zytomegalie
Felinose

1.2 Lokale bakterielle Infektionen 3

HWI
Otitis, Mastoiditis, Sinusitis 4
Osteomyelitis
Okkulter Hirnabszeß
Lungenabszeß
Subphrenischer Abszeß
Leberabszeß
Cholangiolitis
Paranephritischer Abszeß
Chronische Appendizitis

1.3 Generalisierte bakterielle Infektionen 5

Tbc.
Salmonellose
Typhus, Paratyphus
Sepsis
Endocarditis
Yersiniose
Brucellosen
Toxoplasmose 6
Tularämie

1.4 Seltene infektiöse Ursachen

Malaria
Rickettsiosen
Fleckfieber
Zeckenbißfieber
Rückfallfieber
Ornithose 7
Leptospirosen
Parasitosen
Trichinosen

1.5 Rheumatische Krankheiten und Kollagenosen

Rheumatisches Fieber
Juvenile rheumatoide Arthritis 8
Lupus erythematodes
Libman-Sacks-Syndrom
Dermatomyositis
Periarteriitis nodosa
Colitis granulomatosa Crohn 9
Colitis ulcerosa

1.6 Tumoren

Histiocytosis X
Leukosen
Lymphogranulomatose
Hirntumor
Sarkoidose

1.7 Seltene Ursachen für unklares Fieber 10

Konstitutionelle Hyperthermie
Bewegungshyperthermie
Postinfektiöse Hyperthermie
Arzneimittelfieber
Durstfieber
Insolationsfolgen
Agranulocytose 11
Simulation
Alexander-Syndrom
Herrick-Syndrom

Kawasaki-Syndrom 11   Kongenitale Abwehrstörungen
Abderhalden-Fanconi-Syndrom   Caffey-Silverman-Syndrom 12
De Toni-Débré-Fanconi-Syndrom   Jaffé-Lichtenstein-Syndrom
Maligne Hyperpyrexie   Cortisonfieber
Riley-Day-Syndrom   Familiäres Mittelmeerfieber

Fieber ist einer der häufigsten Gründe, warum Kinder zum Arzt gebracht werden. Fehlen sichtbare Zeichen einer Krankheit, ist die erste Frage:
„Hat das Kind überhaupt Fieber?"
Vom 6. Monat an bis in die Pubertät, insbesondere während der Phasen starken Wachstums besteht eine leicht erhöhte Kerntemperatur und eine Neigung zu Schwankungen von 0,5–1 °C pro Tag in Abhängigkeit von Tageszeit, Körperaktivität und Nahrungsaufnahme. Rektale Temperaturen unter 38 °C sind bei sonst gesunden Kindern als normal zu bezeichnen.

1.1 Virusinfektionen

Die häufigste Ursache, virale Infektionen, sind leicht zu erkennen, wenn der Erreger *Zeichen einer Organmanifestation* zeigt: Pharyngitis, Entzündung der oberen Luftwege, Exantheme, Symptome am Magen-Darm-Trakt oder im Zentralnervensystem.

D (= Diagnose): Leukopenie oder normale Leukozytenzahl. Nur am ersten Tag manchmal Leukozytose. Relative Lymphozytose und Monozytose. BKS mittelmäßig bis stark beschleunigt. *Urin:* Flüchtige Albuminurie, Erythrozyturie möglich.

Virusinfektionen ohne obligate Lokalsymptome

Infektiöse Mononucleose (Pfeiffersches Drüsenfieber)

Eine der häufigsten Ursachen unregelmäßiger, über Tage und Wochen remittierender Fieberattacken oder intermittierenden Fiebers mit kürzeren und längeren fieberfreien Intervallen. Selten Continua. Die einzelnen Fieberperioden dauern meist 8–14 Tage, gelegentlich über mehrere Wochen mit diskreten oder deutlich generalisierten Lymphknotenschwellungen, insbesondere im Zervikalbereich, in der Umgebung des M. sternocleidomastoideus, occipital und retroauriculär. Die Pharyngitis oder Angina catarrhalis kann mit lakunären Belägen einhergehen. Bei heftiger Beteiligung des Halses mit starker Anschwellung der Tonsillen und Lymphknoten *Verwechslungsmöglichkeit mit Diphtherie.* Dagegen sprechen aber das Fehlen eines glasigen Ödems im Rachen und des periglandulären Ödems im Kieferwinkelbereich sowie der Nachweis einer Splenomegalie, die nur bei infektiöser Mononucleose und dort in 80% der Fälle nachweisbar ist. Auch polymorphe oder rubeoliforme *Exantheme* (in 25%) sprechen für die Mononucleose.

D: Leukozytose (70%), Lymphozytose (95%), atypische mononucleäre monozytoide Zellen (größer als normale Lymphozyten mit chromatinreichem, oft grobschollgem Kern und hellem, schmalem Protoplasmasaum mit Azurgranulationen). BKS-Beschleunigung. Pathologische Leberfunktionsproben, Urinbefunde wie bei Virusinfektionen. Nachweis von Mononucleose-Antikörpern im Immunofluoreszenztest auf Epstein-Barr-Virus. Mononucleose-Schnelltest oder die aufwendige Paul-Bunnellsche Reaktion (in 50% der Fälle aber negativ).

Akute infektiöse Lymphozytose
Mehrtägige subfebrile oder febrile Temperaturen ohne sonstige Krankheitssymptome. Selten Zeichen von Infekten der oberen Luftwege, Konjunktivitis, Pharyngitis. Manchmal abdominelle Beschwerden bis zum Appendizitisverdacht, Darmkoliken, Durchfälle.

D: Leukozytose von 50–100000 bei 85–95% Lymphozyten, Eosinophilie. Rotes Blutbild, Retikulocyten und Thrombocyten normal. Kein Milztumor, keine Lymphknotenschwellungen. Im Knochenmark Lymphocytose und bis zu 50% mit Eosinophilie.

Anikterische Hepatitis
Ungeklärte Temperaturen, Appetitlosigkeit, Müdigkeit, Druckschmerzhaftigkeit der leicht vergrößerten Leber, flüchtige Arthralgien, manchmal Stuhlentfärbung und dunkler Urin trotz fehlendem Ikterus.

D: Positive Leberfunktionsproben, leichte Bilirubinvermehrung, S.127

Influenza (epidemische Grippe)
Wechselnde Fieberattacken, Müdigkeit, Abgeschlagenheit, Kopfschmerzen, Gliederschmerzen. Später Entzündungszeichen im Respirationstrakt. Leichte Verläufe nur an der epidemiologischen Situation von harmlosen grippalen Infekten zu unterscheiden.

D: Leukopenie. Serologische und virologische Diagnostik möglich.

Echovirus-Infektionen, Coxsackie-Virus-Infektionen
Fieberattacken von 3 Tagen bis 3 Wochen, anfänglich symptomlos, dann Kopfschmerzen, Bauchschmerzen, Myalgien, Nackensteifigkeit.
Für *Coxsackie-A-Viren* sprechen auftretende Enantheme, Pharyngitis, Herpangina, Stomatitis.

Für *Coxsackie-B-Viren* sprechen Exantheme, polymorph, rubeoliform, urticariell, vesiculär, Hand-, Fuß- und Mundexanthem (Hand-, Fuß- und Mundkrankheit), Petechien sowie komplizierende Erkrankungen des ZNS (Meningitis, Encephalitis, Encephalomyokarditis, Guillain-Barré-Syndrom, Ataxie, Lähmungen), Muskelschmerzen (Myositis epidemica, Bornholmsche Krankheit), Myokarditis, Perikarditis, Hepatitis und Orchitis.

Zytomegalie-Virus-Infektion
Ihre erworbene Form entspricht mit Fieber, Lymphadenitis, möglicher Hepatosplenomegalie weitgehend der infektiösen Mononucleose.

D: Lymphocytose mit zahlreichen mononucleären Zellen, Riesenzellen in Urin und Speichel, Antikörperanstieg im Serum.

Felinose (Katzenkratzkrankheit)
Fieber, Kopfschmerzen, lokale Lymphknotenschwellung 10–30 Tage nach der Verletzung, makulo-papulöse Exantheme, Erythema exsduativum multiforme-ähnlich, Erythema nodosum möglich.

D: Leukopenie, Eosinophilie, BKS leicht beschleunigt. Typische Histologie eines befallenen Lymphknotens.

1.2 Lokale bakterielle Infektionen

Harnwege
Mehrfach negative Befunde machen den Harnwegsinfekt unwahrscheinlich, schließen ihn aber nicht aus, zumal bei unbekannten Abflußbehinderungen. Bei Verdacht deshalb

D: Häufige Untersuchung des im Mittelstrahl oder durch Blasenpunktion gewonnenen Urins. Bestimmung des Zellgehaltes, Urinkultur. Sonographie des Abdomens (Nierenbecken, Harnleiter, Blase). Wenn hier Verdacht, i.v. Pyelogramm und Miktionsurogramm.

Otitis

Häufig zwischen dem 4. und 12. Monat (Pneumokokken, Hämophilus influencae, Streptokokken). Otoskopisch Rötung und Hyperämie, später Vorwölbung des Trommelfells, fehlender Lichtreflex.

Mastoiditis

Befund: Klopfschmerzhaft, Anschwellung des Gebietes über dem Mastoid, vergrößerte Lymphknoten retroauriculär. Röntgenaufnahme.

Sinusitis

Unklares Fieber, oft über Wochen. Anschwellung des periauriculären Gewebes, insbesondere medial, möglich. Bei Verdacht Röntgen.

Osteomyelitis

Alle Knochen wiederholt auf Schmerzhaftigkeit des Periosts, auf Verhärtung der umgebenden Muskulatur abtasten, nach geringfügigen Bewegungseinschränkungen suchen. Besonders Osteomyelitiden durch Staphylococcus albus können oft über Wochen bestehen, ohne erkennbar zu werden.

D: Leukocytose oder Leukopenie mit relativer Granulocytose und Linksverschiebung, BKS-Beschleunigung, regelmäßige Blutkulturen. Röntgen, Szintigraphie.

Okkulter Hirnabszeß

In der Anamnese nach Nachbarschaftsentzündungen (Sinusitis, Otitis media) oder Herzfehler im linken Herzbereich (bakterielle Embolie) suchen.

D: Blutbild, BKS, Liquor (alle Befunde können normal sein!). EEG, Ultraschall (bei offener Fontanelle), Computer-Tomographie.

Lungenabszeß

Vorgeschichte nach Fremdkörperaspiration oder kurzfristige, heftige Hustenattacken durchforschen. Auskultatorisch umschriebene Bezirke mit Bronchialatmen, manchmal mit amphorischem Beiklang.

D: Blutbild, BKS, Röntgen.

Lokalisierte Eiterungen im Abdominalbereich

Subphrenische und Leberabszesse sind häufig nur bei sorgfältigster Palpation in In- und Exspirationsstellung an einer Schmerzreaktion zu bemerken. Ein *Leberabszeß* kann auch in einer nicht vergrößerten oder nicht schmerzhaften Leber vorliegen. Bei gleichzeitiger Eosinophilie nach Amöben im Stuhl fahnden und rektoskopisch Darmulcera suchen.

D: Sonographie, Röntgen, CTG.
DD (Differentialdiagnose): Pleuritis diaphragmatika.

Cholangiolitis

Fieber mit langsam zunehmender und leicht druckschmerzhafter Lebervergrößerung können, vor allem beim Säugling (60–70%) das einzige Symptom einer Cholangiolitis sein, sei es durch aufsteigende Darmkeime oder Staphylokokken, etwa gefördert durch eine abflußbehindernde *Choledochuszyste.* Nur bei einem Viertel der Patienten liegt dabei die klassische Trias: Gelbsucht, schmerzhafte Hepatomegalie und tastbarer Tumor im oberen rechten Abdominalquadranten vor.

D: Sonographie.
DD: Pleuritis diaphragmatica.

Paranephritischer Abszeß

Unterschiedliche Vorwölbung der Lumbalgegend, Klopfschmerz des Nierenlagers. Schmerzhaftigkeit bei der bimanuellen Untersuchung der Nieren. Seitendifferente Sensibilität der Headschen Zonen.

D: Sonographie.

Chronische Appendizitis und Periappendizitis

Resistenz und Schmerzhaftigkeit bei der bimanuellen rektalen und abdominellen Palpation (s. S. 34).

D: Sonographie.

1.3 Generalisierte bakterielle Infektionen

Tuberkulose
Monosymptomatische subfebrile Temperaturen (37,8–39 °C) über 2–3 Wochen, dann auch nachlassende Aktivität, Appetitlosigkeit, morgendlicher Nachtschweiß können Zeichen einer vorangegangenen Infektion sein.

D: Tuberkulinproben (können in der präallergischen Phase vom 19.–56. Tag negativ sein, selten auch bei Miliartuberkulose und Meningitis tuberculosa). Röntgen. Mykobakteriensuche in Sputum, Magensaft, Kehlkopfabstrich.

Salmonellosen

Typhus
Diskrete Roseolen (darin in Gallekultur Typhusbazillen züchtbar), stark belegte Zunge, Milztumor.

D: Leukopenie, keine Eosinophilen. Stuhlkultur, Erregernachweis im Blut. Ab 2. Krankheitswoche Gruber-Widal-Reaktion positiv.

Salmonella paratyphi
Heftige Fieberreaktion, Schüttelfrost, zahlreiche Roseolen.

Andere Salmonellosen
In der präenteritischen Phase unklares Fieber, Schüttelfrost, Gliederschmerzen möglich. Häufiger Leukocytosen, kein Fehlen der Eosinophilen.

D: Erreger im Stuhl, Urin, serologische Diagnostik.

Sepsis
Das foudroyante Sepsisbild mit Schüttelfrost und Hautmetastasen bereitet keine diagnostischen Schwierigkeiten. Häufiger steht man vor einer latenten Sepsis, insbesondere mit gramnegativen Erregern bei abwehrschwachen Kindern (Neugeborene, Kinder auf Intensivpflege-Stationen, zytostatisch und immunosuppressiv behandelte Kinder). Bei Verdacht wiederholte Blutkulturen, auch wenn die typische Trias: neutrophile Leukozytose, BKS-Beschleunigung und Milztumor fehlt. Hinweiszeichen: unerklärte Thrombopenie, niedere Phosphorwerte im Serum, Symptome einer Verbrauchskoagulopathie (s. S.105) positiver CRP-Latextest. Bei Neugeborenen Liquorkulturen, da in 30% der Fälle eine Meningitis besteht.

Subakute bakterielle Endokarditis (Endokarditis lenta)
Temperaturen, meist subfebril, kurzfristige Fieberanstiege, oft nur durch häufiges Fiebermessen faßbar, Schüttelfrost (sicheres differentialdiagnostisches Zeichen gegenüber rheumatischem Fieber). Charakteristisch petechiale Mikroembolien sehr diskret, bevorzugt an Handflächen und Fußsohlen. Bei fehlendem angeborenen oder erworbenem Herzfehler bakterielle Endokarditis unwahrscheinlich!

D: Blutbild (Anämie, nicht immer Leukocytose aber Linksverschiebung und toxische Granulation), BKS-Beschleunigung. Blutkulturen (mehrfach täglich, insbesondre im Schüttelfrost) abnehmen: in der Regel Streptococcus viridans, in weniger als 10% Enterokokken oder andere gram-positive Erreger.

Seltene generalisierte bakterielle Infektionen

Yersiniosis
Schüttelfrost, hohes Fieber bis intermittierend septisch, Kopf- und Gliederschmerzen, Obstipation, unklare Schmerzen im Oberbauch oder rechten Unterbauch (appendizitische Verlaufsform s. S.34). Später Erbrechen und Durchfälle (enteritische Verlaufsform). Aszites und Pleuraergüsse möglich.

D: Blutkulturen. Antikörpernachweis.

Brucellosen
Undulierendes Fieber, Lymphknotenvergrößerungen, vor allem zervikal und axillär (im Abflußgebiet der Eintrittspforte des Erregers). Splenomegalie, manchmal Hepatosplenomegalie. Selten Exantheme.

Erreger:
1. Brucella melitensis = Febris undulans bruce (Typus Caprinus) = Maltafieber
2. Brucella abortus = Febris undulans Bang = (Typus Bowinus)
3. Brucella suis = Febris undulans traum = (Typus Porcinus).

D: Leukopenie, Lympho- und Monocytose, Eosinophilie. BKS beschleunigt, Gammaglobuline stark vermehrt. Erregernachweis in Blut, Stuhl, Urin, Liquor. Antikörpernachweis mit Hämagglutination und Komplementbindungsreaktion. Coombs-Test oft positiv. Allergo-kutane Reaktion (nach Burnett).

Toxoplasmose (postnatal erworbene Form) Unklares Fieber, Lymphadenitis, Gelenkschmerzen und Myalgien. Später makulopapulöse Exantheme und enteritische Symptome möglich.

D: Blutbild unauffällig oder Leukocytose. Sabin-Feldman-Test, KBR, Hauttest (nach Frenkel).

Tularämie (Pasteurella tularensis) Unklares Fieber (typhöse Form) ohne Lokalbefunde mit biphasischem Fieberverlauf (2–3 Tage Fieber, 2–3 Tage fieberfreies Intervall oder 14–21 Tage typhöses Fieber). Bei der abdominellen Form Obstipation oder Durchfälle und Anschwellung der mesenterialen Lymphknoten. Bei der pulmonalen Form Lungeninfiltrate und Anschwellung der Hilusdrüsen. Bei der ulzero-glandulären Form gerötete und später ulzerierende Hautstellen als Eintrittspforte und Anschwellung der ableitenden Lymphknoten. Bei der okulo-glandulären Form Conjunctivitis mit Geschwürsbildung im Augenbereich.

Anamnese: Tierkontakt (Hasenpest), Übertragung durch Fliegen, Zecken oder Nagetiere.

D: Hauttest mit Tularin (Behring-Werke) oder ab 2. Woche Agglutination, meist unter Mitagglutination gegen Brucellosen.

1.4 Seltene andere infektiöse Ursachen

Malaria
Alle drei Malariaarten verlaufen bei Säuglingen und Kleinkindern atypisch: unklares, oft langsam ansteigendes Fieber, regelloser Fieberverlauf, keine charakteristischen Fieberparoxysmen. Im weiteren Verlauf enteritische Symptome (intestinale Malaria). Bei der chronischen Form sehr große, harte Milz und Hepatomegalie.

D: Leukopenie mit relativer Lymphocytose. Beschleunigte BKS. Plasmodiennachweis im Dikken Tropfen.

Rickettsiosen

Q-Fieber (Coxiella burnetii)
Hochfieberhafter, symptomloser Infekt, 3- bis 4tägige Fieberperioden, intermittierend oder Continua. Kopf-, Glieder-, Rückenschmerzen. Pneumonische Infiltrationen. Infektion durch Ziegen, Schafe und Rinder.

D: Leukopenie, Linksverschiebung, mäßige BKS-Beschleunigung, KBR von der 3. Krankheitswoche an positiv.

Endemisches Fleckfieber (Flecktyphus)
Die durch Läuse übertragene Rickettsia Prowazeki erzeugt in der ersten Krankheitswoche hohes Fieber (Continua), Kopfschmerzen, Leukopenie. In der zweiten Krankheitswoche starkes makulo-papulöses Exanthem, Meningoencephalitis.

D: Suchen nach Kratzstellen und Läusen. In der zweiten Woche KBR.

Zeckenbiß-Fieber
(u. a. Rocky Mountains spotted fever)
Ähnlich Q-Fieber

Rückfall-Fieber
Durch Läuse übertragen, vor allem in den Tropen und in den Ländern des mittleren und fernen Ostens, selten auch in Südeuropa. Bei größeren Kindern typischer, mit Schüttelfrösten verbundener remittierender Fieberverlauf mit mehrtägigen fieberfreien

Intervallen. Bei Kleinkindern regellose Fieberkurve. Gliederschmerzen, Kopfschmerzen, Bauchschmerzen, meningoencephalitische Symptome möglich.

D: Eosinophilie, sonst unauffälliges Blutbild. Dicker Tropfen im Fieberanfall zum Nachweis von Borrelia recurrentis.

Ornithose
(Chlamydia ornithosis s. Psittacosis)
Nach 7- bis 14tägiger Inkubation hohes, uncharakteristisches bis continuaähnliches Fieber. Kopfschmerzen, manchmal Durchfälle. Von der 2. Woche an Husten und Lungenveränderungen wie bei der primär atypischen Pneumonie. Überträger nicht nur Papageien, sondern zahlreiche andere Vögel einschließlich Hausgeflügel.

D: Leukopenie, Linksverschiebung, später Leukocytose und starke Lymphocytose. KBR nach 10–14 Tagen positiv. Nach kranken Vögeln in der Umgebung fragen!

Leptospirosen *(L. ictero-haemorrhagiae Weil, L. canicola, L. grippo-typhosa, L. pomona)*
Die primär tierpathogenen Leptospirosen zeigen bei Kindern fieberhafte, atypische Verläufe mit heftigem Beginn, die schwer zu identifizieren sind. Nur manchmal kommt es zum typischen biphasischen Fieberverlauf. Kopfschmerzen, Conjunctivitis, am Ende der ersten Woche Myalgien und meningoencephalitische und polyneuritische Erscheinungen mit guter Prognose. Bei der Weilschen Erkrankung auch häufig anikterischer Verlauf, sonst zunehmender Ikterus. Polymorphe Exantheme und hämorrhagische Diathese sowie Nierensymptome möglich.

D: Leukocytose, Linksverschiebung, BKS-Beschleunigung. Erregernachweis in Blut, Liquor und Urin, Antikörpernachweis im Serum.

Parasitosen
Die unklaren fieberhaften Reaktionen auf Parasiten gehen fast immer mit einer *starken Eosinophilie* einher. Manchmal heftige Urticaria auch bei der sonst komplikationslosen Ascaridiasis.

Hunde- und Katzenspulwurm-Infektion
(Toxokariasis, Larva migrans visceralis)
Vor allem bei Kindern unter 4 Jahren möglich, bei engem Hunde- und Katzenkontakt und der Angewohnheit, alles, sogar Erde, in den Mund zu stecken (Pica).

Symptome: Intermittierende Fieberattacken, Inappetenz, Gewichtsabnahme, Myalgien, Arthralgien, Husten, Hepatomegalie, selten Lungeninfiltrate und Befall von Gehirn und Augen (DD: Retinoblastom!). Kein Darmbefall, weil der Mensch der falsche Wirt.

D: Hochgradige Eosinophilie, Hyperglobulinämie (IgG). Serologische Diagnostik, Larvennachweis im Sputum oder in der Leber.

Trichinosis
Bei typhusähnlichem Fieberbild verdächtig das Auftreten von Lid- und Gesichtsödemen, Muskelschmerzen, Exanthemen, Petechien.

D: Leukocytose mit Linksverschiebung, toxischer Granulation, starke Eosinophilie, KBR, indirekte Hämagglutination und Latex-Test, Intracutan-Test.

1.5 Rheumatische Krankheiten und Collagen-Krankheiten

Rheumatisches Fieber
Manchmal über Wochen leichtes oder mittelschweres, remittierendes, insbesondere abends ansteigendes Fieber. Blässe, Schweißausbrüche, Abgeschlagenheit, Nasenbluten. Erkrankungsmaximum zwischen dem 5. und 10. Lebensjahr, selten in den ersten drei Lebensjahren. Verstärkter Verdacht, wenn in der Familie Fälle mit rheumatischem Fieber oder Allergiebereitschaft vorhanden sind. Genaue Befragung nach flüchtigen Gelenkerscheinungen.

D: Beschleunigte BKS, Ansteigen der ASL, EKG und Phonokardiogramm zum Ausschluß einer Herzbeteiligung.

Juvenile rheumatoide Arthritis
Beginn mit steilem Fieberanstieg und Schüttelfrost oder auch schleichend mit remittierenden oder septiformen intermittierenden monosymptomatischen Fieberperioden über Wochen und Monate möglich, bevor es zu Gelenkerscheinungen kommt. Manchmal täglich nur kurzfristige Fieberanfälle, die schwer zu erfassen sind, weil dazwischen normale Temperaturen bestehen. Ausgesprochene vegetative Labilität, Neigung zu Schweißausbrüchen, Appetitlosigkeit, Reizbarkeit, Gewichtsabnahme. Das Auftreten von polymorphen, urticariellen, rubeoliformen, masernähnlichen Exanthemen, später Lymphknotenschwellungen und Milzvergrößerung erleichtern im Verlauf die Diagnose, wie auch morgendliche Steifigkeit der befallenen Gelenke, leichte cyanotische Verfärbung über den befallenen Gebieten, feuchtkalte Extremitäten.
Vorsicht beim Auftreten von *Conjunctivitis* oder *Lichtscheu* im Rahmen unklarer Fieberzustände: die juvenile chronische Polyarthritis kann mit einer *rheumatoiden Iridocyclitis* beginnen! Wissler hat die hochfieberhafte Verlaufsform „Subsepsis hyperergica" genannt, die an der Wirkungslosigkeit von Antibiotika bei prompter Entfieberung nach Corticoidanwendung zu erkennen ist.

D: Anämie, Leukopenie, selten Leukocytose, BKS-Beschleunigung, Rheumaserologie in 80% der juvenilen Fälle negativ.

Lupus erythematodes
Unklare Fieberperioden, allgemeines Krankheitsgefühl gehen dem Auftreten typischer Haut- und Gelenkerscheinungen voraus. Dispositionen vor allem bei Mädchen zwischen dem 12. und 19. Lebensjahr.

Libman-Sacks-Syndrom
Ähnliche Allgemeinsymptomatik wie beim Lupus erythematodes. Zusätzlich Endokarditis, Perikarditis, Pleuritis, Peritonitis und Polyserositis. Mädchen bevorzugt.

D: Anämie, Leukopenie, Thrombocytopenie, BKS-Beschleunigung, hoher Immunglobulin-

Spiegel. Nachweis von antinucleären AK sowie DNA-AK.

Dermatomyositis
Sie tritt in 20% der Fälle bei Kindern unter 15 Jahren auf und beginnt mit subfebrilen Temperaturen und zunehmenden Durchblutungsstörungen der Hände. Dann Hauterscheinungen an den Händen (blaß-rote, schuppende Dermatosen), Anschwellungen von Händen, Armen und Beinen. Die akute Form beginnt mit hohem Fieber und zeigt sehr frühzeitig die typischen Symptome (ödematöse, bläulich-livide Anschwellung um Augen, Nase, inguinal um die kleinen Gelenke. Verhärtetes Unterhautgewebe, versteifte, schmerzhafte Muskelpartien).

D: BKS kann normal sein, granulozytäre Leukocytose, Creatinphosphokinase erhöht, häufig auch Transaminasen und Serumaldolase. Antinucleäre AK positiv, DNA-AK negativ.

Periarteriitis nodosa
Bei Säugling und Kleinkind unklares, intermittierendes Fieber und wechselnde Exantheme und plötzliches Auftreten von Gangrän oder ZNS-Symptomen. Auch Erkrankung der Coronararterien möglich. Bei größeren Kindern Leibschmerzen, langsam zunehmende rheumatoide Gliederschmerzen, Nierensymptomatik, polymorphe Exantheme und Purpura. Männliches Geschlecht bevorzugt.

D: Leukocytose, manchmal Eosinophilie, BKS-Beschleunigung, Probeexzision eines frisch auftretenden Hautknötchens oder Leberbiopsie.

Colitis ulcerosa
Beim ersten Auftreten oder während einer Exacerbation der Colitis uncharakteristische Hyperthermien möglich, angefangen von leicht erhöhten bis zu septischen Temperaturen mit Schüttelfrost, Übelkeit, Appetitlosigkeit, Erbrechen, allgemeinem Krankheitsgefühl, später abdominellen Beschwerden, insbesondere Schmerzreaktion bei der Palpation im Colonbereich.

D: Leukocytose mit Linksverschiebung, toxische Granulation, BKS beschleunigt, Eosinophilie. Rektoskopie: hyperämische vulnerable Schleimhaut, Ulcera, Narben. Serologisch Auto-AK gegen Colon-Protein, Nucleoprotein und DNA positiv, AK gegen Escheria coli O 14 positiv. Röntgenuntersuchung.

Colitis granulomatosa
(Ileitis terminalis M. Crohn)
Auch hier längere Phasen mit leichten oder mäßigen Temperaturerhöhungen vorausgehend. Später dumpfe Schmerzen im rechten Unterbauch. Dort auch häufig längliche Tumormassen tastbar. Stuhlverfassung normal oder Obstipation. Im Verlauf der Exacerbacion dünne schleimige Stühle mit okkulten, selten sichtbaren Blutbeimengungen. Erythema nodosum möglich.

D: Hohe BKS, sonst ähnlich wie bei Colitis ulcerosa. Röntgen: sorgfältige Kontrastdarstellung des Dünndarms mit Nachweis von Stenosierungen und inneren und äußeren Fisteln, Endoskopie.

1.6 Tumoren

Histiocytose X *(Retikulose, essentielle Retikulogranulomatose, maligne Retikulose)*
Die disseminierten Formen beginnen nicht selten mit rezidivierenden Fieberschüben ohne charakteristischen Fiebertyp. Anfänglich wenig Beeinträchtigung des Allgemeinbefindens, dann Hepatomegalie, Hepatosplenomegalie, indolente Lymphknotenanschwellungen, schließlich schubweises Auftreten von Petechien, Suffusionen, Papeln oder flächenhaften Infiltrationen, insbesondere in der Haut des Stammes.

D: Leukopenie, Granulocytopenie, relative Lymphocytose und Monocytose, Retikulumzellen im peripheren Blut möglich. Aregeneratorische Anämie. Leichte bis mäßige Thrombocytopenie. BKS beschleunigt. Knochenmark meist schwer zu gewinnen, leeres Mark, reichlich Retikulumzellen. Histologische Untersuchung einer Hautstanze aus dem befallenen Gebiet. Röntgen: Schädel, Thorax, Extremitäten, Becken.

Leukosen
Manchmal wochenlange Fieberschübe ohne faßbare Symptomatik, Müdigkeit, Appetitmangel, Gewichtsabnahme.

D: Anämie, manchmal Retikulocytopenie, Thrombocytopenie, beschleunigte BKS. Knochenmarksbiopsie. Röntgen: Osteoporose, unregelmäßige Aufhellungen in der Spongiosa, helle Querbänder an den Metaphysen der Röhrenknochen.

Lymphogranulomytose *(M. Hodgkin)*
Neben uncharakteristischen Allgemeinsymptomen (Müdigkeit, Appetitlosigkeit, Gewichtsverlust) unregelmäßige Temperaturen. Bei Kindern selten vom Pel-Ebstein-Typ: Perioden von hohem Fieber, unterbrochen von fieberfreien Intervallen. Schwierige Diagnose, wenn die typischen, nicht schmerzhaften Lymphknotenpakete (meist zervikal, weniger häufig mediastinal) nicht nachweisbar sind.

D: Lymphopenie, Monocytose, Eosinophilie bei uncharakteristischen Leukozytenzahlen, hypochrome Anämie, BKS beschleunigt. Knochenmark unauffällig, wenn nicht zufällig Sternbergsche Riesenzellen gefunden werden. Röntgen (Hiluslymphknoten), abdominelle Sonographie (Lymphome, Milzgröße). Lymphographie der abdominalen Lymphknoten. Lymphknotenprobeexzision.

Hirntumor
Ein langsam wachsender raumfordernder Prozeß im Zentralnervensystem, insbesondere in der Hypothalamusgegend, Blutungen oder eine zirkumskripte Encephalitis können unerklärbare Temperaturen erzeugen. Deshalb immer auf Hirnnervensymptome oder Hirndruckzeichen achten (s. S. 170).

Sarkoidose *(Morbus Boeck, Besnier-Boeck-Schaumann-Krankheit)*
Phasen leichter Temperaturerhöhung, Müdigkeit, Gewichtsverlust, selten Erythema nodosum, Iridocyclitis, Uveitis oder Parotis. Dann Neigung zu Husten, Dyspnoe.

D: Unauffälliges Blutbild, Eosinophilie, Hyperglobulinämie.

Röntgen: Vergrößerte Hilus- und Paratracheallymphknoten. Dann nach vergrößerten peripheren Lymphknoten suchen: Probeexzision. Serum-Calcium kann erhöht sein. Kveim-Test: intracutane Injektion eines Sarkoidose-Antigenpräparates.

1.7 Seltene Ursachen für symptomarmes Fieber

Konstitutionelle Hyperthermie
Über Monate bestehende, meist monotone Temperaturen bis 38 °C, besonders in Phasen des starken körperlichen Wachstums (Wachstumsfieber). Häufig auch leichte Erhöhung des mittleren Tagesblutzuckerspiegels.

D: Per exclusionem.

Bewegungshyperthermie
Bei lebhaften, meist etwas übergewichtigen Kindern gegen Abend Temperaturen bis 38,5 °C. Typisch dabei Nachtschweiß in der ersten Nachthälfte und normale Morgentemperaturen.

D: Per exclusionem.

Postinfektiöse Hyperthermie
Nach Infektionen bei manchen Kindern monotone Temperaturerhöhung um 38 °C wie bei der konstitutionellen Hyperthermie. Manchmal auch nur verstärkte Bewegungshyperthermie.

D: Anamnese (vorangehende Infektionen), BKS-Beschleunigung, postinfektiöse Veränderungen der Immunglobuline.

Posttraumatische Hyperthermie
Resorptionsfieber nach großen Hämatomen oder chirurgischen Eingriffen, auch ohne vorliegende Infektion.

Arzneimittelfieber
Bei vielen Medikamenten möglich. Verdächtig, wenn gleichzeitig Leukopenie, Eosinophilie oder Agranulocytose sowie polymorphe Exantheme auftreten.

Arzneimittel, bei denen bevorzugt Fieberreaktionen beobachtet wurden:

Extern und intern angewandte Salicylsäure.
Analgetika
Zytostatika
Chloramphenicol, Penicillin, PAS
Sulfonamide
Phenylbutazonhaltige Präparate
Thyroxin
Tranquilizer
Blut- und Plasmatransfusionen
Gammaglobulingaben
I. v. Aminosäuren-Applikation.

D: Entfieberung nach Absetzen des Mittels, Intracutantest.

Durstfieber
Fast nur bei Neugeborenen und sehr jungen Säuglingen. Gefährlich die hypernatriämische (hyperosmolare) Dehydratation (Durstexsikkose), insbesondere bei der hyperpyretischen Toxikose des älteren Säuglings (Krämpfe, bleibende Cerebralschäden). Durstfieber auch bei Säuglingen mit latentem Diabetes insipidus beim Umstellen von Frauenmilch auf Kuhmilch: intermittierende Fieberattacken ohne sonstige Krankheitssymptome infolge Kuhmilch-bedingter Hyperosmolarität. Vorsicht bei solchen Säuglingen mit der Deutung des Schweißtestes (Iontophorese): hohe Kochsalzwerte möglich, ohne daß eine Mucoviszidose besteht.

D: Im Serum Natrium, Chlor, Osmolarität, Hämatokrit erhöht. Bei Verdacht auf Diabetes insipidus spezifisches Gewicht des Urins prüfen (nieder).

Insolationsfolgen
Hohes Fieber, Kopfschmerzen, Meningismus, dabei häufig Zeichen von Sonnenbrand auf der Haut. Bei entsprechender Anamnese und starken Kopfschmerzen Lumbalpunktion: erhöhter Liquordruck, lym-

phocytäre Pleozytose (Insolations-Meningitis).

Agranulozytose

Da Agranulozytosen häufig mit unklaren Fieberzuständen beginnen, ehe es zu der typischen Ulzeration an den Schleimhäuten kommt, bei Fieber immer Blutbild prüfen, ehe wiederholt Antipyrese getrieben wird. Die meisten Antipyretica wirken auf das Knochenmark depressiv.

Simulation *(Schulfieber)*

Bei älteren Kindern vorgetäuschte Temperaturen durch Reiben des Thermometers am Bettuch. Häufig werden auch Beschwerden (Halsschmerzen u.a.) angegeben, deren Ursache sich nicht objektivieren läßt. Plötzliche Temperaturschwankungen ohne krankhaften Befund und Normaltemperaturen bei Messungen unter Kontrolle.

Alexander-Syndrom

In den ersten Lebensmonaten Perioden mit hohem Fieber, Hirndruckzeichen durch zunehmenden Hydrocephalus infolge Aquäduktverschluß, Opticusatrophie, Krampfanfälle, Tetraspastik durch dysmyelinisierende Leukodystrophie des Cerebrums infolge enzymopathisch bedingter Speicherungsvorgänge (Neurokeratin?).

Herrick-Syndrom

(Hand-Fuß-Syndrom bei Sichelzellenanämie)
Fieberattacken, dann symmetrisch schmerzhafte Anschwellungen von Hand- und Fußrücken als spezifische Frühmanifestation der Sichelzellenanämie infolge Sichelzellbildung in den durch Abkühlung unter O_2-Mangel stehenden Extremitäten.

Kawasaki-Syndrom

Vor allem in den ersten 3 Lebensjahren hohes, antibiotikaresistentes Fieber, später Conjunctivitis, Enanthem, Himbeerzunge, Palmar- und Plantar-Erythem, polymorphe Exantheme, Lymphadenitis colli (s. S.274).

Abderhalden-Fanconi- und de Toni-Debré-Fanconi-Syndrom

Durstfieber kann beim Abderhalden-Fanconi-Syndrom (Zystinose, Zystinspeicherkrankheit s. S.226) und beim de Toni-Debré-Fanconi-Syndrom (komplexe Tubulopathie, Gluco-Glycin-Phosphat-Diabetes, renale Rachitis) ein auffälliges erstes Symptom sein.

Postoperative maligne Hyperpyrexie *(Ombrédanne-Syndrom)*

Schon während der Anästhesie plötzliches Auftreten einer Hyperpyrexie mit Tachykardie, Tachypnoe, Zyanose, metabolischer Azidose, Hyperkalie, Muskelsteifheit. Gefährdet vor allem kleinwüchsige Knaben mit antimongoloider Augenstellung. Ptosis. Tief angesetzten Ohren. Unterkieferhypoplasie. Hypotoner Muskulatur mit abstehenden Schulterblättern. Bedroht auch Kinder mit allgemeinen Muskelerkrankungen sowie cerebral vorgeschädigte Kinder.

D: CPK auf hinweisende Erhöhung prüfen.

Riley-Day-Syndrom *(familiäre Dysautonomie)*

Perioden ungeklärten Fiebers bei Dysfunktion des vegetativen Nervensystems mit Neigung zu Brechattacken, fehlender oder ungenügender Tränensekretion, Speichelfluß, Schweißausbrüchen, Erythemen und Hautinfektionen. Später gestörtes Schmerzempfinden, Hypertension, Minderwuchs und Kyphoskoliose.

Kongenitale Abwehrstörungen

Rekurrierende Fieberperioden schon im frühen Säuglingsalter und deutlich gesteigerte Infektanfälligkeit müssen den Verdacht auf angeborene Störungen der Körperabwehr wecken (Granulocytenfunktionsstörungen, Störungen im T-Zell- und B-Zell-System mit konsekutivem Immunmangel-Syndromen s. S.297).

Caffey-Silverman-Syndrom
(infantile corticale Hyperostosen)
In den ersten 6 Lebensmonaten Neigung zu Temperaturen bis 39 °C, Unruhe, Appetitlosigkeit, Blässe. Dann derbe, schmerzhafte Anschwellungen in den Weichteilen über den langen Röhrenknochen oder über der Mandibula, Clavicula, Scapula oder den Rippen.

D: Leukocytose, Linksverschiebung, BKS-Beschleunigung, erhöhte alkalische Phosphatase, Aminoazidurie. Röntgen: Periostale Auflagerungen mit Verdickung der Compacta und Sklerose der Spongiosa.

Jaffé-Lichtenstein-Syndrom *(polyostotische fibröse Knochendysplasie, Ostitis fibrosa disseminata Albright, Osteofibrosis deformans juvenilis Uehlinger)*
Bei Beginn der Krankheit häufig subfebrile oder febrile Temperaturphasen. Dann flüchtige Knochenschmerzen und Deformierungen, Spontanfrakturen durch fibrocystischen Umbau der Knochen, besonders im Dia- und Metaphysenbereich der langen Röhrenknochen und der anschließenden Abschnitte des Beckens und des Schultergürtels. Fast regelmäßig, häufig schon bei der Geburt sicht-

bare Pigmentanomalien und Pigmentflecke der Haut. Knochenmanifestation vom 5. Lebensjahr an.

D: Röntgen.

Cortisonfieber
Unklare Fieberattacken und Fieberperioden bei oder nach dem Abbau einer längerdauernden Behandlung mit hohen Corticoiddosen (Leukämie-, Tumor-Therapie). Keine Reaktion auf Antibiotika, prompte Entfieberung auf Corticoidgaben.

D: Wiederholte Blutkulturen, auch auf Pilze negativ. Leukocytose, Linksverschiebung.

Familiäres Mittelmeerfieber
(Siegal-Cattan-Mamou-Syndrom)
Vor allem in Italien, Israel, Irland und bei Juden und Armeniern 2- bis 3tägige wiederholte therapieresistente Fieberschübe mit Gelenkschmerzen und Muskelschmerzen, Pleuritis, Peritonitis („paroxysmale Polyserositis") bis zum Bild eines akuten Abdomens, Nierensymptome. Bisher unbekannte Ätiologie. Kann Amyloidose entstehen.

D: BKS-Beschleunigung, Proteinurie, Hypoproteinämie, Amyloidnachweis (Rectumbiopsie).

2 Erbrechen

(ausgenommen Erbrechen des Säuglings s. S. 257)

2.1 Magen-Darm-Erkrankungen 14

Prämonitorisches Erbrechen
Gastroenteritis
Akutes Abdomen
Nahrungsmittelallergie
Anatomische Hindernisse

2.2 Infektionen

2.3 Intoxikationen

Vergiftungen
Überdosierungen
Medikamente mit Brechwirkung

2.4 Akute Stoffwechselstörungen 14

Ketonämisches Erbrechen
Hepatogenes Erbrechen 15
Renales Erbrechen
Präcoma diabeticum

2.5 Kardiales Erbrechen

Paroxysmale Tachykardie
Myokarditis

2.6 Abdominelles Erbrechen

2.7 Cerebrales Erbrechen

Meningitis
Botulismus 16

Raumfordernder Prozeß 16
Arachnitis adhaesiva
Epilepsie, maskierte
Vasomotorische Durchblutungsstörung
Migräne
Insolation

2.8 Seltene Ursachen für Brechneigung

Abdominalepilepsie
Addison-Syndrom
Arteriomesenterialer Darmverschluß
Bruns-Syndrom 17
Riley-Day-Syndrom
Hyperparathyreoidismus
Zollinger-Ellison-Syndrom

2.9 Psychogenes Erbrechen

Angsterbrechen
Demonstrationserbrechen
Suggestionserbrechen
Imitationserbrechen

2.10 Blutiges Erbrechen 17

Nasenbluten
Cardiainsuffizienz
Ulcus ventriculi
Oesophagusvarizen 18
Haemangiome im Oesophagus

2.1 Magen-Darm-Erkrankungen

Auch größere Kinder neigen bei *Gastroenteritis* und beginnenden Enteritiden zum *prämonitorischen Erbrechen.* Die Anamnese
(Fehlernährung, Durchfallerkrankungen in
der Umgebung), eine belegte Zunge und der
auskultatorische Nachweis von lebhaften
Darmgeräuschen verstärken den Verdacht.
Hinzukommende heftige Bauchschmerzen
und hochgestellte Darmgeräusche zwingen
dann sogar zum *Ausschluß eines akuten Abdomens* (s. S.37). Manche epidemischen *Viruserkrankungen,* vor allem im Herbst und
Winter, etwa mit Rotaviren oder Enteroviren
sind mit ausgesprochenen Brechattacken vor
dem Auftreten von Durchfällen verbunden.
Auch *Nahrungsmittelallergien* (Milch) können sich durch Brechattacken nach der Nahrungsaufnahme anzeigen.
Die *akute Appendicitis* beginnt gerade bei
Kindern nicht selten mit Bauchschmerzen
und Erbrechen, ehe die lokalen Symptome
erkennbar sind.
Anatomische Ursachen des Erbrechens (Oesophagusstenosen, Oesophagusdivertikel u. a.)
s. Erbrechen bei Neugeborenen und Säuglingen (s. S.257).

2.2 Infektionen

Infektionen und Infektionskrankheiten können bei Kindern mit heftigen Brechattacken
beginnen (s. auch prämonitorisches und Begleiterbrechen bei Infektionen im Säuglingsalter (s. S.252). Auch Infektionen außerhalb
des Magen-Darm-Traktes, wie etwa die akute Pyelonephritis, die akute Glomerulonephritis, Nierensteinkoliken können durch
heftiges Erbrechen eingeleitet oder begleitet
werden. Reflexerbrechen ist bei der Otitis
media und der Labyrinthitis und bei der Reisekrankheit (Seekrankheit, Luftkrankheit) zu
beobachten.

2.3 Intoxikationen

Abgesehen vom Erbrechen nach *Vergiftungen* mit Überdosen von Medikamenten infolge Unaufmerksamkeit der Umgebung bei
Kleinkindern oder mit suizidalen Tendenzen
bei Schulkindern ist auch zu bedenken, daß
zahlreiche Medikamente bei *Überdosierung,*
manchmal auch bei normaler Dosierung zu
Brechneigung führen (Ipecacuahna, Salizylate, Sulfonamide, Antibiotika, Antiepilepti-
ka, Antirheumatika, Nitrofurantoin, Piperazin, Digitalis, Aminophyllin, Blei).

2.4 Akute Stoffwechselstörungen

Zyklisches ketonämisches Erbrechen
Zwischen dem 1½ und 7. Lebensjahr (Maximum 3.–5. Lebensjahr), manchmal nach kurzen Prodromalerscheinungen (Appetitlosigkeit, Reizbarkeit, negativistische Stimmung,
Kopfschmerzen) plötzliches Erbrechen, wiederholt in unterschiedlichen Zeitintervallen
bis zu 50 mal in 24 Stunden. Anfänglich nach
jeder Nahrungsaufnahme, dann wird auch
nüchtern nur Schleim mit galligen oder blutigen Beimengungen erbrochen. Bei völliger
Appetitlosigkeit extremer Durst. Nach Flüs-
sigkeitsaufnahme sofort wieder Erbrechen.
Manchmal kolikartige Bauchschmerzen, Peritonismus, Kopfschmerzen. Keine Infektzeichen. In schweren Fällen ausgesprochene
Ketoazidose mit typischer Kußmaulscher
Atmung, zentralnervösen Symptomen von
Benommenheit bis zum Koma oder gar tonisch-klonischen Krampfanfällen. Entsprechend der eintretenden Elektrolytverluste
zunehmender paralytischer Ileus, passagere
schlaffe Lähmungen oder tetanische Anfälle
durch Hyperventilation und Hypokalziämie.

D: Im Urin starke Azetonausscheidung. Aze-
tonfoetor der Atemluft (manchmal schon vor
dem Erbrechen). Blutbild: hoher Hämatokrit
durch Exsikkose, Leukocytose, Linksverschiebung, Eosinopenie. Hypoglykämie und metabolische Azidose mit Ketonkörperanstieg, Hy-

pochlorämie, Hypokaliämie. Im EKG verbreitertes P, Senkung von ST und biphasisches T als Zeichen der Hypokaliämie.

Hepatogenes Erbrechen
Bei anikterischer Hepatitis Übelkeit, Appetitlosigkeit und Erbrechen, auch kombiniert mit meningitischen oder enzephalitischen Symptomen einschließlich geringfügiger lymphocytärer Pleocytose im Liquor.

D: Leber vergrößert, druckschmerzhaft, Leberfunktionsproben.

Renales Erbrechen
Bei beginnender akuter oder nicht bekannter chronischer *Niereninsuffizienz* oder auch als hypochlorämisches Erbrechen nach ungenügendem Elektrolytersatz, bei zu streng salzarmer Diät oder bei beidseitiger starker Hydronephrose mit Tubulusschaden (salt losing-Nephritis). Die renale Urämie bei chronischem Nierenversagen macht sich meist schon vor dem Erbrechen durch Polydypsie, Polyurie und Anämie bemerkbar.
Leicht verwechselt wird das urämische Erbrechen mit dem *extrarenalen Nierenversagen:* heftiges Erbrechen (ggf. kombiniert mit Durchfällen) führt zur hyposaliämischen Exsikkose, die Hypochlorämie steigert die Brechneigung.

D: Sehr hohe Harnstoffwerte (über 36 mmol/l) mit niederen Kochsalzwerten sprechen für extrarenale Urämie (ein unauffälliger Urinbefund kann die Diagnose unterstützen, ist aber nicht obligat bei der extrarenalen Urämie).

Mäßige Harnstofferhöhung mit erhöhten Kreatininwerten bei normalen oder hochnormalen Kochsalzwerten sprechen für renale Ursachen des Erbrechens.

Präkoma diabeticum
Zum Beweis eines durch diabetische Stoffwechselentgleisung erzeugten Erbrechens genügen erhöhter Blutzucker, Zucker- und Acetonnachweis im Urin. Auch beim zyklischen ketonämischen Erbrechen kann *nach*

der ersten therapeutischen Glucosegabe im Urin Zucker auftreten bei gleichzeitig erhöhten Blutzuckerwerten.

2.5 Kardiales Erbrechen

Erbrechen ist, zumal beim Kleinkind, nicht selten das führende Symptom einer akuten Herzinsuffizienz, verbunden mit Unruhe, blassem Aussehen, Nahrungsverweigerung. Deshalb bei Erbrechen immer die Leber auf Größe und Konsistenz prüfen. Auch bei bisher scheinbar herzgesunden Kindern muß an die *paroxysmale Tachykardie* gedacht werden. Bei der akuten *Myokarditis* ist die Leber immer vergrößert, hart und zeigt Kapselschmerz, ein Symptom, das auch bei der obligat gleichzeitig bestehenden Tachypnoe dazu beiträgt, die diagnostischen Schwierigkeiten gegenüber pulmonalen Erkrankungen zu erleichtern. Erst sekundär kommt es bei der Herzinsuffizienz nach anfänglich normalen Auskultationsbefunden der Lunge durch Lungenstauung auch zu pulmonalen Rasselgeräuschen. Beim Säugling ist die Differentialdiagnose zwischen akuter Myokarditis und obstruktiver Bronchitis bzw. Bronchiolitis, primär-abszedierender Staphylokokkenpneumonie und anderen disseminierten, rasch progredienten Lungenerkrankungen oft schwer.

D: EKG, Röntgen: Herzfigur und Lungendurchfluß, Sonographie des Herzens

2.6 Abdominelles Erbrechen

Bauchschmerzen beim Erbrechen weisen auf abdominelle Ursachen (s. S.37).

2.7 Cerebrales Erbrechen

Die Diagnose einer akuten *Meningitis* ist kaum zu verfehlen. Schwieriger kann die Diagnose bei serösen Meningitiden sein, deren schleichende Symptomatik mit Erbrechen, Schwindel, diskreten Sehstörungen, Kopfschmerzen, schwerer zu deuten sind. Auch der tuberkulösen Meningitis gehen häufig unerklärliche Brechattacken, dann Kopfschmerzen und diskrete Hirnnervensymptome voran.

Bei gleichzeitigem Trismus muß außer an den *Botulismus* (dabei auch Sehstörungen!) auch an *Entzündungen in der Gegend des Ganglion trigeminale* (Gasseri) gedacht werden.

Raumfordernde Prozesse beginnen nicht selten mit plötzlichen nächtlichen heftigen Brechattacken mit und ohne Übelkeit, ehe sich die typischen Symptome meist der hinteren Schädelgrube entwickeln (s. S. 170).

Auch die *Arachnitis adhaesiva* muß in solchen Fällen in Erwägung gezogen werden (s. S. 165).

Die *maskierte Epilepsie* mit periodischem Erbrechen, oft kombiniert mit anderen vegetativen Symtomen (paroxysmale Tachykardie, Kopfschmerzen, Ohnmachtsanfälle) kann nur durch wiederholte EEG-Untersuchungen oft erst nach Provokation objektiviert werden (s. S. 166).

Migräne, vasomotorische cerebrale Durchblutungsstörungen

Heftiger Brechreiz und Erbrechen können als Migräneäquivalent im Rahmen der vasomotorischen Kopfschmerzen auftreten. Typisch ist dabei die Periodizität der Anfälle, die Bevorzugung des weiblichen Geschlechtes, die Präpubertät und das Auftreten von schmerzfreien Vorstadien mit Sehstörungen, wie Flimmerskotom, ringförmigen Gesichtsfelddefekten, Halluzinationen, partielle oder vollständige Hemianopsie, Amblyopie oder kurzfristige Amaurosen. Auch andere neurologische Reiz- und Ausfallserscheinungen können dabei dem Übelkeitsgefühl vorausgehen (Sensibilitätsstörungen, Schwindel, fokale klonische Zuckungen, Aphasie).

D: EEG (Grundrhythmus verlangsamt, Dysrhythmien, selten spikes). EKG: vegetative Veränderungen.

Die Differentialdiagnose zur Epilepsie kann bei betont zentralnervösen Erscheinungen und pathologischen EEG-Befunden schwierig sein. Sie verlangt eine sorgfältige Verlaufsbeobachtung (s. S. 166).

Insolation *(Sonnenstich)*

Nach direkter, längerdauernder Sonnenbestrahlung des Kopfes Übelkeit, Brechreiz, Erbrechen, Somnolenz bis Koma, vorübergehende Ataxie oder andere Zeichen cerebraler Beeinträchtigung weisen auf eine Hirndrucksteigerung (Meningismus, erhöhter Liquordruck mit vermehrtem Eiweißgehalt, manchmal Erythrozyten). Ursächlich ist eine ödematöse Anschwellung des Gehirns und eine starke Hyperämie im Subarachnoidalbereich.

Differentialdiagnostisch ist der *Hitzschlag* zu unterscheiden, der bei ungenügender Wärmeabgabe durch Wärmestauung, zumal bei hohem Feuchtigkeitsgehalt der Luft und unzweckmäßiger Bekleidung eintreten kann. Hier stehen Kreislauferscheinungen mit akuter zerebraler Minderdurchblutung, Kreislaufkollaps, Krampfanfälle, Koma im Vordergrund. Übergänge zum klinischen Bild des Sonnenstichs sind möglich, insbesondere bei zunehmendem Hirndruck.

2.8 Seltene Ursachen für Brechneigung

Abdominalepilepsie *(Moore-Syndrom)*

Anfallsweises Auftreten von Erbrechen, Übelkeit, selten Durchfälle und vegetative Symptome. Im Anfall Kloni der Bauchmuskulatur, selten in den Extremitäten.

D: Im EEG paroxysmale Entladungen.

Addison-Syndrom (s. S. 221)

Arteriomesenterialer Darmverschluß *(oberes Mesenterialarterien-Syndrom)*

Völlegefühl durch Magenblähung, plötzliches Erbrechen von Magen- und galligem Duodenalinhalt. In Bauch- oder Knie-Ellbogen-Lage schnell zu beseitigen.

D: *Röntgen:* Ektatischer Magen, überdehnte C-Schleife des Duodenums nach Abklemmung des unteren Duodenalschleifenstücks durch die Mesenterialwurzel.

Bruns-Syndrom

Nach plötzlicher Haltungs- und Lageveränderung Kopfschmerzen und Erbrechen mit Schwindel und Gleichgewichtsstörungen. Ursache sind organische Veränderungen im Kleinhirn oder im Ventrikelbereich des Großhirns (s. S. 170).

Riley-Day-Syndrom

(familiäre Dysautonomie)
Schon im Säuglingsalter Brechattacken, Fütterungsschwierigkeiten, starke vegetative Symptome, später periodisches Erbrechen, insbesondere bei psychischer Erregung oder beim Essen (s. S. 11, 192).

Hyperparathyreoidismus

Appetitlosigkeit, Erbrechen, Gedeihstörung, muskuläre Hypotonie. Polyurie und Polidypsie durch ungenügende Urinkonzentration. Bei Flüssigkeitsmangel schnell Dehydratation, Benommenheit, Krämpfe.

D: Hyperkalzämie, Hypophosphatämie, erhöhte alkalische Phosphatase, Hyperkalzurie (über 6 mg/kg/24 Stunden), niederes spezifisches Gewicht des Urins. Röntgen: Demineralisation, Osteoporose.

DD: Vitamin D-Intoxikation, idiopathische Hyperkalzämie, Hypophosphatasie, Sarkoidose.

Zollinger-Ellison-Syndrom

Erbrechen, oft blutig, wegen Magenulzera, Magensafthypersekretion, Hyperazidität, Magen- und Dünndarmulzera, Bauchschmerzen, Durchfälle mit Steatorrhoe mit oder ohne Hypokaliämie durch Hormon produzierende (gastrinwirksame) Nicht-β-zell-Pankreasinselzellgeschwulst (Gastrinom) des Pankreas.

D: Erhöhter Serum-Gastrin-Spiegel (Radioimmuno-Assey) mit Anstieg unter Calciuminfusion. Röntgen auf Ulzera, Nachweis erhöhter Magensaft- und Säuresekretion. Sonographie.

2.9 Psychogenes Erbrechen

Organisch gesunde, aber psycholabile Kinder können vor Aufregung (z. B. vor der Schule, einer Einladung, einem Reiseantritt) oder aus Angst (vor Abreise eines Elternteils oder vor abendlichem Ausgang der Eltern) erbrechen. Bei ihnen gibt es auch das *Demonstrationserbrechen* (um auf sich aufmerksam zu machen) oder das *Suggestions-* oder *Imitationserbrechen,* wenn andere beim Erbrechen beobachtet oder nur gehört werden. Auch starke Abneigung gegen Nahrungsaufnahme kann bei fehlerhaftem Zwang durch die Eltern zum Erbrechen führen (autosuggestives Erbrechen).

2.10 Blutiges Erbrechen

Hellrotes Blut beim Erbrechen muß aus einer Quelle oberhalb der Cardia stammen. Nur bei großen Mengen kann es auch bei schneller Magenpassage vom Magen oder Duodenum kommen. Kaffeesatzartiges Erbrechen weist auf Kontakt mit Magensalzsäure und längeres Bestehen der Blutungsquelle.
Zuerst ist bei Bluterbrechen bei Kindern an eine *Blutungsquelle im vorderen Nasenraum* (Nasenbluten s. S. 285) zu denken. Nicht selten werden dabei große Blutmengen unbemerkt geschluckt. Eine Neigung zu Nasenbluten besteht im Prodromalstadium der Masern, bei Pertussis und Virusinfekten der oberen Luftwege. Bei Inspektion des Nasopharynx nach Blutspuren suchen, ggf. Rhinoskopia posterior.
Blutiges Erbrechen kann bei Kindern das einzige Indiz auf einen rezidivierenden Reflux bei *Cardiainsuffizienz* oder Hiatushernie mit konsekutiver Oesophagitis sein oder auch ohne Ulcusanamnese auf ein *Ulcus ventriculi* hinweisen.
Massives Bluterbrechen postprandial oder

mitten in der Nacht von großen dunkelroten Blutmengen, nicht selten mit Koagula muß an blutende *Oesophagusvarizen* erinnern und Anlaß zur Suche nach einem Milztumor als Zeichen einer Pfortaderhypertonie sein. Anamnestische Angaben über eine chronische Lebererkrankung, α-1-Antitrypsin-Mangel (s. S. 129) oder eine Austauschtransfusion in der Neugeborenenzeit (Endophlebitis im Bereich des Ductus venosus Arantii mit Übergreifen auf die Milzvene und nachfolgenden Thrombosen) verstärken den Ver-

dacht. Schließlich können auch *Hämangiome im Oesophagus* diagnostische Schwierigkeiten beim Bluterbrechen machen.

D: Röntgenologische Suche nach Oesophagus- und Magenvarizen oder Cardiainsuffizienz, Oesophagitis. Endoskopie: Oesophagus und Magen. Posthämorrhagische normochrome Anämie. Retikulocytose, Leukocytose nach starkem Blutverlust. Leukopenie, Thrombopenie durch erhöhten Verbrauch im stauungsbedingten Milztumor bei Pfortaderhypertonie.

3 Durchfälle

(ausgenommen Durchfälle des Säuglings s. S. 265)

3.1 Infektiöse Enteritiden 19

Salmonellosen
Staphylokokkenenteritis
Yersinia enterocolitica

3.2 Unspezifische Durchfälle 20

Überlaufdyspepsie
Sub- und Anacidität
Allergische Diarrhoe
Irritables Colon-Syndrom

3.3 Durchfälle durch Darmparasiten

Lambliasis
Askaridiasis
Trichuriasis
Trichinosis

3.4 Blutige Durchfälle

Infektiöse Darmerkrankungen
Analfissuren 21

Läsionen der Darmschleimhaut
Schleimhautpolypen
Colitis ulcerosa
Milchallergie
Teerstühle:
  Hochsitzende Blutungen
  Meckelsches Divertikel
Darmmißbildungen
Polyposis
Okkulte Blutungen:
  Medikamente

3.5 Seltene Ursachen für chronische Durchfälle 21

A-β-lipoproteinämie-Syndrom
Ariboflavinose
B_{12} Malabsorption
Zollinger-Ellison-Syndrom
Tyrosinose

3.1 Infektiöse Enteritiden

Bei allen akuten Durchfallserkrankungen mit schleimigen, wäßrigen Stühlen muß an eine Infektion gedacht werden, zumal wenn Umgebungserkrankungen bestehen. Nur bei einem kleinen Teil gelingt eine bakteriologische Aufklärung (25–30%). In Frage kommen:

Salmonellosen einschließlich Typhus
Wäßrig schleimige Durchfälle, selten blutig, bei jungen Kindern selbst Typhus nur unter den Symptomen einer unspezifischen Gastroenteritis.

Staphylokokken-Enteritis
Wenige Stunden nach Aufnahme kontaminierter Speisen heftiges Erbrechen, Bauchschmerzen, Durchfälle, Kreislaufkollaps durch Staphylokokken-Toxin.

Yersinia enterocolitica
Fieber, starke Bauchschmerzen, Gelenkschmerzen, Durchfälle, selten blutig.

D: Stuhlbakteriologie, Antikörpersuche im Serum, bei Typhusverdacht Blutkulturen.

3.2 Unspezifische Durchfälle

Ursache: Diätfehler durch *übergroße Nahrungsmenge* (Überlaufelyspepsie) *Sub- und Anazidität:* Dadurch ungenügende Keimreduktion des Mageninhaltes sowie ungenügende Sekretinproduktion durch mangelhafte Pankreasstimulation mit der Folge einer Verdauungsinsuffizienz mit unvollständigem Nahrungsabbau und konsekutiven Gärungs- und Fäulnisstühlen.

Allergische Diarrhoe *(„Darmasthma")*
Bei gastrointestinaler Allergie plötzliche Bauchschmerzen mit heftigen Durchfällen nach Aufnahme bestimmter Nahrungsbestandteile (Milch, Eier, Erdbeeren usw.). Manchmal Quincke'sches Ödem, Urticaria oder Conjunctivitis.

D: Nachweis von stark erhöhtem IgE und positivem RAST-Test. Wirksamkeit von Antihistaminica und Auslaßversuch. Weitere Differentialdiagnose S.265. Durchfälle bei Säuglingen.

Irritables Colon-Syndrom
(neuropathische Durchfälle s. S.35)
Regelmäßiges Auftreten von Durchfällen in Belastungssituationen (Abreise der Eltern, abendliches Alleinsein, plötzlicher Schreck, akute Angstreaktionen). Der erste Morgenstuhl meistens geformt. Beginn des Leidens Ende des ersten Lebensjahres, Ende bis zum 4. Lebensjahr. Häufig familiäre Belastung mit ähnlicher Symptomatik. Ursache: beschleunigte Magen-Darm-Passage, keine Malabsorption nachweisbar. Sicherung der Diagnose durch Wirksamkeit von Sedativa und Parasympathicolytika.

D: Bakteriologischer Ausschluß von infektiösen Darmerkrankungen.

3.3 Durchfälle durch Darmparasiten

Lambliasis *(Lamblia intestinalis, Giardiasis)*
Bei Kindern seltener symptomlos wie bei Erwachsenen. Vor allem zwischen dem 4. und 10. Lebensjahr ruhrartige, schleimige, chronische Durchfälle oder Steatorrhoe, wie bei Cöliakie (Malabsorptionssyndrom), Zuckerintoleranz möglich. In schweren Fällen Mangel an sekretorischem IgA.

D: Lamblienzysten im Stuhl, bewegliche Trophozoiten im Duodenalsaft, Saugbiopsie.

Askaridiasis
Bei massivem Befall Askariden-Enteritis mit Leibschmerzen, Erbrechen, Meteorismus als Folge einer allergischen nekrotisierenden hämorrhagischen Enteritis.

D: Stuhlmikroskopie, Röntgen (Darm, Lunge auf eosinophiles Lungeninfiltrat).

Auch bei der Trichuriasis (Trichozephalose, Peitschenwurmbefall), bei der Ankylostomiasis (Hakenwurmbefall) sowie beim Befall mit Zwergfadenwürmern (Strongyloidiasis) können schleimige und schleimig-blutige Diarrhoen auftreten.

D: Stuhlmikroskopie, Eosinophilie im Blutbild.

Trichinosis
Bei Kindern kann 14–30 Tage nach der Infektion durch rohes infiziertes Fleisch mit Fieber, Diarrhoe ein Krankheitsbild beginnen, das bald typhusähnliche Züge mit Fieber, Eosinophilie, Lidödem, Urticaria, Masern- und Röteln-ähnlichen Exanthemen aufweist. Rheumatoide Beschwerden unterstützen den Verdacht.

D: KBR mit Titeranstieg. Intracutantest, indirekte Hämagglutination, Latex-Test.

3.4 Blutige Durchfälle

Immer ist durch Augenschein zwischen blutigen Durchfällen und Blut im oder auf dem Stuhl zu unterscheiden. Sind Blut und Schleim mit dem Stuhl vermischt, handelt es sich fast immer um *infektiöse Darmerkrankungen* (Salmonellen, Dysenterie u.a.) und das Kind ist bis zum Beweis des Gegenteils zu isolieren.

D: Stuhl auf Erreger

Blutige Auflagerungen können durch harte Stühle bei Obstipation eintreten *(Analfissuren)* oder aus höherliegenden *Läsionen* oder *Schleimhautpolypen* stammen.
Sie können auch das erste Zeichen einer *Colitis ulzerosa* sein (s. S. 36) oder selten auch auf eine *Milchallergie* hinweisen.

D: Rektoskopie, Röntgen: Doppelkontrasteinlauf.

Schwarze Stühle *(Teerstühle)* sind auf *hochsitzende Blutungen* verdächtig (durch Hämatinbildung), wie Oesophagusvarizen-Blutungen, Hiatushernie, Magen- und Duodenalgeschwüre, intestinale Hämangiome.
Das *Meckelsche Divertikel* kann sich durch melaenaähnliche schwarze Blutentleerungen, aber auch durch massive schmerzlose Blutentleerungen bemerkbar machen und läßt sich szintigraphisch lokalisieren.
Schließlich ist an seltene Ursachen, wie Darmmißbildungen, Duplikation des Verdauungstraktes, *intestinale Polypen* oder die familiäre Polyposis des Colons zu denken, wobei fast regelmäßig okkulte Blutungen bestehen, die durch die Benzidinprobe oder ähnliche Methoden nach dreitägiger fleischfreier Kost zu erkennen sind.
Okkulte Blutungen können auch medikamentös bedingt sein, insbesondere nach Indomethazin (Amuno), Chlortetracyclin (Aureomycin), Cyclophosphamid (Endoxan), Methotrexat, 6-Mercaptopurin (Puri-Nethol), Salicylaten. Dabei können schon nach therapeutischen Dosen heftige Darmblutungen auftreten.
Bei der Suche nach okkultem Blut im Stuhl ist bei Kindern immer vorher nach Blutungsquellen im Bereich des Mundes (Zahnwechsel) und der Nase zu suchen!

3.5 Seltene Ursachen für chronische Durchfälle

A-β-Lipoproteinämie-Syndrom
Chronische Durchfälle, Steatorrhoe sind erste Zeichen dieses seltenen autosomal-rezessiven Erbleidens (s. S. 206)

D: Im Blut keine β-Lipoproteine, stark erniedrigte Triglyzeridwerte, niedriges Cholesterin, keine Chylomikronenbildung nach alimentärer Fettbelastung, vermehrte Kupferausscheidung im Urin.

Ariboflavinose
Durchfälle, Steatorrhoe, seborrhoische Dermatitis mit Rhagadenneigung, Cheilosis, Perlèche, Mund- und Zungenbrennen, Schluckschmerzen, Augenveränderungen (Lichtscheu, fleckförmige Hornhauttrübungen, Gefäßneubildungen am Lidspaltenbereich der Hornhaut) durch Vitamin B_2-Mangel.

D: Riboflavinkonzentration im Plasma erniedrigt.

B_{12}-Malabsorption
B_{12}-Malabsorption und *Folsäuremangel* können bei chronischen Durchfallserkrankungen konsekutive megaloblastische Anämien verursachen.

D: Azidität skontrolle des Magensaftes, Serumantikörper gegen Intrinsic-Faktor, niedere B_{12}-Werte im Serum und in den Erythrozyten, niedere Folsäure im Serum, Schilling-Test mit oral zugeführtem B_{12} (s. S. 94).

Zollinger-Ellison-Syndrom
Chronische Durchfälle durch gastrinbildenden Pankreastumor (Cholera pancreatica, s. S. 32).

D: Erhöhte Gastrinwerte im Serum.

Tyrosinose
Durchfälle, Steatorrhoe, Exsikkose, Hepatosplenomegalie (s. S. 207).

4 Obstipation (s. S. 246)

Diätfehler 22
Wassermangel
Psychogene Störung der Defäkation
Analfissuren, Abszesse, Entzündungen
Mechanische Behinderung der Darm-
passage
Anal- und Rektumstenosen
Tumoren
Störung des Defäkationsaktes
Hirschsprung'sche Krankheit
(Megacolon congenitum)
Idiopathisches Megacolon

Endokrine Krankheiten
Hypothyreose
Hyperparathyreoidismus
Diabetes mellitus
Diabetes insipidus
D-Hypervitaminose
Muskuläre Insuffizienz
Insuffizienz der Bauchmuskulatur
(Brune-Belly-Syndrom) 135
Floppy-infant-Syndrom 184
Restzustand nach Lähmungen

Diätfehler
Sie sind die häufigste Ursache einer Obstipation im Kindesalter, angefangen von zu geringer Nahrungsaufnahme (Appetitlosigkeit, Erbrechen, Hunger) über nicht altersentsprechende Ernährung (nur Flaschennahrung im zweiten Lebenshalbjahr und später, zu kaseinreiche Milch ohne Kohlenhydratzusatz), Ballaststoffarme Kost, Stuhleindickung durch ungenügende Flüssigkeitszufuhr, insbesondere bei Fieber. Auch Bewegungsmangel kann die einzige Ursache für chronische Obstipation sein.

Gestörte Darmmotorik s. Obstipation bei Neugeborenen, s. S. 246.

Neurogene und psychogene Obstipation
Schmerzhafte Defäkation, etwa bei sehr fester Stuhlkonsistenz, ggf. konsekutiven Rhagaden hindern das Kind an der Defäkation und unterdrücken den Defäkationsreiz. Es kann zur Stuhlretention bis zum Pseudo-Hirschsprung kommen. Eine psychogene Obstipation kann auch auf Reisen oder zu Beginn des Schulbesuches bei ängstlichen Kindern auftreten und schließlich, wie auch bei bestehenden Rhagaden, Anlaß zu Enkopresis sein oder laufender Beschmutzung der Unterwäsche, weil die retinierten harten Stuhlmassen den Enddarm reizen, so daß es zu einer Überlaufdyspepsie kommt. Häufig sind die retinierten Stuhlmassen deutlich abdominal oder rektal zu tasten und sonographisch zu erkennen.

D: Röntgen, Defäkogramm, Rektoskopie, Rektumbiopsie, Sonographie, Elektromanometrie.

5 Unklare Schmerzen

5.1 Kopfschmerzen 26

5.1.1 Extrakraniell bedingt

Fehlsichtigkeit
Akkomodationsstörungen
Iritis
Sinusitis 27
Wirbelsäulenveränderungen
Occipitale Lymphadenitis
Cervikale Diskushernie
Trauma
Belastungsschmerzen
Neurologischer Kopfschmerz
Gradenigo-Syndrom

5.1.2 Intrakraniell bedingt

Vasomotorische Kopfschmerzen
(Migraine)
Migraine accompagnée
Hypoglykämie 28
Liquordruckänderungen
Raumfordernde Prozesse
Angiome
Arteriovenöse Aneurysmen
Konkommittierende Kopfschmerzen
Botulismus
Maskierte Depression 29

5.1.3 Seltene Ursachen

Borries-Syndrom
Horton (Bing-Horton)-Syndrom
Aneurysma der A. carotis
Moya-Moya-Krankheit

5.2 Schmerzen im Thoraxbereich 29

5.2.1 Brustwandschmerzen

Pleuritis
Pleuropneumonie, Pleuraempyem
Pneumothorax
Myalgia epidemica
Rippenerkrankungen
Tietze-Syndrom
Muskelschmerzen 30
Dermatomyositis
Trichinose

5.2.2 Brustwandschmerzen ohne Befund im Thoraxbereich

Wirbelerkrankungen
Herpes zoster

5.2.3 Parasternalschmerz 30

Mediastinitis
Oesophagitis

5.2.4 Retrosternalschmerz

Virusgrippe
Oesophagitis (Reflux)
Hiathushernie
Cardiospasmus
Mediastinitis
Thalliumvergiftung

5.2.5 Präcordialschmerz

Myokarditis
Perikarditis
Funktionelle Herzschmerzen
Da Costa-Syndrom
Effort-Syndrom

5.3 Bauchschmerzen 30

Funktionelle Bauchschmerzen

5.3.1 Bauchschmerzen bei
        Allgemeinerkrankungen 31

Nabelkoliken
Myalgia epidemica
Purpura Schönlein-Henoch 32
Hormonstörungen
Phäochromocytom
M. Addison
Carcinoid-Syndrom
Zollinger-Ellison-Syndrom

5.3.2 Oberbauchschmerzen,
        extraabdominell bedingt

Unterlappenpneumonie
Refluxoesophagitis
Muskelkater
Epigastrische Hernien
Inguinalhernien
Hernia spiegeliani
Hämatome

5.3.3 Intraabdominal bedingt 33

Hepatitis
Leberabszeß
Subphrenischer Abszeß
Stauungsleber
Cholecystitis
Pankreatitis

5.3.4 Erkrankungen des
        Magen-Darm-Traktes

Enteritis
Gastritis
Atypische Appendizitis 34
Lymphadenitis mesaraica
(intestinale Yersiniose)
Magen-Darm-Ulcera

5.3.5 Schmerzen im Unterbauch

Akute Appendizitis 34

Chronische Appendizitis 35
Yersiniosis
Colon irritabile
Colitis ulcerosa 36
Morbus Crohn
Divertikulitis
Salpingitis

5.3.6 Passagestörungen 37

Akutes Abdomen
Ätiologie beim Neugeborenen
Ätiologie beim Säugling
Ätiologie bei größeren Kindern
Ätiologie in jedem Alter
Invagination
Volvulus
Eierstocktorsion 38
Mittelschmerz im Zyclus
Paralytischer Ileus
Akute Pankreatitis
Chronisch rezidivierende Pankreatitis

5.3.7 Metabolisch bedingte Bauchschmerzen

Diabetische Ketoazidose
Hypoglykämie 39
Angioneurotisches Ödem
Familiäres Mittelmeerfieber

5.3.8 Seltene Ursachen

Abdominalmigräne (Moore-Syndrom)
Akutes rheumatisches Fieber
Blind-Loop-Syndrom
Budd-Chiari-Syndrom
Chilaiditi-Syndrom
Bleivergiftung
Fluorvergiftung (Spira-Syndrom)
Crosby-Syndrom
Katzenkratzkrankheit (Felinose)
Ménétrier-Syndrom
Ormond-Syndrom 40
Payr-Syndrom
Peutz-Jeghers-Syndrom
Phrenicus-Läsionen
Akutes Porphyrie-Syndrom

5.4 Unklare Schmerzen im Rücken und in der Wirbelsäule 40

Scheuermann'sche Krankheit
Calvé-Syndrom (aseptische Wirbelkörper-
nekrose)
Osteochondrosis deformans juvenilis
Osteoporose
Leukose 41
Tumoren, extra- und intramedullär
Wirbelhämangiom
Histiocytosis X
Posttraumatische Schmerzen
Wirbelostitis
Spondylitis tbc. (Pott)
Bandscheibenprolaps 42
Spondylolistesis
Rheumatoide Arthritis

5.4.1 Steißbeinschmerzen

Trauma
Levator-ani-Syndrom

*5.4.2 Rückenschmerzen durch innere
Erkrankungen*

5.5 Schmerzen in den Extremitäten 43

5.5.1 Gelenkschmerzen

Trauma
Überlastung
Chassaignac-Syndrom
Rheumatisches Fieber
Gicht
Yersinia-Arthritis
Lyme Arthritis
Rheumatoide Arthritis
Schönlein-Henoch'sche Purpura 44
Begleitrheumatoide
Periarteriitis nodosa
Familiäres Mittelmeerfieber
Behçet-Syndrom
Infektarthritis
Bakterielle Arthritis
Reiter-Syndrom
Tuberkulöse Arthritis 45
Gelenknahe Osteomyelitis

Hämorrhagische Gelenkergüsse 45
Sichelzellanämie
Leukämie
Knochentumoren
Osteochondrosen
Familiäre Osteolyse Typ Francois 46

5.5.2 Schmerzen in der Hüfte

Trauma
Muskelkater
Erkrankungen in der Nachbarschaft der
Hüfte
Fehlbelastungen
Schnappende Hüfte
Arthritis purulenta
Morbus Perthes
Epiphysiolysis capitis femoris
Schleichende Frakturen 47
Osteochondrosis dissecans
Synchondrosis ischiopubica
Meralgia paraesthetica

5.5.3 Schmerzen im Kniegelenk

Trauma
Hoffa-Kastert-Syndrom 48
Osteochondrosen
Blount-Syndrom
Apophysosis tibialis adolescentum
(Schlatter-Osgood-Syndrom)
Aseptische Patellanekrose
Osteochondrosis dissecans
Genu valgum, varum, recurvatum
Patellaluxation
Gelenkergüsse, intermittierende 49
Kniegelenk-Tbc.
Lues
Gonorrhoische Gonitis

5.5.4 Schmerzen im Fuß

Statische Fehlbelastung
Ermüdungsfrakturen
Osteochondrosen
Aseptische Knochennekrosen
Blencke-Syndrom
Apophysitis calcanei (Haglund-Syndrom)
Calcaneusexosose 50

Tendinitis der Achillessehne 50
Osteonekrose des Os naviculare (Köhler)
Osteonekrose des Os cuboideum
Osteonekrose der Ossa cuneiformia
Osteonekrose der Metatarsalia
Hand-Fuß-Syndrom

5.5.5 *Schmerzen in den Gliedmaßen*

Trauma
Kindesmißhandlung
C-Hypovitaminose
Ostitis, Osteomyelitis 51
Brodie-Abszeß
Osteoid-Osteom
Osteoblastom 52
Tuberkulöse Ostitis
Luische Osteochondritis
Leukose

5.5.6 *Gut- und bösartige Neubildungen des Skelets*

Histiocytosis X
Lipoidgranulomatose
Neuroblastom
Chondroblastom
Sarkom
Ewing-Sarkom 53

5.5.7 *Wachstumsschmerzen u. a. Ursachen*

A-Hypervitaminose
Fabry'sche Krankheit

5.5.8 *Gliederschmerzen durch Muskelerkrankungen*

Muskelhämatom
Vitamin-C-Mangel
Abszeß
Polymyositis acuta
Chronische Myositis 54
Lues
Tbc.
Trichinose
Muskuläre Glykogenose Mc Ardle
Muskeldystrophie
Becker-Kiener-Syndrom
Enzymdefekte des Muskelstoffwechsels
Maligne Hyperthermie
Weichteiltumoren

5.5.9 *Gliederschmerzen durch Spinalerkrankungen*

Extra- und intraspinale Prozesse
A. spinalis anterior-Syndrom
Neuritis des Plexus brachialis 55
Scalenus-Syndrom
Ischias

5.1 Kopfschmerzen

5.1.1 *Extrakranielle Ursachen*

Fehlsichtigkeit
Nicht erkannte Fehlsichtigkeit bedingt bei Kindern häufig Kopfschmerzen. Sie treten bilateral symmetrisch, vor allem vormittags während des Schulbesuches oder nach längerdauerndem angestrengtem Sehen auf. Typisch ist, daß die Kinder erst nach abgelaufener Beanspruchung (Fernsehen), wenn sie nicht mehr abgelenkt sind, zu klagen beginnen.

D: Sehschärfe bestimmen.

Akkomodationsstörungen
Auch starke Beanspruchung der Augenmuskulatur bei Akkomodationsstörungen (Convergensschwäche, latentes oder manifestes Schielen s. S.293) führen leicht zu Augen- und Kopfschmerzen.

D: Augenarzt.

Iritis
Eine beginnende Iritis macht sich nicht sel-

ten zuerst durch generalisierte Kopfschmerzen von wechselnder Intensität bemerkbar, die schließlich in die Augen lokalisiert werden. Später erleichtern Lichtscheu, Schmerzen bei Lichtreiz und zunehmendes Nachlassen der Sehkraft die Diagnose, wobei an rheumatoide Arthritis zu denken ist.

D: Augenarzt.

Sinusitis

Entzündungen der Nasennebenhöhlen oder Kieferhöhlen können diffuse, auch periodisch aufflammende Kopfschmerzen, zumal in der Stirngegend, erzeugen, manchmal von migräneartigem Charakter. Nasale Sprache und das Vorliegen von adenoiden Vegetationen verstärken den Verdacht.

D: Röntgen der Nasennebenhöhlen.

Wirbelsäulenveränderungen

Die beim Erwachsenen häufigen vom Nakken ausgehenden Kopfschmerzen durch Wirbelsäulenveränderungen (Osteochondrose der Wirbelsäule) können auch bei Kindern beobachtet werden, hier aber meist durch eine *occipitale Lymphadenitis,* selten durch eine *zervikale Diskushernie* verursacht. An sie muß vor allem bei Nackenkopfschmerzen nach einem *Trauma* oder *starker physikalischer Belastung* durch Heben eines schweren Gegenstandes gedacht werden. Charakteristisch ist dabei die muskulär bedingte Steifhaltung der Halswirbelsäule und die in die Supraorbitalregion fortgeleiteten Schmerzen (dabei auch an Prozesse in der hinteren Schädelgrube denken, s. S. 170).

D: Röntgen, ggf. Schichtaufnahmen der Halswirbelsäule.

Neuralgische Kopfschmerzen

Auch Kinder können an neuralgischen Kopfschmerzen leiden. So werden schmerzhafte *Reizsymptome im Verlauf des Trigeminus* (Halbseitenkopfschmerz) bei Ohren- oder Nasennebenhöhlenaffektionen sowie kariösen Zahnerkrankungen beobachtet, eine *Occipitalneuralgie* bei neuritischer Reizung im Bereich des Plexus zervikalis C1–C4.

Gradenigo-Syndrom

Heftige frontale, parietale oder occipitale Kopfschmerzen, auch im Oberkiefer- oder Orbitalbereich bei Otitis media oder Mastoiditis. Dabei auch homolaterale Augenmuskelparese möglich.

5.1.2 Kopfschmerzen durch intrakranielle Ursachen

Vasomotorische Kopfschmerzen *(Migraine)*
Auftreten vom 3. Lebensjahr an mit einer Häufigkeitssteigerung vom 10. Lebensjahr bis zur Pubertät. Häufig familiäre Belastung mit Migräne. Meist handelt es sich um intellektuell begabte, aber psychisch instabile und vom Umwelturteil abhängige, reizbare, gewissenhafte, innerlich gespannte und kontaktschwierige Kinder mit starken vegetativen Zeichen. Die den Anfall einleitende vasokonstriktorisch bedingte Ischämie führt je nach Lokalisation zu einer Aura, etwa mit Schwindel, Sehstörungen (Flimmerskotom, Gesichtsfeldeinschränkungen, Hemianopsie bis zur passageren Blindheit), Aphasie, Agraphie und Sensibilitätsstörungen, fokale klonische Zuckungen, motorische Paresen. Daran schließen sich typisch klopfende und stechende Schmerzen an infolge cerebraler lokaler Hyperämie nach reaktiver Dilatation der befallenen Hirngefäße. Dann sind passagere neurologische Symptome möglich (komplizierte Migraine, *Migraine accompagnée*) wie einseitige Mydriasis, plötzlicher Strabismus (Ophthalmoplegie, häufiger durch Okkulomotorius als durch Abducenslähmung), einseitige Ptosis und verzögerte Reaktion der Augenmuskulatur. Dies kann noch über Tage oder gar Wochen bestehen bleiben, insbesondere bei Spasmus der Basiliararterie, wobei außer den Augensymptomen auch noch Parästhesien der Mundgegend neben den typischen bilateralen oder frontalen Kopfschmerzen auftreten können.

Vegetative Symptome (Schweißausbruch, Schwindel, Tachykardie, Bauchschmerzen, Brechreiz, Erbrechen, Durchfall, periphere Lähmungen) sind ebenfalls möglich und erschweren die Differentialdiagnose gegenüber Epilepsieäquivalenten.

Für Epilepsie sprechen in solchen Fällen bereits vorher bekannte epileptische Krampfanfälle oder neurologische Ausfälle sowie die Unterbrechung des Umweltkontaktes während des Anfalls oder gar das Auftreten von tonisch-klonischen Krämpfen. Von der Migräne lassen sich vasomotorische habituelle Anfälle nur durch die Schwere des Anfalls unterscheiden.

D: Im EEG Verlangsamung des Grundrhythmus, Dysrhythmien, unspezifische Veränderungen. Beim Auftreten von spikes and waves Differentialdiagnose zur Epilepsie wichtig.

Hypoglykämie
Kopfschmerzen von vasomotorischem Charakter bereits frühmorgens im Bett oder kurz nach dem Aufstehen, nach längerer Nahrungspause oder in den ersten Unterrichtsstunden nach verweigertem Frühstück.

D: Therapie-Erfolg durch eine Tasse Flüssigkeit mit 10%iger Glukoselösung morgens im Bett.

Liquordruckänderungen
Erhöhter Liquordruck bei oraler oder parenteraler Flüssigkeitsüberladung (Wasserintoxikation), bei normaler Flüssigkeits- aber ungenügender Salzzufuhr bzw. Salzverlust, bei insuffizienter renaler Ausscheidung, bei A-Hypervitaminose. Mit zunehmender Schwere des Krankheitsbildes außer Kopfschmerzen noch Übelkeit, Erbrechen, Sehstörungen, Bewußtseinsstörungen bis Koma und Krampfanfälle.

D: Im Serum Natrium, Chlor, Kalium und Osmolarität erniedrigt.

Kopfschmerzen durch *Liquorunterdruck* nur postpunktionell oder nach Pneumencephalographie zu erwarten.

Raumfordernde Prozesse
Bei Schmerzen in der Supraorbitalregion oder einschießenden Stirnkopfschmerzen bei schnellen Kopfbewegungen muß nach Ursachen an der Halswirbelsäule oder *Prozessen in der hinteren Schädelgrube* gesucht werden. *Bei Schmerzen im Nacken,* die nicht genau dem Ausbreitungsgebiet des Nervus occipitalis minor oder major entsprechen, sind *Ursachen in der vorderen Schädelgrube* zu bedenken. Nächtliche Kopfschmerzattacken mit Übelkeit und Erbrechen sind ein wichtiges Symom für intrakranielle raumfordernde Prozesse, zumal wenn die Lokalisation schnell zur Liquorstauung führt (s. S.170). Auch alte Abszesse manifestieren sich oft nur mit Kopfschmerzen und den Symptomen eines raumfordernden Prozesses, während Blutbild, Temperatur und Liquorbefund normal sein können (cave: Abszeßperforation bei forcierter Liquorentnahme!).

Von einer Mastoiditis, Otitis media oder Sinusitis fortgeleitete akute Abszesse weisen in der Regel außer Kopfschmerzen noch allgemeine Symptome auf (BKS-Beschleunigung, Leukozytose, pathologischer Liquorbefund).

Angiome und *arteriovenöse Aneurysmen* können über lokalisierte Subarachnoidalblutungen die Ursache für einseitige Kopfschmerzen mit Brechreiz sein. Große Blutungen, meist von Aneurysmen der basalen Hirnarterien ausgehend, führen dagegen schnell zum Koma und zu Krämpfen durch Hirndrucksteigerung. (s. S.158).

Konkommittierende Kopfschmerzen
Vielen Virusinfektionen der oberen Luftwege und manchen Gastroenteritiden eilen Kopfschmerzen voraus.

Botulismus
Bei besonders heftigen Kopfschmerzen mit Schwindel, Übelkeit, Erbrechen, zunehmender Muskelschwäche ist an diese Krankheit zu denken. Die Augensymptome (Ophthalmoplegia interna und externa) zeigen anfänglich häufig eine diskrete Symptomatik (Lichtempfindlichkeit, anfallsweise Amblyo-

pie, Diplopie, Mydriasis, Ptosis der Augenlider, Strabismus divergens oder convergens). Beginnende Schluck- und Sprechstörungen und das Nachlassen der Speichelsekretion bestärken den Verdacht.

D: Erregernachweis im Magensaft, Nachweis des Toxins im Blut und in den verdächtigten Nahrungsmitteln.

Depression

In und nach der Pupertät können häufige oder chronische Kopfschmerzen ein Symptom einer maskierten Depression sein. Auch andere körperliche Leiden, wie Appetitlosigkeit bis zur Anorexie, Herzschmerzen, Bauchschmerzen (in der Regel hierbei nicht in die Nabelgegend lokalisiert!) schieben sich oft vor das Grundleiden einer depressiven Verstimmtheit bis zur organischen Depression. Schließlich muß man bei Kindern mit auffälliger Gefühlsinkontinenz, Neigung zu Wutanfällen, Agilität, Aggressivität, Weglauf- und Schulschwänzneigung an eine maskierte Depression denken, die bei direkter Befragung in der Regel von der Umgebung für unmöglich gehalten und vom Jugendlichen nicht selten heftig abgestritten wird. Erst der weitere Verlauf kann die Diagnose bestätigen.

5.1.3 Kopfschmerzen, seltene Ursachen

Einseitige Kopfschmerzen können nach einer eitrigen Otitis media durch eine umschriebene hämorrhagische Begleitencephalitis mit zunehmender Stauungspapille auf der gleichen Seite verursacht werden *(Borries-Syndrom)*. Treten derartige Schmerzattacken meist nachts mit homolateraler Verstopfung der Nase, Nasen- und Tränenfluß auf, muß an ein *Horton-(Bing-Horton-)Syndrom* gedacht werden, das durch Histamin auslösbar (Histamincephalgie) und durch Ergotamin oder Antihistaminica zu beseitigen ist. Einseitige frontale oder orbitale Kopfschmerzen mit homolateraler Ptose, Hypästhesie der Cornea und der Haut im

Wangenbereich, Mydriasis mit fehlendem Lichtreflex, Diplopie durch Trochlearislähmung können auf ein *Aneurysma der A. carotis* interna in Foramen lacerum deuten.

Alle konstant einseitigen Kopfschmerzen verlangen also eine intensive diagnostische Abklärung (Röntgen, CT, ggf. Angiographie).

Flüchtige rezidivierende Kopfschmerzen, Neigung zu Jackson-Epilepsie oder flüchtige Lähmungen durch cerebrale Gefäßprozesse sind charakteristisch für die *Moya-Moya-Krankheit.* Siehe S. 164.

5.2 Schmerzen im Thoraxbereich

5.2.1 Brustwandschmerzen

Pleuritis, Pleuropneumonie, Pleuraempyem
Heftige, stechende atemabhängige Schmerzen. Deutlich lokalisierbar, oft mit Druckempfindlichkeit der Zwischenrippenräume. Bei Lachen und Husten verstärkt, beim Atemanhalten verschwindend. Schmerzhaft kann übrigens auch ein plötzlich auftretender *Pneumothorax* sein. In allen Fällen typischer Perkussions- und Auskultationsbefund.

D: Röntgen.

Myalgia epidemica *(Coxsackie-B-Virusinfektion, Pleurodynic, Bornholmsche Krankheit)*
Anfalls- und blitzartige heftige Schmerzen (Teufelsgriff), atemunabhängig.

D: Leukopenie, Antikörper- oder Virusnachweis.

Rippenerkrankungen *(Osteomyelitis, Periostitis, Hämatome, Fraktur, Tumormetastasen)*
Genau lokalisierbare, im Rippenbereich liegende, durch lokalen Druck zunehmende Schmerzen.

D: Röntgen, Blutbild, BKS

Tietze-Syndrom
In der Pubertät, häufiger bei Mädchen, um-

schriebener Druckschmerz oder spontaner heftiger Schmerz beim Atmen, Husten und bei Bewegung. Manchmal ausstrahlend in den Arm mit Parästhesien. Typisch Anschwellung eines parasternalen Rippenknorpels, insbesondere der 2.–4 Rippe, rechts häufiger als links. Ursache: unbekannt, vielleicht Belastungsschaden.

D: Blutbild, BKS, Röntgen: alle Befunde normal.

Auch ist zu klären, ob die Thoraxschmerzen nicht in die *Muskeln* zu lokalisieren sind (Muskelkater durch Sport oder schwere Hustenattacken, Asthmaanfälle oder Muskelhämatom durch Trauma). Schließlich muß auch an die *Dermatomyositis* oder eine *Trichinose* gedacht werden.

5.2.2 Brustwandschmerzen ohne Befunde im Thoraxbereich

Sie können neuralgisch bedingt sein infolge einer *Wirbelerkrankung* (Osteomyelitis, rheumatoide Arthritis, Scheuermannsche Krankheit, Tuberkulose, Tumor, s. S. 41. Auch beim *Herpes Zoster* kann der Schmerz dem Exanthem um Tage vorauseilen.

5.2.3 Parasternalschmerz

Immer ein Symptom für viszerale Erkrankungen, etwa des Mediastinums oder des Oesophagus. Dabei auch Schmerzen unterhalb des Schlüsselbeins oder im Interscapularbereich.

D: Röntgen.

5.2.4 Retrosternalschmerz

Beginnende Virusgrippe
Oesophagitis (Reflux)
Hiatushernie
Cardiospasmus
Mediastinitis
Thaliumvergiftung.

5.2.5 Präkordialschmerzen

Dumpfe, anhaltende Schmerzen in der Herzgegend, manchmal von heftigen Stichen unterbrochen, auch ausstrahlend in den linken Arm und in die Schulter wie bei einer Angina pectoris können durch akute Herzdilatation infolge *Myo-* oder *Perikarditis* (Virusmyokarditis, rheumatisches Fieber s. S. 88) entstehen. Sind die Schmerzen mit schlagsynchronen Reibegeräuschen, einer sichtbaren Einflußstauung der Halsvenen und einer Hepatomegalie verbunden, muß an die *Perikarditis* gedacht werden.

D: Sonokardiographie, EKG, Phonokardiographie, Röntgen: Herzfigur.

Funktionelle Herzschmerzen

Bei größeren Kindern mit starken vegetativen Symptomen können Anfälle von Herzschmerzen, psychogen ausgelöst, diagnostische Schwierigkeiten machen. Sie sind oft mit Anfällen von subjektivem Herzklopfen, objektiver Tachykardie, Extrasystolie, Schwindelgefühl, Atemnot, Gähnattacken verbunden und können zu neuropathischer Hyperventilation führen, die tetanische Anfälle auslösen kann (da Costa-Syndrom, Effort-Syndrom). Das Fehlen objektiver Befunde, die psycho-labile Konstitution des Patienten (meist auch der Eltern) erleichtern die Differentialdiagnose.

D: EKG normal mit hohen T-Zacken, starke Blutdruckschwankungen mit Neigung zu psychogenen hypertonen Phasen.

5.3 Bauchschmerzen

90% aller rezidivierenden oder chronischen Bauchschmerzen bei Kindern sind *funktionell bedingt*. Trotz dieser Häufigkeit muß in jedem Fall Anamnese und Lokalbefund sorgfältig überprüft werden, damit nicht erst ein akutes Abdomen oder ein inzwischen inoperabler Tumor beweisen, daß die vorher bagatellisierten „funktionellen" Bauchschmerzen doch von ernsthafter Natur waren.

Bei der Anamnese geht es um den zeitlichen Ablauf und den Charakter der Beschwerden. Wegen seiner Neigung zu schmerzausgelöster Panik und zur Suggestibilität durch die Umgebung läßt sich beim Kind von der Lokalisation aus weniger sicher als beim Erwachsenen auf die Ursache schließen. Manchmal kann dagegen das Alter diagnostisch hilfreich sein (z. B. Trimenonskoliken beim Säugling oder Nabelkoliken während der frühen Kindheit).

Auch der Schmerzcharakter ist meist nicht hilfreich: Dauerschmerzen findet man nur bei älteren Kindern, etwa im Epigastrium mit Zunahme bei Palpation (Gastritis) oder in das Abdomen abgeleitete Dauerschmerzen bei der Pyelitis oder Hydronephrose mit erhöhter Druckschmerzhaftigkeit des Nierenlagers oder etwa die Schmerzen im rechten Hypogastrium bei Cholezystitis.

Die meisten Bauchschmerzen bei Kindern sind von wechselnder Intensität, unterbrochen von schmerzfreien Perioden. Besonders häufig findet man kolikartige Schmerzen durch überstarke Dehnung oder Peristaltikbeschleunigung von Darm oder Hohlorganen.

Wichtig ist der Versuch einer Lokalisation: diffuse Schmerzen und Loslaßschmerz weisen auf das Peritoneum. Bei Bauchschmerzen mit gleichzeitigen Schmerzen in der Schulter-Arm-Region (Ausbreitungsbereich von C$_4$) ist die Erkrankung im Bereich von Zwerchfell, Leber, Milz oder Magen zu suchen. Weitere Lokalisationshilfen sind die Headschen Zonen, weil Schmerzimpulse der afferenten viszeralen Nerven in den jeweiligen Abschnitten des Rückenmarks auf die sensiblen Fasern der Haut umgeschaltet werden, so daß die entsprechenden Hautsegmente eine erhöhte Berührungs- oder Schmerzempfindlichkeit erkennen lassen.

5.3.1 Bauchschmerzen bei Allgemeinerkrankungen

Bei Kindern können Bauchschmerzen bei allen fieberhaften Krankheiten und bei Erkrankungen benachbarter oder entfernter Organe sowie bei Stoffwechselerkrankungen und Hormonstörungen auftreten. Bei Allgemeinerkrankungen fehlt in der Regel eine Druckschmerzhaftigkeit oder Abwehrspannung, ja die Beschwerden lassen während der Palpation sogar nach. Die subjektive Lokalisation des Schmerzes hat beim Kind nicht viel zu bedeuten, wenn nicht ein konstanter objektiver Druckschmerz oder gar Loslaßschmerz an einer bestimmten Stelle nachweisbar ist.

Nabelkoliken

Sie sind zwischen dem 4. und 12. Lebensjahr bei sensiblen und vegetativ labilen Kindern so häufig, daß manchmal ernsthafte Ursachen verspätet erkannt werden. Typisch für Nabelkoliken sind:

a) rezidivierende kolikartige Schmerzen, meist um den Nabel, manchmal auch in anderen Bauchabschnitten lokalisiert.

b) Auftreten bei oder unmittelbar nach der Nahrungsaufnahme oder unabhängig von den Mahlzeiten und ausgelöst von affektbesetzten Situationen. Die Angst kann in vielen Fällen eine erhebliche Rolle spielen.

c) Kombination mit vegetativen Symptomen (Blässe, haloniertes Aussehen, Schweißausbruch, starker Dermographismus, Erbrechen).

Nabelkoliken können nur durch Ausschluß anderer Ursachen richtig diagnostiziert werden. Die Wirksamkeit von Spasmolyika und Anxyolytika kann als Bestätigung verwertet werden.

Myalgia epidemica (Bornholmsche Krankheit, Coxsackie B-Virus-Infektion)

Hier können kolikartige Bauchschmerzen, oft rechtsbetont, von solcher Heftigkeit auftreten, daß differentialdiagnostische Schwierigkeiten gegenüber einer Invagination oder Appendizitis bestehen (abdominelle Form: Pseudoappendizitis!). Umgebungserkrankungen und die Sommer-Herbst-Bevorzugung der Coxsackie-B-Virusinfektion erleichtern die Diagnose.

Anaphylaktoide Purpura *(Schönlein-Henoch)* Beginnt die abdominelle Form Henoch mit starken Bauchschmerzen, dann weisen positive Benzidinproben (in 80%) im Stuhl, blutiges Erbrechen, Durchfälle, Erythrozyturie, beginnendes Exanthem auf die richtige Fährte und erleichtern das Abwarten mit der Laparotomie wegen Appendizitisverdacht. Allerdings sind auch schon bei der anaphylaktoiden Purpura Invaginationen und Darmgangrän beobachtet worden.

D: BKS mäßig beschleunigt, leichte Leukozytose mit Linksverschiebung. Thrombozyten normal oder leicht vermehrt. Erythrozyturie, Proteinurie und Zylindrurie möglich. Im Stuhl okkultes Blut.

Hormonstörungen
Anfallsartige heftige epigastrische Schmerzen ohne sicheren Lokalbefund müssen auch an hypertone Krisen eines *Phäochromozytoms* (s. S.151) oder an eine *akute Nebenniereninsuffizienz (M.Addison)* denken lassen, wobei die Schmerzen mit Abwehrspannung vor allem in den Costovertebralwinkel lokalisiert werden.
Das **Carcinoid-Syndrom** *(Cassidy-Scholte-Syndrom)* macht rezidivierende Bauchschmerzen, Darmspasmen, Ileussymptome, Diarrhoe mit flüchtigen Anfällen von Hautrötung (flush) und Hitzgefühl sowie asthmaähnlichen Lufthunger infolge hormonaktiver Tumoren (5-Hydroxytryptamin oder Serotonin).

D: 5-Hydroxyindolessigsäure-Nachweis im Urin, erhöhter 5-Hydroxytryptaminspiegel im Blut.

Hormonell bedingte Bauchschmerzen macht auch das **Zollinger-Ellison-Syndrom** durch die hyperazide hypersekretorische Gastritis mit Ulcusneigung infolge nicht-insulinproduzierender Pankreasgeschwülste (s. S.21).

5.3.2 Oberbauchschmerzen, extraabdominal bedingt

Unterlappenpneumonie
Atemsynchrone Schmerzen, verstärkt durch Husten.

Reflux-Oesophagitis bei Hiatushernie
Schmerzanfälle im Bereich des Prozessus xyphoideus. Sie strahlen in Herz und Magengegend aus und bessern sich nach Milchtrinken.

Muskelkater
Nach ungewohntem Sport oder Krankheiten mit heftigen Husten- oder Brechattacken werden diese harmlosen Sensationen in der Bauchmuskulatur oft fehlgedeutet.

Hernien
Immer muß in der Linea alba zwischen Nabel und Xyphoid nach *Hernien* gesucht werden *(Hernia supraumbilicalis, Hernia epigastrica)*. Entweder handelt es sich um einen echten Bruch oder nur um einen Prolaps des präperitonealen Fetts *(Pseudohernia epigastrica)*. Auch unerkannte *Inguinalhernien* sind auszuschließen, wobei auch an inguinal gelegene Tumoren oder an Hoden bei der testiculären Feminisierung zu denken ist (s. S.241).
Bauchschmerzen kann auch die *Hernia Spiegeliani* machen, die entlang der Linea Spiegeli semilunaris vom Rippen-Knorpel-Rand bis zum Tuberkulum pubicum gesucht werden muß. Subjektiv werden dabei bis zu kolikähnlichen Schmerzen beschrieben, während objektiv nur ein lokaler Palpationsschmerz besteht.
In der Bauchwand gelegene *Hämatome* können heftige Bauchschmerzen erzeugen und werden häufig nicht erkannt, weil nach vorangegangenen Traumen nicht gefragt wird.

5.3.3 Intraabdominell bedingte Oberbauchschmerzen

Hepatitis
Sie beginnt bei Kindern nicht selten mit heftigen Schmerzen im rechten Epigastrium, manchmal bis in die rechte Fossa iliaca ausstrahlend, so daß an Appendizitis gedacht wird. Der Schmerz kann auch gürtelförmig zum Rücken ziehen und den Verdacht auf eine Nierenerkrankung wecken.

D: s. S. 227.

Leberabszeß
Meist druckschmerzhaft vergrößerte Leber und in die rechte Schulter ausstrahlende Schmerzen. Zusätzlich subfebrile remittierende oder intermittierende Fieberverläufe.

D: Leukozytose, Linksverschiebung, BKS-Beschleunigung, Nachweis mit Sonographie.

Subphrenischer Abszeß
Schmerzen im rechten oder linken Oberbauch mit Ausstrahlung zur jeweiligen Schulter sowie Schmerzverstärkung durch Palpationsdruck auf die Thoraxapertur.

D: Röntgenologisch verminderte Zwerchfellbeweglichkeit und Hochstand des Zwerchfells auf der befallenen Seite. Bei rechtsseitigem Sitz des Abszesses tiefer Leberstand. Sonographie.

Stauungsleber
Beim Kind sind kolikartige Schmerzen oft erste Symptome einer Leberstauung durch ein akutes Herzversagen (Myokarditis, Perikarditis) oder eine Rechtsinsuffizienz durch Beeinträchtigung des Lungendurchflusses (Pneumonie, Pneumothorax, Lungenfibrose). Die Leber ist immer vergrößert und druckschmerzhaft. Deutlicher Meteorismus.

D: Röntgen, Ultraschall, EKG.

Cholecystitis
Für eine Gallenblasenerkrankung ist beim Säugling und Kleinkind häufig kein sicheres Indiz vorhanden: Inappetenz, leichtes Fieber, Leukozytose, Durchfall, geringer Ikterus, nur selten deutlicher lokaler Druckschmerz. Beim Kleinkind kann die Symptomatik oft dramatisch sein: Schüttelfrost, Leukozytose, kolikartige Schmerzen im gesamten Abdomen, periumbilical, im rechten Unterbauch, selten auch Druckempfindlichkeit der Lebergegend, häufig leichter Ikterus. Erst das Schulkind leidet bei der Cholecystitis mit oder ohne Gallensteine deutlich an Druckschmerz und Abwehrspannung in der Gegend der Gallenblase neben den üblichen Symptomen einer bakteriellen Infektion. Auch ein akuter Hydrops der Gallenblase (s. Kawasaki-Syndrom S. 274) mit deutlich tastbarem und sonographisch nachgewiesenem cystischen Tumor wird bei der Suche nach der Ursache von Bauchschmerzen häufig falsch diagnostiziert.

Pankreatitis: s. akutes Abdomen S. 37.

5.3.4 Erkrankungen des Magen-Darm-Traktes

Schmerzen im Oberbauchbereich oder in der Nabelgegend sind nicht selten ein prämonitorisches Zeichen einer **beginnenden Durchfallerkrankung.** Typisch: belegte Zunge, auskultatorisch lebhafte Darmgeräusche, Hyperperistaltik, unerklärter Turgorverulust des Gewebes, später Durchfälle.

D: Stuhl auf Erreger.

Gastritis
Magenschmerzen, Appetitlosigkeit, Aufstoßen, manchmal Erbrechen, Druck- und Völlegefühl, verstärkt durch Nahrungsaufnahme sind auch bei Kindern Zeichen einer Gastritis. Obstipation oder Durchfall möglich.

D: Röntgen: reichlich Magensaft und unscharfe, verbreiterte, stark geschlängelte Schleimhautfalten. Veränderungen, die auch auf das Duodenum und das obere Ileum übergreifen können (Gastroenteritis). Außer vergröbertem Schleimhautrelief auch anormale Peristaltik.

Atypische Appendicitis
Heftige, oft kolikartige Schmerzen im rechten Oberbauch mit deutlich lokalisierbarem Punktum maximum und Loslaßschmerz müssen an die Entzündung eines hochgeschlagenen Appendix denken lassen. Bei der Lage des Schmerzpunktes in der Nähe der rechten Colonflexur oder des Leberhilus ist eine Differentialdiagnose zur Cholecystitis schwierig.

D: Abdominale Sonographie, Cholangiographie.

Lymphadenitis mesaraica
(mesenterialis, intestinale Yersiniose)
Vorwiegend bei Säuglingen und Kleinkindern heftige, appendizitisähnliche Beschwerden mit Fieber, Bauchschmerzen, Durchfall durch akute Ileitis terminalis oder Colitis mit einer *erheblichen mesenterialen Lymphadenitis*, die sonographisch nachgewiesen werden kann. Begleitende Conjunctivitis, Pharyngitis, Bronchitis und Exantheme erleichtern die Differentialdiagnose zur Appendicitis.

D: Nachweis von Yersinia enterocolitica im Stuhl, Antikörper-Anstieg im Blut. Erregernachweis in einem exzirpierten mesenterialen Lymphknoten, wenn Appendizitis nicht ausgeschlossen werden konnte.

Magen-Darm-Ulcera
Oberbauchschmerzen in der Medianlinie oder links paramedial mit zirkumskriptem Druckschmerz im epigastrischen Winkel sowie einer hyperästhetischen Headschen Zone links in der Höhe des zweiten Brustwirbels sprechen für ein *Magenulcus*. Zunahme der Schmerzen bei Nahrungsaufnahme.
Zirkumskripter Druckschmerz rechts oberhalb des Nabels, manchmal in der ganzen rechten Bauchseite, Nüchternschmerz, nächtliche Schmerzen, Schmerzen nach längerer Nahrungspause sprechen für ein **Ulcus duodeni**. Bei Kleinkindern ist die Lokalisation schwierig. Sie leiden oft nur an nächtlichen Oberbauchschmerzen, Übelkeit, Brechneigung, Bluterbrechen oder haben okkultes

Blut im Stuhl. Beim Säugling sind Ulcera bei der abdominellen Untersuchung nicht zu erkennen. Sie signalisieren sich höchstens durch Hämatemesis. Kinder mit familiärer Ulcusbelastung sind prädisponiert. Meist sind sie sensibel und hyperaktiv.

D: *Röntgen:* Magen-Darm-Passage. Stuhluntersuchung auf okkultes Blut.

5.3.5 *Schmerzen im Unterbauch*

Akute Appendicitis
Sie gehört zwar zu den schwierigsten Differentialdiagnosen im Kindesalter, aber die Furcht vor einer nicht erkannten Appendicitis beeinträchtigt oft die Objektivität des Untersuchers und führt zu unnötigen Laparatomien.

Typische Symptome. Beginn meist mit unregelmäßigen Schmerzattacken im ganzen Abdomen oder im Epigastrium und periumbilical. Sie konzentrieren sich erst langsam auf den rechten Unterbauch und werden dann kontinuierlicher. Der lokale Druckschmerz hängt von der Appendixlage ab. Meist liegt er am Mc Burney-schen Punkt in der Mitte zwischen Nabel und Spina iliaca anterior.

Weitere Symptome. Schmerz in der rechten Ileocoecalgegend beim Ausstreichen des Dickdarms zum Coecum hin (Rovsing'sches Zeichen).
Psoasschmerz rechts: Untersuchung in Rükkenlage. Gestrecktes rechtes Bein des Patienten hochnehmen und ihn auffordern, das Bein in dieser Lage festzuhalten, während es plötzlich losgelassen wird: Schmerzen in der Appendixgegend.
Reflektorische Bauchdeckenspannung bei Palpation des rechten Unterbauches oder der gesamten Gegend zwischen Rippenbogen und Darmbeinkamm rechts.
Verschwinden des rechten unteren Bauchdeckenreflexes.
Loslaßschmerz (Blumbergsches Zeichen).
In Bauchlage: Heftige Schmerzreaktion bei Palpation des Mc-Burney-schen Punktes.

Rektale Untersuchung (bei Appendizitisverdacht obligat): schmerzhafte Resistenz im rechten Unterbauch, vor allem bei perityphlitischer Entzündung des Bauchfells.
Heftige Schmerzreaktion beim Ziehen am rechten Hoden.
Zunahme der Bauchschmerzen beim Hüpfenlassen des Kindes, insbesondere auf dem rechten Bein.
Bei atypischer Appendixlage Punktum maximum auch im rechten Epigastrium (hochgeschlagener Appendix) oder bei Situs inversus über der linken Fossa iliaca.

Vorsicht: Nach frischer Perforation kann plötzlich lokale Schmerzfreiheit und ein unauffälliger Palpationsbefund bestehen, bis sich die Zeichen der beginnenden Periotonitis bemerkbar machen.

Appendicitis beim Säugling
Die hier besonders schwierige Diagnose wird meist erst nach Perforation an der Peritonitis gestellt. Eine Perforation des Appendix (etwa im Leistenbruchsack) kann schon bei sehr jungen Säuglingen auftreten.
Unsichere Symptome einer Appendicitis: Übelkeit, Erbrechen, Obstipation, Durchfälle, Fieber, Leukozytose, Linksverschiebung, BKS-Beschleunigung.
An eine Appendicitis sollte im Kindesalter schon gedacht werden, wenn nur kolikartige Schmerzen auftreten und das Kind das Bedürfnis hat, sich hinzulegen (oft rechte Seitenlage mit angezogenem rechten Bein!).

Häufige Fehldiagnosen. Beginnende Enteritis, Peritonismus bei Ketoazidose (ketonämisches Erbrechen, Präkoma diabeticum, schwere Stoffwechselazidose).

Chronische Appendicitis
Sie ist bei Kindern in der Regel eine Fehl- und Verlegenheitsdiagnose bei unklaren Bauchschmerzen (s. Nabelkoliken, S. 31). Eine Appendektomie ist dann nicht indiziert. Bei der auch heute noch bestehenden Gefahr postoperativer Komplikationen oder eines Verwachsungsileus ist diese Diagnose nur mit großer Zurückhaltung zu erwägen.

Bei der echten chronischen Appendicitis handelt es sich um das Nachfolgesyndrom einer konservativ durchgemachten akuten Appendicitis, die zu Konglomeratbildungen durch Adhäsionen im Bereich einer lokalen Peritonitis oder zu einem perityphlitischen abgekapselten Abszeß geführt hat. In solchen Fällen bestehen fast immer die Zeichen einer chronischen Entzündung (BKS-Beschleunigung, Leukozytose oder Linksverschiebung) sowie Allgemeinsymptome wie Übelkeit, Appetitlosigkeit, lokale Schmerzen. Keine charakteristischen Röntgenbefunde. Der Versuch einer sonographischen Lokalisation einer abgekapselten Perityphlitis kann gemacht werden.

Abszendierende retikuläre Lymphadenitis (Yersiniose)
Auch im Unterbauch kann die Yersinia enterocolitica Beschwerden wie bei einer Appendicitis mit Übelkeit, Obstipation oder Durchfall, Fieber machen. Eine Leukozytose mit BKS-Beschleunigung sowie eine Hepato-Splenomegalie sind möglich. Bei der Laparatomie findet man dann die auch vorher schon sonographisch erkennbaren Lymphknotenpakete vom Coecum bis zur Mesenterialwurzel. Sie können abszedieren. Histologisch retikuläre Proliferationen, Nachweis von Yersinien möglich.

D: Agglutinationstest im Serum.

Irritables Colon-Syndrom *(Colon irritabile)*
Heftige kolikartige Bauchschmerzen im Colonbereich, besonders Colon descendens, möglicherweise mit Bauchdeckenspannung und starken vegetativen Symptomen, Neigung zu rezidivierenden Durchfällen mit bis zu 10 täglichen Stuhlentleerungen, Schleim und unverdaute Bestandteile enthaltend, morgens meist geformter Stuhl. Dazwischen Phasen mit spastischer Obstipation bei Kindern mit vegetativen Symptomen, meist im Schulalter, selten schon bei Kleinkindern. Auslösend oft psychische Gründe (Schulbelastung, Reisen oder plötzliche Abwesenheit der Eltern).

D: *Röntgen:* Spasmen im Colon descensens und Sigma ohne Schleimhautdefekte. Kein Erregernachweis.

Colitis ulcerosa

Diffuse, leichte oder heftige, oft kolikartige Schmerzen im linken Unterbauch mit Druckschmerzhaftigkeit des Colons, normale Peristaltik, normale Konsistenz der Stühle oder Obstipation. Als erstes typisches Zeichen ab und zu schleimige Durchfälle oder Schleim- und Blutauflagerungen auf dem normalen Stuhl. Dann zunehmende Durchfallshäufigkeit mit heftigen Tennesmen, immer stärkere Blutverluste im Stuhl.

D: *Rektoskopie:* anfänglich tiefrote, leicht blutende Schleimhaut, später rotgeränderte Ulcera mit Fibrinbelag.
Röntgen: verdickte Schleimhautfalten und im Doppelkontrast Ulcera und Schleimhautwucherungen bis zur Pseudopolyposis. Eingeschränkte Beweglichkeit des Colons bis zur Starre, fehlende Haustrierung, unregelmäßiges Schleimhautrelief mit Spikabildung.
Blutbild: hypochrome Anämie mit niederem Serum-Eisen und hohem Kupfer, Leukozytose, Linksverschiebung, BKS-Beschleunigung, Hypoproteinämie. Nachweis von Colon-Antikörpern.

Ileitis regionalis *(terminalis), Crohnsche Krankheit*

Häufig schleichender Beginn mit uncharakteristischen Symptomen, Bauchschmerzen, manchmal kolikartig, bevorzugt im rechten Unterbauch oder im rechten Hypogastrium, selten im Epigastrium oder auch periumbilical (Nabelkoliken?), lokaler Druckschmerz, bei der Palpation strangartige Resistenzen je nach Lage der Erkrankung.

Allgemeine Symptome: Anorexie, Obstipation, Gewichtsstillstand, oder Gewichtsverlust, Wachstumsstillstand (Differentialdiagnose Kleinwuchs!), Obstipation, subfebrile Temperaturen, BKS-Beschleunigung, Anämie, manchmal Eosinophilie. Zeichen einer hyperergischen Reaktionslage (Erythema nodosum, polymorphe flüchtige Exantheme,

polyarthritische Beschwerden). Später intermittierende, oft häufige blutig-schleimige Durchfälle, septische Temperaturen, schwerste Abmagerung (Differentialdiagnose: Anorexia nervosa), retardiertes Knochenalter, verspätete Geschlechtsreife. Als Hinweis manchmal anale Condylomata acuminata, Analfissuren, anorektale Fisteln.

D: *Röntgen:* bei der Magen-Darm-Passage Darstellung von Schleimhautvergröberungen bis zur völligen Anarchie des Reliefs durch Schwellung der Lymphfollikel und Peyerschen Placques sowie Ulzerationen und Schleimhautödem, vor allem im terminalen Ileum. In 10% ausschließlich Dickdarm, in 40% Dünn- und Dickdarm. Zunehmende Starrheit des befallenen Darmabschnittes, dann Peristaltikbehinderung bis zu segmentförmigen Stenosen im befallenen Abschnitt durch fibrocirrhotische Umwandlung der Darmwand mit prästenotischer Erweiterung des Darmlumens.

Divertikulitis

Rezidivierende Bauchschmerzen je nach Lage der entzündeten Divertikel im Unterbauch (Sigma oder Colon ascendens), im Oberbauch oder um den Nabel (Quercolon oder Ileum). Sehr selten multiple Divertikel betreffend. Dabei subfebrile Temperaturen und Produktion von Schleim und Blut neben normalen Stühlen. Bei verspäteter Diagnose Durchwanderungsperitonitis, Perforationen, Invaginationen, Narbenstenosen mit mechanischem Ileus.

D: *Röntgen:* Doppelkontrastdarstellung.

Salpingitis

Einseitiger oder beidseitiger Unterbauchschmerz. Fieber bis Schüttelfrost, Fluor oder Menstruationsblutung. Bei der rektalen Untersuchung Schmerzhaftigkeit der Adnexen und der Zervixgegend.

D: Bakteriologische Fluor-Untersuchung (Gonokokken?).

5.3.6 Passagestörungen

Sie sind nur röntgenologisch zu diagnostizieren. Anamnestische Hinweise können hilfreich sein:
Obstipation (mit tastbaren Kotmassen im linken Unterbauch), vorangegangene Operationen (Verwachsungen),
Blut im Stuhl (Meckelsches Divertikel).
Verschwinden der Bauchschmerzen bei Bauchlagerung (Fehlrotation, Mesenterium commune).

Das akute Abdomen (s. S.37, 262)
Symptome: Heftige Bauchschmerzen, zunehmend diffuser Peritonismus, Loslaßschmerz, Abwehrspannung, bis zum brettharten Bauch. Meteorismus (Trommelbauch). Hochgestellte oder fehlende Darmgeräusche.
Allgemeinsymptome: Erbrechen, Obstipation, Kreislaufschock oder Kollaps (kleiner Puls, Tachykardie, niederer Blutdruck, feuchte, kalte Haut). Exsikkose. Leukozytose mit toxischen Granulationen möglich. BKS-Beschleunigung.
Ursache: Bis auf wenige Ausnahmen (paralytischer Ileus aus metabolischen Gründen, wie metabolische Azidose, Hypokaliämie, Salzverlust, traumatischer Schock) führen intraabdominelle Erkrankungen zum akuten Abdomen.
Das Lebensalter des Patienten läßt auf die wahrscheinlichen Ursachen eines akuten Abdomens schließen:

Ätiologie bei Neugeborenen 259
Mißbildungen
Peritonitis
Mekoniumileus
Appendicitis

Ätiologie bei Säuglingen 262
Inkarzerierte Hernie
Invagination 37
Fehlrotation und äußere Darmverschlüsse (Volvulus)
Arteriomesenterialer Darmverschluß

Peritonitis
Meckelsches Divertikel
Appendicitis
Enteritis
Pyelonephritis

Ätiologie bei größeren Kindern
Appendicitis
Akute toxische Gastroenteritis
Peritonitis
Mechanische Ursachen
Invagination
Inkarzerierte Hernie
Volvulus
Pankreatitis

Ätiologie in jedem Lebensalter
Peritonismus bei Ketoazidosen
Paralytischer Ileus bei Hyponatriämie, Hypochlorämie und Hypokaliämie
Kreislaufschock
Pneumonie

Volvulus (s. S.37)
Neben allgemeinen Symptomen eines akuten Abdomens Hyperperistaltik und hochgestellte Darmgeräusche oberhalb des Verschlusses. Bei vorliegendem Mesenterium commune oder Malrotation Dünndarmvolvulus mit Strangulation an der Kreuzungsstelle des Mesenterialstils mit dem Duodenum am unteren Ende der C-Schleife. Häufig im ersten Trimenon.

D: Röntgenologisch gasgeblähte, dilatierte Dünndarmschlingen mit Spiegel. Tiefere Darmabschnitte luftleer.

Ohne wesentliche Passagebehinderung führt die länger bestehende Torsion des Mesenterialstils zum *chronischen Volvulus:* häufige Bauchschmerzen, Beeinträchtigung der Darmfunktion mit Resorptionsstörungen, chronische Verdauungsinsuffizienz, schließlich Dystrophie durch Stauung der mesenterialen Venen und Lymphgefäße.
Der **Magen-Volvulus** (s. S.261) weist neben heftigen Bauchschmerzen und Peritonismus eine ungewöhnlich starke Dilatation und Blähung des Magens auf. Röntgenologisch

Zwerchfellhochstand, meist Zwerchfellücke, die Magendarstellung gelingt nicht. Die Sondierung ist unmöglich. Der Pylor läßt sich in typischer Weise in Höhe der Cardia finden. **Tiefsitzender Volvulus:** Bei Coecum mobile unter Einbeziehung des terminalen Ileums oder durch ein Sigma elongatum (Sigma-Volvulus). Auch hier gibt es chronisch rezidivierende Formen.

Eierstocktorsion

Plötzlich heftige Bauchschmerzen im Unterbauch, Erbrechen, manchmal in mehreren Attacken. Bei rektaler und bimanueller Untersuchung schmerzhafter Tumor tastbar. Torsion vor allem möglich bei Ovarialzyste oder Tumor. Nicht so heftige Schmerzen nach der Pubertät durch den wachsenden Graaf'schen Follikel bis zur Ovulation *(Mittelschmerz).*

D: Adnextumoren und Zysten lassen sich sonographisch erkennen.

Paralytischer Ileus (s. S. 38)

Zunehmende Schmerzhaftigkeit und Auftreibung (Meteorismus) des gesamten Abdomens, kein Abgang von Winden. Obstipation. Auskultatorisch immer seltener Darmgeräusche, schließlich absolute Stille. Beginn von schlaffem, galligem oder fäkulent riechendem Erbrechen. Schockzeichen: haloniertes Aussehen, kalter Schweiß, kalte Extremitäten, kaum tastbarer, tachykardischer Puls.

D: Röntgenologisch starke Erweiterung aller Darmschlingen. Anfänglich wenige schmale Dünn- und Dickdarmspiegel, dann Zunahme der Spiegel in Anzahl und horizontaler Ausdehnung. Differentialdiagnose zur akuten Gastroenteritis ist schwierig, weil auch hierbei Dünndarm- und Dickdarmspiegel möglich sind. Nach Ausschluß anderer Gründe zur Darmlähmung (metabolische Azidose, Hypochlorämie, Hypokaliämie) bleibt nur die chirurgische diagnostische Intervention.

Akute Pankreatitis

Stürmische Zeichen eines akuten Abdomens: Übelkeit, unstillbares Erbrechen, diffuse oder in die Mitte lokalisierte Bauchschmerzen, Meteorismus, Druckschmerz in der Oberbauchgegend bis diffuse Abwehrspannung, erhöhte Sensibilität der Headschen Zonen, Th VII–Th IX. Bei älteren Kindern auffällige Gesichtsrötung, manchmal bläuliche Verfärbung der Nabelgegend oder der seitlichen Partien des Abdomens (intraperitoneale Blutung), Aszites möglich. *Ursachen:* Bauchtrauma, Verschluß des Ductus pancreaticus durch Ascariden. Medikamente (Steroide, Azathioprin, 6-Mercaptopurin, L-Asparaginase, Isoniazid).

D: Laufende Kontrolle von Diastase und Amylase im Blut und Urin auf steilen Anstieg der Werte. Hohe Leukozytose. Sonographie.

Begleit-Pankreatitis

Meist weniger stürmische Zeichen, aber ähnlicher Lokalbefund im Oberbauch mit Sensibilitätssteigerung der Headschen Zonen und Amylase- und Diastaseerhöhung. Bei Mumps, seltener bei anderen Viruserkrankungen (Masern, Varizellen, Zytomegalie, Listeriose, auch bei Toxoplasmose).

Chronisch-rezidivierende Pankreatitis

Rezidivierende Bauchschmerzen, kombiniert mit Steatorrhoe, Verkalkungen im Pankreasgebiet, Glukosurie und Hyperglykämie. Selten bei Kindern.

D: Diastase und Amylase im Serum und Urin erhöht, Hyperglykämie, Glukosurie. Sonographie.

5.3.7 *Metabolisch bedingte schwere Bauchschmerzen*

Diabetisch bedingte Ketoazidose *(Pseudo-Appendicitis, Pseudo-Peritonitis diabetica)*

Übelkeit, Erbrechen, dann langsam zunehmende starke Bauchschmerzen im rechten Unterbauch oder diffus über das ganze Abdomen mit wachsender Abwehrspannung. Auffällig gegenüber der Periotonitis oder Appendicitis:

1. Beginn mit Übelkeit, Erbrechen und Azidoseatmung (bei Peritonitis zuerst Schmerzen, dann Übelkeit und Erbrechen durch Darmlähmung),
2. Normo- oder Hypothermie,
3. hohe bis sehr hohe Leukozytose,
4. Hyperglykämie, starke metabolische Azidose.

D: Blutbild, Blutzucker, Säure-Basen-Haushalt.

Hypoglykämie

Insulinüberdosierung bei Diabetikern oder hypoglykämische Zustände bei Nebennierinsuffizienz können unklare Bauchschmerzen erzeugen. So besteht auch beim Morbus Addison die Neigung zu schweren Bauchschmerzen und Erbrechen durch Hypochlorämie.

Hereditäres, nicht allergisches **angioneurotisches Ödem** (C_1-Esterase-Inhibitor-Mangel) kann auch in den ödemfreien Phasen mit rekurrierenden Bauchschmerzen einhergehen.

Familiäres paroxysmales Mittelmeerfieber

Plötzliche schwere Bauchschmerzen mit Abwehrspannung, Erbrechen, Fieber, Leukozytose. Häufig verbunden mit schmerzhafter Pleuritis oder Arthritis (paroxysmale Polyserositis).

D: Keine stichhaltigen Befunde. Sterile Blutkulturen. Therapieresistenz.

5.3.8 Seltene Ursachen für Bauchschmerzen

Abdominalmigräne, *Abdominalepilepsie (Moore-Syndrom)*

Paroxysmale, heftige, meist diffuse Leibschmerzen, oft mit klonischen Zuckungen der Abdominalmuskulatur ohne Bewußtseinsverlust. Dabei vegetative Symptome (Blässe, Schwitzen, Übelkeit, Erbrechen, Peristaltikbeschleunigung). Im EEG krampfspezifischer, pathologischer Kurvenverlauf.

Akutes rheumatisches Fiber

Kann mit Pseudoperitonitis oder Pseudoappendicitis beginnen.

Blind Loop-Syndrom

Rezidivierende Bauchschmerzen mit gesteigerter Darmperistaltik, Meteorismus, Übelkeit, Erbrechen, Durchfall, später zunehmende Dystrophie mit Hypoproteinämie, makrozytärer Anämie durch Vitaminmangel und Elektrolytverluste durch Stagnation von Darminhalt in den oberen zwei Dritteln des Dünndarms infolge Darmstrikturen oder ausgeschalteter Darmschlingen.

Budd-Chiari-Syndrom

Oberbauchschmerzen, erhebliche Lebervergrößerung durch Lebervenenverschluß.

Chilaiditi-Syndrom

Oberbauchschmerzen, in die Schulter ausstrahlend, Meteorismus, Appetitlosigkeit, Erbrechen durch Coloninterposition zwischen Leber und Zwerchfell.

Bleivergiftung

Kolikartige Bauchschmerzen, Somnolenz, Erbrechen, hypochrome mikrozytäre Anämie.

Fluorvergiftung *(Spira-Syndrom)*

Kolikartige Bauchschmerzen mit Obstipation, Stomatitis ulcerosa, Zahnschmelzdystrophie (mottled teeth), Haarausfall, Nageldystrophie. Parästhesien mit Neigung zu Muskelkrämpfen.

Crosby-Syndrom

Paroxysmale Bauchschmerzen bei hämolytischen Krisen durch erbliche, nicht sphärozytäre hämolytische Anämie mit Porphyrinurie.

Katzenkratz-Krankheit *(Felinose)*

Bei Befall der mesenterialen Lymphknoten nach Infektion am Stamm oder den Beinen.

Ménétrier-Syndrom
(Eiweiß verlierende Gastroenteropathie)

Oberbauchschmerzen durch polypöse Gastritis mit Anämie, Dystrophie, Eiweißverlustsyndrom.

Ormond-Syndrom *(retroperitoneale Fibrose)*
Kolikartige Schmerzen in der Nierengegend
mit Ausstrahlungen in die Leisten durch progressive retroperitoneale Fibrose mit narbi-
ger Einmauerung der Ureteren und Blutge-
fäße. Zunehmende Kompression im mittleren und unteren Drittel eines oder beider
Ureteren mit konsekutiver Hydronephrose
und Hydroureter.

Payr-Syndrom
Dumpfe Schmerzen und Koliken im linken
Hypochondrium, in die Schulter ausstrah-
lend durch Stauung des Colons infolge La-
geanomalie mit besonders spitz gewinkelter
Flexura coli sinistra (lienalis).

Peutz-Jeghers-Syndrom
Koliken und Ileuserscheinungen durch Poli-
posis intestini. Dabei sommersprossenähnli-
che Pigmentflecke im Gesicht.

Phrenicusläsionen
Druckschmerzhaftigkeit im Oberbauch bis
in die Schulter ausstrahlend und Meteorismus durch Zwerchfellhochstand infolge
Phrenikuslähmung.

Akutes Porphyrie-Syndrom
Plötzliche kolikartige Bauchschmerzen im
Oberbauch oder in der Nabelgegend bis zum
akuten Abdomen mit Ileus-ähnlichen Symptomen ohne Bauchdeckenspannung. Parästhesien, Myalgien, Lähmungen nach Einnahme porphyrinogener Medikament (Barbiturate, Sulfonamide, Pyrazolonverbindun-
gen, Hydantoin u. a.).

D: Urin spontan oder nach Stehenlassen rot
gefärbt, erhöhte Ausscheidung von Porphyrin
und Porphyrinvorläufern im Urin und Stuhl.

5.4 Unklare Schmerzen im Rücken und in der Wirbelsäule

Scheuermannsche Krankheit
Bei allen mit „schlechter Körperhaltung"
(Kyphose, Kyphoskoliose, Skoliose) einher-

gehenden Rückenschmerzen muß die Röntgenuntersuchung eine Scheuermannsche
Krankheit ausschließen (unregelmäßige
Deckplatten, Schmorl'sche Knötchen durch
Einbruch von Bandscheibengewebe in die
Wirbelkörper, Spongiosaverschmälerung
des Bandscheibenraumes, keilförmige Umwandlung der befallenen Wirbelkörper).
Hinweiszeichen ist im typischen Alter zwischen 10–16 Jahren die rasche Ermüdbarkeit
bei längerem Sitzen mit Rundrücken, die
den Schmerzen vorangehen kann. Auszuschließen sind jugendliche Fehlhaltung bei
asthenischer Konstitution und systemische
Knochenerkrankungen (z. B. Rachitis, Mucopolysaccharidosen).

Calvé-Syndrom
(aseptische Wirbelkörpernekrose)
Schleichender oder akuter Beginn mit Nak-
ken- Rücken- oder Kreuzschmerzen überwiegend bei Knaben, manchmal ausstrahlend als Bauchschmerzen oder Intercostal-
neuralgien, bereits vor der röntgenologischen Erkennbarkeit. Zunehmende Kyphose. Häufigkeitsmaximum zwischen dem
4.–7. Lebensjahr.

D: Röntgenologisch Osteoporose und Zusam-
mensinterung einzelner Wirbelkörper bis zur
Vertebra plana. Zwischenwirbelscheiben ohne
Befund.

Fibröse Dysplasie Jaffé-Lichtenstein *(Ostitis
fibrosa, Osteochondrosis deformans juvenilis,
fibröses Osteom)*
Bei Wirbelbeteiligung (sonst bevorzugt in
den Rippen) Rückenschmerzen mit zunehmender Kyphoskoliose.

D: Röntgenologisch zystenförmiger Tumor mit
verstärkter Randsilhuette, Deformierung des
befallenen Wirbels.

Osteoporotische Rückenschmerzen
Nach langdauernder hochdosierter Corticoidtherapie, nach langer Immobilisation,
bei Malabsorption, hämatologischen Krankheiten und rheumatischer Arthritis auch bei
Kindern zunehmende Osteoporose möglich.

D: Röntgen.

Leukose
Immer ist bei unerklärlichen Rückenschmerzen an eine beginnende Leukose zu denken, bei der sich trotz der Beschwerden die Rarefikation und Osteoporose in der Wirbelsäule erst spät bemerkbar machen kann.

D: Röntgen der Wirbelsäule und der langen Röhrenknochen, Blutbild, BKS-Beschleunigung, Knochenmarkuntersuchung.

Extra- und intramedulläre Tumoren, Metastasen *(Neuroblastom)*
Bei Kindern selten. Hinweiszeichen: radikuläre Schmerzen, Sensibilitätsstörungen, statische Beschwerden, Kyphose, Skoliose sowie muskuläre Fixierung bestimmter Wirbelsäulenabschnitte.

D: *Röntgen:* Knochenusuren, Verbreiterungen des Spinalkanals (Ellisberg-Deyke-Zeichen), strukturelle Veränderungen einer Bandscheibe, Formveränderungen eines Foramen intervertebrale. Knochenszintigraphie, Myelographie, ggf. spinale Arterio- und Phlebographie. *Neuroblastom* s. S. 133.

Wirbelhämangiom, *aneurysmatische Zysten*
Vor allem zwischen dem 3. und 9. Brustwirbel mit diffusen Rückenschmerzen und Wurzelsymptomen.

D: *Röntgen:* Lokal aufgelockerte, honigwabenähnliche Spongiosa, axial strähnige Sklerosierungen.

Histiozytose X *(Eosinophiles Granulom)*
Unspezifische Beschwerden, manchmal subfebrile Temperaturen, lokale, manchmal sehr starke Rückenschmerzen, manchmal Wurzelsymptome, plötzlicher Zusammenbruch von Wirbeln mit Paresen oder Skoliosen.

D: *Röntgen:* Osteolytische ausgestanzte Bezirke im Wirbelkörper bei erhaltener Deckplatte, später Keil- oder Flachwirbelbildung. Freibleiben der benachbarten Zwischenwirbelscheiben. Röntgen des gesamten Skelets, Knochenmarkspunktion.

Posttraumatische Rückenschmerzen
D: Röntgenologisch sorgfältige Suche nach Wirbelfrakturen, ggf. Knochenszintigraphie.

Wirbelostitis
Diffuse oder lokale Rückenschmerzen mit deutlicher Bewegungseinschränkung. Bei Befall eines Wirbels des unteren Thorax- oder Lumbalbereichs eingeschränkte Hüftextension. Oft abdominelle Symptome: Abwehrspannung, Meteorismus, Ileus. Die Lokalisation des befallenen Wirbels ist häufig durch deutliche Klopfempfindlichkeit des zugehörigen Dornfortsatzes oder durch Ausstrahlen der Schmerzen bzw. erhöhte Sensibilität in der zugehörigen Head'schen Zone möglich.

D: Röntgenologisch als Frühzeichen Verschmälerung der Zwischenräume möglich. Später Knochenhöhlen mit Randsklerosierung (Tomographie). Knochenszintigraphie. Leukozytose, Fieber, BKS-Beschleunigung.

Differentialdiagnose bei Befall der Halswirbelsäule: Retropharyngealabszeß, Torticollis, Meningitis.

Chronische Wirbelsäulenostitis
Normalerweise bevorzugt in den langen Röhrenknochen. In der Wirbelsäule oft monatelang unklare rheumatoide Beschwerden und dumpfe Rückenschmerzen, oft ausstrahlend in die Head'schen Zonen. Komplikationen nach Sepsis, Salmonellosen, Brucellosen.

D: Röntgenologisch wie bei der Wirbelostitis oder nur lokale Verdichtungen der Spongiosa bis zum Elfenbeinwirbel (sklerosierende Ostitis Garré).

Spondylitis tuberculosa *(Pott)*
Die gleichen Symptome wie bei der Wirbelostitis mit positiver Tuberkulinreaktion und starker BKS-Beschleunigung.

D: Röntgenologisch Nachweis eines Senkungsabszesses, bandscheibennahe Osteoporose, Knochenkavernen, Verschmälerung der Zwischenwirbelscheiben, Zusammensinterung eines Wirbels.

*Bei allen Wirbelerkrankungen kann es zu an-
kylosierenden Wirbelzusammenbrüchen kommen*

Bandscheibenerkrankungen

Dieselben Erscheinungen wie die Wirbelostitis macht die *Discitis,* eine isolierte bakterielle Infektion der Bandscheiben, primär
ohne Arrosion der Wirbelkörper.

D: Szintigraphie, röntgenologisch zunehmende Verschmälerung der Zwischenwirbelräume.

Bandscheibenprolaps

Im Kindesalter und in der Adoleszenz selten. Typisch neben Rücken- und Kreuzschmerzen lokaler Druck- und Klopfschmerz in der Höhe der erkrankten Bandscheibe. Stauchungsschmerz, Schmerzsteige-
rung durch Husten und Pressen. Ausstrahlen
der Schmerzen je nach Lokalisation mit entsprechenden neurologischen Symptomen im
Bereich der gereizten Nerven. Reflektorische
Bewegungseinschränkung im erkrankten
Wirbelsäulenbereich.

D: Röntgenologisch verschmälerter oder keil-
förmiger Zwischenwirbelspalt. Sekundärverän-
derungen an Grund- oder Deckplattenrandlei-
sten.

Spondylolisthesis

Rückenschmerzen, besonders nach Gymna-
stik, Ballettstunden, Turnen, beim Aufheben
von Lasten. Selten radiculäre Zeichen
(Bandscheibenprolaps?). Klinisch Stufenbil-
dung im Bereich der Dornfortsätze möglich.

D: Seitliches Röntgenbild oder Schrägaufnah-
me der Wirbelsäule.

Rheumatoide Arthritis

Eine Mitbeteiligung der oberen Halswirbel,
insbesondere C1 bis C4 ist bei Kindern
nicht selten. Als einziges Symptom Anlaß
zur Fehldiagnose (Torticollis, Bandscheibenprolaps, Meningitis). Auch andere Wirbelsäulenabschnitte, selbst die Gelenke der unteren Lumbalwirbel, können isoliert befallen
werden mit Neigung zur Blockwirbelbildung
und Verschmelzung der Dornfortsätze. Eine

Kombination mit der Scheuermann'schen
Erkrankung ist möglich und erschwert die
Diagnose.

D: Röntgen, Knochenszintigraphie. Bei der
meist negativen Rheumaserologie ist die Diagnose schwierig, so lange sich der Befall auf
die Wirbel beschränkt.

5.4.1 Steißbeinschmerzen

Eine **Coccygodynie,** insbesondere während
oder nach längerem Sitzen, mit Ausstrahlungen in den Rücken, in die Hüften oder die
Oberschenkel ist bei Kindern meist die Folge eines *Steißbeintraumas.* Findet man bei
der rektalen Untersuchung nicht nur das
Steißbein schmerzhaft, sondern auch die
Muskeln des Beckendiaphragmas (Mm. levator ani, coccygeus und piriformis), muß
auch an das *Levator-ani-Syndrom* (Muskel-
spasmen durch Sitzen mit gekipptem Bek-
ken) gedacht werden, wenn entzündliche
Prozesse oder Tumoren im Steißbeinbereich
ausgeschlossen wurden.

D: *Röntgen:* Knochenszintigraphie.
Nach Ausschluß aller Möglichkeiten muß an die
psychogene Coccygodynie gedacht werden.

5.4.2 Rückenschmerzen durch
Erkrankungen innerer Organe

Infolge der segmentalen Gliederung der
Nervenversorgung können Erkrankungen *jedes einzelnen Organs auch zu unklaren Rük-
kenschmerzen* führen. Deshalb ist die *Prüfung der Haut auf segmentale oder seitenbetonte Hyperästhesie* oder vasomotorische
Zeichen ein wertvoller diagnostischer Hinweis. Eine rechtsseitige Hyperästhesie in den
unteren Thorax- und oberen Lumbalseg-
menten weist auf Leber, Gallenblase, Duodenum, Ileum, Coecum, Colon ascendens.
Eine linksseitige Hyperästhesie muß je nach
Höhe des segmentalen Befundes an Erkrankungen des Herzens, des Magens, Pankreas,
Milz, Jejunum, Colon descendens, Sigmoid

denken lassen. Typisch ist etwa der Druckpunkt links neben dem X.–XII. Brustwirbel bei Ulcus ventriculi.

5.5 Schmerzen in den Extremitäten

5.5.1 Gelenkschmerzen

Bei Kindern sind isolierte Schmerzen in einem Gelenk ohne Allgemeinsymptome immer verdächtig auf *Traumafolgen* (Gelenkhämatome, Bänderzerrungen, Frakturen, Luxationen) oder *lokale Überbelastungen*, etwa durch Rollerfahren (einseitige Knie- oder Hüftgelenksschmerzen) oder Tennisspielen (Tennisspieler-Ellbogen).

Chassaignac-Syndrom
(Radiusköpfchen-Subluxation)
Schmerzhaftigkeit und Scheinlähmung mit Schonhaltung des Vorderarmes in Flexion und Pronation beim Kleinkind. Entsteht akut nach Hochreißen des fallenden Kindes an der Hand, wobei sich das Radiusköpfchen unter dem Ligamentum anulare verklemmt und den Vorderarm luxiert. Durch rasche Supination unter leichtem Zug bei gleichzeitiger Beugung im Ellbogen leicht zu reponieren. Bei Erfolglosigkeit an Luxation des Radiusköpfchens denken (radiologisch schwer zu erkennen). Kann mit Ulnarfraktur kombiniert sein (Monteggia-Fraktur).

Rheumatisches Fieber
Bei singulärem Gelenkbefall und beim Ausbleiben des charakteristischen Übergangs auf andere Gelenke bestehen diagnostische Schwierigkeiten. So muß auch an *Gicht* gedacht werden, wenn nur Zehengelenke (Großzehengrundgelenk!) erkranken. Dabei erhöhter Harnsäurespiegel und normaler Antistreptolysintiter. Isolierte Hüftschmerzen s. S.46 sprechen eher gegen rheumatisches Fieber, wie auch alle Fälle mit niederem Antistreptolysintiter. In 10–15% der Fälle wird allerdings nur eine Titerhöhe an der oberen Grenze der Norm erreicht. Erhöhte BKS (wenn keine Herzinsuffizienz), Leukozytose,

leichte Anämie, Anstieg des C-reaktiven Proteins stützen die Diagnose. Oft besteht eine auffällige Tachykardie, seltener eine starke Bradykardie und Arrhythmie (im Schlaf prüfen!) als erstes Zeichen einer rheumatischen Karditis. Auch Reizleitungsstörungen (verlängertes PQ-Intervall) sind verdächtig.

D: BKS beschleunigt, α-2-Gloublin erhöht, Serum-Eisen erniedrigt, Serum-Kupfer erhöht. (Unspezifische Kriterien).

Yersinia-Arthritis
Ein fast identisches Bild wie das rheumatische Fieber kann durch eine chronische Yersinien-Infektion eintreten, einschließlich Erythema nodosum oder Erythema exsudativum multiforme. Dabei können abdominelle Erscheinungen (Enteritis, Enterocolitis, Ileitis, Pseudoappendizitis) fehlen. Wenn die Erreger nicht aus dem Stuhl gezüchtet werden können, ist der Antikörper-Agglutinations-Titer für Yersinia enterocolitica beweisend.

Lyme-Arthritis
Bei unklaren fieberhaften Erkrankungen mit mono-oligoartikulärem Befall (Schmerzen, Rötung, Schwellung, Erguß) vor allem in Sprunggelenken, Hüften, Schultern, Nacken muß auch an die Folge eines Zeckenbisses gedacht werden als Ursache einer Infektion mit Ixodes dammini-Spirochaeten, die sich im indirekten Immunfluoreszenz-Test im Blut und Liquor oder am erhöhten IgM-Titer im Serum nachweisen lassen. Fast regelmäßig wird in der Vorgeschichte über ein Erythema chronicum migrans berichtet.

Rheumatoide Arthritis
Morgendliche Schmerzen und Steifheit in einem oder mehreren Gelenken, insbesondere den proximalen, interphalangealen Gelenken oder Handwurzelgelenken, Unmöglichkeit, die Finger ganz zu strecken, können die ersten und einzigen Zeichen sein. Nicht selten auch ein monarthritischer Beginn, insbesondere am Knie oder in Wirbelgelenken des Nackens. Die Objektivierung der Dia-

gnose macht anfänglich Schwierigkeiten, weil *in 30–40% der Fälle* selbst die *BKS normal* bleibt und die Rheumaserologie häufig negative Befunde ergibt. Positive Szintigraphiebefunde eilen oft monatelang anderen objektiven Zeichen voraus. Bevor die Rheumafaktoren im Serum positiv werden, können sie bereits in Gelenkergüssen zu finden sein, genauso wie dort Immunkomplexnachweis in Ragozyten oder eine Komplementerniedrigung Hinweise ergibt. Vom polyartikulären Befall (außer Sacroiliitis) sind vor allem Mädchen bedroht. Erst in der späten Kindheit werden der Rheumafaktor (19 S IgM) und in 75% auch die antinucleären Antikörper positiv. Bei oligoarticulärem Befall der großen Gelenke und Beginn im Kleinkindesalter droht besonders bei Mädchen (80%!) eine Iridocyclitis (50%). Die Sacroiliitis und Befall eines Gelenkes der unteren Extremität findet sich fast nur bei Knaben im späten Schulalter. Dann auch oft Assoziation mit HLA B 27.

Schönlein-Henoch'sche Purpura
Gelenkschmerzen und Ergüsse können hier den Hauterscheinungen vorauseilen.

Begleitende rheumatoide Gelenkschmerzen
Bei einer Reihe von bakteriellen Erkrankungen können flüchtige Gelenkschmerzen auftreten *(Scharlach, Salmonellosen)*. Bekannt sind das *tuberkulöse Rheumatoid Poncet* und das *Brucellen-Rheumatoid* (Pseudorheumatismus mediteraneus). Mit unspezifischen Symptomen und polyarthritischen Beschwerden kann auch eine *Periarteriitis nodosa* lange Zeit differentialdiagnostische Schwierigkeiten machen. Während der Entwicklung einer chronischen Krankheit treten ebenfalls in 10% der Fälle Arthralgien der großen Gelenke, insbesondere Knie, Hüfte und Schulter auf.

Familiäres Mittelmeerfieber
Monarthritische Beschwerden, später mehrere Gelenke, auch das Sakroiliakalgelenk befallend, können ein hervorstechendes Zeichen der mit einer Neutropenie einhergehenden rezidivierenden Fieberattacken des Mittelmeerfiebers sein.

Auch beim **Behçet-Syndrom** (Uveitis, orale und genitale Ulzerationen, kutane Vasculitis, Synovitis, Meningoenzephalitis) können wechselnde Gelenkschmerzen den typischen Symptomen vorausgehen.

Infektarthritis
Sie ist als meist monoartikuläre Synovitis eine *synchrone Begleiterkrankung von Virusinfektionen,* tritt aber fast ausschließlich zwischen dem 2. und 4. Lebensjahr, seltener bei Schulkindern auf. Regelmäßig sind große Gelenke befallen. Bei Varizellen kann es dann gelingen, aus dem Gelenkerguß das Virus zu züchten. Typisch ist ein blander, kurzfristiger Verlauf über wenige Tage. Rezidive sind selten. Die Rheumaserologie bleibt negativ und röntgenologische Veränderungen fehlen. Bestand nur eine kurzfristige Fieberattacke oder gar ein fieberfreier Verlauf der Virusinfektion, dann fällt die Diagnose schwer, weil das weiße Blutbild nur eine Leukopenie oder normale Werte aufweist und die BKS nur mäßig beschleunigt ist.

D: Antikörperbestimmungen gegen Röteln, Epstein-Barr-Virus, Varizellen, Adenovirus A können zur Klärung beitragen.

Bakterielle Arthritis
Gelenkschmerzen mit Ergußbildung können auch Folgen einer Infektion mit Staphylokokken, Streptokokken, Pneumokokken u. a. bakteriellen Erreger sein. Wegen der Gefährdung des Gelenkknorpels sollte deshalb bei Verdacht punktiert und vom Punktat eine Bakterienkultur angelegt werden, zumal alle anderen Zeichen einer bakteriellen Entzündung fehlen können, wie Schüttelfrost, Fieber, lokale Rötung und Erwärmung. Beim Säugling und Kleinkind mit schmerzhafter Bewegungseinschränkung in der Hüfte ist eine purulente Arthritis nur durch Punktion zu erkennen.

Polyarthritis, kombiniert mit Conjunctivitis und Urethritis ist typisch für das **Reiter-Syndrom,** eine seltene Komplikation nach Enteritis oder Shigellosis.

Tuberkulöse Arthritis

Sie betrifft in der Regel nur ein Gelenk und zeigt ebenfalls wenig entzündliche Allgemeinreaktionen bis auf die Gelenkanschwellung. Ein positiver Tuberkulintest und der Tuberkelnachweis im Gelenkpunktat sind zur Diagnose nötig (s. auch Kniegelenktuberkulose S. 49).

Gelenknahe Osteomyelitis

Sie ist in den ersten Tagen schwer gegenüber dem rheumatischen Fieber abzugrenzen, zumal Fieber, Leukozytose, Linksverschiebung und BKS-Beschleunigung bei beiden Krankheiten vorkommen können und die Rheumaserologie sowie Röntgenaufnahmen anfänglich im Stich lassen, während die Szintigraphie deutlich erkennen läßt, daß die Aktivitätsanreicherung nicht im Gelenk, sondern gelenknahe stattfindet. Der erhebliche Lokalschmerz, das starke periartikuläre Ödem, die Erwärmung der gelenknahen Abschnitte sprechen eher für die bakterielle Erkrankung. Beim Säugling und Kleinkind gelingt die Abgrenzung eines Pyarthros von einem serösen sympathischen Begleiterguß nur durch eine Gelenkpunktion. Frühestens 14 Tage nach Beginn der Erkrankung sind im Röntgenbild dann die typischen gelenknahen Osteomyelitisherde zu erkennen.

Hämorrhagische Gelenkergüsse

Sie können bei fast allen hämorrhagischen Diathesen im Kindesalter auftreten, besonders häufig bei der Hämophilie, dort manchmal sogar als erstes Symptom. Sie bilden sich nur langsam zurück, manchmal unter subfebrilen Temperaturen, so daß die Differentialdiagnose entzündlicher Gelenkerkrankungen oder eines Pyarthros sorgfältig aufgeklärt werden muß. Weitere diagnostische Maßnahmen s. S. 105.

Sichelzellanämie

Akute Gelenkschmerzen, oft von besonders heftigem Charakter, mit Erwärmung und Anschwellung von einem oder mehreren Gelenken können auch das erste Hinweiszeichen auf eine Sichelzellanämie sein.

Akute Leukämie

Bei allen rheumaartigen Gelenkbeschwerden muß bei Kindern eine Hämoblastose ausgeschlossen werden. Anämie, Leukopenie oder Thrombopenie, wenige oder keine Retikulozyten sollten dann Anlaß zur Knochenmarkspunktion sein, selbst bei hohem Antistreptolysintiter, zumal Fieber ohne sichtbare entzündliche Reaktionen auch zu Beginn einer Leukämie beobachtet wird. Auch die wechselnde Lokalisation der Gelenkschmerzen spricht nicht gegen eine Bluterkrankung.

Knochentumoren

Hier hängen die Schmerzen von der Ausdehnung ab. Ihre Lage ist in der Regel gelenkfern, so daß die Schmerzen auch von Kindern nur selten auf das Gelenk bezogen werden (s. S. 52).

Osteochondrosen

Gelenknahe Schmerzen in einer Epi- oder Apophysengegend in der Ossifikationsperiode der prädisponierten Knochen. Manchmal rheumatoide Beschwerden, Druckschmerzhaftigkeit, Bewegungseinschränkung und Schonhaltung, vor allem nach mechanischer Beanspruchung. Erst nach Wochen auch röntgenologisch charakteristische Strukturveränderungen als Folge der Osteolyse (Auflockerung, flockige Strukturzeichnung, flekkige Herde).

Prädilektionsstellen: In der *Schulter* (selten), im Humeruskopf (bevorzugt 3.–11. Lebensjahr). Oft nur mäßige Schmerzen, röntgenologisch ausgeprägte Veränderungen im proximalen Humerusepiphysenkern (scholliger Zerfall, Frakturierungen, Osteolyse und Verdichtungsherde).

Im *Ellbogen*, im Kapitulum humeri (**Tanner-Syndrom**), besonders bei Knaben zwischen dem 4. und 10. Lebensjahr oder auch am Condylus humeri, am Olecranon (selten), an der proximalen Radiusepiphyse.

DD: Posttraumatische und Steroidnekrosen.

Im *Handgelenk* die Osteochondrose der di-

stalen Ulnaepiphyse **(Burns-Syndrom)** oder
der distalen Radiusepiphyse oder unter den
Handwurzelknochen im Os lunatum **(Kienböcksche Krankheit)**, im Os scaphoideum
(naviculare) = **Preiser-Syndrom.**
Bei schmerzhaften Anschwellungen im *Mit-
telphalanxbereich* der Hand, insbesondere
bei Knaben zwischen dem 12. und 15. Lebensjahr, muß an die juvenile Epiphysen-
nekrose der Phalangealgelenke **(Thiemann-
Syndrom)** gedacht werden, das auch am
Grundgelenk der Großzehen und am 1. Tarso-
metacarpalgelenk auftreten kann, ein Leiden, das nach der Pubertät zwar abklingt,
aber schwer von der rheumatoiden Arthritis
abzugrenzen ist.

Familiäre Osteolyse
Bei der idiopathischen Osteolye *(Typ Francois)* kommt es nach Phasen unklarer
Schmerzen zu einem Schwund der Hand-
wurzelkerne, der Metacarpalia oder auch in
den Grundphalangen der Finger und der
Fußwurzelknochen. Beginn meist um das
5. Lebensjahr mit den Symptomen einer
Arthritis des Handgelenks oder des Knö-
chels.

5.5.2 *Schmerzen in der Hüfte*

Trauma
Bei Kindern sind akute Schmerzen in der
Hüfte, Hinken, Schonhaltung und leichte
Beugung, Außenrotation und Abduktion,
Stauchungsschmerz in der Hüfte oder
Schmerzangabe bei Kompressionsdruck auf
die beiden großen Femurtrochanteren in er-
ster Linie verdächtig auf ein vorangegange-
nes Trauma einschließlich intensiver einseiti-
ger Hüftbelastung, etwa durch Rollerfahren
oder Fußballspielen **(Muskelkater** in der
Ileopsoas- und Glutealmuskulatur).
Nachbarschaftserkrankungen sind auszu-
schließen (inguinale Lymphadenitis, Hernie,
Leistenhoden) sowie projizierte Schmerzen
bei abdominellen Erkrankungen (Appendizitis, Senkungsabszeß) oder bei spinalen
Prozessen (reaktive Hüftgelenkssteife).

Schließlich können *chronische Fehlbelastungen* bei Fuß-, Knie- oder Wirbelsäulenkrank-
heiten verantwortlich sein.

Schnappende Hüfte
Schmerhafte Beschwerden durch das Hin-
übergleiten eines Teils der Fascia lata über
die Trochanteren am Ende der Hüftge-
lenksstreckung oder am Anfang der Beugung bei angespannter Fascia lata.

Bakterielle Coxitis, *Arthritis purulenta*
Meist Folge einer Osteomyelitis in Pfannen-
dachnähe oder in der Femurmetaphyse mit
Gelenkdurchbruch (Pyarthros).
Erreger: Staphylokokken, Streptokokken,
Pneumokokken, Salmonellen, E. coli (bei
Säuglingen).
Szintigraphie, Röntgen, Gelenkpunktion
(vor antibiotischer Behandlung!).

Morbus Perthes
*(Osteochondrosis deformans capitis femuris,
Morbus Calvé-Legg-Perthes, Coxa plana)*
Zunehmende Hüftschmerzen, anfänglich oft
zusammen mit Knie- und Leistenschmerzen,
Schonung, Hinken, bald Inaktivitätsatrophie
der Gesäß- und Oberschenkelmuskulatur
zwischen dem 4. und 8., aber auch bis zum
14. Lebensjahr, also in den Abschnitten des
besonders schnellen Wachstums vor dem
Epiphysenverschluß. Nur 10% der Patienten
sind Mädchen, 10–20% zeigen einen Befall
beider Hüften (Differentialdiagnose: Hypothyreose).

D: Röntgenologisch anfänglich Gelenkspalt-
verbreiterungen, dann Formveränderungen des
Femurkopfkernes (Verflachung, Verdichtung,
dann Strukturauflösung und Fragmentation der
Epiphyse). Skeletalter nicht selten retardiert.

Epiphysenlösung
(Epiphyseolysis capitis femoris)
Wieder eine Erkrankung des Pubertätsalters
mit Bevorzugung der Knaben (2:1–4:1), zumal bei Adipositas oder Adiposo-Gigantismus. Außer den klinischen Zeichen, wie
beim Perthes findet man eine zunehmende

Verkürzung des Beines, Trochanterhochstand, Abduktions- und Innenrotationshemmung und bei Beugung im Hüftgelenk zwanghafter Außenrotation.

D: Schon während der prämonitorischen Schmerzen zeigen sich röntgenologische Veränderungen in der Epiphysenfuge, dann scheinbare Abflachung des Epiphysenkerns und schließlich sichtbares Abgleiten der Epiphyse.

Sowohl beim Perthes als bei der Epiphysenlösung positiver Trendelenburg (Absinken des Beckens bei Benützung des kranken Beines als Standbein).

Schleichende Frakturen
Hier liegen Ossifikationsstörungen als Ursache der Hüftgelenksbeschwerden bei Belastung vor (Rachitis, Osteoporose). Bei guter Aufnahmetechnik erkennt man im Schenkelhals im Os ischii oder im Os pubis Loosersche Umbauzonen an Stellen, wo später Frakturen eintreten.

Osteochondrosis dissecans
Am Ende der Wachstumsperiode, bevorzugt wieder bei Knaben, Schmerzen im Hüftgelenk bei bestimmten Bewegungen, Gelenkknirschen oder schmerzhafte Gelenksperre.

D: Röntgenologisch sieht man durch umschriebene Aufhellungslinien abgegrenzte ovale Bezirke im knorpelnahen Gebiet als Folge zirkumskripter subchondraler Durchblutungsstörungen. Der nekrotische Abschnitt löst sich mit dem darüberliegenden Knorpel ab und gelangt in die Gelenkhöhle. Dort kann sich der Knorpelüberzug wieder schließen, so daß noch weiteres Wachstum, ja Verkalkung möglich ist.

Synchondrosis ischiopubica Van Neck
Zunehmende, dann heftige Bewegungs- und Druckschmerzen in der Hüfte und in der Inguinalgegend bei Kindern zwischen 6–10 Jahren. Schwer von einer Osteomyelitis zu unterscheiden, zumal blande verlaufende bakterielle Ostitiden in dieser Gegend vorkommen.

D: Im Röntgenbild kugelige Auftreibung und Aufhellungs- und Verdichtungsherde im Synchondrosenbereich (auch tastbar), die von Ossifikationsanomalien gesunder Kinder nicht zu unterscheiden sind. Normale Blutwerte, niedere BKS.

Meralgia paraesthetica *(Jeans-Krankheit)*
Zunehmende Schmerzen bei Schulkindern, in der Präpubertät beginnend, knapp medial der Spina ilica ventralis, im lateralen Ende der Leiste, an der Außenseite des Oberschenkels, auch nachts. Maximal an genau umschriebener Stelle der Leiste, möglich auch Sensibilitätsstörungen an der Außenseite des Oberschenkels bei kräftigen, sporttreibenden Kindern. Bei Fehldiagnose zunehmende Hypotrophie der Oberschenkelmuskulatur.
Ursache: Rezidivierende oder chronische Kompression des Nervus cutaneus femoris lateralis an der Durchtrittsstelle unter dem Ligamentum inguinale medial der Spina ilica anterior superior. Gute Prognose, nach operativer Neurolyse unmittelbare Schmerzfreiheit.

5.5.3 Schmerzen im Kniegelenk

Trauma
Die bei Kindern häufig lückenhafte Anamnese erschwert die Diagnose eines traumabedingten Knieschmerzes. In Frage kommen Kontusionen mit oder ohne Erguß, die Distorsion mit oder ohne Bänderriß, Meniskusläsionen. Zumal der tibiale Meniskus neigt zur Fraktur und kann dann arthrographisch als Ursache der typischen, sehr schmerzhaften Bewegungshemmung im Gelenkspalt nachgewiesen werden. Frakturen und Fissuren, besonders im Kondylenbereich der Eminentia intercondylaris oder im Tibia- oder Fibulakopf entziehen sich bei nicht exzellenter Röntgentechnik primär häufig der Diagnose. Bei jedem unklaren Knieschmerz sollte auch die Hüfte geröntgt werden, weil dort vorliegende Veränderungen bei Kindern nicht selten durch Knieschmerzen erst erkennbar werden.

Nach jedem Gelenktrauma (auch nach einer Entzündung) kann der Fettgelenkskörper im Knie hypertrophieren und unter Strangbildungen mit den Gelenkflächen verwachsen *(Hoffa-Kastert-Syndrom)*. Dann liegt der Bewegungsschmerz besonders im Bereich des unteren Kniescheibenrandes oder in der Tiefe des Gelenks mit konsekutiver Bewegungshemmung. Rheumatische Symptome und eine BKS-Erhöhung fehlen.

Osteochondrosen

(aseptische Knochennekrosen)
Knieschmerzen, Hinken, Bewegungseinschränkung ohne vorausgegangenes Trauma können durch eine Osteonekrose der distalen Femurepiphyse erzeugt werden, die vor allem Knaben zwischen dem 5. und 10. Lebensjahr bedroht und durch Wachstumsverzögerung der befallenen Seite konsekutiv zu Fehlstellungen im Kniegelenk und späteren Arthrosen führt.

Bei der **Osteochondrosis deformans tibiae (Blount-Syndrom)** kommt es im akuten Stadium außer Schmerzen und lokaler Anschwellung und Spannung im Tibiakopf zu einer Schonhaltung des Beines mit Eindrehung der Fußspitze beim Gehen. Nach Ausheilung entstehen leicht O-Beine und Genua recurvata. Vor allem Mädchen sind bedroht.

Unter der **Apophysosis tibialis adolescentium** *(Osteochondrose der Tuberositas tibiae, Schlatter-Osgood-Syndrom)* leiden häufiger schnellwachsende Knaben zwischen dem 10. und 20. Lebensjahr als Mädchen mit typischen Schmerzen unterhalb der Kniescheibe, insbesondere nach Dauerbelastung (Treppensteigen, Bergsteigen) als Folge des starken Zugs der Quadricepssehne an der Ansatzstelle der Tuberositas tibiae. Diese Apophyse verknöchert erst zwischen dem 10. und 14. Lebensjahr und ist während der Zeit der knorpeligen Verbindung leicht belastungsinsuffizient.

D: Röntgenologisch ist die Diagnose nicht immer eindeutig (Vergrößerung der Apophyse, Unregelmäßigkeiten in der Form, aufgelockerte Kontur, osteoporotische Herde in der angren-
zenden Tibiametaphyse, unregelmäßige Ossifikation und Struktur des Apophysenkerns im Vergleich mit der anderen Seite).

Die **Osteopathia patellae juvenilis** *(aseptische Patellanekrose, Larsen-Johannson-Syndrom)* bevorzugt Knaben zwischen dem 8. und 15. Lebensjahr mit Schmerzen im Kniegelenk, typischer Druckschmerzhaftigkeit der Patella, oft begleitende Gelenkergüsse. Die Differentialdiagnose gegenüber dem rheumatischen Formenkreis ist oft schwer.

D: Röntgenologisch Aufhellungen und Verdichtungen im Corpus patellae bis zur Fraktionierung des Patellakerns bei gleichzeitiger Osteoidhypertrophie und periostalen Knochenappositionen.

Bei der **Osteochondrosis dissecans der distalen Femurepiphyse** *(König)* kommt es im Knorpelgebiet des Kniegelenks zum Auftreten von sektionierten Bezirken, die dann als freie Gelenkkörper in den Gelenkinnenraum eintreten und typische Einklemmungserscheinungen hervorrufen (plötzlich stechende Schmerzen, akute Gelenksperre und Gelenkergüsse). Die Differentialdiagnose gegenüber dem Meniskusschaden ist schwer.

D: Zirkumskripte Aufhellungen im distalen, medialen Femurepiphysenbereich, krümelige Absprengungen.

Genus valgum, varu, recurvatum

Auffällige Stellungsanomalien der Knie, meist Folgen von Epiphysenwachstumsstörungen oder von Paresen können heftige Knieschmerzen erzeugen. Eine regelmäßige röntgenologische Überwachung auf beginnende Arthrosezeichen ist wichtig.

Habituelle Patellaluxation

Akute Schmerzattacken bei Kniebeugen. Meist infolge einer ungenügenden Ausbildung des Condylus lateralis femoris, selten Traumafolge. Die leichte Reponierbarkeit und die Neigung zu Rezidiven bestätigen die Diagnose.

Intermittierende Gelenkergüsse

Hier handelt es sich um eine vage Diagnose bei Kindern, insbesondere Knaben im Wachstumsalter. Man kann sich zu ihr erst entschließen, wenn keine entzündlichen Erscheinungen, keine BKS-Beschleunigung, keine rheumatischen Symptome und keine Traumafolgen möglich sind. Ein Teil der Fälle decouvriert sich später als rheumatoide Arthritis.

Kniegelenkstuberkulose

Die knabenwendige spezifische Tuberculosis genus macht anfangs immer diagnostische Schwierigkeiten mit unklaren Schienbeinschmerzen, wechselnden Gelenkergüssen (Hydrops tuberculosis), erhöhter Hauttemperatur über dem Knie, Gelenkknirschen (durch Fibrinbildung). Meist werden die Erscheinungen auf ein Trauma zurückgeführt, aber eine positive Tuberkulinreaktion muß bei Gelenkergüssen immer den Verdacht auf eine spezifische Ursache wecken. Im Gelenkpunktat sind Tuberkelbazillen nachweisbar. Später kommt es zu einer schwammigen Bindegewebsvermehrung von teigiger Konsistenz und Pseudofluktuation mit zunehmender Gelenkschwellung (Fungus genus). Schließlich kann Kolliquation (käsiger Pyarthros) mit heftigen Schmerzen eintreten. Das Gelenkpunktat ist dann käsig-eitrig.

D: Röntgenologisch zunehmende Osteoporose, Störungen der Bälkchenstruktur, Rarefizierung und Aufhellungsherde bis zur weitgehenden Knochenzerstörung.

Lues

Gelenkanschwellungen und Ergüsse, im klinischen Bild ähnlich der tuberkulösen Gonitis, können auch Symtom einer Lues connata tarda sein. Meist handelt es sich um eines, manchmal auch um beide Kniegelenke (Tumor albus syphiliticus), aber auch andere Gelenke können befallen werden.

D: Seroreaktionen auf Lues.

Gonorrhoische Gonitis

Meist Monarthritis, aber auch andere Gelenke in der Reihenfolge: Hand, Hüfte, Fuß können befallen werden. In den serös bis eitrigen Ergüssen sind Gonokokken zu züchten. Röntgenologisch ähnliche Bilder wie bei der tuberkulösen Arthritis.

5.5.4 Schmerzen im Fuß

Schmerzen im Bereich von Knöchel und Hohlfuß sind – abgesehen von Traumafolgen – *häufig statisch bedingt.* Dies gilt vor allem für übergewichtige oder bindegewebsschwache und sportlich untrainierte Kinder mit Knick-, Platt- oder Spreizfuß oder beim Tragen von fehlerhaftem Schuhzeug.

Ermüdungsfrakturen

Heftige Schmerzen nach langen Wanderungen oder Seilspringen auch ohne vorangegangenes Trauma in der Gegend von Os metacarpale II oder III oder nach intensivem Sprungtraining auch im Calcaneus.

D: *Röntgen:* ggf. nach 14 Tagen wiederholen.

Osteochondrosen

(aseptische Knochennekrosen, aseptische Epiphysennekrosen im Fußbereich)
Hierbei werden die oft heftigen Schmerzen meist ins Gelenk lokalisiert und nehmen bei mechanischer Belastung zu. Nur geringe lokale Druckschmerzhaftigkeit. Von den zahlreichen Möglichkeiten an fast allen Fußknochen sind die wichtigsten: Heftige Fersenschmerzen, selten doppelseitig mit Hauptschmerzpunkt am Ansatz der Achillessehne findet man bei *aseptischen Osteochondrosen des Calcaneus* mit schmerzhafter Anschwellung in der Höhe des Achillessehnenansatzes. Röntgenologisch im Sehnenbereich nachweisbare Ossifikationskerne *(Blencke-Syndrom).* Bevorzugt ist das Alter zwischen 6–17 Jahren.
Die **Apophysitis calcanei** *(Haglund-Syndrom)* macht Schmerzen in der Ferse beim Gehen, vor allem im Wachstumsalter und Druckschmerz zwischen Calcaneuskörper und Apophyse. Röntgenologisch bröckeliger Zerfall der Calcaneusapophyse.

Unterschieden werden kann die **Calcaneus-exostose** *(Haglund),* bei der sich der obere Pol des Tuber calcanei nach hinten vorwölbt und druckschmerzhaft ist. Röntgenologisch als Formvariante des Calcaneus mit reaktiver ossifizierender Periostitis an der hinteren Fersenbeinfläche zu erkennen.

Zu differenzieren ist schließlich die **Tendinitis der Achillessehne,** heftige Schmerzen am Achillessehnenansatz, besonders nach sportlicher Belastung, meist einseitig mit deutlicher Anschwellung und Druckschmerzhaftigkeit.

Schließlich muß bei Fersenschmerzen auch an *Hornhautbildung* unter der Ferse *(Hühnerauge)* gedacht werden.

Osteonekrose des Os naviculare
(Köhlersche Krankheit)

Schmerzen und Schonung vor allem des inneren Fußrandes mit typischem Druckschmerz, manchmal Schwellung, selten Rötung am talusnahen Ende des ersten Zehenstrahls. Bevorzugt Knaben zwischen 5–9 Jahren.

D: Röntgenologisch Verschmälerung und Strukturverdichtung des Os naviculare.

Ähnliche Symptome macht die **Osteonekrose des Os cuboideum** *(Silfverskiöld-Syndrom),* die **Osteonekrosen der Ossa cuneiformia I und II** *(Küntscher).*

Osteochondrose der Köpfchen der Metatarsalia II, III, IV *(Freiberg-Köhler-Syndrom)*

Zwischen dem 10. und 18. Lebensjahr, häufiger bei Mädchen, Schmerzen beim Gehen und bei Belastung, die bei Ruhigstellung verschwinden. Lokale Anschwellung und Druckschmerzhaftigkeit über dem befallenen Mittelfußköpfchen. Schmerzhaftigkeit der seitlichen Kompression des Fußgewölbes. Später Verkürzung und Achsenabweichung der Zehen („Arthritis deformans juvenilis"). Ähnliche Beschwerden auch bei der **Osteochondrosis der Tuberositas metatarsaliae V** *(Iselin-Syndrom),* die fast nur bei Mädchen auftritt.

Hand-Fuß-Syndrom

Schmerzhafte Schwellungen, 1–3 Wochen lang, von Händen und Füßen mit periostalen Reaktionen und möglichen Osteolysen (cave Lues!) *bei Sichelzellanämie.*

5.5.5 Schmerzen in den Gliedmaßen (gelenkunabhängig)

Eine **traumatische Ursache** von lokalisierten Gliederschmerzen ist durch die Anamnese zu eruieren, wenn es sich nicht um *Mißhandlungsfolgen* handelt. Dann geben weitere Symptome Hinweise, wie Dystrophie oder Pflegemangel, wenn nicht schon an den schmerzhaften Gliedern charakteristisch lokalisierte *Hämatome* (Außenseiten der Oberschenkel, der Oberarme, Rücken, Gesäß, Kopf) und Striemen, alte Narben sowie in der Vorgeschichte subdurale Hämatome oder Frakturen auf die Ursache **Kindsmißhandlung** hinweisen. Röntgenologisch findet man zahlreiche Skeletveränderungen (Rippenfrakturen, periostale Blutungen mit nachfolgender Verkalkung, metaphysäre Absprengungen mit verkalkten Blutungen). Szintigraphisch zahlreiche Herde.

C-Hypovitaminose

Berührungsempfindlichkeit der Gliedmaßen und schmerzhafte Scheinlähmungen gibt es auch bei der schweren C-Hypovitaminose *(Möller-Barlow),* und zwar schon ohne sichtbare Blutungsneigung, eine wichtige Tatsache, an die man sich erinnern sollte, um nicht Eltern fälschlicherweise einer Mißhandlung zu bezichtigen. Schwierig wird die Differentialdiagnose gegenüber dem Battered-Child-Syndrom, wenn außer den unsichtbaren subperiostalen Blutungen als Ursache der schmerzhaften Glieder auch noch Hämatome auftreten, zumal deren Lieblingssitz der gleiche ist wie beim mißhandelten Kind (Gesäß, Schultern, Thorax, obere Extremitäten). Selbst Orbital- und Lidblutungen können bereits vor den Zahnfleischblutungen auftreten. Diagnostische Hilfe ist die Vorgeschichte mit einer Vitamin C-armen Ernährung.

D: Mikrohämaturie, fehlende Vitamin C-Ausscheidung im Urin (normal 10–40 mg/die), röntgenologische Zeichen einer subperiostalen Blutung, verbreiterte, verdichtete, unregelmäßig strukturierte Metaphysenabschlußplatten, allgemeine Osteoporose mit verdichteten Randstrukturen, auch an den Epiphysenkernen.

Akute Ostitis und Osteomyelitis

Akute heftige Schmerzen im Bereich der gelenknahen Metaphysen von Femur oder Tibia (80% der Fälle) oder anderen langen Röhrenknochen mit Rötung und Schwellung der Weichteile über dem befallenen Knochenabschnitt und Schonung bis zur Pseudoparese. Bevorzugtes Auftreten in den Phasen beschleunigten Wachstums (spätes Säuglings- und Kleinkindesalter). Erreger (in fallender Häufigkeit): Staphylococcus aureus hämolyticus, hämolysierende Streptokokken, Pneumokokken, dann sehr viel seltener Pyoceaneus, E. coli, Enterokokken, Salmonellen. Sehr selten Ostitis auch bei Brucellosen, Mykosen und Virusinfektionen, wie Zytomegalie, Katzenkratzkrankheit, Pocken.

D: Leukozytose, BKS-Beschleunigung, frühzeitig positver Szintigraphiebefund, nach 8–14 Tagen auch röntgenologisch Nachweismöglichkeit.

Subakute und chronische Ostitis und Osteomyelitis

Chronische, relativ geringfügige lokale Schmerzen, vor allem in den langen Röhrenknochen, aber auch in der Beckenschaufel, im Os sacrum können das Symptom einer chronischen Ostitis, Osteomyelitis und Periostitis sein. Die Herde können auch symmetrisch in der Nähe der Wachstumsfuge der langen Röhrenknochen auftreten (distaler Femur, proximale und distale Tibia, mediales Ende der Clavicula). Histologisch findet man ein chronisch entzündliches, eiweißreiches Granulat mit vielen Plasmazellen. Als Erreger kommen Staphylokokken, Pneumokokken, Salmonellosen und Brucellosen in Frage. Der Verlauf wird durch die geringe Aggressivität des Erregers und das Abwehr-

verhalten des Patienten bestimmt und kann sich über Monate und Jahre erstrecken, wenn es nicht gelingt, durch hochdosierte passende Antibiotika die Erreger zu beseitigen.

D: Röntgenologisch schwierige Differentialdiagnose gegenüber tuberkulösen Knochenprozessen, dem Ewing-Sarkom und den Brodie-Abszessen. Szintigraphisch Anreicherung im befallenen Gebiet.

Brodie-Abszeß

Klopfende Schmerzen, zumal nachts oder nach stärkerer Beanspruchung in Gelenknähe, besonders der proximalen Tibiametaphyse. Die Epiphysenlinie wird (im Gegensatz zur chronischen Osteomyelitis) nie überschritten. Mit zunehmendem Alter des Patienten sind die Herde mehr in der Diaphyse gelegen. Nicht selten werden die Schmerzen in den gesamten Knochen oder ins Gelenk projiziert, so daß die Differentialdiagnose zur Monarthritis schwer fällt, zumal wenn eine Scheinlähmung oder eine Schonhaltung des benachbarten Gelenkes, womöglich mit sympathischem serösem (sterilem) Gelenkerguß den gelenknahen Prozeß begleitet. Der Verlauf ist fieberfrei, höchstens subfebril.

D: Mäßige BKS-Beschleunigung, meist normales Blutbild. Röntgenologisch scharf begrenzte Knochenhöhle mit sklerosiertem Rand.

Osteoid-Osteom *(Corticalisosteoid)*

Ähnliche, teilweise recht heftige Beschwerden vor allem nachts in Femur und Tibia vom 5. Lebensjahr an findet man bei diesem gutartigen Osteom.

D: Normale Laborwerte. Röntgenologisch Knocheneinschmelzung in der Corticalis bis höchstens 2 cm Durchmesser, deren Aufhellungszone (Nidus) mit scharf begrenzter sklerotischer Randpartie und darüberliegender Periostanhebung oft erst im Schichtbild erkennbar wird.

Osteoblastom
Dumpfe Schmerzen in den langen Röhrenknochen.

D: Röntgenologisch 2–10 cm große osteolytische Defekte mit schwacher Randsklerose in
der Meta- oder Diaphyse der langen Röhrenknochen. Normale Laborbefunde.

Tuberkulöse Ostitis
Schleichende Schmerzen, die bei Belastung
stärker werden und in Ruhe verschwinden
(im Gegensatz zu den Wachstumsschmerzen) bevorzugt vor der Pubertät auftretend.

D: Positive Tuberkulintestung. Röntgenologisch Aufhellungsherde und Sklerosierungen
der Randgebiete, bevorzugt in gelenknahen
Knochenabschnitten.

Luische Osteochondritis
Schmerzhafte Anschwellung, manchmal Rötung im Metaphysen- und Diaphysen-
bereich. Beim Säugling auch als Parotsche
Pseudoparalyse bemerkbar.

D: Röntgenologisch Zerstörung, Verbreiterung
und zackige Begrenzung der präparatorischen
Verkalkungszonen mit quer verlaufenden Auf-
hellungsbändern. Destruktionsherde in den
metaphysennahen Diaphysenabschnitten, pe-
riostitische Herde mit späterer Schalenbildung
und Hyperostose. Doppelkonturierungen an
den Fußwurzelknochen. Positive Luesserolo-
gie.

Leukose
An Leukämie muß grundsätzlich bei allen
rheumaähnlichen oder lokalisierten Knochenschmerzen gedacht werden.

D: Röntgenologisch in den Extremitätenkno-
chen, auch am Schädel oder an der Wirbelsäule allgemeine oder lokalisierte Osteoporose.
Grobfleckige, manchmal bandförmige Osteolyse, bevorzugt im metaphysären Bereich (Baty-
Vogt'sche Bänder), mottenfraßähnliche Destruktionsherde, zirkumskripte Osteosklerosen,
periostale Reaktionen.

5.5.6 Gut- und bösartige Neubildungen des Skelets

Sie machen sich durch dumpfe Schmerzen,
dann auch durch Lokalbefunde, wie Schwellung, Tumor bemerkbar.

Histiocytosis X *(eosinophiles Granulom)*
Bei monotoper Lokalisation in den Gliedern
wird der Femur bevorzugt.

D: Röntgenologisch umschriebene („osteo-
myelitische") Herde. Bei Verdacht auf Histiocytose immer das ganze Skelet röntgen, insbesondere Schädel, Rippen, Becken. Scintigra-
phie. Blutbild unauffällig, BKS mäßig beschleunigt.

Bei der **Lipoidgranulomatose** *(Hand-Schüller-Christian)* als Sonderform der Histiocytose X sind monotope schmerzende Herde selten. Differentialdiagnostisch muß auch an
das *Neuroblastom* gedacht werden, das in
einem Drittel der Fälle Skeletmetastasen
macht, die neben dem Schädel wieder die
langen Röhrenknochen und hier zuerst den
Femur bevorzugen (Typ Hutchinson).

D: Röntgenologisch mottenfraßähnliche Herde, fast regelmäßig symmetrisch mit periostaler
Reaktion. Besonders frühzeitig szintigraphisch
nachweisbar.

Chondroblastom
Schmerzen und Anschwellung am distalen
Femurende oder proximalen Tibiaende, sel-
tener an den anderen Enden der langen
Röhrenknochen bei 10- bis 17Jährigen durch
gutartigen osteolytischen Tumor.

D: Begrenzte Aufhellungsbezirke in der Epiphyse mit Kalkeinlagerungen.

Osteogenes Sarkom
Belastungsunabhängige, zunehmend auch
nachts auftretende starke Schmerzen, vor allem in der Metaphysengegend der langen
Röhrenknochen, kniegelenksnah, bevorzugt
zwischen dem 10. und 25. Lebensjahr auftretend. Bald stellen sich Anschwellung und
Erhöhung der Hauttemperatur sowie deutli-

che Venenzeichnung über dem befallenen Gebiet ein.

D: BKS beschleunigt. Röntgenologisch typische, unscharf begrenzte osteolytische Aufhellungen und osteopolastische Herde mit periostalen Appositionen oder sklerosierten Randgebieten. Bei Weichteilinfiltration manchmal typische Spicula. Die ganze Ausdehnung der Geschwulst läßt sich szintigraphisch oder auch angiographisch anhand der charakteristischen „blood pools" und geschlängelten, netzartig verzweigten Zuflußgefäßen erkennen. Wegen der Metastasen immer Lungenröntgen oder bei der Szintigraphie nach Lungenmetastasen suchen.

Ewing-Tumor
Ähnliche Erscheinungen, ebenfalls in metaphysennahen Abschnitten der Diaphyse umschriebene Schmerzen, Weichteilschwellung. Intermittierendes Fieber, starke Beschleunigung der BKS, Leukozytose und sekundäre Anämie sind die Zeichen dieses vom Retikulum des Knochenmarks ausgehenden Tumors, an den man vor allem vom 10. Lebensjahr an und bevorzugt bei Knaben denken muß.

D: Röntgenologisch fleckige oder streifenförmige, mottenfraßähnliche Corticalis- und Spongiosaaufhellungen, periostale calcifizierende Lamellenbildungen (Zwiebelschalenphänomen). Sicherung der Diagnose durch Probeexzision, da die Differentialdiagnose gegenüber der Osteomyelitis anfänglich oft schwierig ist. Gegenüber einer Neuroblastommetastase: Vanillinmandelsäure im Urin bestimmen.

5.5.7 Wachstumsschmerzen

Diese Diagnose darf erst nach dem Ausschluß anderer Ursachen gestellt werden. Typisch ist das Auftreten der Schmerzen bei schnellwachsenden Kindern im Pubertätsalter, vor allem beim Einschlafen und bei längerer Zwangshaltung (Sitzen in engen Bänken), während die Beschwerden bei Bewegung nachlassen. Sie werden in den Diaphysen der langen Röhrenknochen oder gelenk-

nah in die Metaphysengegend oder auch an Stellen von Apophysen während deren Verknöcherung lokalisiert und sind Folgen einer durch den Wachstumsschub bedingten Mehrdurchblutung der Knochen mit konsekutiver Periostspannung.

A-Hypervitaminose
Schmerzhafte Anschwellungen der langen Röhrenknochen und Beschwerden beim Stehen.
U: Röntgenologisch corticale Hyperostosen an den Diaphysen von Femur, Tibia, Fibula, dann auch an den Oberarmknochen. Die alkalische Phosphatase ist mäßig erhöht, eine Blutungsneigung fehlt meist. Prädilektionsalter nach dem 6. Lebensmonat.

D: Nachweis eines hohen Vitamin A-Spiegel im Plasma.

Fabry'sche Krankheit (s. S. 206)

5.5.8 Gliederschmerzen durch Muskelerkrankungen

Traumatische Hämatome als Ursache schmerzhafter Anschwellungen und Verhärtungen in der Muskulatur mit und ohne lokale Hauterwärmung oder Rötung lassen sich anamnestisch eruieren. Bestehen mehrere Hämatome oder sind die traumatischen Anlässe nur geringfügig, muß an Blutungsübel, **C-Avitaminose** oder Mißhandlung gedacht werden. Schwieriger ist die Diagnose eines blanden **interseptalen Abszesses,** zumal wenn über dem befallenen Bezirk Rötung und Temperaturanstieg fehlen und nur mäßig entzündliche Symptome im Blutbild und BKS auf eine bakterielle Genese hinweisen.

Polymyositis acuta
Mit Schmerzen in den Gliedmaßen, manchmal Rötung der Haut über den befallen Stellen und Fieberattacken, macht das Krankheitsbild nur anfänglich diagnostische Schwierigkeiten. Bald wird es mit polytopem oder allgemeinem Muskelbefall deutlich er-

kennbar. Als Erreger kommen Influenza-B-Virus und Coxsackie-Virusinfektionen in Frage.

Die **chronische Myositis** macht keine Schmerzen. Sie gehört zu den Symptomen der **Kollagenosen** (Lupus erythematodes, Periarteriitis nodosa).

Spezifische Erkrankungen **(Lues, Tbc, Trichinose)** können selten isoliert die Muskeln befallen und dann unklare Muskelschmerzen erzeugen.

Muskuläre Glykogenose *(Mc Ardle)* s. S. 209. Adynamie, krampfartige Muskelschmerzen nach Belastung wie Muskelkater.

Muskelschmerzen bei Myopathien

Selten können *Muskeldystrophien,* vor allem unter körperlicher Belastung, ermalig durch Schmerzattacken auffallen, zumal beim *Bekker-Kiener-Syndrom,* das klinisch der Duchenne'schen Muskeldystrophie weitgehend gleicht bis auf sein späteres Auftreten und seinen benigneren Verlauf. Bei Belastungsschmerzen sind außer Störungen des Glykogenstoffwechsels auch andere *Enzymdefekte* in Betracht zu ziehen (Carnitin-Palmityl-Transferase-Mangel, Myoadenylat-Deaminase-Mangel, Xantin-Oxydase-Mangel). Schließlich muß bei Knaben mit myalgischen Belastungsschmerzen auch an eine Anlage zur *malignen Hyperthermie* (erhöhte CK-Werte) gedacht werden.

Weichteiltumoren

Geringfügige wechselnde Schmerzen im Bereich der Muskulatur mit lokalen tumorösen Anschwellungen lassen sich nur histologisch klären. Wegen der Vielfalt der Möglichkeiten *(Myosarkom, Fibrosarkom, Liposarkom, Mesenchymom u. a.)* ist eine Probeexzision nötig.

5.5.9 Gliederschmerzen durch Spinalerkrankungen

Extra- und intramedulläre intraspinale Prozesse

A. spinalis anterior-Syndrom
Neuritis des Plexus brachialis
Scalenus-Syndrom
Ischias

Einseitige oder beidseitige wechselnde neuralgiforme Schmerzen in den Extremitäten müssen an Rückenmarksprozesse bzw. extramedulläre intraspinale Erkrankungen denken lassen und Anlaß sein zu systematischer neurologischer Untersuchung, insbesondere der Sensibilität und der Druckempfindlichkeit der Nerven um die Diagnose vor dem Auftreten von Lähmungen (s. S. 173) zu stellen.

A. spinalis anterior-Syndrom (s. S. 179)
Aus voller Gesundheit Kribbeln und zunehmend heftige Schmerzen in den Beinen oder Oberschenkeln infolge akuter Durchblutungsstörung des Rückenmarks. Die Ursache ist ein zunehmender Verschluß der A. spinalis anterior, die Folge ein mehr oder weniger schweres Querschnittsyndrom und – je nach Stärke des Befalls der Pyramidenbahnen – mit doppelseitiger spastischer Parese und Ausfall von Schmerz- und Temperatursensibilität. Tiefensensibilität und Berührungsempfindlichkeit bleiben erhalten (Hinterstränge intakt), ein wichtiges Zeichen für die vasculäre Genese.

Neuritis des Plexus brachialis (s. S. 180)
Akute Schmerzattacken in Schulter und Arm mit zunehmenden Paresen und Atrophierung der Schulter sowie proximalen Armmuskulatur (neuralgische Amyotrophie). Sensibilitätsstörungen sind selten. Pathogenese meist unbekannt, selten ein Zusammenhang mit Virusinfektionen oder Schutzimpfungen.

Scalenus-Syndrom (s. S. 180)
Druckschädigung des Armplexus durch eine Halsrippe oder äußere mechanische Insulte (Tragegurt eines Rucksacks) oder neurovasculäre Störungen durch Kompression des Gefäßnervenbündels durch den M. scalenus. Typisch sind Schmerzen und Herabsetzung der Sensibilität im ulnaren Hand- und Vorderarmbereich vor dem Auftreten von Atrophien der Interossii und des Hypothenars.

Ischias
(Neuritis im Bereich des Plexus lumbus sacralis)
Parästhesien und Druckschmerz des befallenen Nervenstrangs, Muskelschwäche bis zur Muskelatrophie; die dazugehörigen Sehnenreflexe sind abgeschwächt oder aufgehoben. Sensible und motorische Ausfälle am Ober- und Unterschenkel entsprechend der beteiligten Segmente. Die elektrische Erregbarkeit zeigt partielle oder völlige Entartungsreaktionen, die Leitungsgeschwindigkeit ist verlängert. Im Myogramm zeigen sich Denervierungspotentiale. Ursache bei Kindern: Infektionskrankheiten oder lokale Schädigungen, z. B. fehlerhafte i. m. Injektion: sofort oder nach kurzer Zeit intensive Schmerzen im Versorgungsgebiet des Ischias mit unterschiedlich ausgeprägten Paresen. Bevorzugt sind Schädigungen im Ausbreitungsbereich des N. peronaeus („Fallfuß").

6 Bewußtseinsstörungen

6.1 Vergiftungen 58

6.2 Stoffwechselentgleisungen

Diabetes mellitus 59
Ketoazidotisches Koma
Hyperosmolares Koma
Hypoglykämisches Koma
Koma urämicum
Hypochlorämisches azotämisches Koma
Dehydratation 60
Akute Hypernatriämie
Diabetes insipidus
Akute Hyponatriämie (Wasserintoxikation)
Koma hepaticum

Reye-Syndrom
Endotoxinschock

6.3 Cerebrale Bewußtseinsstörung 61

Stadium postconvulsivum
Status epilepticus
Subdurales Hämatom
Intrakranielle Blutung
Psychogener Dämmerzustand

6.4 Ohnmacht

Synkopale Anfälle
Orthostatische Fehlregulation
Hyperventilation

Bei Bewußtseinsstörungen sind folgende Zustände zu unterscheiden:
1. Somnolenz: Das Kind döst schläfrig vor sich hin, nimmt nicht mehr an der Umgebung teil, reagiert aber auf direkte Reize und beantwortet Fragen. Phasen mit klarem Bewußtsein können vorkommen. Bei stärkerer Somnolenz spricht man von Lethargie.
2. Sopor: Hoher Grad von Bewußtseinsstörung, kann nur durch starke Reize kurzfristig unterbrochen werden. Das Kind ist nicht mehr zum Kauen zu bewegen und behält den Bissen im Mund.
3. Koma: Tiefe Bewußtlosigkeit, auch durch starke Reize nicht mehr zu unterbrechen. Haut-, Schleimhaut- und Sehnenreflexe sowie Schluckreflex von der hinteren Rachenwand nicht mehr auslösbar. Das Kind näßt und kotet ein.
4. Ohnmacht: Kurzfristiger Bewußtseinsverlust mit Unfähigkeit zur aufrechten Haltung. Plötzliches In-sich-Zusammenfallen.

5. Delirium: Schneller Wechsel des Bewußtseinszustandes von Hyperaktivität bis zur Somnolenz bzw. kurzfristigem Koma, dann Wiederaufklaren mit motorischer Unruhe, ohne voll ansprechbar zu sein. Ataktische Umtriebigkeit. Visuelle und auditive Halluzinationen. Sprechstörungen. Ängstliche und panische Reaktionen.
6. Schwindel, *Vertigo:* Anfallartiges Unsicherheitsgefühl, Fallneigung, Dreh-, Schwank- Liftgefühl. Mögliche Begleitsymptome: Übelkeit, Erbrechen, Kopfschmerzen, Hörstörungen. Falls Schwindel nicht Begleitsymptom oben genannter Bewußtseinsstörungen ist, muß eine exakte neurologische Diagnostik *periphere vestibuläre Erkrankungen* (Labyrinthitis, Neuritis vestibularis, Herpes Zoster, Acusticusneurinom, Traumafolgen) differenzieren vom *zentralen Schwindel* (Meningitis, Cerebellitis, Stammhirnerkrankungen, infratentorielle Tumoren).

Tabelle 1. Untersuchungen, die beim Vorliegen eines Bewußtseinsverlustes durchgeführt werden sollen

Zeichen von Verletzungen	Intrakranielle Blutungen, Contusio
Injektionsmarken	Diabetes mellitus, Drogen
Strommarken	Starkstromunfall
Zungenbiß	Grand mal-Anfall
Hautbefunde	
Feucht-kühl	Schlafmittelvergiftung, Hypoglykämie, Kreislaufschock
Warm-trocken	Diabetisches Koma, Hitzeschock
Hautfarbe hellrot	Diabetisches Koma, CO-Intoxikation, Vergiftung mit Atropin, Skopolamin, Borsäure, Brom
Grau-blaue Zyanose	Vergiftung mit Anästhetika, Nitrokörpern, Anilin, Benzolderivaten, Kalium chloratum, Naphthalin, E 605, Zyanide, Methämoglobinbildner
Gelber Hautton	Vergiftung mit Phenothiazinpräparaten, Kaliumchlorat, Pilzen und Kaliumpermanganat, hepatisches Koma, Blei
Blasse Haut	Urämisches Koma, hypoglykämisches Koma
Petechiale Blutungen	Meningokokken-Sepsis
Roseolen	Typhus abdominalis
Virusexanthem	Enzephalitis
Hautblasen	Phenobarbitalintoxikation
Hautverfärbung retroauriculär	Schädelbasisfraktur
Gingiva-Hyperplasie	chronische Phenytoinintoxikation
Atmung	
Kußmaul'sche Atmung	Azidose
Hechelnde Atmung	Alkalose
Unregelmäßige Atmung bis zur Cheyne-Stokes'schen Atmung	Zerebrale Blutung, Schlafmittelvergiftung, Urämie, Hirntumor
Augen	
Weite Pupillen	Schlafmittelintoxikation, Atropin, Alkohol, Zytisin C (Goldregen), Enzephalitis
Enge Pupillen	Morphiumvergiftung, Schlafmittelvergiftung, E 605, Enzephalitis
Ungleich weite Pupillen	Intrakranieller Prozeß
Augenhintergrund	Stauungspapille bei Tumor oder intrakranieller Drucksteigerung, Fundus hypertonicus, Blutungen
Bradykardie	Intrakranielle Drucksteigerung
Profuser *Schweißausbruch*	Hypoglykämischer Schock, Salizylatintoxikation
Geruch	
Urinös	Urämie
Alkoholisch	Äthanolintoxikation
Aromatisch	Kohlenwasserstoffintoxikation
Nach Aceton	Koma diabeticum, Toxikose
Nach Leber	Koma hepaticum
Krämpfe	Epilepsie, Hypoglykämie, Urämie, andere Stoffwechselintoxikationen, Enzephalitis, Hirnabszeß, Tetanus, intrakranielle Blutungen, Sinusthrombose, Vergiftungen (DTT, Nicotin, Anilin, Salicylat, Imitramin, Fe, Pb, H_2O)
Fieber	Sepsis (Meningokokken, Typhus, Malaria), Enzephalitis, Meningitis, Hirnabszeß, Status epilepticus, hypernatriämische Dehydratation, Reye-Syndrom

Ursachen von Bewußtseinsstörungen

6.1 Vergiftungen

Wegen der Dringlichkeit therapeutischer Maßnahmen muß bei jedem bewußtseinsgestörten Kind zuerst eine Vergiftung ausgeschlossen werden. Erst dann sind andere Ursachen zu erwägen, wobei beiläufig bei einem sonst völlig gesunden Kind auch an einfachen Schlafmangel oder hysterische Reaktionen zu denken ist.

Bei der großen Anzahl von Vergiftungsmöglichkeiten und der anfänglich fehlenden oder geringen Hilfe durch Laboratoriumsuntersuchungen ist der Arzt bei Verdacht auf Vergiftungen ganz auf die Anamnese und die altersentsprechende Wahrscheinlichkeit einer Vergiftung angewiesen. Erschwerend kommt dazu, daß die Eltern nicht selten aus Angst vor der Verantwortung die Möglichkeit akzidenteller Vergiftungen völlig ablehnen.

Ein *plötzlicher Beginn aus völliger Gesundheit*, schnell auftretende psychomotorische und manchmal gastroenteritische Störungen steigern den Verdacht, zumal wenn *altersspezifische Risikofaktoren* vorliegen, wie:

1. *im ersten Lebensjahr* (weniger häufig auch später): Gabe von Medikamenten in *Überdosis durch* leichtfertige oder überbesorgte *Eltern* in der Hoffnung auf schnelle Heilung oder Symptomenbeseitigung (Fiebermittel, Sedativa, hustenstillende Medikamente),
2. *zwischen dem zweiten und vierten Lebensjahr: Selbsteinnahme* von nicht sicher verwahrten *Medikamenten* und *Haushaltsmitteln* oder Verabfolgung durch ältere Geschwister,
3. vom *Schulalter* an: *absichtliche Einnahme von Medikamenten* oder nicht als toxisch bekannten Früchten in spielerischer Absicht,
4. in der *Vorpubertät* und später: *Drogenmißbrauch*, Inhalation organischer Lösungsmittel („*Schnüffler*" von Toluol, Benzin,

organischen Lösungsmitteln u.a.). Schließlich *Selbstmordabsichten*, meist mit Schlafmitteln.

Die Anamnese wird nicht selten erschwert durch bewußt falsche Angaben der Angehörigen aus Angst vor juristischen Folgen. Selbst eine unbeabsichtigte Überdosierung wird deshalb oft abgestritten, wie auch die Möglichkeit, das Kind habe selbst umherliegende Medikamente zu sich genommen.

Drogenkonsum wird von den Eltern aus Scham, von Freunden aus Solidaritätsgründen negiert. Suizidversuche dagegen erfolgen häufig demonstrativ, sei es durch Liegenlassen der leeren Packung oder Abfassung eines Abschiedsbriefes. Aber auch das wird gelegentlich von der Umgebung verschwiegen, so daß man gezwungen ist, auf *Symptome* zu achten, *die auf eine Vergiftung hinweisen:*

Alkoholvergiftung: Geruch der Atemluft.

Somnolenz, Sopor, Koma: Barbiturat, Bromkarbamide, Benzodiazepine, Meprobamat, Codein, Dihydrocodein, Antihistaminica, Scopulamin, Chlorkohlenwasserstoffe, aliphatische und aromatische Kohlenwasserstoffe, Antihistaminica, CO.

Delirium: Salicylate, Antihistaminica, Antidepressiva, Methylphenidat (Ritalin), Amphetamin, zentrale Analeptica (Coffein, Coramin, Kampfer), Alkohol, Kohlenwasserstoffe, Aminophyllin, Optalidon.

Psychotische und psychomotorische Erregungszustände: s. Delirium sowie Drogen (Haschisch, LSD, Mescalin).

Extrapyramidale Bewegungsstörungen und *Hyperkinesien*, Dystonien, Torticollis, Zungen- und Schlundspasmen: Neuroleptica, Phenothiazine, Reserpin, Butyrophenone.

Frühzeitig *Hirnnervenlähmungen* (Ptose, Strabismus): Botulismus, Thallium.

Hyperventilation: Salicylate, Weckamine, Coffein, Coramin, Kampfer, Aminophyllin.

Gesichtsrötung: Alkohol, Antihistaminica, Atropin.

Zyanose: Hypoventilation oder Methämoglobinbildung durch Phenacetin, Anillin, Nitrate, Nitroverbindungen.

D: *Jedes auf Vergiftung verdächtige Kind ist sofort klinisch einzuweisen,* damit dort bei nie vorhersehbarem Verlauf wenigstens die vitalen Funktionen aufrecht erhalten werden können, bis die Diagnose geklärt ist. Urin und Erbrochenes asservieren!
EEG! Augenhintergrund!

6.2 Stoffwechselentgleisungen

Diabetes mellitus

1. *Ketoazidotisches Koma* (häufigste Form): Tiefe frequente Atmung (Kußmaul), starker Acetongeruch der Atemluft, leicht gerötete Wangen, immer trockene Haut, starke Exsikkose, weiche Bulbi, frequenter, weicher Puls, herabgesetzte oder fehlende Sehnenreflexe.
Die notwendigen Labordaten können das klinische Bild nur ergänzen. Sie dienen auch zur Unterscheidung des auch bei Kindern möglichen

2. *Hyperosmolaren, nicht azidotischen Komas* (vor allem in der Erstmanifestation bei Kindern): Geringfügige oder fehlende Ketoazidose, besonders schwere Dehydratation, sehr hohe Blutzuckerwerte (über 50 mmol/l), Hypernatriämie, ansteigende Blutharnstoffwerte (Azotämie). Dadurch wird die extrazelluläre Hyperosmolarität so gesteigert, daß auch erhebliche Mengen des intrazellulären Wassers auf dem Wege der osmotische Diurese verloren gehen. Der hohe Blutzuckeranstieg erhöht auch den osmotischen Gradient Blutzucker : Liquorzucker. Zum osmotischen Ausgleich steigt deshalb der Liquor-NaCl-Gehalt stark an mit der Folge eines Hirnödems, insbesondere in der Rehydrierungsphase. Beim hyperosmolaren Koma kommt es deshalb frühzeitig zum Stupor, zu Koma und Krämpfen.

D: Blutzucker, Urinzucker, Aceton im Urin, Säure-Basen-Haushalt. Bei Verdacht auf hyperosmolares Koma dringend zusätzlich Hämatokrit und im Serum Natrium, Kalium, Chlor, Harnstoff, Osmolarität, weil die beim ketoazidotischen Koma übliche Therapie beim hyperosmolaren Bewußtseinsverlust die Symptomatik verschlimmert und bleibende Schäden des ZNS eintreten können.

3. *Hypoglykämisches Koma:* Normale Atmung, sehr blasses Aussehen, feuchte Haut, insbesondere an den meist kühlen Händen und Füßen. Bradykardie, der Puls ist hart, manchmal irregulär, die Bulbi eher gespannt, die Sehnenreflexe lebhaft bis gesteigert.
Hypoglykämiebedingte Bewußtseinseinschränkungen treten bei Kindern außer bei Insulinüberdosierung oder angeborenen Störungen des Kohlenhydratstoffwechsels (s. S. 214) auch noch in der späten Wachstumsphase in Form von **morgendlichen Hypoglykämien** unmittelbar nach dem Aufstehen durch Nahrungskarenz der vorangegangenen Nacht auf. Sie werden wegen ihrer ähnlichen Symptomatik oft mit orthostatischen synkopalen Anfällen verwechselt, verschwinden aber, wenn der Patient 10 Minuten vor dem Aufstehen ein Glas 5%ige Glukoselösung trinkt. Bei den übrigen Hypoglykämieformen im Kindesalter (s. S. 214) ist der Bewußtseinsverlust nicht das führende Symptom.

Koma urämicum

Beim nierenbedingten Koma weisen neben einer langen Vorgeschichte genügend Symptome auf die zugrunde liegende Nierenerkrankung. Aber nicht nur bei schlecht beobachteten Kindern wird der zunehmende Durst oft als normal, die Pollakis- und Nykturie als altersentsprechend hingenommen und die leichte, blasse Gedunsenheit des Gesichts und die prätibialen Ödeme selbst vom Arzt übersehen, so daß auch er von den Zeichen einer Urämie überrascht werden kann. Spätestens aber bei dieser Bewußtseinsstörung sollte der urinöse Mund- und Körpergeruch des urämischen Kindes auffallen und die vertiefte Atmung als kompensatorische Hyperventilation bei metabolischer Azidose erkannt werden. Die Pupillen sind enggestellt, die Reflexe gesteigert bis zur Krampf-bereitschaft und in vielen Fällen weist der hohe Blutdruck des bewußtlosen Kindes bereits auf die nephrogene Ursache des Komas, bevor Urinbefund oder der Nachweis *erhöhter Harnstoff-, Harnsäure- und Kreatininwerte* im Serum den Verdacht bestätigen. Wichtig sind diese Laborwerte zur Abtrennung des *hypochlorämischen azotämischen Bewußtseinsverlustes,* der gerade bei nierenkranken Kindern nach allzu kochsalzarmer Ernährung, nach heftigen Brechattacken ohne Kochsalzsubstitution oder nach fehlerhafter Infusionsbehandlung das Bild eines Nierenversagens phänokopieren können. Hier handelt es sich mit *hohen Harnstoffwerten* aber *fast normalen Kreatininwerten* um ein *prärenales Nierenversagen.* Der Kochsalzmangel kann übrigens bei starker Exsikkose mit hohen Hämatokritwerten leicht übersehen werden. Rehydrierung und Kochsalzzufuhr normalisieren dann schnell Harnstoffwerte und Bewußtseinslage.

Dehydratation
Bei Säuglingen und jungen Kindern genügt Wassermangel, um Bewußtseinsverlust zu erzeugen. Immer ist dann auch an einen noch nicht erkannten Diabetes insipidus zu denken, bei dem ungenügende Flüssigkeitszufuhr, zumal wegen des fehlenden Durstes, beim Säugling durch Hyperosmolarität zum Koma führt.

Akute Hypernatriämie
Vor allem bei Säuglingen durch ungenügende Flüssigkeitszufuhr bei Fieber, Hyperventilation oder fehlerhafter Flaschennahrung (zuviel Milchpulver oder Verwechslung von Kochzucker mit Kochsalz), bei nicht erkanntem Diabetes insipidus hyperosmolare, hypernatriämische Dehydration mit Bewußtseinsverlust.
Akute Hyponatriämie *(Wasserintoxikation),* hyponatriämische Dehydratation: durch ungenügende Natriumzufuhr bei einer Infusionstherapie, bei renalem Salzverlust (chronische Nephritis oder Pyelonephritis), bei

forcierter Diurese, Ödemausschwemmung bei Nephrose, Wassereinläufen bei Obstipation oder Megacolon kommt es zu Kopfschmerzen, Schwindel, Übelkeit, Erbrechen, Muskelkrämpfen, Oligurie, Kollaps.

Koma hepaticum
Hepatogene Bewußtseinsstörungen sind von der Symptomatik her schwer zu erkennen, wenn keine Lebererkrankung bekannt ist und ein Ikterus fehlt. Hier können der Foeter hepaticus (Geruch nach „roher Leber"), die meist vergrößerte, harte und druckschmerzhafte Leber, Aszites, eine Splenomegalie, die große Atmung und eine Blutungsneigung weiterhelfen. Typisch für chronisch Leberkranke sind Palmarerytheme, Sternnaevi der Haut, manchmal rötliche Exantheme an Gesicht und Oberkörper, eine Neigung zu niederem Blutdruck und zur Tachykardie.

D: Transaminasen, Bilirubin, Blutammoniak erhöht, Cholesterin und Cholesterinester vermindert.

Reye-Syndrom (s. S. 163)
Nach wenigen Tagen eines katarrhalischen Prodromalstadiums plötzlich Erbrechen und Encephalopathie-Zeichen wie Stupor, erregtes Delir bis Koma. Metabolische Azidose, Hyperventilation, Tachypnoe, Zeichen eines Hirnödems, starke EEG-Veränderungen.

D: Hypoglykämie, Ammoniakerhöhung, Hyperaminoazidämie (Alanin, Glutamin, Lysin, α-Amino-N-Buttersäure), leichte Hyperbilirubinämie, Gerinnungsstörungen. Bei der Leberbiopsie Steathose und Glykogenmangel, Koinzidens mit Variezellen oder Influenza-B- oder anderen Viren möglich.

Endotoxinschock
Zu Beginn von Allgemeininfektionen kann Bewußtseinseintrübung bis Verlust im Rahmen eines septischen Schocks, zumal bei gram-negativen Erregern eintreten. Die sich bald entwickelnde Sepsis-Symptomatik erleichtert die Diagnose.

6.3 Cerebrale Bewußtseinsstörungen

Unter den cerebralen Ursachen eines zunehmenden oder akuten Bewußtseinsverlustes steht bei Kindern die Epilepsie mit dem Stadium postconvulsivum und dem Status epilepticus an erster Stelle.

Stadium postconvulsivum

Fehlt eine einschlägige Anamnese, ist für einen postkonvulsiven Zustand verdächtig das Auftreten von irregulären Myoklonien, das vorübergehende Erlöschen von Eigen- und Fremdreflexen und die Neigung zum (postkonvulsiven) Nachschlaf, möglicherweise unterbrochen von Erbrechen oder anfänglich begleitet von subfebrilen Temperaturen. Verstärkt wird der Verdacht, wenn sich ein Dämmerzustand entwickelt mit starker Unruhe, Affektentladungen und Aggressivität.

Status epilepticus

Der Bewußtseinsverlust im Status epilepticus ist beim Grand mal an den Anfallsserien leicht zu erkennen, während epileptische Dämmerzustände nur durch das EEG zu diagnostizieren sind und an der Tatsache, daß sie häufig durch einen Grand mal-Anfall beendet werden. Auch können bei der klinischen Untersuchung bilaterale synchrone Myoklonien, versteckte Mitbewegungen oder plötzliche Tonusverluste während der Bewußtseinseinschränkung die Diagnose erleichtern. An die ersten Zeichen eines gesteigerten Hirndrucks ist zu denken (s. S. 170).

D: Bei jedem Verdacht auf cerebrale Ursachen einer Bewußtseinsstörung EEG, Röntgen, Augenhintergrund, ggf. CT, Liquor (nach Ausschluß einer Stauungspapille).

Subdurales Hämatom, *intrakranielle Blutung* (s. auch 158)

Dämmerzustände nach einem Schädeltrauma müssen den Verdacht auf ein subdurales Hämatom wecken. Kopfschmerzen und diskrete Halbseitensyndrome (einseitige Pupillenerweiterung, Reflexdifferenzen) sind Hinweise.

D: Röntgen, EEG, Sonographie (bei offener Fontanelle), Mittelechoabweichung, CT, Angiographie

Psychogener Dämmerzustand

Bei jeder längerdauernden Bewußtseinseinschränkung, zumal bei Mädchen in der Präpubertät, sind auch psychogene Demonstrationen zu bedenken. Sie lassen sich in ihrer hysterischen Perfektion manchmal nur am stets normalen EEG erkennen, wenn die richtige Diagnose nicht schon vorher durch die psychopathische Persönlichkeitsstruktur, das normale Reflexverhalten während des Anfalls (z. B. Lichtreaktion der Pupillen!) und das demonstrative Verhalten wahrscheinlich wurde.

6.4 Ohnmacht

Plötzliche Ohnmachtsanfälle sind vom Schulalter beginnend in der Regel psychisch ausgelöst (Schreck, Angst, Anblick von Blut bei medizinischen Eingriffen, wie Impfung, Blutabnahme). Oft genügt längeres Stehen, insbesondere in heißer und feuchter Umgebung. Prodromalerscheinungen: Gähnen, Blässe, Schweißausbruch, Salivation, Übelkeit. Dann erfolgt plötzliches Zusammenbrechen, kurze Bewußtlosigkeit, selten länger als einige Minuten, manchmal einige klonische Zuckungen (Synkopale Anfälle). Bei zu schnellem Aufstehen kann sich der Anfall wiederholen. Bedroht sind schnell wachsende Kinder mit Neigung zu Anämie und Hypoglykämie. Differentialdiagnostisch müssen kardiale Ursachen ausgeschlossen werden, wie paroxysmale Tachykardie, Überleitungsstörungen des Reizleitungssystems, primäre pulmonale Hypertension mit zunehmender Dyspnoe und Zyanose mit Anfällen von Bewußtseinsverlust, schwere Aorten- oder Pulmonalstenosen oder andere Herzfehlbildungen.

Schließlich ist bei wiederholtem Auftreten von Ohnmachtsanfällen mit demonstrativem Charakter auch an das psychogene *Hyperventilationssyndrom (Effort-Syndrom,* s. S. 70) zu denken.

7 Dyspnoe

7.1 Hindernisse in den oberen Luftwegen

Nasensekret 63
Choanalatresie, -stenose
Allergische Rhinitis
Sinusitis maxillaris 64
Fremdkörper in der Nase
Angina
Infektiöse Monocytose (Pfeiffer)
Para-Retropharyngealabszeß
Diphtherie
Epiglottitis acuta

7.2 Inspiratorischer Stridor 64

7.2.1 Kehlkopfstridor

Kehlkopfstenosen
Mißbildungen und Innervierungsstörungen
im Kehlkopfbereich
Stimmbandlähmung
Kehlkopftrauma
Rheumatoide Arthritis
Laryngitis acuta 65
Laryngitis subglottica
Laryngospasmus
Tonsillenhyperplasie

7.2.2 Trachealstridor

Tracheomalazie
Gefäßanomalie
Kompressionsstenose
Akuter Trachealstridor 66
Infekt
Fremdkörper

7.3 Exspiratorischer Stridor

Obstruktive Bronchitis
Asthma bronchiale

α_1-Antitrypsinmangel
Williams-Campbell-Syndrom 67

7.4 Pulmonale Dyspnoe 67

Lungenmißbildungen
Lobäres Emphysem
Mittellappensyndrom
Zwerchfellparese
Kofferath-Syndrom
Pneumothorax
Pleuritis exsudativa
Mukoviszidose
Lungenfibrose
Progressive Lungendystrophie
Beatmungslunge
Wilson-Mikity-Syndrom
Alveoläres kapilläres Blocksyndrom 68
Hamman-Rich-Syndrom
Macleod-Syndrom
Lungenhämosiderose
Tracheobronchialmegalie
Pickwickier-Syndrom

7.5 Kardiale Dyspnoe 68

Herzinsuffizienz
Fibroelastosis endocardica
Cardiomyopathie
Pompe-Syndrom 69
Bland-White-Garland-Syndrom
Idiopathische, infantile Arteriosklerose

7.6 Metabolische Dyspnoe 69

Azidose
Säuglingsintoxikation
Ketonämisches Erbrechen
Urämie
Vergiftungen
Alkalose

Pylorushypertrophie 69
Häufige Magenspülungen
Chloriddiarrhoe
Zollinger-Ellison-Syndrom
Forcierte Diurese
Kaliummangel
Hypermineralocorticismus
Hyperaldosteronismus
Bartter-Syndrom
(Hyperprostaglandinismus)
Hyperventilation 70
Effort-Syndrom

7.7 Cerebrale Dyspnoe 70

Encephalitis
Cerebrale Blutungen

Raumfordernde Prozesse
Leigh-Syndrom

7.8 Hypoventilatorische Dyspnoe 70

Geburtstrauma
Undine-Syndrom, SIDS
Insuffizienz der Atemmuskulatur
Kofferath-Syndrom
Bulbärparalyse
Poliomyelitis
Guillain-Barré-Syndrom
Diphtherie
Myasthenie
Spinale Muskelatrophie
Vergiftungen

Die *drei Kardinalsymptome* für Erkrankungen der Atemorgane sind
1. *Atemnot:* Dyspnoe, Tachypnoe, forcierte Atmung, anstoßende Atmung.
2. *Zeichen behinderter Atmung:* Schnorcheln, Rasseln, inspiratorischer Stridor, exspiratorischer Stridor.
3. *Zeichen der Ateminsuffizienz:* Belastungszyanose, Dauerzyanose, respiratorische Azidose.

Pathogenetisch kann man unterscheiden:
1. Atemnot durch Hindernisse in den oberen Atemwegen,
2. Inspiratorischer Stridor,
3. Exspiratorischer Stridor,
4. Pulmonale Dyspnoe,
5. Kardiale Dyspnoe,
6. Metabolische Dyspnoe,
7. Zerebrale Dyspnoe,
8. Hypoventilatorische Dyspnoe,
9. Seltene Ursachen einer Dyspnoe.

7.1 Hindernisse in den oberen Luftwegen

Nasensekret
Allergische Rhinitis
Sinusitis maxillaris
Fremdkörper
Angina
Retropharyngealabszeß
Diphtherie

Bei jungen Kindern entsteht die Dyspnoe häufig durch Hindernisse in den Luftwegen. Schon eine durch normales *Nasensekret* verstopfte Nase kann den jungen Säugling an Luftnot beim Trinken und Füttern leiden lassen. Auch zwischen den Mahlzeiten können dyspnoische Zustände auftreten, weil manche Säuglinge den Mund nicht genügend öffnen, obgleich die Nase verstopft ist. Eine **Choanalatresie** oder Stenose ist durch Sondierung der Nase leicht auszuschließen.

Allergische Rhinitis
Rezidivierend verstopfte Nase, besonders nachts bei älteren Kindern mit klarem, wenig schleimhaltigem Sekret. Hohe IgE-Spiegel mit gegen Bettstaub gerichteten Antikör-

pern oder ein positiver Allergietest bestätigen die Diagnose.

Sinusitis maxillaris
Chronisch, manchmal nur einseitig verstopf-
te Nase, nasale Sprache, zähflüssig eitriges
Sekret an der Pharynxrückwand sichtbar.
Röntgenologisch typische Verschattung der
Nebenhöhlen.

Fremdkörper in der Nase
Konstant einseitige Nasensekretion, manchmal foetid-eitrig oder sanguinolent. Nach lokaler Gabe von abschwellenden Medikamenten meist leicht mit dem Ohrenspiegel
zu erkennen.

Angina
Bei einer starken Anschwellung der Tonsillen spricht die ausgeprägte Lymphadenitis
der regionären Halslymphknoten (deutlich
abgrenzbar, ohne periglanduläres Ödem)
und die Mitbeteiligung anderer Lymphknotengruppen oder der Milz für eine *Monozytenangina*. Für einen *Para-* oder *Retroton-
sillarabzeß* sprechen besonders heftige
Schluckschmerzen, Salivation, kloßige Sprache, Kieferklemme, ein konkommittierendes
Ödem des Gaumensegels und der Uvula
sowie Meningismus. Die regionären
Lymphknoten im Kieferwinkelbereich sind
deutlich geschwollen und abgrenzbar ohne
periglanduläres Ödem. *Komplikationen:* de-
szendierende Mediastinitis, bei Abszeßperforation Gefahr einer Aspirationspneumonie.

Diphtherie
Stark angeschwollene Tonsillen, auch einseitig, mit glasigem Ödem des Gaumensegels,
anfänglich ohne Beläge, dann leichte Schle-
erbildung, schließlich kräftig-weiße Fibrin-
beläge, die sich nur unter Bluten ablösen lassen. Die Lymphknoten am Kieferwinkel
sind stark vergrößert und durch ein periglanduläres Ödem nicht voneinander abgrenzbar.

Epiglottitis acuta, *phlegmonosa acutissima,*
Laryngitis supraglottica

Akuter Beginn meist mit hohem Fieber,
Speichelfluß, Schluckschmerzen, rauhem,
rasselndem, schnarchendem Stridor, exspiratorisch in tieferer Tonlage als inspiratorisch sprechen für diesen akuten Notfall.
Meist kann man durch leichten Spateldruck
die hochrote, glasig angeschwollene Epiglottis, ebenfalls die entzündeten aryepiglotti-
schen Falten und die Aryknorpel erkennen.
Ein rigoroser Versuch, durch heftigen Spateldruck auf die Zunge, die Epiglottis zu erkennen oder die direkte Laryngoskopie ver-
bietet sich wegen eines möglichen Atemstill-
standes. Im Zweifelsfall ist eine indirekte
Laryngoskopie schonender, um die wegen
der ganz anderen Erreger (Hämophilus influenzae Typ B, Streptokokken Gruppe A,
Pneumokokken) notwendige therapeutische
Entscheidung zu treffen.

7.2 Inspiratorischer Stridor

7.2.1 Kehlkopfstridor

Kehlkopfstenosen
Funktionelle oder anatomische Stenosen im
Kehlkopfbereich führen zu einem inspiratorischen Stridor.
Symptome: stöhnende, juchzende oder
schnarrende Geräusche bei Einatmung von
hoher Schallfrequenz, die im Schlaf geringer
werden oder ganz verschwinden. Zunahme
beim Schreien oder in Rückenlage, Abnahme in Bauchlage. Die Exspiration ist lautlos.

Mißbildungen und Innervierungsstörungen
Der angeborene oder in den ersten Säug-
lingswochen auftretende Stridor kann durch
Mißbildungen im Kehlkopfbereich verursacht
werden. Sie lassen sich röntgenologisch (seit-
liche Röntgenaufnahme im Sitzen) oder la-
ryngoskopisch diagnostizieren.
Häufig findet man Innervierungsstörungen,
oft kombiniert mit einer Dysfunktion des
Gaumensegels, etwa bei cerebralgeschädig-
ten Kindern oder als einziges Symptom einer
ehemaligen Risikoentbindung, während
sonst nur Minimalsymptome einer Cerebralschädigung bestehen.

Ist die Stimme heiser, kann eine *Stimmband-lähmung* vermutet werden (Laryngoskopie). Plötzlich auftretender schwerer Stridor kann durch zweiseitige *Lähmung des Stimmband-abduktors* infolge intrakranieller Drucksteigerung bei Hydrocephalus, insbesondere auch bei der Arnold-Chiari'schen Mißbildung auftreten. Eine *linksseitige Recurrenz-lähmung* findet man bei angeborenen Herz- und Gefäßmißbildungen oder nach operativen Eingriffen am Herzen oder Oesophagus. Erst wenn mit der röntgenologischen Funktionsdiagnostik (Videoband) nervale Ursachen ausgeschlossen wurden, kann eine *unzureichende Stabilität der Epiglottis* oder der Aryknorpel oder eine traumatisch bedingte *Dislokation der Stimmbandknorpel* (etwa nach Zangenentbindung) diskutiert werden. Bei älteren Kindern mit *rheumatoider Arthritis* kann es durch eine *Beteiligung des Crico-arytenoidgelenkes* zu plötzlichem Stridor kommen.

Die **Laryngitis acuta** mit Heiserkeit und Husten ist im Rahmen eines katarrhalischen Virusinfektes leicht zu diagnostizieren.

Die **Laryngitis subglottica** (Croup, Pseudocroup) als typische Virusinfektion im Kindesalter (Adeno-, Parainfluenza-, Influenza A-, Influenza B-, ECHO-, RS-Viren) gehören zu den alltäglichen Diagnosen des Pädiaters, insbesondere in den Herbst- und Wintermonaten und bei hoher Luftverschmutzung. Auch leichte Fälle können kurzfristig durch zunehmendes Ödem der Kehlkopfschleimhaut zu lebensbedrohlichen Erstickungsanfällen führen.

Laryngospasmus
Ein *hypocalcämisch bedingter Stridor* muß ins Auge gefaßt werden bei besonders hoher Tonlage der stridorösen Einatmung, insbesondere wenn sie rezidivierend auftritt. Bei Säuglingen tritt dieser Laryngospasmus besonders in der Heilphase einer Rachitis auf, später sind solche Anfälle auch bei dekompensierter Cöliakie, bei chronischer Niereninsuffizienz und beim Hypoparathyreoidismus möglich.

Chronische Tonsillenhyperplasie
Starke adenoide Wucherungen und eine chronische Tonsillenhyperplasie können nicht nur durch Behinderung der Nasenatmung Anlaß zu rezidivierenden Infekten und chronischem Hustenreiz sein, sondern vermögen auch in schweren Fällen zunehmende Lethargie, eine pulmonale Hypertonie, eine *Rechtsherzinsuffizienz* zu erzeugen, so daß fälschlicherweise ein Vitium diagnostiziert wird. Auch *Krampfanfälle* können durch Phasen der Hypoxie eintreten und werden dann oft pathogenetisch nicht richtig gedeutet.

7.2.2 Chronischer trachealer Stridor

Der durch tracheale Stenosen bedingte chronische Stridor ist inspiratorisch mit exspiratorischem Anteil, der umso deutlicher wird, je tiefer die Ursache liegt. Liegt sie unter der Bifurkation, ist der Stridor rein exspiratorisch. Der Trachealstridor des jungen Säuglings („weiche Trachea", *Tracheomalazie)* verschwindet mit zunehmender Stabilisierung der Knorpelringe spätestens im zweiten Lebensjahr. Ein Stridor, der in Opisthotonushaltung mit überstrecktem Hals abnimmt und bei Vorwärtsbeugen des Kopfes sich verschlechtert, ist verdächtig auf eine *Gefäßanomalie,* zumal wenn noch Zeichen einer Dysphagie bestehen, wie Brechneigung und Zyanoseanfälle beim Füttern.

Kompressionsstenosen können durch Tumoren erzeugt werden (Hilustuberkulose, Sarkoidose, leukämisches Lymphom, Morbus Hodgkin, Schilddrüsentumor, zystisches Hygrom). Eine Thymushyperplasie im Säuglingsalter verursacht keinen chronischen Stridor.

D: Endoskopie von Trachea, Hauptbronchien und Oesophagus. Röntgenologischer Nachweis einer Eindellung der Trachea und in gleicher Höhe auch der Speiseröhre oder nur der Trachea durch eine Gefäßkreuzung vor der Trachea. Ggf. Angiographie: doppelter Aortenbogen, rechter Aortenbogen mit linker Deszension und Einschnürung von Trachea und Oesophagus durch ein Ligament, später Abgang der rechten Arteria subclavia als „A. lusoria", die auf dem Weg zu ihrem Versorgungsgebiet den Oesophagus einengt: Dysphagia lusoria.

Akuter Trachealstridor
Infekt.
Fremdkörper.
Der akute Trachealstridor gehört zu den üblichen Erkrankungen des Säuglings und Kleinkindes als Folge eines *Infektes der oberen Luftwege*. Differentialdiagnostisch schwierig ist der Ausschluß eines *aspirierten* **Fremdkörpers**. Zwei mögliche Krankheitsbilder können dabei auftreten:

1. Unmittelbar nach dem Essen von Nüssen oder dem Spielen mit kleinen Gegenständen (Plastikteilchen) plötzlich akute, schwere Hustenanfälle mit häufigen Rezidiven, die manchmal bitonal klingen.
2. Langsam zunehmende, immer stärkere Hustenattacken (nach übersehener auslösender Ursache). Dann Zeichen einer Lungenentzündung, hypersonorer Klopfschall über einem Lungenflügel und weitgehend aufgehobenes Atemgeräusch über dem anderen Lungenflügel oder einem Lungensegment.

D: Röntgenologisch segmentförmige atelektatische Verschattungen oder Lappenatelektasen, bevorzugt im rechten Oberfeld. Geblähte Lungenpartien durch Ventilstenose mit Mediastinalwandern, bei Inspiration in Richtung der Stenose. Endgültige Diagnose bei der Bronchoskopie zur Fremdkörperexstirpation.

7.3 Exspiratorischer Stridor (Dyspnoe)

Obstruktive Bronchitis.
Asthma bronchiale.
Alpha-1-Antitrypsinmangel.
Eine Virusinfektion der oberen Luftwege beginnt bei jungen Kindern häufig mit inspiratorischem Stridor und trachealem Crouphusten. Wenn die tieferen Abschnitte der Luftwege ergriffen werden, geht er bald in einen exspiratorischen Stridor über. Je mehr sich

die entzündungsbedingte Schleimhautschwellung den Bronchioli nähert umso deutlicher wird der exspiratorische Stridor „asthmoid" und umso größer die Wahrscheinlichkeit, daß sich eine Zyanose (Anstieg des reduzierten Hämoglobins) und eine respiratorische Azidose einstellen.
Exspiratorischer Stridor, verlängertes Exspirium, leise, pfeifende Geräusche („spastische" Atemgeräusche) zusammen mit feinblasigen, nicht klingenden Rasselgeräuschen sind charakteristisch für diese Form der deszendierenden Atemwegserkrankungen des Säuglings und Kleinkindes, der **obstruktiven Bronchitis.**
Vom **Asthma bronchiale** des größeren Kindes unterscheidet sie sich auskultatorisch und perkutorisch nicht: exspiratorischer Stridor, Giemen, Pfeifen, Brummen, feinblasige, nicht klingende Rasselgeräusche, erhöhte Lungenblähung, tiefer Zwerchfellstand, hypersonorer Klopfschall über allen Lungenfeldern, Rechtsbelastung des Herzens bis zur Rechtsherzinsuffizienz mit Leberstauung.
Die Differentialdiagnose kann sich nur nach dem Alter des Kindes richten: Asthma bronchiale selten vor dem 3. Lebensjahr. Außerdem tritt die obstruktive Bronchitis nie ohne vorangehende Virusinfektion der oberen Luftwege auf, während zum Asthma bronchiale außer der auslösenden Ursache auch die Allergiebereitschaft und später auch psychische Faktoren (Angst, Stress) gehören. Auch heftige körperliche Belastungen (Sport, Toben) können bei asthmabelasteten Kindern einen Bronchospasmus mit asthmoider Ventilationsstörung hervorrufen, weil durch Streß ebenfalls Serotonin, Histamin, Bradykinin und ähnliche Substanzen freigesetzt werden.

Der α-1-Antitrypsinmangel
Obwohl sich diese autosomal rezessiv erbliche Störung des Glykoproteinstoffwechsels in der Regel in den ersten Lebenswochen als cholestatischer Ikterus bemerkbar macht, kann bei Heterozygotie die Erkrankung auch erst später mit zunehmendem Husten, Keuchen, exspiratorischem Stridor und star-

ker Lungenblähung auftreten und zuerst den Verdacht auf Mucoviszidose lenken. Der elektrophoretische Nachweis des Alpha-1-Globulins oder die exakte immunologische Bestimmung des Alpha-1-Antitrypsins klärt die Diagnose.

Williams-Campbell-Syndrom

Meist schon in der frühen Kindheit einsetzende chronische Dyspnoe mit Hustenattakken, zunehmender Expectoration, Thoraxdeformierungen (faßförmiger Thorax, Pectus excavatum), Emphysem, Lungenfibrose, Cor pulmonale durch Bronchiolenobstruktion. Oft nach Masern oder Pertussis.

D: Röntgenologisch generalisierte Bronchiektasie mit Lumenerweiterung bei der Inspiration und Bronchiolenkollaps beim Expirium. Mögliche Ursache Knorpelweichheit der Segment- oder Subsegmentbronchien mit chronischer Infektion nach Vorkrankheit.

7.4 Pulmonale Dyspnoe

Bei der pulmonalen Dyspnoe besteht deutliche *Zyanoseneigung* durch ungenügende O_2-Sättigung.
Tritt eine respiratorische Insuffizienz schon beim Neugeborenen auf, muß an *Mißbildungen* gedacht werden, obwohl selbst die einseitige Lungenagenesie klinisch völlig stumm sein kann und nur zufällig beim Röntgen entdeckt wird, wenn der Mutter nicht vorher die Belastungsdyspnoe bei der Nahrungsaufnahme auffällt. Von einer Lungenaplasie spricht man, wenn auf der befallenen Seite noch der Rest eines Bronchus vorhanden ist.
Alle Ursachen einer akuten pulmonalen Dyspnoe lassen sich in der Regel schnell auskultatorisch und perkutorisch, sicher aber röntgenologisch diagnostizieren (s. S. 302).

Lobäres Emphysem

Schon beim Neugeborenen Dyspnoe, Stridor, Belastungs- oder Dauerzyanose, Reiz-

husten durch die emphysematische Aufblähung eines Lappens als Folge einer mangelhaften Ausbildung der Bronchialknorpel oder des Fehlens der elastischen Fasern im befallenen Lungensegment.

D: Röntgenologisch Blähung eines Lungenlappens (häufig linker Oberlappen) mit Mediastinalverdrängung, möglichen Begleitatelektasen und multiplen Aufhellungen im befallenen Lappen. Zwerchfelltiefstand. Laufend kritisch auf Verdrängungserscheinungen überwachen, damit die Indikation zur Lappenresektion nicht versäumt wird.

Differentialdiagnose: Pneumatozelen nach Staphylokokkenpneumonie, konnatale Lungenzysten.

Das Mittellappensyndrom

Stridoröse Atmung und Hustenattacken können auf das Mittellappensyndrom hinweisen, das bei Kindern, manchmal familiär gehäuft, rezidivierende Mittellappenatelektasen mit der Gefahr von Bronchiektasenbildung erkennen läßt. Dieser sollte durch bronchoskopisches Absaugen und Antibiotika vorgebeugt werden.

Zwerchfellparese

Die röntgenologisch erkennbar, geburtstraumatisch bedingte Zwerchfellparese als Ursache einer Dyspnoe tritt meist einseitig auf und ist oft kombiniert *(Kofferath-Syndrom)* mit einer gleichseitigen Plexusschädigung (Erbsche Lähmung, Klumbkesche Lähmung).
Eine **chronische pulmonale Dyspnoe** ist verdächtig auf eine ausgedehnte Verminderung der Atmungsfläche *(Pneumatothorax, Pleuritis exsudativa, Mucoviszidose)* oder eine Verminderung der Lungenelastizität *(Lungenfibrose, progressive Lungendystrophie, Beatmungslunge)* oder schließlich einer Verminderung der Ventilationsarbeit durch Pleuraerkrankungen.

D: Röntgen, Lungenfunktionsprüfung.

Wilson-Mikity-Syndrom

Bei Frühgeborenen unter 1 500 g (selten auch

bei Reifgeborenen) von der dritten Lebenswoche an beginnende, zunehmende Dyspnoe, Tachypnoe, apnoische Anfälle, leichte
Zyanose, zunehmende Einziehungen im Sinne eines chronischen respiratory-distress-Syndroms. Klinisch unauffällig bis auf
Anstieg von pCO_2 auch unter O_2-Zufuhr.
Ursache: Lungenunreife und langdauernde
O_2-Zufuhr. Folge maschineller Beatmung
mit positivem Druck?

D: Röntgenologisch retikuläre Verschattung
(„Honigwabenlunge") und zystenähnliche Aufhellungen, zumal in der Heilphase.

Das alveoläre kapilläre Blocksyndrom
Progressive Dyspnoe, Hyperventilation, Tachypnoe, Zyanose mit Trommelschlegelfin-
gern, Rechtsherzinsuffizienz mit Behinderung der kapillären Durchblutung und des
Gasaustausches infolge verschiedener Ursachen: *Histiozytose X* (beim Säugling als Ju-
lien-Marie-Syndrom bekannt), Miliartuberkulose, Silikose, Lungenfibrose.

Hamman-Rich-Syndrom
Zunehmende Dyspnoe, Reizhusten mit Rasselgeräuschen, Tachypnoe, Zyanose, Polyglobulie, Trommelschlegelfinger durch progressive interstitielle Lungenfibrose.

Macleod-Syndrom
Zunehmende Dyspnoe und respiratorische
Insuffizienz bei rezidivierenden Bronchiti-
den infolge einseitiger oder partieller Bronchiolenobstruktion, ähnlich dem progressiven Lungendystrophie-Syndrom.

Idiopathische Lungenhämosiderose
(Ceelen-Gellerstedt-Syndrom)
Anfallsartige Dyspnoe mit rezidivierender
Hämoptoe und hypochromer Anämie.

D: Röntgenologisch hilifugale retikuläre und interstitielle Lungenzeichnung und flüchtige flekkige oder homogene Verschattungen (Blu-
tungsherde).

Tracheobronchialmegalie
(Munnier-Kuhn-Syndrom)
Chronische Dyspnoe mit auffälligem Husten und rezidivierenden Bronchopneumonien.

Pickwickier-Syndrom (s. S. 219)
Hier führt der Zwerchfellhochstand zu einer
alveolären Hypoventilation und damit zu einem dauernden oder anfallsweisen verstärk-
ten pCO_2-Anstieg und einer verminderten
Sauerstoffsättigung des Blutes. Kurzatmig-
keit, Zyanose und anfallsweise Schlafsucht
mit kurzfristigen Apnoe-Anfällen gehören
wie die reaktive Polyzytämie zum klinischen
Bild.

7.5 Kardiale Dyspnoe

Die kardiale Dyspnoe durch *Herzinsuffizienz*
ist vom exspiratorischen oder gemischt in-
und exspiratorischen Typ. Die Atmung ist
oberflächlich und frequent, die Dyspnoe
nimmt im Liegen zu, der Patient fühlt sich im
Sitzen wohler (Orthopnoe). Die Atemnot
tritt oft anfallsartig ein (paroxysmale Tachypnoe) und über der Lunge sind feuchte
Rasselgeräusche zu hören. Typische Begleitsymptome erleichtern die Diagnose: große,
harte, gestaute Leber (manchmal Splenomegalie), Tachykardie, Extrasystolie, Pulsdefi-
zit, Ödeme, hochgesteller Urin und Proteinurie.
Seltene Ursachen einer kardialen Dyspnoe:
Primäre infantile **Fibroelastosis endocardica.**
(*Endokardfibroelastose* s. auch S. 89)
In den ersten 6 Wochen (foudroyanter Typ)
schwere Dyspnoe, Zyanose, Kardiomegalie,
Herzinsuffizienz, Stauungsleber, geringe
Ödeme oder (akuter Typ) zwischen der 6. Lebenswoche und dem 6. Monat die gleichen
Symptome mit starker Kardiomegalie und
pertussoidem Husten. Nach dem 6. Monat
chronische Form: Belastungsdyspnoe, pertussoider Husten, Kardiomegalie, Herz-
insuffizienz.

Die primären Kardiomyopathien
Auch hier treten früh Dyspnoe, Zyanose und immer deutlicher die Zeichen einer Herzinsuffizienz mit Kardiomegalie auf (s. S. 84).

Das Pompe-Syndrom
Im ersten Lebenshalbjahr zunehmend Dyspnoe, Kardiomegalie, geringe Hepatomegalie bei Glykogenose Typ III (s. S. 210).

Bland-White-Garland-Syndrom
Im zweiten bis dritten Lebensmonat zunehmende Tachypnoe und Belastungszyanose durch Herzinsuffizienz mit Dilatation und Hypertrophie des Herzmuskels infolge Anomalie der Coronararterien (linke Coronararterie aus der Arteria pulmonalis).

Idiopathische infantile Arteriosklerose
In den ersten Lebensmonaten beginnend mit Dyspnoe, Tachypnoe, zunehmender Zyanose, Hustenanfällen, Erbrechen, Nahrungsverweigerung. Klinisch Herzvergrößerung. Infarkt-EKG. Immer deutlicher ein pneumonischer Aspekt ohne Auskultations- oder Röntgenbefund. Histologisch obliterierende und calcifizierende Entarteriitis.

7.6 Metabolische Dyspnoe

Azidose
Eine *hyperventilatorische Atmung* (Kußmaulsche Atmung) spricht für eine azidotische Stoffwechselentgleisung.
Als Ursache kommen bei Kindern in Frage:

1. *Ketoazidose: Säuglingsintoxikation, zyklisch-ketonämisches Erbrechen* (s. S. 14), Präkoma und Koma diabeticum (s. S. 59), Hunger, Hypoglykämie (s. S. 214), Fieber, Thyreotoxikose.

   D: Acetongeruch der Atemluft, Acetonnachweis im Urin, saurer Urin, metabolische Azidose in den Blutgaswerten.

2. *Urämie:* Niereninsuffizienz, insbesondere tubuläre Defekte. Dabei heller Urin, alkalisch oder schwach sauer, Zeichen der Niereninsuffizienz s. S. 153.

3. *Vergiftungen* (insbesondere salicylathaltige Präparate, s. S. 58).

Alkalose
Eine Dyspnoe mit gesteigerter Frequenz und oberflächlichen Atemzügen ist verdächtig auf metabolische Alkalose.

D: Im Urin hohes aktuelles pH, erhöhtes Standardbicarbonat, pCO_2 erniedrigt, alkalischer Urin.

Eine alkalotische Dyspnoe ist zu befürchten bei

1. Verlust an Säuren,
2. Kochsalz- und/oder Kaliummangel,
3. Nierenerkrankungen,
4. Herzinsuffizienz,
5. Hyperventilation.

Im einzelnen ist bei folgenden Zuständen mit einer alkalosebedingten Dyspnoe zu rechnen:

1. *Unstillbares Erbrechen (Pylorushypertrophie).*
2. Häufige *Magenspülungen* mit kochsalzfreien Lösungen.
3. Kochsalzmangel durch *Chloridverlust: Chloriddiarrhoe, Zollinger-Ellison-Syndrom* (s. S. 21).
4. Zustand nach *forcierter Diurese:* hypochlorämische Alkalose bei Ödemausschwemmung.
5. *Kaliummangel.*
6. *Hypermineralocortizismus, Hyperaldosteronismus.*
   Conn-Syndrom, selten bei Jugendlichen, Hyperaldosteronismus durch Nebennierenadenom mit Hypertonie, Hypernatriämie, Hypokaliämie, Hyperchlorämie, metabolische Alkalose.
   Beim **Bartter-Syndrom** (Hyperprostaglandinismus) entsteht durch eine gestörte Kochsalzrückresorption in den Tubuli neben einer Hyperplasie des juxtaglomerulären Apparates ein Hyperaldosteronismus mit hypokaliämischer metabolischer Alkalose, Hypernatriämie und hypochlorämischem Erbrechen. Keine Hypertonie.

7. *Hyperventilationssyndrom:* respiratorische Alkalose bei Fieber, Herzinsuffizienz oder Vergiftungen.
8. *Respiratorische Alkalose* bei psychogener Hyperventilation (*Effort-Syndrom, Da-Costa-Effort-Syndrom:* anfallsweise Hyperventilation, Seufzeratmung, besonders bei Emotionen oder Arbeitsbelastung ohne organische Ursachen. Dabei Lufthunger, Engegefühl, Herzschmerzen, Neigung zur Extrasystolie und Tachykardie).

7.7 Cerebrale Dyspnoe

Charakteristischer Atemtyp: tief forciert, unregelmäßig wechselnd (Biotsche Atmung) oder periodisch wechsend (Cheyne-Stokessche Atmung). Sie kann auch bei einer schweren kardialen Insuffizienz oder bei Opiatüberdosierung auftreten. Die zentral bedingte Dyspnoe ist meist an der Grundkrankheit leicht zu erkennen (*Encephalitis, Meningoencephalitis, cerebrale Blutungen, raumfordernde Prozesse*).
Beim **Leigh-Syndrom** (*nekrotisierende Encephalomyelopathie*) mit seinem schubförmigen Verlauf können manchmal schon frühzeitig hyperventilatorische Attacken und unregelmäßige Atemtypen auftreten (s. S. 295).

7.8 Hypoventilatorische Dyspnoe

Diese Art der Atemstörungen sind wegen ihres meist schleichenden Verlaufs klinisch nicht leicht zu erkennen. Zu fürchten ist die Hypoventilation *beim geburtstraumatisch geschädigten Neugeborenen* im Rahmen des respiratory-distress-Syndroms. Läßt sich die dabei auftretende respiratorische Azidose nicht pulmonal oder kardial erklären, muß eine zentrale Störung durch Hypoxie angenommen werden. Auch das

Undine-Syndrom
Jene zunehmende Hypoventilation mit Zyanose, respiratorischer Azidose und schließlichem Versagen der automatischen Atemsteuerung hat wohl zentrale Ursachen: eine Schädigung der zentralen Chemorezeptoren oder eine verminderte Antwort auf atemstimulierende Reize. Kann zum plötzlichen Kindstod führen (*Krippentod, Sudden infant death Syndrom*, SIDS)
Im übrigen sind hypoventilatorische Atemstörungen in der Regel pulmonal bedingt, sei es durch *Insuffizienz der Atemmuskulatur* (Myatonia congenita, Paresen der Atemmuskulatur).

Beim Kofferath-Syndrom
besteht eine *Zwerchfellparese* durch traumatische Läsion des Plexus zervikalis, etwa nach Zangenentbindung oder Steißgeburt, kombiniert mit Horner-Syndrom und geburtstraumatischer Armlähmung auf der gleichen Seite.
Die respiratorische Dyspnoe bei *Bulbärparalyse, Poliomyelitis, Guillain-Barré-Syndrom, schwerer Diphtherie, Myasthenia gravis, infantiler spinaler Muskelatrophie* oder *Vergiftungen* ist an der zugrunde liegenden Hauptkrankheit leicht zu diagnostizieren.

8 Husten

8.1 Trockener Reizhusten 71

Frischer Infekt
Beginnendes Asthma bronchiale 72
Beginnende Pneumonie
Mykoplasmenpneumonie
Ornithose
Mykosen der Lunge
Mittellappensyndrom
Pleuritischer Reizhusten
Reizhusten bei Mundatmung
Reizhusten durch Vagusreiz
Lungenstauung
Alveoläre Lungenproteinose
Hustentic 73

8.2 Bitonaler Husten 73

Fremdkörper
Trachea-Kompression
Laryngotracheitis

8.3 Feuchter, rasselnder Husten 73

Sinubronchitis
Tracheobronchitis
Bronchitis
Bronchiektasen

Mundatmung
Fremdkörper
Keuchhusten
Mukoviszidose
Lungenparenchymerkrankungen
Rezidivierende Aspirationen

8.4 Blutiger Husten 73

Nasenbluten
Zahn-Zungenblutung
Hämorrhagische Tracheobronchitis
Fremdkörper
Lungenerkrankungen
    Keuchhusten
    Lungenabszeß
    Tuberkulose
    Bronchiektasen
Hämangiom, Adenom, Papillom
Arteriovenöses Aneurysma
Lungenhämosiderose
Kardiale Ursachen
    Vitium mit Eisenmenger-Reaktion
    Pulmonale Hypertension
    Mitralstenose
Vaskulitis
    Wegener-Granulomatose
Goodpasture-Syndrom

8.1 Trockener Reizhusten

Kurze Hustenstöße von hoher Frequenz ohne Schleimproduktion findet man bei folgenden Krankheiten:

1. **Frischer Infekt** (Adenoviren, Enteroviren, Myxoviren u. a.) der oberen Luftwege mit Laryngotracheitis, Tracheobronchitis, bei Säuglingen mit Übergang zur Bronchiolitis und obstruktiven Bronchitis. Typisch auch für das Anfangsstadium von Pertussis (Bordetella pertussis) oder Parapertussis (Bordetella parapertussis) sowie beginnenden Masern.

2. **Beginnendes Asthma bronchiale:** verdächtig vor allem anfallsweises pertussoides Husten nach körperlicher Belastung (s. S. 66) oder beim Einschlafen sowie in den frühen Morgenstunden als Antwort auf die Bettstaubexposition.

3. **Beginnende Pneumonie** durch bakterielle Erreger (Pneumokokken, Streptokokken, Staphylokokken, Hämophilus influenzae). Bei Neugeborenen Klebisellen, Enterobacter, Pseudomonas und Proteus, Listerien, Pneumocystis carinii: dabei zusätzlich noch zunehmende Dyspnoe ohne auskultatorischen Lungenbefund.

Der **Mykoplasmenpneumonie,** vor allem des größeren Kindes, geht meist ein Infekt der oberen Luftwege voran; sie zeigt röntgenologisch interstitielle oder auch bronchopneumonische Veränderungen, nicht selten mit konkomittierender Pleuritis.

Auch bei der **Ornithose-Pneumonie** (Chlamydia ornithosis) kann bei schweren Verläufen neben Dyspnoe ein Hustenreiz auf die Lungenerkrankung hinweisen. Röntgenologisch findet man peribronchiale interstitielle Veränderungen, gröbere Fleckschatten und selten ein miliares Bild.

D: Komplementbindungsreaktion.

Mykosen
Aktinomykose
Bei Lungenbefall Reizhusten, Dyspnoe, Fieber, Brustschmerzen, eitriges Sputum. Die pneumonischen Infiltrate sitzen vor allem im Unterlappen.

D: Nachweis der Aktinomyzeen im Sputum und Bronchialsekret.

Nokardiose
Unklarer Husten, Bronchitis, geringes Fieber, zunehmende Dyspnoe. Röntgenologisch Infiltrate, Kavernen, Pleuritis.

D: Wiederholter kultureller Nachweis des Erregers im Sputum.

Candidiasis
Bei der pulmonalen Form vor allem beim Frühgeborenen oder jungen Säugling Fieber, Husten, schlechtes Gedeihen. Röntgenologisch Vergrößerung der Hiluslymphknoten, zahlreiche kleine Lungenherde.

Ähnliche Bilder machen die *Cryptococcose* (Cryptococcus neoformans), die *Blastomykose* und *Aspergillose* bei pulmonalem Befall. Das Gleiche gilt für die *Histoplasmose* (Histoplasma capsulatum), die aber fast ausschließlich in den USA vorkommt.

Chronischer Husten kann auch auf ein sogenanntes „**Mittellappensyndrom**" hinweisen, Atelektasen des Mittellappens entweder bei Tuberkulose (Bronchusstenose durch Lymphknotenanschwellung) oder bei unspezifischen Hiluslymphknotenvergrößerungen, insbesondere auch bei Krankheitsbildern mit zähflüssiger Bronchialschleimbildung wie Asthma bronchiale oder Mucoviszidose.

4. **Pleuritischer Reizhusten** (dabei meist einseitige Schmerzhaftigkeit oder pleuritische Reibegeräusche).

5. **Reizhusten bei Mundatmung:** vor allem bei Kindern mit adenoiden Vegetationen, bei Daumenlutschern oder Trägern von Zahnklammern kommt es bei der zwangsläufigen Mundatmung, zumal nachts durch das Einatmen der nicht durch die Nase gereinigten und angefeuchteten Luft, zu Reizzuständen der Trachealschleimhaut, die chronisch-rezidivierende Infekte vortäuschen oder begünstigen.

6. **Reizhusten durch Vagusreiz** (Tumoren und Lymphome im Hilusbereich, Aortenbogenanomalien, Aneurysmen).

7. **Stauungen im kleinen Kreislauf:** dabei zunehmende Rechtsinsuffizienz, der auftretende Husten besitzt anfänglich einen trockenen Charakter und wird erst später mit zunehmendem Lungenödem feucht.

Alveoläre Lungenproteinose
Vor allem bei sehr jungen Kindern zunehmend Husten, Dyspnoe, bronchitisches Bild, Zyanose. Röntgenologisch zunehmende doppelseitige, feinfleckige retikuläre inhomogene Lungenverschattungen ohne Hilusreaktion durch Erkrankung der Alveolar-

deckzellen mit intraalveolären Eiweißablagerungen und konsekutiver Diffusionsstörung.

D: Zytologische Untersuchung des Sputums.

8. **Hustentic:** Bei neuropathisch veranlagten Kindern kann zwangshaftes trockenes Husten, insbesondere in Gegenwart von Erwachsenen, ein schwer zu behandelndes Symptom sein. Es ähnelt dem nach Keuchhusten auftretenden und Aufmerksamkeit erheischenden Hustentic.

8.2 Bitonaler Husten

Dabei immer Verdacht auf *trachealen* **Fremdkörper** (s. S. 64) oder **Trachealkompression** durch Gefäßanomalien, tracheale Lymphome, Hilus-Tbc., Tumoren.
Bellender Husten kann auch zusammen mit inspiratorischem Stridor (s. S. 64) auftreten bei Laryngitis, Laryngitis maligna und *Laryngo-Tracheitis*.

8.3 Feuchter, rasselnder Husten

Typisch für Bronchialhusten, insbesondere nach tiefem Luftholen mit Schleimproduktion. Auskultatorisch nicht klingende, grob bis mittelblasige Rasselgeräusche. Charakteristisch für Entzündungszustände der Schleimhaut im Tracheobronchialbaum *(Sinubronchitis, Tracheobronchitis, Bronchitis, Bronchiektasen)*, oder bei vermehrter Bronchialschleimproduktion bei *Mundatmung* oder *Fremdkörper* im Bronchialsystem bzw. bei der Produktion eines pathologischen Schleims wie bei *Keuchhusten* (dabei typisches Blutbild u. niedere BKS) oder *Mucoviszidose*.
Rasselnder Husten tritt auch im Verlauf von *Lungenparenchymerkrankungen* (Pneumonie, Atelektasen) auf. Er kann auf *rezidivierende Aspirationen* hinweisen, etwa bei Säuglingen und Kleinkindern infolge neuromuskulärer Störung des Schluckaktes (Cerebralparese) oder infolge Mißbildungen (Oeso-phagustrachealfistel, Oesophagusstenose, Megaoesophagus durch Achalasie, Hiatushernie).

8.4 Blutiger Husten

Hier müssen alle Blutungsquellen aus den oberen Luftwegen ausgeschlossen werden *(Nasenbluten, Zahnbluten, Zungenbiß)*. Im Rahmen einer heftigen Virusgrippe ist blutiger Husten als Folge einer *hämorrhagischen Tracheobronchitis* nicht ungewöhnlich. Auch aspirierte Fremdkörper sind auszuschließen. Bei *Keuchhusten, Streptokokkenpneumonie, Lungenabszeß, kavernöser Tuberkulose, Bronchiektasen* ist blutiger Husten nicht selten. Besteht gleichzeitig eine chronische Hypoxie mit Zyanose, oft mit Trommelschlegelfingen, muß nach *Hämangiomen* und *arteriovenösen Aneurysmen* in den oberen Luftwegen und Lungen gesucht werden. Bei Aneurysmen kann man in etwa der Hälfte der Fälle auch Gefäßgeräusche im Lungenbereich hören.
Die Kombination von blutigem Husten, zunehmender Atemnot, Eisenmangelanämie, Subikterus, passagerer Leber- und Milzvergrößerung muß an die essentielle *Lungenhämosiderose* denken lassen.
Selten steckt hinter blutigem Husten eine lokale Blutungsstelle im Bronchialsystem, die bronchoskopisch gefunden werden kann, wie ein *Hämangiom, Adenom* oder *Papillom*. Auch kardiale Ursachen können zu Lungenbluten führen, wie die Eisenmengerreaktion, pulmonale Hypertension oder eine Mitralstenose.
Ebenfalls sehr selten steckt hinter blutigem Husten eine noch nicht erkannte *Vasculitis*, wie etwa die *Wegener-Granulomatose* (nekrotisierende Vasculitis in Lungen und Nieren) oder das *Goodpasture-Syndrom* (blutiger Husten, Lungeninfiltrationen, schwere Eisenmangelanämie und progrediente Glomerulonephritis) durch eine gegen Basalmembrangewebe gerichtete Autoimmunkrankheit.

9 Herzsymptome

9.1 Tachykardie

Konstitutionell 74
Hyperkinetisches Herzsyndrom
Hyperthyreose
Phäochromocytom

9.2 Paroxysmale Tachykardie 75

Essentielle paroxysmale Tachykardie
Extrasystolische paroxysmale Tachykardie

9.3 Bradykardie 75

s. diagnostischer Katalog

9.4 Arrhythmie 76

s. diagnostischer Katalog

Herzschmerzen s. S. 30

Während beim Erwachsenen Werte > 100/Minute als Tachykardie und < 60/Minute als Bradykardie zu bezeichnen sind, muß bei Kindern die Altersnorm der Ruhefrequenz und ihre Schwankungsbreite bekannt sein, um eine pathologische Herzfrequenz zu diagnostizieren.

Normale Herzfrequenz
Säugling 120–140/Minute
Kleinkind 80–130/Minute
Schulkind 70–90/Minute

9.1 Tachykardie

Sie kann bei sonst gesunden Kindern konstitutionell bedingt sein, geht vom Sinusknoten aus und tritt oft anfallsweise ohne weitere Beschwerden bei vegetativ labilen Kindern auf. Es können auch allgemeine Symptome, wie Herzklopfen, Luftnot, Präkordial-schmerz, zumal bei psychischer Belastung geklagt werden. Das Bild entspricht dann dem **hyperkinetischen Herzsyndrom** mit verminderter Arbeitskapazität des Herzmuskels bei gesteigertem Herz-Minuten-Volumen und großer Blutdruckamplitude, wie etwa bei einer *Hyperthyreose*. Die Ursache ist eine anfallsweise oder dauernd erhöhte Katecholaminproduktion oder eine verstärkte Sensibilität des Myokards auf Katecholamine, so daß mit β-Rezeptorenblockern eine schnelle Frequenznormalisierung zu erreichen ist. Auch unter körperlicher Belastung (Kniebeugen, Treppensteigen) geht die Herzfrequenz auffallenderweise zurück. In der Präpubertät gibt es Übergänge zu neurotischen Zuständen der Herzangst, die sekundär erst Herzklopfen und die vegetativen Symptome, wie Schweißausbruch, gerötete Gesichtshaut, Tachypnoe auslösen.
Differentialdiagnostisch müssen die *Hyperthyreose* (s. S. 242) und die Blutdruckkrisen beim *Phäochromozytom* (s. S. 151) ausgeschlossen werden.

9.2 Paroxysmale Tachykardie

Sie begegnet dem Pädiater als akut lebensbedrohlicher Zustand schon beim Säugling mit Schreien, Trinkunlust, Unruhe, Erbrechen, Tachypnoe, blasser Zyanose, zunehmender Lebervergrößerung, geblähtem Abdomen und allgemeiner Herzvergrößerung. Der periphere Puls ist kaum tastbar und mit 180–300 Schlägen pro Minute unzählbar, die Halsvenen sind gestaut und pulsieren (Vorhofpfropfung). Ältere Kinder fallen durch kurzdauernde Anfälle von heftigem Herzklopfen oder Herzrasen mit gestauten, pulsierenden Halsvenen auf. Bei längerdauernden Anfällen treten Schwindel, Herzstechen, Blässe, Appetitlosigkeit, Leistungsinsuffizienz, Erbrechen und Ohnmachtsanfälle infolge zerebraler Minderdurchblutung auf. Während des Anfalles besteht eine Oligurie mit hochgestelltem Urin, danach Harnflut. Ausgelöst werden die Anfälle durch fieberhafte Infekte oder in der Rekonvaleszenz nach Infektionen bei starker vegetativer Dystonie.

Ein Drittel der Kinder ist jünger als 6 Monate, davon wieder die Hälfte weniger als 4 Wochen alt. Die Hälfte der Betroffenen ist herzgesund, 1/5 hat angeborene Vitien, bevorzugt die Epsteinsche Anomalie. In 90% der Fälle handelt es sich um eine supraventrikuläre Tachykardie, der Rest ist ventrikulär.

Mit dem EKG ist die Unterscheidung zwischen **essentieller** *(Typ Bouveret-Hoffmann,* rund ¾ der Fälle) einerseits und der **extrasystolischen paroxysmalen Tachykardie** *Typ Gallavardin* möglich. Beide Typen können supraventrikulär (in der Regel) oder ventrikulär ausgelöst werden. Beim gleichen Patienten können die verschiedenen Formen wechseln. Im Anfall ist es aber wünschenswert zu wissen, ob eine *supraventrikuläre Form mit relativ guter Prognose* (in 10% WPW-Syndrom, sonst nach Infektionskrankheiten, Myokarditis, bei Morbus Ebstein oder nach Medikamenten wie Ephedrin, Atropin oder Chinidin) vorliegt, die gut auf Digitalis anspricht, oder eine *ventrikuläre Form* (Meist Typ Gallavardin) mit fraglicher Prognose (bei Myokarditis, Diphtherie, rheumatischem Fieber), die keine Schnelldigitalisierung verträgt, sondern besser auf Procainamid (Novocamid), Lidocain (Xylocain), Verapamil (Isoptin) und Ajmalin (Gilurytmal) anspricht. Selten läßt sich im EKG auch *Vorhofflimmern* als Ursache einer paroxysmalen Tachykardie erkennen, das bei konstantem AV-Block oder unregelmäßiger Überleitung klinisch nicht zu diagnostizieren ist.

9.3 Bradykardie

> Diagnostischer Katalog:
> Vagotonie
> AV-Block
> Myokarditis
> Hirndrucksteigerung
> Hypertonie
> Aortenisthmusstenose
> Infektionskrankheiten (Typhus, Ornithose, Mykoplasmen)
> Dystrophie
> Anorexia nervosa

Jenseits des Säuglingsalters ist die *Sinusbradykardie* nicht selten, aber harmlos, zumal bei schnell wachsenden oder sportlich gut trainierten *vagotonen Kindern*, insbesondere in der Präpubertät. Sie verschwindet unter Belastung und zeigt außerdem keine Dissoziation zwischen Jugularisvenen- und Arterienpuls.

In der Rekonvaleszenz oder unter psychischer Belastung kann eine akute Bradykardie zu zerebraler Minderdurchblutung und synkopalen Ohnmachtsanfällen führen *(vagovasale Synkope).* Dafür sprechen dann unregelmäßige Herztonqualität, Extrasystolen, Dissoziation von Vorhof- und Kammerkontraktionen (AV-Block, Differenz von Jugularisvenen und Arterienpuls). Außerdem muß an eine *Digitalisintoxikation* und an die Folgen angeborener Herzfehler, insbesondere

die korrigierte Transposition der großen Gefäße, gedacht werden.

9.4 Arrhythmie

Diagnostischer Katalog:
Respiratorische Arrhythmie
Sinusextrasystolen
Vorhofextrasystolen
Ventrikuläre Extrasystolen
Myokarditis
Digitalisüberdosierung
Überleitungsstörungen
Wenckebach-Periodik
Pulsus paradoxus

Unter Arrhythmien im Kindesalter verlangt
nur die respiratorische Form keine dringen-
de EKG-Diagnostik. Sie ist in Ruhe und
Schlaf, besonders bei Vagotonikern deutlich
zu erkennen an der inspiratorischen Tachykardie und exspiratorischen Pulsverlangsa-
mung (EKG normal mit atemsynchron
wechselnder Größe der P-Zacken).

Extrasystolen
Sie werden vom Kind selbst in der Regel erst
im Schulalter bemerkt als Herzstolpern (seltene Extrasystolen), als Herzklopfen (häufige Extrasystolen) oder beängstigendes Aus-
setzen des Herzschlages durch die kompensatorische Pause.

D: Im EKG *Sinusextrasystolen:* Kurvenverlauf
wie bei Normalschlag, postextrasystolische
Pause nicht größer als normales Intervall.

Vorhofextrasystolen: Vorzeitig einfallende konstante oder unterschiedlich deformierte P-Zak-
ke, PQ-Zeit verlängert, normal oder verkürzt.

Der Kammerkomplex ist meist normal, die
postextrasystolische Pause verlängert, aber
nicht voll kompensiert.

Ventrikuläre Extrasystolen: Abnormer QRS-
Komplex ohne vorangehendes P, vollständig
kompensierende kompensatorische Pause.
Bei sehr frühem Einfall kann die Extrasystole
zwischen zwei Normalschlägen interpoliert
sein. Sind die ventrikulären Extrasystolen
morphologisch gleichförmig, nennt man sie
monomorph oder *monotop.* Monotope ventrikuläre Extrasystolen sind meist funktionell bedingt bei starker Vagotonie mit langer diastoli-
scher Pause oder bei vegetativer Dystonie. Sie
verschwinden bei Belastung.

Polytope Extrasystolen sprechen für organische Ursachen (Myokarditis, bakterielle fokale
Herde, Diphtherie, Hyperthyreose).

Bei **Myokarditis** oder **Digitalisüberdosierung**
kann es zu einer Arrhythmie durch Störung
der Erregungsleitung kommen. Je nach Lokalisation der Überleitungsstörung unterscheidet man den *sinuatrialen Block,* den
atrioventrikulären Block oder den interven-
trikulären Block. Häufig ist der *atrioventriku-
läre Block.* Er kann als AV-Block 1.–3. Grades auftreten. Der AV-Block 2. Grades wird
oft als *Wenckebachsche Periode* beobachtet
(zunehmende Verzögerung der AV-Überlei-
tung bis zum Block. Je nach Periodenlänge
entweder 2:1-Blockierung oder höhergradi-
ge Blockierung bzw. Arrhythmie durch
wechselnde Überleitungszeiten).

Pulsus paradoxus
Abnahme oder Verschwinden des Pulses
beim Einatmen. Kommt vor bei schwerem
Asthma, bei Pleuraerguß, bei Pneumothorax, bei Herztamponade (Erguß, Blutung,
Empyem) oder bei der konstruktiven Perikarditis.

10 Zyanose

10.1 Krankhaftes Hämoglobin 77

Enzymopenische Methämoglobinämie
Toxische Methämoglobinbildung
Sulfhämoglobinämie
Chloramphenicolüberdosierung 78
Hb M-Anomalie

10.2 Anstieg des reduzierten Hämoglobins

Pulmonale Ateminsuffizienz
Herzfehler mit Rechts-Links-Shunt
Mit verminderter Lungendurchblutung:
Fallot'sche Tetralogie
Fallot'sche Pentalogie 79
Fallot'sche Trilogie
Tricuspidalatresie

Mit vermehrter Lungendurchblutung:
Transposition der großen Gefäße
Truncus arteriosus communis
Arteriovenöses Aneurysma
Lungenvenentransposition
Fehlmündung der Vena cava 80
Herzfehler mit verspätet eintretender Zyanose:
Eisenmenger Reaktion
VSD
ASD
Offener Ductus Botalli
Herzinsuffizienz
Lokale Zyanosen

Das akute Auftreten oder das Bestehen einer Zyanose ist bei Kindern immer ein ernstes Symptom. Zwei Ursachen kommen für diese Dunkelfärbung des Blutes in Frage:

10.1 Krankhaftes Hämoglobin

a) **Enzymopenische Methämoglobinämie** durch Mangel an Methämoglobinreduktase und Cytochrom-B-5-Reduktase: Schon bei der Geburt besteht bei diesem autosomal-rezessiven Leiden eine Zyanose; durch Gabe von Redoxfarbstoff (Methylenblau) oder Ascorbinsäure verschwindet sie.

b) **Die toxische Methämoglobinämie** des Säuglings. Bei allen im Säuglingsalter auftretenden akuten Zyanosen muß in erster Linie an die *Methämoglobinbildung* durch Nitritvergiftung gedacht werden (wiederaufgewärmter Spinat, Verwendung nitrathaltigen Brunnenwassers zum Auflösen von Pulvermilch). Dann kommt die Anwendung phenazetinhaltiger Fieberzäpfchen oder die Windelstempelmethämoglobinämie in Frage: Farbstoffaufnahme aus neuen, noch nicht gekochten, gestempelten Windeln. Schließlich muß auch bei älteren Kindern eine Intoxikation durch nitrobenzolhaltige Präparate ausgeschlossen werden.

Die **Sulfhämoglobinämie** als Ursache einer Zyanose kann durch Sulfonamide oder Phenazetin verursacht sein, zumal bei bestehender Obstipation oder Lebererkrankungen.

Eine aschgraue Zyanose bei Frühgeborenen und Neugeborenen mit Erbrechen und unregelmäßiger Atmung als Folge einer **Chloramphenicolüberdosierung** sollte nicht mehr beobachtet werden. Sie wird durch eine ungenügende Glucuronisierung und renale Ausscheidungsinsuffizienz in den ersten Lebenstagen verursacht.

c) **HbM-Anomalie:** Starke Zyanose schon bei der Geburt (α-Kettenanomalie des Hämoglobins) oder ab 3. Lebensmonat (β-Kettenanomalie), die auf Methylenblau oder Vitamin C nicht verschwindet.

Bei der familiären congenitalen Methämoglobinämie durch das abnormale *Hämoglobin M* besteht entweder eine vermehrte oder verminderte Sauerstoffaffinität. Es kann elektrophoretisch nachgewiesen werden. Auch der autosomal-rezessive **Mangel an NADH-Methämoglobinreduktase** *(Diaphorasemangel)* hat eine Zyanose als Folge.

10.2 Anstieg des reduzierten Hämoglobins

Die hauptsächlichste Ursache der Zyanose im Kindesalter ist die *Vermehrung des reduzierten Hämoglobins* im arteriellen Blut.

Alle Krankheiten, die zu einer *Dyspnoe* führen können (s. S. 62) gehen dann mit einer Zyanose einher, wenn die *Ateminsuffizienz* zu einer *Vermehrung des reduzierten Hämoglobins* führt. Außerdem aber müssen vor allem *Herzfehler mit Rechts-Links-Shunt* bedacht werden.

Unter den kardialen Ursachen einer Zyanose im Kindesalter steht die *zentrale Mischungszyanose* bei angeborenen Herzfehlern im Vordergrund. Sie tritt dann ein, wenn der Anteil des reduzierten Hämoglobins mehr als 5 g/dl beträgt. Eine Zyanose als Maß für das vorliegende Shuntvolumen eines Herzfehlers zu nehmen, ist deshalb aus zwei Gründen problematisch:

1. Bei schwerer Anämie (<5 g/dl) kann aus Mangel an Hämoglobin trotz großen Shuntvolumens eine Zyanose fehlen oder geringfügig bleiben.

2. Bei Polyglobulie kommt es wegen des Überschusses an Hämoglobin auch bei geringerem Shuntvolumen zu einer Zyanose, obwohl ausreichend Oxyhämoglobin zur Verfügung steht.

Da die Polyglobulie zu den Kompensationstendenzen des Organismus bei zyanotischen Herzfehlern gehört, ist das stark zyanotische Herzfehlerkind mit Erythrozytenzahlen über $5,5 \times 10^{12}/l$ weniger gefährdet als der blasse, wenig zyanotische Patient mit Hämoglobinzahlen unter 10 g/dl.

Bei zyanotischen Herzfehlern bestehen erweiterte Hautkapillaren zur besseren peripheren Durchblutung. Man erkennt sie deutlich an den Skleren und am Augenhintergrund. Die so gesteigerte periphere Kapillarisation führt zur Abnahme des peripheren Widerstandes. Dadurch bilden sich in der Peripherie Trommelschlegelfinger und -zehen aus und das Herzminutenvolumen nimmt zwangsläufig zu.

a) *Frühe Zyanose und verminderte Lungendurchblutung:*

Fallot'sche Anomalie

Tricuspidalatresie

Besteht schon kurz nach der Geburt eine starke Zyanose, muß man an Vitien mit massivem Rechts-Links-Shunt denken. Ist auch röntgenologisch die Lungendurchblutung vermindert, dann kommen folgende Fehler in Frage:

Fallot'sche Tetralogie

(Pulmonalstenose, Hypertrophie des rechten Ventrikels, Dextroposition und reitende Aorta, Ventrikelseptumdefekt).

Auskultatorisch rauhes systolisches Geräusch mit Punktum maximum über dem 2. bis 3. Intercostalraum links. Je lauter das Geräusch umso geringer wird die Pulmonalstenose sein. Bei fehlendem Geräusch könnte eine Pulmonalatresie vorliegen. Nach Verschluß des Ductus arteriosus (Botalli) nimmt die Zyanose zu.

D: Röntgenologisch helle Lungenfelder, Holzschuhform des Herzens mit angehobener Herzspitze („Coeur en sabot"). Konkaves Pulmonal-

segment durch Hypoplasie der A. pulmonalis bei insgesamt normaler Herzgröße. Vergrößerte Herzfigur ist verdächtig auf Pulmonalatresie.
EKG: Rechtsabweichende Herzachse, Rechtshypertrophie bis zum inkompletten Rechtsschenkelblock. Später hohe P-Zacken als Zeichen einer Überbelastung des rechten Ventrikels.

Pentalogie de Fallot
(Tetralogie plus Vorhofseptumdefekt)
Sie ist bei einem Drittel der Tetralogiefälle zu erwarten und zeigt eine verstärkte Zyanose.

Trilogie de Fallot
(Pulmonalstenose, Hypertrophie des rechten Ventrikels, Vorhofseptumdefekt)
Sehr selten.

Tricuspidalatresie
Starke Zyanose von Geburt an. Dyspnoe mit hypoxischen Anfällen. Auskultatorisch uncharakteristisches systolisches oder systolisch-diastolisches Geräusch an der Herzbasis oder -spitze infolge Vorhof- oder Kammerseptumdefektes oder bei bestehender Pulmonalatresie durch den offenen Ductus arteriosus (Botalli).

D: Erhöhte P-Zacke, AV-Block 1. Grades, Linksdrehung der Herzachse, Linkshypertrophie (einziges zyanotisches connatales Vitium mit Linkstyp im EKG!). Neigung zu Extrasystolen, paroxysmalen Tachykardien oder WPW-Syndrom.
Röntgen: Der rechte Herzrand erscheint wie abgeschnitten durch den sehr kleinen oder fehlenden rechten Ventrikel. Kann durch einen erheblich dilatierten rechten Vorhof verwischt sein. Starke, beutelförmige Linksdilatation. Bei Kombination mit Pulmonalstenose oder -atresie fehlendes Lungensegment, schmales Gefäßband, verminderte Lungendurchblutung.

b) *Frühe Zyanose und vermehrte Lungendurchblutung:*
Transposition der großen Gefäße
Truncus arteriosus communis
Arteriovenöses Lungenaneurysma
Fehlmündung aller Lungenvenen
Fehlmündung der oberen und unteren Vena cava

Transposition der großen Gefäße
Starke Zyanose von Geburt an. Auskultatorisch häufig systolische, selten diastolische Geräusche.

D: Im EKG Rechtshypertrophiezeichen. Bei pulmonaler Hypertonie oder Ventrikelseptumdefekt auch Linkshypertrophiezeichen (durch vermehrte Volumen- und Druckbelastung).
Röntgen: Selten normales Herz. Allgemeine Herzvergrößerung („liegende Eiform"). Schmales Gefäßband, im zweiten schrägen Durchmesser breites Gefäßband. Vermehrter Lungendurchfluß. Endgültige Diagnose der verschiedenen Möglichkeiten der Transposition nur durch Sonographie, Herzkatheter und Angiographie.

Truncus arteriosus communis
Starke Zyanose von Geburt an, lautes systolisches Geräusch.

D: Uncharakteristische EKG-Veränderungen. Röntgenologisch allseitig vergrößertes Herz, verstärkte Lungendurchblutung. Bei Kombination mit Pulmonalatresie verminderte Lungendurchblutung.

Arteriovenöses Lungenaneurysma
(arteriovenöse Fistel)
Oft zeigen die Patienten auch andere Teleangiektasien. Gefäßgeräusch im Lungenbereich möglich.

D: Röntgenologisch rundliche, inhomogene, oft pulsierende Verschattungen im Lungenparenchym mit strangförmiger Verbindung zum Hilus. Starke Hiluspulsationen. Unauffälliges EKG. Diagnose: Sonographie und Angiographie.

Lungenvenentransposition
(Fehlmündung aller Lungenvenen)
Starke Mischungszyanose durch Rechts-Links-Shunt in Abhängigkeit vom Lungengefäßwiderstand. Im EKG Rechtshypertrophie mit oder ohne inkompletten Rechtsschenkelblock.

Fehlmündung der oberen und unteren V. cava in den linken Vorhof
Zyanose mit Linkshypertrophiezeichen im EKG (wie bei der Tricuspidalatresie, aber mit anderer Herzkonfiguration).
c) *Späte Zyanose:*
Eisenmenger-Reaktion s. S. 82
Ventrikelseptumdefekt
Vorhofseptumdefekt S. 83
Offener Ductus arteriosus Botalli S. 85

Herzinsuffizienz
Die hier auftretende Zyanose entsteht durch verlangsamten venösen Rückstrom. Sie ist also peripher bedingt. Differentialdiagnostisch bestehen keine Schwierigkeiten, weil bereits eine Reihe anderer, unübersehbarer Symptome vorhanden sind (s. S. 88).
Deshalb besteht auch keine Verwechslungsmöglichkeit mit der **Akrozyanose** bei starker vegetativer Labilität in den Wachstumsphasen der Kinder oder bei **Durchblutungsstörungen** (Thrombophlebitis, Varizen), die zu *lokalen Zyanosen* führen können.

11 Herzgeräusche

Akzidentelle Geräusche 81
Funktionelle Geräusche 82

11.1 Organische systolische Geräusche

Ventrikelseptumdefekt
Mitralinsuffizienz
Relative Mitralinsuffizienz 83
Aberrierender Sehnenfaden
Tricuspidalinsuffizienz
Vorhofseptumdefekt
Septum-secundum-Defekt
Septum-primum-Defekt
Endokardkissen-Defekt
Pulmonalstenose 84
Aortenstenose
Williams-Beuren-Syndrom
Idiopathische hypertrophische Sub-Aorten-stenose
Aortenisthmusstenose 85

11.2 Diastolische Geräusche 85

Mitralstenose
Tricuspidalstenose
Hyperkinetisches Herzsyndrom
Aorteninsuffizienz
Pulmonalinsuffizienz

11.3 Systolisch-diastolische Geräusche

Ductus apertus Botalli
Aorto-pulmonales Fenster 86
Perikarditis

11.4 Pathologische Herztöne

11.4.1 Pathologischer 1. Herzton

11.4.2 Pathologischer 2. Herzton

11.4.3 3. Herzton 87
Galopprhythmus
Mesosystolischer Klick

Klassifizierung der Geräusche (nach Stoermer in Pädiatrie in Praxis u. Klinik Bd I S 7.13 1978)
Grad 1: Das Geräusch ist sehr leise, man hört es erst nach einigen Sekunden, während der Apnoe und in einer geräuscharmen Umgebung.
Grad 2: Das Geräusch ist leise, wird aber gleich gehört, auch während der Atmung.
Grad 3: Ein mittellautes Geräusch, nie von einem Schwirren begleitet.
Grad 4: Lautes Geräusch, meist von Schwirren begleitet.
Grad 5: Sehr lautes Geräusch, das aber nur hörbar ist, solange das Stethoskop der Thoraxwand aufliegt.
Grad 6: Sehr lautes Geräusch, noch hörbar, wenn das Stethoskop 1 cm von der Thoraxwand entfernt gehalten wird.

Systolische Geräusche 1.–2. Grades sind bei Kindern so häufig, daß sie es als einziger Befund niemals rechtfertigen, Eltern gegenüber auch nur den Verdacht auf einen Herzfehler zu äußern. Eine weitergehende Diagnostik sollte sich anschließen, um zwischen akzidentellen, funktionellen und organischen Geräuschen unterscheiden zu können.

Akzidentelles Geräusch
Es ist physiologisch. Man findet es bei 60% aller Kinder einmal im Verlauf ihrer Kind-

heit. Es ist leise, weich, musikalisch, mittel-
frequent und ändert sich mit wechselnder
Körperlage. Es ist in der Regel im *3. und
4. ICR. links präkordial* und parasternal zu
hören. Es liegt proto- oder mesosystolisch,
aber nie holosystolisch und wird auch nicht
nach oben oder in die Axilla fortgeleitet, wie
etwa bei der Mitralinsuffizienz. Die *Lautstärke überschreitet nicht den Grad 3.* Selten
können auch spätsystolische Geräusche über
der Mitralis oder proto- und mesosystolische
Geräusch über der Pulmonalis akzidentell
sein.
Ein Geräusch, das sich über die ganze Systo-
le erstreckt, das sehr tief oder sehr hochtonig
klingt oder gar zusammen mit einem Diastolikum auftritt, wird sicher nicht akzidentell
sein. *Ein diastolisches Geräusch ist nie akzidentell.*
Das EKG ist normal. Phonokardiographisch
lassen sich keine absolut sicheren Anhaltspunkte zur Unterscheidung von funktionellen und vielen organischen Geräuschen erkennen.

Funktionelles Geräusch
Es ist ebenfalls harmlos und entsteht bei
anomaler Tätigkeit eines normalen Herzens
mit gesunden Klappen. So beobachtet man
es bei Kindern unter Fieber, beim hyperkinetischen Herzsyndrom vegetativ-labiler Kinder mit anfallsweiser großer Blutdruckamplitude und erhöhtem Herzminutenvolumen, bei β-Rezeptorenreizung, bei Hyperthyreose sowie bei schwerer Anämie.

Organische Herzgeräusche

Sie entstehen durch organische Anomalien
des Herzens, der Herzklappen oder der großen Gefäße. Erst nach Ausschluß eines akzidentellen oder funktionellen Herzgeräu-
sches darf an organische Ursachen gedacht
werden, wie angeborene azyanotische Vitien
oder erworbene Klappenfehler.

D: EKG, Phonokardiographie, Sonographie,
Röntgen (Herzfigur, Lungendurchfluß), Angiographie

11.1 Organische systolische Geräusche

1. Ventrikelseptumdefekte
Bei einem lauten bis sehr lauten systolischen
Herzgeräusch bis zum systolischen Schwirren über dem 3. und 4. ICR. links muß in erster Linie an einen Ventrikelseptumdefekt
mit großem Links-Rechts-Shuntvolumen
und vermehrter Lungendurchblutung gedacht werden. Je lauter und schärfer das Geräusch ist (Preßstrahlgeräusch) umso kleiner
pflegt der Defekt zu sein (Morbus Roger).
Das Geräusch ist auch im Rücken oder über
den Karotiden zu hören, der Pulmonalklappenschlußton ist verstärkt, das Herz links-
oder allseitig vergrößert, die Pulmonalis dilatiert mit Zeichen eines vermehrten Lungendurchflusses oder einer Lungenstauung.
Manchmal hört man über der Pulmonalis
ein Diastolikum als Zeichen einer relativen
Pulmonalinsuffizienz bei vermehrtem Lun-
genvenenrückfluß. Auch ein dritter Herzton
kann durch die hohe Einstromgeschwindig-
keit des Blutes in den linken Ventrikel gehört
werden.
Ein gespaltener zweiter Herzton spricht für
zeitdifferenten Schluß der Aorten- und Pul-
monalisklappen. Ein *betonter zweiter Herzton* im 2. ICR. links gehört zur zunehmenden
Pulmonalhypertonie, die schließlich zu einer
Pulmonalsklerose führen kann. Das Herz ist
links- oder allseitig vergrößert, die Pulmonalis dilatiert mit Zeichen eines vermehrten
Lungendurchflusses oder einer Lungenstauung. Im EKG bestehen mit zunehmender
Defektgröße Zeichen einer biventrikulären
Hypertrophie und einer zunehmenden
Rechtsbelastung *(Eisenmenger-Reaktion).*

2. Mitralinsuffizienz
Über der Herzspitze spricht ein holosystoli-
sches Geräusch (in leichten Fällen auch pro-
tosystolisch) für eine Mitralinsuffizienz. Ty-

pisch sind dabei die Fortleitung des Geräu-
sches in die Achsel bis zum Rücken, der leise
erste Herzton und der betonte dritte Herzton.

D: Im *EKG* verbreiterte, doppelgipflige P-Zacke
(P mitrale) und Zeichen von Linkshypertrophie
durch Volumenüberlastung. Röntgenologisch
Vergrößerung des linken Ventrikels.

Relative Mitralinsuffizienz

Ein leises Systolikum an der Herzspitze kann
auch bei vermehrter Durchblutung des linken Herzens oder bei der Dilatation des linken Ventrikels als Zeichen einer relativen
Mitralsinsuffizienz auftreten, etwa bei der
Myokarditis oder bei schwerer Herzinsuffizienz.

Aberrierender Sehnenfaden

Ein sehr lautes musikalisches, manchmal
pfeifendes Systolikum an der Herzspitze ist
das akustische Phänomen eines aberrieren-
den Sehnenfadens bei sonst gesundem Herzen. Man kann es manchmal nur bei Fieber
oder in bestimmten Körperlagen hören.

3. Tricuspidalinsuffizienz

Über dem 4. ICR. rechts parasternal kann
das Geräusch von der Tricuspidalis stammen. In der Regel handelt es sich um eine relative Insuffizienz, also ein funktionelles Geräusch durch Rechtsdekompensation, etwa
bei pulmonalem Hochdruck. Seltener wird
es durch eine organische Tricuspidalinsuffizienz erzeugt. Dann ist es meist mit anderen
Herzfehlern kombiniert. Für die Tricuspidalinsuffizienz sprechen starke Leberstauung, die Vergrößerung des rechten Vorhofes
und Halsvenenpulsationen.

4. Vorhofseptumdefekt (ASD)

An der Herzbasis, im 2. ICR. links parasternal spricht ein systolisches Geräusch von
wechselnder Stärke für einen Vorhofseptumdefekt oder eine Pulmonalstenose. Das kann
leicht mit einem akzidentuellen Geräusch
verwechselt werden. Beim Septumdefekt
entsteht es durch eine funktionelle relative

Pulmonalstenose und kann dann mit einem
diastolischen Geräusch über der Herzspitze
in Sternumnähe einhergehen. Dieses würde
für eine relative Tricuspidalstenose sprechen. Oft tritt das Geräusch des Vorhofsep-
tumdefektes erst unter Belastung (Fieber,
Kniebeugen) auf. Beim VSD kommt es selten oder erst spät zur Herzinsuffizienz und
Zyanose oder zur pulmonalen Hypertonie.
In der Regel handelt es sich um den hochsitzenden *Septum-secundum-Defekt.* Das Systolikum ist ein Austreibungsgeräusch durch
eine relative Pulmonalstenose infolge des erhöhten Blutvolumens im Lungenkreislauf.
Dafür spricht auch der verstärkte und
manchmal verspätete Pulmonalklappenton.

D: Im *EKG* normale oder rechtsverlagerte
Herzachse, partieller Rechtsschenkelblock und
Zeichen der Vorhofbelastung. *Röntgenologisch*
normale Herzfigur oder Rechtsherzerweiterung
mit verstärktem Pulmonalsegment (Pulmonaler-
weiterung) und vermehrte Lungendurchblutung.
Typischer sonographischer Befund.

Der tiefsitzende *Septum-primum-Defekt* ist
seltener. Für ihn spricht neben dem systolischen Geräusch über der Pulmonalis ein
weiteres systolisches Geräusch über der
Herzspitze. Es entsteht durch die *Mitralinsuffizienz infolge* eines beim Primumdefekt
möglicherweise *mitbeteiligten* gespaltenen
oder insuffizienten *Mitralsegels.* Diese Kombination (angeborener Defekt des kaudalen
Vorhofseptums, der Atrioventrikularklappen
und des kranialen Ventrikelseptums) entsteht durch eine Entwicklungsstörung des
Endokardkissens des embryonalen Atrio-
ventrikularkanals, die in ihrer vielfältigen
Ausdrucksmöglichkeit (total partiell) als **En-
dokardkissendefekte** bezeichnet werden
(Watkins und Gross).

D: Auskultatorisch wegen des Septum-pri-
mum-Defektes systolisches Geräusch über der
Pulmonalis (relative Pulmonalstenose), systolisches Geräusch über der Herzspitze mit Fortleitung in die linke Achsel bis zum Rücken (Mitralinsuffizienz), diastolisches Geräusch rechts
parasternal durch relative Tricuspidalstenose.

Im *EKG* überdrehter Linkstyp mit partiellem Rechtsschenkelblock (nur im Ausnahmefall überdrehter Rechtstyp), P cardiale, ggf. auch zunehmende Linkshypertrophie (Mitralinsuffizienz). Röntgenologisch allgemeine Herzvergrößerung prominentes Pulmonalsegment, verstärkte Lungendurchblutung, erweiterte zentrale Lungenartieren und enggestellte Peripherie (pulmonaler Widerstandshochdruck).

Pulmonalstenose

Über dem 2. und 3. ICR. links lautes systolisches (Preßstrahl-)Geräusch, manchmal schwirrend. Spaltung des zweiten Tones mit leisem Pulmonalton. Je lauter das Geräusch und je stärker die Dissoziation der Klappenschlußtöne umso höher ist der Schweregrad der Stenose anzunehmen. Starke Leistungsinsuffizienz des Patienten, Belastungsdyspnoe, schon beim Trinken im Säuglingsalter. Leichte Zyanose nur bei gleichzeitigem Rechts-Links-Shunt im Vorhofbereich (offenes Foramen ovale oder Vorhofseptumdefekt). Im späteren Stadium Ruhezyanose durch Rechtsherzinsuffizienz.
Ein protosystolischer Klick vor dem ersten Ton spricht für eine Klappenstenose. Sie hat eine bessere Prognose als die Infundibulumstenose.

D: Im *EKG* in mittleren und schweren Fällen Rechtstyp bis zur Rechtsbelastung. Rechts präkardial besonders hohe R-Zacken und links präkardial tiefe S-Zacken sowie hohe P-Zacken. Zeichen einer Widerstands- und Volumenhypertrophie. Im Phonokardiogramm frühsystolisches spindelförmiges Geräusch mehr im mittleren Frequenzbereich.
Röntgenologisch Erweiterung des rechten Herzens, poststenotische Erweiterung der pulsierenden Pulmonalis. Nicht pulsierende Lungenarterien, helle Lungenfelder. In der Sonographie Nachweis der anatomischen Veränderung. Eine exakte Differentialdiagnose zwischen valvulärer und infundibulärer Stenose ist durch Herzkatheter und Angiographie möglich.

Aortenstenose

Im 2. ICR. rechts oder über den Carotiden mit Fortleitung ins Präkardium spricht ein scharfes systolisches Geräusch bis zum Schwirren für eine Aortenstenose. Bei Kleinkindern findet man das Geräusch häufiger im 2. ICR. links parasternal als rechts. Der zweite Aortenton ist leise oder fehlend. Hebender Herzspitzenstoß. Schlecht tastbarer, kleiner peripherer Puls. In der Regel niedrige Blutdruckwerte.

D: Im *EKG* Linkshypertrophie oder Linksüberwiegen. Röntgenologisch Vergrößerung des linken Ventrikels mit gerundeter linker Kontur und betonter Taille. Poststenotische Erweiterung der Aorta bei valvulärer Stenose.

Die Differentialdiagnose der einzelnen *Möglichkeiten einer Aortenstenose* (valvulär mit normalem oder engem Klappenring, supravalvulär durch Diaphragma oder fibromuskuläre Einengung, subvalvulär durch Diaphragma, fibromuskulären Wulst verschiedengradiger Ausbildung) ist nur mit Ultraschall, Herzkatheter und Angiographie möglich.
Supravalvuläre Aortenstenose, mentale Retardierung, eigentümlicher Gesichtsausdruck mit Hypertelorimus, prominenter Stirn, Makrostomie, Überbiß der Zähne, Mikrodontie, Hypogenitalismus wird als **Williams-Beuren-Syndrom** zusammengefaßt.
Ebenfalls eine Sonderform stellt die **idiopathische hypertrophische Subaortenstenose** *(hypertrophe obstruktive Kardiomyopathie, asymmetrische Septumhypertrophie)* dar.
Man erkennt es meist erst am Ende der Kindheit an einem meist systolischen Geräusch über der Herzspitze, Galopprhythmus, doppelter Herzspitzenstoß, starke Carotispulsationen, zunehmende Herzinsuffizienz mit Herzschmerzen, synkopale Anfälle. Ursache: Einseitige Hypertrophie des Kammerseptums, das sich systolisch in den linken Ventrikel vorwölbt, sekundäre Wandhypertrophie des linken Ventrikels. Familiäres Vorkommen.

D: Im *EKG* häufig breite Q-Zacken, linksventrikuläre Hypertrophie. Sonographisch dickes Ventrikelseptum, anomale Mitralklappenaktion. Röntgenologisch allgemein mäßig vergrößertes Herz bei stark vergrößertem linkem Vorhof.

Aortenisthmusstenose

Linksseitiges Systolikum im 2.–3. ICR. mit frühsystolischem Klick, deutliche Gefäßgeräusche, auch paravertebral im Rücken, auffällig starke Ventrikelpulsationen, Hypertension in der oberen Körperhälfte, schlecht tastbare Femoralispulse.

D: Linkstypisches EKG möglich. Röntgenologisch ausladender linker Ventrikel, häufig ausgebuchtete, erweiterte Aorta ascendens und poststenotische Dilatation (Breischluck). Bei der präduktalen (infantilen) Form mit offenem Duktus arteriosus (Botalli) besteht eine Rechtshypertrophie im EKG. Infolge des Rechts-Links-Shunts durch den Ductus arteriosus apertus zeigt sich frühzeitig eine Zyanose in der unteren Körperhälfte. Sonographisch läßt sich die Differentialdiagnose bereits im Säuglingsalter abklären.

11.2 Diastolische Geräusche

Mitralstenose

Diastolisches Geräusch, vor allem präsystolisch an der Herzspitze. Dabei ist der zweite Pulmonalton betont.

D: Im *EKG* Rechtshypertrophiezeichen und ein breites, doppelgipfliges P (P mitrale). Röntgenologisch ist der linke Vorhof vergrößert und es entwickelt sich bald eine Lungenstauung.

Tricuspidalstenose

Diastolisches Geräusch im 3.–5. ICR. rechts (oder streng parasternal links).

D: Im *EKG* keine Rechtshypertrophie, aber breite, hohe P-Zacken und röntgenologisch eine Vergrößerung des rechten Vorhofs bei normaler Lungendurchblutung.

Hyperkinetisches Herzsyndrom

Im 2.–4. ICR. rechts parasternal auftretende mittel- und hochfrequente leise diastolische Geräusche können auch bei vegetativ labilen Kindern als funktionelle Geräusche infolge einer relativen Tricuspidalstenose beim hyperkinetischen Herzsyndrom auftreten. Ähnlich sind die diastolischen funktionellen

Geräusche beim Vorhofseptumdefekt zu erklären.

Aorteninsuffizienz

Lautes gießendes diastolisches Decrescendogeräusch im 2. ICR. rechts parasternal, Punktum maximum im 4. Intercostalraum links parasternal (Erbscher Punkt) oder an der Herzspitze. Meist auch systolisches Geräusch durch relative Stenose infolge großen Schlagvolumens. Tanzende Pulse (Wasserhammerpuls) durch hohe Blutdruckamplitude und niedrigem diastolischem Druck. Deutlicher Kapillarpuls.

D: Durch Sonographie. Im Röntgenbild Hypertrophie des linken Ventrikels. Im EKG Linkshypertrophie.

Pulmonalinsuffizienz

Diastolisches Decrescendogeräusch vom 2. ICR. links parasternal abwärts (Graham-Steell'sches Geräusch). Die Pulmonalinsuffizienz kann entweder funktionell sein bei pulmonaler Hypertension oder organisch bei geschädigten oder fehlenden Pulmonalklappen nach Endokarditis oder operativer Sprengung einer Pulmonalklappenstenose.

D: Im *EKG* Rechtshypertrophie bis zum inkompletten Rechtsschenkelblock. Röntgenologisch weite, stark pulsierende A. pulmonaris und Pulsation der Hilusgefäße. Sonographie.

11.3 Systolisch-diastolische Geräusche

Ductus arteriosus apertus (Botalli)

Ein kontinuierliches systolisch-diastolisches (Maschinen-)Geräusch über dem 2. und 3. ICR. links parasternal mit Ausstrahlung in den oberen linken paravertebralen Rückenbereich spricht für einen offenen Ductus Botalli. Das Geräusch kann in den ersten Lebensmonaten rein systolisch sein. Je größer der Shunt ist umso geringer ist das Geräusch. Dann weisen die hohe Blutdruckamplitude, ein deutlicher Kapillarpuls und beim Säugling eine heftige pulsierende große Fontanelle auf den Links-Rechts-Shunt. Er kann beim Säugling schnell zur Herzinsuffizienz und später zu einer pulmonalen Hypertension führen.

D: Im *EKG* unauffällig, bei stärkerem Links-Rechts-Shunt Linkshypertrophie, mit zunehmender pulmonaler Hypertension und Shunt-Umkehr biventrikuläre Hypertrophie. Röntgenologisch je nach Schwere des Shunts unauffällig bis Vergrößerung des linken Vorhofes und Ventrikels, dann auch starke Pulsation des prominenten Pulmonalsegmentes mit vermehrtem Lungendurchfluß. Sonographie des Ductus.

Die Differenzierung zu anderen, teilweise sehr seltenen Mißbildungen mit klinisch sehr ähnlicher Symptomatik, etwa dem *aorto-pulmonalen Fenster* (aorto-pulmonaler Septumdefekt) ist nur mit Hilfe des Herzkatheters möglich.

Perikarditis
Ein sehr rauhes, ohrnahes systolisch-diastolisches Geräusch, Reibegeräusch, manchmal mit präkardialen Schmerzen von wechselndem Charakter. Leiser werdende Herztöne, manchmal auch Rückgang des Reibegeräusches spricht für Ergußbildung.

D: Im *EKG* ST-Hebung, vor allem in den Standardableitungen sowie links präkordial. Bei Ergußbildung Niedervoltage. Röntgenologisch bei trockener Perikarditis unauffälliger Befund, bei Erguß typisch ballonartige Herzfigur, fehlende Randpulsation. Sonographisch Nachweis des Ergusses.

11.4 Pathologische Herztöne

11.4.1 Pathologischer erster Herzton

Über der *Mitralis betont* oder laut:
Typisch bei Tachykardie, beim hyperkinetischen Herzsyndrom, bei Hyperthyreose. Auch an Mitralstenose denken.
Über der *Mitralis* besonders *leise:*
Verdacht auf Mitralinsuffizienz oder Myokarditis.
Über der Tricuspidalis betont oder laut:
Verdacht auf Tricuspidalstenose.

Spaltung oder *Verdoppelung des ersten Tones:*
Bei Kindern in der Größenordnung bis zu 0,02 Sec. häufig anzutreffen (Klappenschlußdissoziation der AV-Klappen). Eine darüber hinausgehende Dissoziation spricht für pathologische Verhältnisse in der Ventilebene (Herzklappenanomalien) oder der beiderseitigen Kammermuskulatur (verspätete Kammerkontraktion durch Schenkelblock).

11.4.2 Pathologischer zweiter Herzton

Bei Kindern ist der zweite Herzton normalerweise gespalten (Aorten- und Pulmonalklappenschluß). Die größte Lautstärke des Aortenklappentons ist nicht über der Aorta (2.–3. ICR. rechts), sondern meist im 3.–4. ICR. links parasternal zu hören. Die Pulmonalklappe hört man am deutlichsten über dem 2.–3. ICR. links.
Betonter Aortenklappenschlußton: Der Aortenklappenton ist immer lauter als der Pulmonalklappenschluß. Eine besondere Akzentuierung spricht für Hypertonie oder Isthmusstenose.
Betonter Pulmonalklappenschlußton: Verdächtig auf pulmonale Hypertension, sei es durch Gefäßmißbildungen (Pulmonalarterienstenose) oder vermehrte Lungendurchblutung bei Septumdefekt oder Transposition der großen Gefäße. Dafür spricht auch eine starke Spaltung des 2. Tones durch Verspätung des Pulmonalklappenschlusses.
Aortenklappenschlußton abgeschwächt: Verdächtig auf arterielle Hypotension, Aortenstenose oder Aorteninsuffizienz.
Pulmonalklappenschlußton abgeschwächt: Verdächtig auf Pulmonalstenose, Pulmonalinsuffizienz oder Fallotsche Tetralogie (bei zyanotischem Vitium).
Besonders auffällige Spaltung des zweiten Tons: Geht die Zeitdifferenz über das der jeweiligen Altersstufe entsprechende Spaltungsintervall hinaus, besteht der Verdacht auf verspätete Kontraktion des rechten Herzens (Rechtsschenkelblock) oder eine vermehrte Volumenbelastung des rechten Ven-

trikels (ASD, dabei auch betonter Pulmonalton). Eine starke Spaltung mit abgeschwächtem pulmonalem Klappenschlußton spricht für isolierte Pulmonalstenose oder die Fallotsche Tetralogie, wenn dafür noch andere Zeichen sprechen.

Keine physiologische Spaltung des zweiten Tones: Fehlt die Spaltung oder tritt der Pulmonalklappenschlußton vor dem Aortenklappenschlußton auf, muß an eine verspätete oder erschwerte Aktivität des linken Ventrikels gedacht werden (Linksschenkelblock, arterielle Hypertension, Aorteninsuffizienz oder Aortenstenose, Volumenüberlastung des linken Herzens bei Links-Rechts-Shunt wie beim Ductus arteriosus apertus oder aorto-pulmonalen Fenster).

11.4.3 Dritter Herzton

Der 3. Herzton ist am deutlichsten zwischen Herzspitze und Sternalrand als frühdiastolischer, niederfrequenter Ton insbesonders in linker Seitenlage oder als Folge einer Kammerwandschwingung bei schnellem Bluteinstrom in der Protodiastole zu hören. Man findet ihn vor allem bei kreislauflabilen schnellwachsenden, aber herzgesunden Kindern in 60–80% der Fälle.

Galopprhythmus: Ein protodiastolischer lauter dritter Ton ist verdächtig auf Volumenüberlastung im linken oder rechten Ventrikel (Mitralinsuffizienz), Stauungsinsuffizienz, Myokarderkrankungen, konstruktive Perikarditis.

Präsystolischer Galopp: Durch Kammerfüllungston (Vorhofton) bei arterieller Hypertonie, Aortenstenose, Kardiomyopathie.

Ein besonderes Geräuschphänomen ist der *mesosystolische Klick,* ein kurzer, hochfrequenter Ton zwischen dem ersten und zweiten Herzton. Er ist verdächtig auf ein pathologisches Mitralsegel (Sehnenfaden, Papillarmuskel, systolischer *Mitralsegelprolaps*), insbesondere bei Mädchen.

Den mesosystolischen, nicht austreibungsbedingten Klick findet man aber auch bei kongenitalen Vitien, bei der rheumatischen Endokarditis, beim Marfan-Syndrom und schließlich familiär.

Grundsätzlich sollte jeder auffällige Auskultationsbefund (Herzgeräusche, pathologische Herztöne, stark gespaltene Töne) Anlaß zu einer elektro- und phonokardiographischen sowie echokardiographischen Untersuchung sein, weil nur dadurch die Diagnose erhärtet und die Notwendigkeit einer Angiographie erkannt werden kann. Auskultatorisch und perkutorisch kann auch der geübte Untersucher immer nur einen Verdacht erheben.

12 Herzinsuffizienz

Myokarditis 88
Endokarditis
Endokardfibroelastose 89

Perikarditis 89
Tonsillenhyperplasie

Symptome:
Ängstliche Unruhe
Dyspnoe, Tachykardie
Gestaute Jugularvenen (Einflußstauung)
Blässe, Zyanose
Aufgetriebenes Abdomen
Harte, gestaute Leber,
Milzvergrößerung möglich
Oligurie
Proteinurie
Ödeme, Aszites
Großes Herz mit Lungenstauung (Röntgen)

Myokarditis
Bei den Symptomen einer Herzinsuffizienz muß bei Säuglingen und Kindern auch ohne typische Anamnese sofort an eine Myokarditis gedacht werden.

D: Röntgenologisch allgemeine Herzvergrößerung, Lungenstauung, geringe Herzpulsationen. Im EKG Sinustachykardie, Niedervoltage, Überleitungsstörungen, pathologische Initial- und Nachschwankungen, verlängerte PQ-Zeit, intraventrikuläre Reizleitungsstörungen, gelegentliche supraventrikuläre oder ventrikuläre Extrasystolen. Bei Verlaufskontrollen erhält man aus den ST-Deformierungen zusätzliche Hinweise für den Myokarditisverlauf: anfänglich ST-Hebungen, dann isoelektrische ST-Strecken mit abgeflachtem T, schließlich negative T-Zacken.

Bei Säuglingen und Kleinkindern *ohne ange-*

borenen Herzfehler ist die Ursache einer akuten Herzinsuffizienz in der Regel eine *Virusmyokarditis* (Coxsackie B, Mumps, infektiöse Mononucleose, Influenza, Poliomyelitis, Hepatitis). Auch bei anderen Infektionskrankheiten (Toxoplasmose, Typhus) kann eine plötzliche Herzinsuffizienz bei größeren Kindern die Folge einer akuten Myokarditis sein. Bei der *Diphtherie* sollte die Diagnose besonders schnell erfolgen, weil der schollige Zerfall der Myokardmuskulatur durch Exotoxineinwirkung eine schnell progrediente Herzinsuffizienz verursacht. Hier kann die schon bei Beginn der Erkrankung einzuleitende regelmäßige EKG-Kontrolle frühzeitige Hinweise liefern (Rhythmusstörungen, Überleitungsstörungen).
Vom dritten Jahr an muß auch an eine *rheumatische Myokarditis* gedacht werden, auch wenn keine extrakardialen rheumatischen Symptome bestehen. Ein hoher ASL-Titer und eine verlängerte QT-Zeit können das einzige Symptom sein, zumal die Herzvergrößerung gering bleiben kann. Eine mäßige Aktivitätssteigerung von SGOT und LDH sprechen für die Myokarditis. CPK bleibt meist normal.

Akute Endokarditis
Nicht selten wird eine akute Endokarditis durch hämatogene bakterielle Infektionen,

zumal bei bereits vorliegenden angeborenen Vitien, erst an der Herzinsuffizienz durch zunehmende Zerstörung einer Herzklappe erkannt. So sprechen bei einer Lentasepsis mit ihrem schleichenden, oft subfebrilen Beginn fehlende Herzgeräusche nicht gegen eine Endokarditis. Zur Objektivierung sind oft zahlreiche Blutkulturen nötig, bis es gelingt, den Erreger, meist Streptococcus viridans, zu finden. Aber auch andere Erreger, wie Staphylococcus aureus, Enterokokken, Staphylokokken oder Pilze können pathogenetisch in Frage kommen.

Infantile Fibroelastosis endocardica
Schon bei Neugeborenen muß bei einer zunehmenden Herzinsuffizienz auch an die *Endokardfibroelastose* gedacht werden (s. S.246). Oft werden die dort beschriebenen primären Symptome, wie Dyspnoe, Hustenanfälle und Dystrophierung erst beachtet, wenn bei akuten Infektionen der oberen Luftwege oder Bronchopneumonien eine

schnelle Herzinsuffizienz auftritt, die bei der Harmlosigkeit der Infektion in dieser Geschwindigkeit nicht zu erwarten gewesen wäre. Schnell kommt es dann zu einer Linksdilatation des Herzens (zunehmendes Systolikum über der Mitralis), im EKG Zeichen der Linksverspätung, Linkshypertrophie, Erregungsrückbildungen, Galopprhythmus, röntgenologisch Linksherzvergrößerung oder Rechtsdilatation und entsprechenden Veränderungen im EKG. Die Echokardiographie trägt hier oft durch Nachweis des verdickten Endokards erheblich zur Diagnostik bei.

Akute Perikarditis
Sie ist bei Kindern selten die Ursache einer Herzinsuffizienz, wenn es nicht zu einem erheblichen Herzbeutelerguß kommt. Trotzdem muß bei allen Insuffizienzzeichen auch daran gedacht werden, wobei die Sonographie und die Röntgendiagnostik zur Verifizierung beitragen.

13 Kreislaufsymptome

13.1 Hypotonie 90
Orthostatische Dysregulation
Postinfektiöse Hypotonie
Herzinsuffizienz

Aortenstenose
Hypothyreose
Nebenniereninsuffizienz
Anorexia nervosa

13.1 Hypotonie

Bei Kindern ist erst etwa vom 5. Lebensjahr an mit *hypotonen Kreislaufregulationsstörungen* zu rechnen. Man erfaßt sie schwerlich mit einmaligen Blutdruckmessungen, weil die Untersuchungssituation für die Kinder spannungsgeladen und blutdrucksteigernd ist.

Die Anamnese ist typisch: in den letzten Monaten starker Wachstumsschub, schnelle Ermüdbarkeit, Konzentrationsschwäche, rezidivierende Kopfschmerzen, deutliche Labilität des vegetativen Nervensystems (schneller Farbwechsel, Tachykardie, Schweißausbruch, positiver Dermographismus), Neigung zu Kinetosen und Nabelkoliken.

Bei wiederholten Blutdruckmessungen im Liegen oder auch im Stehen fallen die sehr unterschiedlichen Werte auf. Im Stehversuch sinkt der systolische oder der systolische und diastolische Druck ab bei gleichzeitiger Blutdruckamplitudenverringerung bis zum synkopalen Kollaps nach langem Stehen oder auch nach psychischem Streß (Blutabnahme oder Vorbereitung einer Injektion).

Die geschilderten Symptome sind charakteristisch für die *orthostatische Dysregulation* des Hypotonikers. Häufig besteht eine familiäre Belastung in dieser Richtung.

Eine passagere Hypotonie während oder *nach Infektionen* oder nach längerer Bettruhe bereitet differentialdiagnostisch keine Schwierigkeiten. Das gilt auch für einen möglichen *Kreislaufkollaps* bei akuten Infektionen, insbesondere mit gramnetativen Erregern oder beim plötzlichen Volumenmangel (Exsikkose) wie nach Traumata mit oder ohne Blutverlust.

Das Absinken des Blutdrucks kann auch das erste Zeichen einer *Herzerkrankung* sein, etwa einer Myokarditis s. S. 88 oder einer paroxysmalen Tachykardie (s. S. 75), zumal ein Säugling bei einem solchen Anfall nur durch seine schweißbedeckte Haut, sein blasses Aussehen, seinen kaum tastbaren Puls, die Dyspnoe und die zunehmende Bewußtseinseintrübung auffällt.

Ein chronisch niederer Blutdruck gehört zur *Aortenstenose, Hypothyreose, Nebenniereninsuffizienz* und zur *Anorexia nervosa.*

13.2 Hypertonie (s. S. 150)

14 Symptome von seiten des Blutes

14.1 Anämie 93

Scheinanämie

14.1.1 Fehlerhafte Erythrozytenproduktion

Eisenmangelanämie 94
Infektanämie
Tumoranämie
Kupfermangelanämie
Sideroachrestische Anämie
Megaloblastische Anämie
Hypoplast.-aplastische Anämie 95
Aplastische Anämie 96

14.1.2 Hämolytische Anämie

a) Korpuskulär bedingt
   Hereditäre Sphärocytose
   Hereditäre Elliptocytose
   Hereditäre Stomatocytose
   Paroxysmale nächtliche Hämo-
   Globinurie
b) Hämolytische Anämie durch
   Stoffwechseldefekte 97
   G-6-PDH und Enzymdefekte im
   KH-Stoffwechsel
   Erythropoetische Porphyrie
   M. Wilson
   Vitamin E-Mangel
c) Hämolytische Anämie durch pathologi-
   sches Hämoglobin
   β-Thalassämie 98
   Thalassaemia minor
   α-Thalassämie
   Hb-H-Krankheit
   α-Thalassaemia minor
   Sichelzellanämie 99
d) Hämolytische Anämie extra-erythrozytär
   bedingt

Immunhämolytische Anämie 99
Akut (Typ Lederer-Brill)
Chronisch

14.1.3 Blutungsanämie

Akut
Chronisch

14.2 Leukozytose 93

Bakterielle Infektionen 100
Blutverlust
Azidose
Urämie
Leukämie
Eosinophilie
Parasiten
M. Hodgkin
Histiocytosis X

14.3 Lymphozytose

Pertussis
Infektiöse Lymphozytose
Rekonvaleszenz nach Virusinfektionen

**14.4 Neutrozytopenie, Agranulozytose,
Lymphozytopenie** 101

Rekonvaleszenz
Verminderte Produktion:
Chronisch idiopath. Neutrozytopenie
Hereditäre Agranulozytose
(Kostmann-Syndrom)
Zyklische Neutropenie
Neutrozytopenie mit Zwergwuchs
(Shwachman-Syndrom)
Lacy leucocyte-Syndrom
Erworbene Leukozytopenie,

Exogen bedingt:
Maligne Erkrankungen
Infektionskrankheiten (Typhus)
Anorexia nervosa
Arzneimittel
Agranulozytose 102
Immunoneutrozytopenie
Lymphozytopenie
Antikörpermangel
Bloom-Syndrom
Glanzmann-Rinicker-Syndrom
Wiskott-Aldrich-Syndrom
Chediak-Steinbrinck-Higashi-Syndrom

14.5 Hämorrhagische Diathesen

14.5.1 Thrombozytopenie 102

a) *Vermehrter Abbau* (Verbrauch)
   M. Werlhof
   Immunthrombozytopenie
   Evans-Syndrom
   Verbrauchsthrombozytopenie 103
   Hypersplenismus
   Kasabach-Merrit-Syndrom
   Toxische Thrombozytopenie
   Diss. intravasale Gerinnung
   Waterhouse-Friderichsen-Syndrom
   Purpura fulminans
   Haemolytisch-urämisches Syndrom
   Sepsis
   Zyanotischer Herzfehler
   Polyglobulie
   Thrombot. thrombozytopenische
   Purpura Moschkowitz
   Thrombozytopenie durch Medikamente
b) *Verminderte Produktion*
   Leukämie
   Panmyelopathie
   Zytostatika
   Fanconi-Anämie
   Wiskott-Aldrich-Syndrom
   Chronisch-idiopathische Thrombo-
   zytopenie

c) *Thrombocytopathie*
   Thrombasthenie (Glanzmann)
   Willebrand-Jürgens-Syndrom

14.5.2 Vasopathien (normale Thrombo-zytenzahlen) 104

Anaphylaktoide Purpura Schönlein-Henoch
Rheumatoide Purpura
Kokarden-Purpura Seidlmayer
postinfektiös
Masern, Varizellen, Röteln
Scharlach, Pertussis
Arzneimittelnebenwirkung
Niereninsuffizienz
C-Hypovitaminose
M. Wilson
Rendu-Osler-Weber-Syndrom

14.5.3 Koagulopathien

Verbrauchskoagulopathie 106
(disseminierte intravasale Gerinnung)
bei
Sepsis
Waterhouse-Friderichsen-Syndrom
Purpura fulminans
Ngb.-Atemnotsyndrom
Verbrennungen
zyanotischen Herzfehlern
Tumorkrankheiten
Kreislaufschock
Leberkrankheiten
Reye-Syndrom
M. Wilson
Vitamin K-Mangel
Schweren Nierenerkrankungen
Angeborenem Mangel einzelner Faktoren
(s. Tabelle 9) 105

14.6 Leukosen 106

Lymphoblastische Leukose
Akute myeloische Leukämie
Chronische myeloische Leukämie
Erythroleukämie

14.1 Anämie

Blasses Aussehen kann durch eine Anämie bedingt sein. Es kann aber auch eine **Scheinanämie** vorliegen:

Konstitutionell schlecht durchblutete Haut
Zu wenig Bewegung an frischer Luft
Reduzierte Hautdurchblutung bei schnellwachsenden Kindern
Beginnende Infektionskrankheiten.

Für eine Anämie sprechen eine Reihe von *allgemeinen Beschwerden:*

Schnelle Ermüdbarkeit
Appetitlosigkeit
Konzentrationsschwäche
Kopfschmerzen
Belastungsdyspnoe
Tachykardie
Kreislauflabilität.

Abweichungen von der Norm des roten Blutbildes (s. Tabelle 2) beweisen dann die Diagnose. Meist handelt es sich um eine *Eisenmangelanämie,* sei es nach rezidivierenden Infekten oder infolge mangelnder Eisenzufuhr. Andere Anämieformen sind bei Kindern selten.

D: Hämoglobin, Anzahl der Erythrozyten, Hämatokrit. Damit lassen sich die hypochromen Anämieformen von den normochromen (s. Nr. 1–Nr. 4) und den hyperchromen Formen (s. Nr. 5) trennen. Serum-Eisen, Eisenbindungskapazität und Transferrinsättigung sowie Serumferrebin bestätigen die Eisenmangelanämie (Nr. 1). Weitere diagnostische Maßnahmen siehe bei den einzelnen Anämieformen.

Eine exakte Diagnose ist bei einer Anämie die notwendige Voraussetzung für eine erfolgreiche Therapie. Zur richtigen Diagnose führen die in Tabelle 3 aufgeführten und im allgemeinen leicht zu gewinnenden Symptome:

14.2 Leukozytose

Normwerte s. Tabelle 4
Leukozytosen findet man bei

bakteriellen Infektionen
Blutverlust
Stoffwechselazidose
Urämie
Leukose (s. 106)

Tabelle 2. Normwerte des roten Blutbildes vom 2.–15. Jahr

Erythrozyten		$4,3–5,5 \times 10^{12}/l$
Hämoglobin		12,0–15,5 g/dl
Hämatokrit		35–45 Vol.%
Mittlerer Hb-Gehalt im Einzelerythrozyten (MCH, Hb_E)	$\dfrac{\text{Hb in g} \times 10}{\text{Eryzahl in Mill.}}$	$23–30 \pm 3,0$ pg
Mittlere Hb-Konzentration im Einzelerythrozyten (MCHC, Hb_K)	$\dfrac{\text{Hb in g} \times 100}{\text{Hämatokrit}}$	$32–35 \pm 3,0$ g/dl
Mittleres Erythrozytenvolumen (MCV, DV_E)	$\dfrac{\text{Hämatokrit} \times 10}{\text{Eryzahl in Mill.}}$	$75–85 \pm 8 \ \mu m^3$
Mittlerer Erythrozytendurchmesser (MCD)		$7,2 \pm 0,2 \ \mu m$
Serumeisen/100 ml Serum		$13,4–25,0 \pm 7,0 \ \mu mol/l$
Eisenbindungskapazität, totale (Transferrin)		$44,75–53,7 \pm 8,95 \ \mu mol/l$
Transferrinsättigung		$37 \pm 10,5\%$
Haptoglobin		1,5–2,0 g/l
Serumferretin		20–250 µg/l

Tabelle 3. Anämie: Symptome, Diagnose und Ursachen

Symptome	Diagnose	Ursachen
14.1.1 Fehlerhafte Erythrozytenproduktion 1. *Hypochrome Anämie* Anisocytose, Poikilozytose, Polychromasie MCH < 20 pg MCHC < 30 g/dl MCH < 7,0 μ MCV < 70 μm³ Serumeisen < 12 μmol/l Eisenbindungskapazität > 55 μmol/l (Transferrin) Transferrinsättigung < 15% Serumferretin < 20 μg/l Knochenmark: Erythroblastose mit Linksverschiebung, gestörte Reifung fehlende Eisenspeicherung	*Eisenmangel- anämie*	a) alimentär (mangelhaftes Angebot) b) Resorptionsstörungen (Durchfälle, Achylie, mangelhafte Fe-Resorption, enteraler Fe-Verlust. Kongenitaler Transferrinmangel, dann immunelektrophoretisch keine Transferrinpräcipitationslinie nachweisbar).
2. *Normo- oder hypochrome Anämie* Mikrozytose, Anisozytose MCH und MCHC normal oder vermindert MCD, MCV normal oder zu klein Serumeisen tief normal bis erniedrigt Gesamteisen des Körpers meist normal Eisenbindungskapazität normal oder Transferrin < 40 μmol/l Transferrinsättigung normal Knochenmark: Mäßige Erythroblastose, gestörte Reifung, viel interstitielles Fe bei Berliner-blaufärbung	*Infektanämie* (oder *Tumoranämie)*	a) Eisenmangel durch gesteigerten Verbrauch (Abwandern des HB-Fe in das RES) b) Mangelhafte Erythropoetinbildung c) Gestörten Hämsynthese d) Verkürzte Erythrozytenlebensdauer möglich (infektiöse Hämolyse) e) Transferrinmangel f) Pyridoxinmangel g) B_6-Mangel
3. *Normo- oder Hypochrome Anämie* Klinisches Bild wie hypochrome Eisenmangelanämie Leukopenie Serumkupfer < 100 μg/dl Niederes Coeruloplasmin Osteoporose Erfolglose Eisentherapie	*Kupfermangel- anämie*	Bei Frühgeborenen und Kindern mit langdauernder parenteraler Ernährung, chronischem Durchfall, Fehlernährung.
4. *Normo- bis hypochrome Anämie* Anisozytose, Mikrozytose Serumeisen > 25 μmol/l Eisenbindungskapazität erniedrigt Transferrinsättigung > 35% Knochenmark: Erythroblastose, bis 90% Sideroblasten (= Erythroblasten mit Eiseneinlagerung, normal 30%), Siderose bei Berliner-blau-färbung	*Sideroachrestische Anämie*	Gestörter Eiseneinbau in Hämmolekül a) Sekundär bei Infekten, Vergiftungen (Blei), Pyridoxinmangel b) Primär hereditär (nur bei männlichen Patienten)
5. *Hyperchrome makrozytäre Anämie* Anisozytose, Poikilozytose, Megaloblasten MCH > 35 pg MCHC > 38% MCV normal bis erhöht	*Megaloblastische Anämie*	Folsäure- und Vitamin B_{12}-Mangel durch a) Verminderte Zufuhr: Hunger, Ziegenmilchernährung, Kwashiorkor, Einnahme von Folsäureantagonisten (Aminopterin) b) Resorptionsstörungen: Cöliakie,

Tabelle 3 (Fortsetzung)

Symptome	Diagnose	Ursachen
MCD: Megalozytoblasten bis 14 µm, oft ovalär Serumeisen: erhöht Leukopenie (Rechtsverschiebung) Hypersegmentation der Neutrophilen, Riesenstabkernige Serum-LDH erhöht Knochenmark: Megaloblastose Weitere Symptome: Huntersche glatte Zunge, leichte Hyperbilirubinämie, BKS-Beschleunigung, Hepatospleno-megalie, Neigung zu subfebrilen Tem-peraturen, Ödemen und neurologischen Ausfallserscheinungen (funiculäre Spi-nalausfälle)		Magendarm-Resektion, chronische Enteritis, B_{12}-Malabsorption (Mangel an Intrinsicfaktor). Befall mit Fisch-bandwurm (Diphyllobothrium latum). c) Mangelhafte Speicherung (Leber-krankheiten) Diagnose: niedere Fol-säure- und Vitamin B_{12}-Werte im Se-rum, Achylie des Magensaftes, Schil-lingtest, Stuhl auf Parasiten, Knochen-markuntersuchung
6. *Normochrome normozytäre Anämie* MCH, MCHC, MCV, MCD: normal bis leicht erhöht Keine Retinculocyten nachweisbar Weißes Blutbild o. B., Thrombozyten o. B. Serumeisen erhöht (in der akuten Pha-se, beim Diamond-Blackfan-Syndrom, bei Patienten mit Thymom) Knochenmark: Hypoplastische Ery-thropoese, viele Fett-, Reticulum- und lymphoide Zellen, meist normale Gra-nulo- und Thrombopoese	*Hypoplastische, aplastische Anämie*	a) Akute Form: Erythroblastopenie Typ Gasser Ursachen: virale und bakterielle Infek-tionen, Medikamente. b) Chronische Form: Angeborene isolier-te Erythroblastopenie (Diamond-Blackfan-Syndrom) Ursachen: Gendefekte?, vielleicht Autoantikörper gegen Erythropoetin, gelegentlich nach Splenektomie c) Symptomatisch bei: Aplastischen Krisen bei Hämolysen (Sphärozytose, Sichelzellanämie), chronische Nieren-insufffizienz chronische Leberkrankheiten Folge einer akuten Hepatitis Hypothyreose Hashimotothyreoiditis Nebenniereninsuffizienz Gonadeninsuffizienz chronischer Eiweißmangel (Kwashiorkor) Purpura Schönlein-Henoch Lupus erythematodes Tumoren: Lymphome, Thymome, M. Hodgkin, Retikulosen Osteosklerose Lipoidosen Medikamente und chemische Substan-zen: Antibiotika (Penicilline, Tetra-cycline, Chloramphenicol, Sulfon-amide, Malariamittel) Antikonvulsiva, Psychopharmaka, Antihistaminika Analgetika, Antirheumatika Thyreostatika Insektizide Metallverbindungen (Gold, Queck-silber, Wismuth, Lithium, Arsen)

Tabelle 3 (Fortsetzung)

Symptome	Diagnose	Ursachen
7. *Normochrom normozytäre bis hyper-chrom makrozytäre Anämie* Keine Reticulozyten Serumeisen erhöht Leukopenie, Thrombozytopenie, Blutungen Knochenmark: Zellarm, viele Reticulumzellen und lymphoide Zellen, Fettzellen, selten zellreich (Inseln?) mit Fehlen reifer Zellen	*Aplastische Anämie* (Panmyelopathien)	*Akut:* Ursachen: Medikamente (s. 6c), Zytostatika, aromatische Kohlenwasserstoffe, ionisierende Strahlen. *Chronisch:* a) Fanconi-Anämie (konstitutionelle aplastische Anämie, Hyperpigmentation, Skeletdeformitäten, Minderwuchs, Mikrocephalie) b) Familiäre Panmyelopathie Typ Estren-Damashek (ohne Mißbildungen) c) Panmyelopathie bei Dyskeratosis congenita (Zinsser-Cole-Engmann). d) Als Begleiterscheinung bei anderen Krankheiten (s. 6c) Pankreatitis Graft-Versus-Host-Reaktion Panzytopenie bei Neoplasmen
14.1.2 Hämolytische Anämie 1. *Normochrome bis polychromatische Anämie,* Anisocytose, Reticulocytose >15‰, Erythroblastose möglich Leukocytose möglich Hyperbilirubinämie Serumeisen erhöht, LDH erhöht, Transferrinsättigung erhöht Haptoglobin erniedrigt Urin: Urobilin, Urobilinogen vermehrt Milztumor möglich Differentialdiagnostische Maßnahmen bei hämolytischer Anämie: Erythrozytenmorphologie (z.B. Kugelzellen), osmotische Resistenz, Coombstest, Enzymbestand der Erythrozyten, Hämoglobinelektrophorese Erythrozytenlebensdauer (Isotopenmarkierung): immer <120 Tage Milzgröße sonographisch bestimmen	a) **Korpuskulär bedingt** *Hereditäre Sphärocytose, konstitutioneller hämolytischer Ikterus, familiäre Kugelzellanämie*	*Zusätzliche Symptome:* MCD <7 MCH, MCHC normal Osmotische Resistenz erniedrigt Price-Jones-Kurve linksverschoben, zweigipflig Milztumor, hämolytische Krisen bei Infekten *Ursachen:* Erhöhte Na-Durchlässigkeit durch Erythrozytenmembran, herabgesetzte Zellflexibilität, dominantes Erbleiden
2. *Hämolytische Anämie* *Zusätzliche Ellipto-, Ovalo-* und *Sphärozytose,* Zellfragment Beim jungen Säugling schwer zu erkennen, weil Elliptozyten in größerer Menge erst nach dem 4. Lebensmonat auftreten.	*Hereditäre Elliptozytose*	Dominantes Erbleiden Zusätzliche Symptome: Osmotische Resistenz erniedrigt, Autohämolyse erhöht
3. *Hämolytische Anämie mit Ikterus* Im Blutausstrich zentrale Aufhellung mit schlitzförmiger Aussparung	*Hereditäre Stomatozytose*	Autosomal dominant oder rezessiv
4. *Hyperchrome Anämie* Reticulozytose (Leukopenie, Thrombopenie) Wärme- und Säureresistenz der Erythrozyten vermindert	*Paroxysmale nächtliche Hämoglobinurie*	*Zusätzliche Symptome:* Nacht- und Morgenurin dunkel (Hämosiderin) durch nächtliche Hämolysen infolge pH-Verschiebung zur sauren Seite (CO_2-Anreicherung im Schlaf). Verminderte Säureresistenz der Erythrozyten.

Tabelle 3 (Fortsetzung)

Symptome	Diagnose	Ursachen
Leichte bis schwerste hämolytische Anämie	b) **Hämolytische Anämie durch Stoffwechseldefekte**	a) Medikamente b) Favabohnen c) Neugeborenenikterus ohne Blutgruppeninkompatibilität
Nicht sphärozytär, normale osmotische Resistenz	*Chronische hämolytische Anämie*	a) Glucose-6-Phosphat-Dehydrogenase-Mangel (G-6-PDH) und Varianten Dabei Hämolysen durch Medikamente, andere chemische Substanzen, Vegetabilien (Bohnen, Johannisbeeren?, Stachelbeeren?) und Infektionen (Virusinfektionen, bakterielle Infektionen) b) Weitere Enzymdefekte im Kohlenhydratstoffwechsel: Pyruvatkinasemangel (und Varianten) Diphosphoglyceromutase-Mangel Hexokinase-Mangel Phosphofructokinasemangel Phosphoglycerokinasemangel Triosephosphat-Isomerase-Mangel 6-Phosphogluconat-Dehydrogenase-Mangel Glutathionreductase-Mangel Glutathionsynthetase-Mangel Glyceraldehyd-3-Phosphat-Dehydrogenase-Mangel Erblichkeit: für G-6-PD X-chromosomal rezessiv, für die anderen Enzymdefekte autosomal rezessiv
Fotosensitive hämolytische Anämie Roter Urin (Uroporphyrin und Koproporphyrin, dunkelt beim Stehen nach) Spleno- und Hepatosplenomegalie, wenn Hämolyse. Diagnose beim Säugling oft schwierig, da vesiculäre und bullöse Dermatitis oft erst spät auftritt oder als Folge der Lichtexposition erkannt wird (Fehldiagnose: Hydroa aestivale, Lichturticaria) Erythrozyten-Fluoreszenz im UV-Licht Ende des 1. Lebensjahres: Erythrodontie (Rotfluoreszenz im UV-Licht)	*Konnatale erythropoetische Porphyrie (Günthersche Krankheit,* kongenitale fotosensitive erythropoetische Porphyrie)	Autosomal-rezessiv Prophyrinüberproduktion durch Enzymdefekte mit Hämsynthesestörung und verstärkter Aktivität der Delta-Amino-Lävolinsäure-Synthethase
Hämolytische Anämie	*Morbus Wilson*	Hämolytische Krisen durch Schädigung der erythrocytären glykolytischen Enzyme infolge Kupferanreicherung, oft schon im Frühstadium der Krankheit. Coeruloplasmin und Serumkupfer erniedrigt.
Normochrome hämolytische Anämie Acanthozyten, Reticulozytose Serumtocopherolspiegel erniedrigt Thrombozytose möglich	*Vitamin E-Mangelanämie*	Bei Frühgeborenen und jungen Säuglingen Ödemneigung und zunehmende Anämie durch verminderte Resorption von Vit. E, das als Antioxydans Erythrozytenmembran schützt

Tabelle 3 (Fortsetzung)

Symptome	Diagnose	Ursachen
Hypochrome mikrozytäre hämolytische Anämie In schweren Fällen ohne Behandlung Tod nach wenigen Jahren Anisozytose, Poikilozytose, Fragmentozyten Target cells (Schießscheibenzellen) Osmotische Resistenz erniedrigt Reticulozytose bis Erythroblastose Serumeisen erhöht Hb F vermehrt (besonders bei Beta°-Thalassämie Hb A stark vermindert oder fehlend Hb A_2 variabel Jolly-Körper (Einschlußkörper in den Erythrozyten, besonders nach Splenektomie, durch Alphakettenpräcipitat) Knochenmark maximale Erythropoese Sideroblasten Eisenablagerung Splenomegalie Skelettveränderungen	c) **Hämolytische Anämien durch pathologisches Hämoglobin** *Thalassaemia major (β-Thalassämie, Cooley-Anämie)*	Homozygot autosomal erbliche verminderte oder fehlende β-Kettensynthese, dafür Überschuß an instabilen α-Ketten im Hämoglobin
Hypochrome mikrozytäre Anämie ohne Hämolyse Blutbild wie bei Eisenmangelanämie, selten Splenomegalie MCV, MCH vermindert MCHC normal oder wenig verringert Osmotische Resistenz vermindert Hb A_2 erhöht (wenn kein Eisenmangel) Hb F mäßig erhöht bei der Hälfte der Fälle Knochenmark: mäßig vermehrte Erythropoese	*Thalassaemia minor*	Heterozygoter β-Kettendefekt verminderte β-Ketten-Synthese
Hb-Barts-Hydrops-fetalis-Syndrom Schwere hämolytische Anämie 60–90% HB Barts (γ_4) Rest Hb H (β_4), Hb A und Hb F fehlen Hydrops, Hepatosplenomegalie, Anämie, Erythroblastose	*α-Thalassämie*	Homozygot, keine α-Kettensynthese, intrauteriner Fruchttod oder Tod kurz nach der Geburt
Mäßige mikrozytäre hypochrome Anämie Chronische hämolytische Anämie Hypochromie, Anisozytose, Poikilozytose, Ikterus, Target-Zellen, Hb H-Innenkörper (Heinz-Körper) 5–30% Hb H, beim Neugeborenen 20–40% Hb Barts (γ_4)	*Hämoglobin H-Krankheit (α_1-α_2-Thalassämie) (Thalassämie intermedia)*	Doppelte Heterozygotie, 3-α-Kettengene defekt, ein Gen intakt Ein Elternteil gewöhnlich Thalassämie α_1 α, der andere $\alpha_2\alpha$. Einer oder beide Eltern können Hb H-krank sein
a) *α_1 Thalassämie* Mäßige hämolytische Anämie, manchmal Einschlußkörperchen MCV und MCH nieder Hb A_2 nieder Hb Barts (γ_4) 3–5% beim Neugeborenen	*α-Thalassämie minor* (Alpha$_1$ Alpha und Alpha$_2$ Alpha)	Heterozygoter Alphakettendefekt, verminderte Alphakettensynthese (2 α-kettenstrukturgene ausgefallen, 2 normal)

Tabelle 3 (Fortsetzung)

Symptome	Diagnose	Ursachen
Erhöhte osmotische Resistenz b) α_2 *Thalassämie* (stummer Träger) Hämoglobinelektrophorese normal Osmotische Resistenz normal		
Vom 3. Monat an *chronische hämolytische Anämie* mit a) akuten Gefäßverschlüssen: Hand-Fuß-Syndrom, akute Hand- und Fußschwellungen, Gelenkschmerzen, Osteolysen b) Organkrisen durch Infarkte in Milz, Leber, Nieren und ZNS (Lähmungen, Krämpfe). Erhöhte Infektionsgefahr, Pneumokokkensepsis, Meningitis, Osteomyelitis Sichelzellbildung im feuchten Blutausstrich, Hämoglobinelektrophorese (80 bis 90% Hb S bei Homozygotie)	*Sichelzellanämie* Hb S-Anämie	Durch Aminosäurenaustausch (Valin für Glutamin) im Hämoglobin verändertes Hämoglobin, das unter Sauerstoffentzug polymere Fäden bildet, dadurch mangelnde Verformbarkeit der Erythrozyten und erhöhte Blutviskosität. Kombination mit anderen Hämoglobinanomalien (Hb C, Hb E, Hb D etc.) möglich
Akute Hämolyse bis zur Rotfärbung des Plasmas, Hämoglobinämie, Hämoglobinurie, Haptoglobin tief, Hyperbilirubinämie (unkonjugiert), Serumeisen hoch, erhöhte Transferrinsättigung, LDH erhöht. Wichtig: direkter Erythrozyten-Coombs-Test (Antihumanglobulinreaktion) positiv.	d) **Hämolytische Anämie, extra-erythrocytär bedingt** *(immunhämolytische Anämie)* 1. *Akute Form (Typ Lederer-Brill)* 2. *Chronische Form*	a) Isoantikörper b) Autoantikörper Wärmeautoantikörper (in 72,5%), ausgelöst durch Infekte, Medikamente, Schutzimpfungen, Lupus erythematodes Kälteantikörper etwa bei Viruspneumonien und Mykoplasmeninfektionen. Paroxysmale Kältehämoglobinurie Neuraminidaseinduzierte immunhämolytische Anämie: bereits vorhandene Antikörper (durch Darmbakterien induziertes Anti-T) reagieren mit Erythrocyten, wenn die durch Neuraminsäure geschützten Kryptantigene (T-Rezeptoren) durch Neuraminidasebildende Mikroorganismen freigelegt werden (Influenza- und Parainfluenzaviren, Mumpsvirus, Pneumokokken, Streptokokken, Pseudomonas aeruginosa, Klebsiella aerogines u. a.).

14.1.3 Blutverlust

Normochrome Anämie mit normaler Erythrozytenmorphologie Leukozytose Reticulozytose	*Akute Blutungsanämie*	Frische Blutung
Normo- bis hypochrome Anämie Anisozytose, Poikilozytose, Mikrozytose, Polychromasie Reticulozytose niederes Serumeisen Knochenmark: Erythroblastose, zellreiches Mark	*Chronische Blutungsanämie*	Blutungsquelle suchen: a) Magen-Darm-Trakt Oesophagitis Hiatushernie Oesophagusvarizen Magenulcera Ulcera nach Salicylattherapie Duodenalulcera

Tabelle 3 (Fortsetzung)

Symptome	Diagnose	Ursachen
		Meckelsches Divertikel
		Hämangiome
		Doppelbildungen im
		Magen-Darm-Trakt
		Colitis ulcerosa
		Morbus Crohn
		Darmpolypen
		Parasiten (Hakenwurm)
		b) Harnwege
		Hämorrhagische Cystitis
		Nephrolithiasis
		Hämangiome
		Nephritis

Tabelle 4. Leukozyten: Normwerte vom 1.–15. Jahr

Alter in Jahren	2	3	6–10	10–14	Erwachsene
Zahl	$8,5 \times 10^6$/Liter (5,0–13)	8,5 (4,5–12,5)	8,0 (4,3–12,0)	8,0 (4,0–12,0)	7×10^6/Liter (5,0–10,0)
Neutrophile %	25–50	40–60	50–70	60–70	60–70
Lymphocyten %	50–65	40–50	30–40	30–40	20–30

Eine Leukozytose ist immer auf eine **bakterielle Infektion** verdächtig. Ausnahmen: Typhus abdominalis, Paratyphus, Septicämie mit gram-negativen Erregern, Miliartuberkulose. Für eine bakterielle Erkrankung sprechen auch toxische Veränderungen der Neutrophilen, wie pyknotische Kerne, toxische Granulationen, Doehlesche Einschlußkörperchen, Plasmavacuolen.

Nicht bakteriell bedingte Leukozytosen finden sich nach akutem Blutverlust, bei Stoffwechselacidosen, im diabetischen Koma sowie bei der Urämie.

Die **eosinophilen Granulozyten** sind **vermehrt** bei allergischen Erkrankungen, bei Parasitenbefall oder manchen Erkrankungen des hämatopoetischen Systems, wie etwa Morbus Hodgkin oder die Histiocytose X. In den ersten beiden Lebensjahren gilt diese Regel nicht.

Akute Infektionskrankheiten lassen die Eosinophilen zurücktreten (Masern) oder verschwinden (Typhus).

14.3 Lymphozytose

Krankheitsbilder mit Lymphozytose:

Keuchhusten
Infektiöse Lymphozytose
In der Rekonvaleszenz nach Viruserkrankungen.

Die relative Lymphozytose im Blutausstrich junger Kinder verschwindet mit zunehmendem Lebensalter.

Leukozytosen bis Hyperleukozytosen mit starker Vermehrung der Lymphozyten und normaler BKS sind verdächtig auf **Keuchhusten** (dabei niedere BKS), auch wenn das klassische Krankheitsbild nicht zu erkennen ist.

Die **infektiöse Lymphozytose** fällt durch eine Hyperleukozytose bis zu $100,0 \times 10^6$/Liter Leukozyten, davon 85–95 Lymphozyten auf. Alle Blutzellen sind morphologisch völlig normal. Das erleichtert die Differentialdiagnose gegenüber einer lymphoblastischen

Leukämie, zumal die Patienten bis auf leichte Infektzeichen der oberen Luftwege keine charakteristischen Symptome bieten, also keine Vergrößerung der Lymphknoten oder der Milz. Gastrointestinalerscheinungen sind allerdings nicht selten.

In der **Rekonvaleszenz nach Viruserkrankungen** können reaktive Lymphozytosen mit bis zu 90% Lymphozyten im weißten Blutbild auftreten. Bei gleichzeitiger Leukopenie wird dann nicht selten die fehlerhafte Diagnose „lymphoblastische Leukämie" gestellt.

14.4 Neutrozytopenie, Agranulozytose, Lymphozytopenie

Neutrozytopenien um $1500/mm^3$ finden sich in der **Rekonvaleszenz** von Infektionskrankheiten als Begleitneutrozytopenien bei relativer Lymphozytose, so daß die Gesamtleukozytenzahlen höher liegen. Chronische Neutrozytopenien resultieren aus

1. einer verminderten Produktion (hypo- oder aregeneratorische Myelopoese,
2. ineffektiver Produktion (verkürzte Lebenszeit bereits im Knochenmark, verminderte Ausschwemmung, lazy leukozyte-Syndrom),
3. verkürzter Lebenszeit (Hypersplenismus, akute Infektion, Medikamentenwirkung).

Zu 1. Verminderte Produktion:
Hereditäre Formen:
Chronische idiopathische Neutrozytopenie mit Lymphozytose **beim**

Säugling und Kleinkind
Starke Neutrozytopenie, Infektanfälligkeit, mögliche degenerative Stigmata. Im Knochenmark Verminderung der Segmentkernigen und neutrophilen Phagozytose. Normalisierung im 3.–4. Lebensjahr.

Hereditäre Agranulozytose
Kostmann-Syndrom
Autosomal-rezessiv erbliche Neutrozytopenie mit fehlender Ausreifung der Myelozyten und Monozytose im Knochenmark. Kli-

nisch rezidivierende bakterielle Infektionen (Pneumonien, Abszesse, Otitiden). Im Blutbild Neutrozytopenie, Eosinophilie, Monozytose. Vermehrung der Immunglobuline, insbesondere IgE.

Zyklische Neutrozytopenie
Rezidivierende Infektionen unter passageren, immer wiederkehrenden Neutrozytopeniephasen, etwa alle drei Wochen.

Neutrozytopenie mit Zwergwuchs, metaphysären Dysostosen und exokriner Pankreasinsuffizienz (Shwachman-Syndrom)
Schon im jungen Säuglingsalter rezidivierende Durchfälle mit Neutrozytopenie und metaphysären Dysostosen, besonders im Bereich des Hüftgelenkes. Mangelhafte Granulopoese im Knochenmark und Schwund des exokrinen Pankreasgewebes.

Lazy leukozyte-Syndrom
Neutrozytopenie durch ungenügende Ausschwemmung reifer Leukozyten aus dem Knochenmark bei verkürzter Lebensdauer der Leukozyten.

Erworbene Neutrozytopenie durch exogene Einflüsse

Verschiedene Grundkrankheiten, wie **maligne Erkrankungen, Infektionskrankheiten (Typhus)** oder **Anorexia nervosa** können mit schweren Neutrozytopenien einhergehen. In der Regel handelt es sich allerdings um **arzneimittelbedingte Neutrozytopenien,** wobei sich das Medikament entweder als Hapten mit der Granulozytenoberfläche verbindet und Anlaß zu einer Leukozyten zerstörenden Autoantikörperbildung gibt (Aminopyrin-Typ) oder das Medikament hemmt die DNA-Synthese und Zellproliferation im Knochenmark (Phenothiazintyp) und führt so zur Neutrozytopenie bis hin zur Panmyelopathie. Zum Aminopyrintyp gehören auch Penicilline (PAS) und manche Diuretika, zum Phenothiazintyp Zytostatica, Chloramphenicol, Hydantoin, Barbiturate.

Akute Agranulozytose

Sinken die neutrophilen Granulozyten schnell ab bis zu ihrem völligen Schwund im peripheren Blut, entsteht ein akutes schweres Krankheitsbild im Ulcerationen der Mundschleimhaut, der Tonsillen, im Analbereich, mit schwerem Krankheitsgefühl, Durchfällen, unklarem Fieber, Pyodermien und septischen Symptomen.

Ätiologisch handelt es sich in der Regel um eine *Immunoneutrozytopenie* vom Aminopyrintyp, oft auch im Anschluß an eine Virusinfektion, deretwegen entsprechende Antipyretika gegeben wurden. Da Milz und Lymphknoten anschwellen, fällt die Differentialdiagnose gegenüber einer Monozytenangina und einer myeloischen Leukämie ohne Knochenmarksuntersuchung schwer.

Lymphopenie

Eine starke Lymphopenie ist verdächtig auf Störungen der Lymphopoese und damit der Immunfunktionen bei den verschiedenen Formen des *Antikörpermangelsyndroms* (s. S. 297). Besonders erwähnt seien hier das **Bloom-Syndrom** *(kongenitales teleangiektatisches Erythem):* Geburtsgewicht unter 2 500 g, proportionierter Zwergwuchs, Hypogenitalismus, teleangiektatisches schmetterlingsförmiges Erythem im Gesicht und an den Armen, Café-au-lait-Flecke, Fotosensibilität, Antikörpermangel.

Glanzmann-Rinicker-Syndrom

Dystrophie durch rezidivierende Durchfälle, polymorphe Exantheme, progressive Lymphozytopenie, Agammaglobulinämie, Hypoplasie des lymphatischen Apparates, Soormykose.

Wiskott-Aldrich-Syndrom

Petechiale hämorrhagische Purpura und Melaena schon beim Neugeborenen, später Ekzemneigung mit häufigen Sekundärinfektionen, rezidivierende bakterielle Infektionen, chronische Thrombozytopenie und Lymphopenie, vor allem mit B- und T-Zelldefekten, stark erhöhtem IgE, erhöhtem IgA, IgM erniedrigt und IgG normal (s. S. 298).

Chédiak-Steinbrinck-Higashi-Syndrom

(s. S. 117, 282)

Partieller Albinismus, Hepatosplenomegalie, Anämie, Leukopenie mit Riesengranula in den granulahaltigen Leukocyten und granulocytäre Funktionsbeeinträchtigung.

14.5 Hämorrhagische Diathesen

Bei der Differentialdiagnose einer erhöhten Blutungsbereitschaft kommen drei Ursachenkomplexe in Frage, die allerdings von Fall zu Fall ineinander übergehen können:
1. thrombozytäre Gerinnungsstörungen als Folge von Thrombozytopenien und/oder Thrombozytopathien,
2. vasculäre Blutungsneigung,
3. plasmatische Gerinnungsstörungen (Coagulopathien) s. Tabelle 10.

14.5.1 *Thrombozytopenie*

Charakteristisch sind petechiale, flohstichartige Blutungen und Ekchymosen (scharf begrenzte, kleine Hautblutungen, meist an mechanisch belasteten Stellen). Eine Thrombozytopenie tritt ein durch
vermehrten Abbau (s. Tabelle 5, S. 103)
Immunothrombozytopenie
idiopathische thrombozytopenische Purpura (Morbus Werlhof)
Symptome: Thrombozytopenie, meist unter 20000/mm³, entsprechend veränderte Blutungszeit, Retraktion und Rumpel-Leede-Phänomen. Im Knochenmark Megacaryozyten vermehrt oder normal, aber junge Zellen. Nachweis von Thrombozytenantikörpern möglich. Auch beim Neugeborenen schon möglich durch mütterliche Antikörper mit Thrombozytopenie der Mutter oder bei normalen mütterlichen Thrombozytenzahlen, wenn Antikörper der Mutter nur gegen die kindlichen thrombozytären Antigene gerichtet sind.

Evans-Syndrom

Immunthrombozytopenische Purpura mit immunohämolytischer Anämie

Tabelle 5. Symptom: Petechiale Blutungen und Thrombozypenie

Diagnose: Vermehrter Abbau 102
             Immunthrombozytopenie
             Idiopathische, thrombozytopenische
             Purpura
             Medikamentös bedingte Purpura
             Evans-Syndrom
             Lupus erythematodes
             Posttransfusionelle Purpura

             Verbrauchsthrombozytopenie 103
             Sepsis
             Waterhouse-Friderichsen-Syndrom
             Hämolytisch-urämisches Syndrom
             Moschcowitz-Syndrom
             Kasabach-Merrit-Syndrom
             Thrombozytopenie bei Verbrauchs-
             koagulopathie

             Verminderte Thrombozytenbildung
             103
             Leukämie
             Panmyelophthise
             Zytostatika-Gaben

             Angeboren:
               Fanconi-Anämie
               Wiskott-Aldrich-Syndrom
               Familiäre Megakariozytenhypoplasie

Tabelle 6. Symptom: Petechiale Blutungen (nach der Säuglingszeit) und normale Thrombozytenzahlen

Diagnose: Thrombozytenfunktionsstörungen
             (Thrombozytopathien)
               Thrombasthenie Glanzmann 103
               v. Willebrand-Jürgens-Syndrom
               Leberzirrhose, Urämie

             Vasopathien 104
               Rheumatisch-allergisch:
                 Anaphylaktoide Purpura Schön-
                 lein-Henoch
                 Rheumatoide Purpura
                 Kokarden-Purpura Seidlmayer
               Infektiös-toxisch:
                 Masern, Varizellen, Röteln, Schar-
                 lach, Windpocken
                 Andere Virusinfektionen
                 Pertussis
                 Arzneimittelwirkung

             Vitaminmangel
               Möller-Barlow/Skorbut
             Seltene Ursachen:
               Morbus Wilson
               Morbus Osler
               Ehlers-Danlos-Syndrom

Verbrauchsthrombozytopenie

Eine vermehrte Plättchenzerstörung mit konsekutiver thrombozytopenischer Blutungsneigung findet sich beim *Hypersplenismus,* beim *Kasabach-Merrit-Syndrom* (angeborenes Riesenhämangiom), bei der *toxischen Thrombozytopenie* infolge Meningokokken-Sepsis, beim Waterhouse-Friderichsen-Syndrom, selten bei Scharlach, Windpocken oder Masern durch *disseminierte intravasale Gerinnung,* beim Neugeborenen bei *Sepsis,* bei schweren *zyanotischen Herzfehlern* und bei *Polyglobulie,* bei der *thrombotisch-thrombozytopenischen Purpura Moschcowitz* (Fieber, Blutungneigung, thrombozytopenische Purpura, hämolytische Anämie, zentralnervöse Symptome).

Medikamentös bedingte Thrombozytopenie

In erster Linie muß sich ein solcher Verdacht gegen alle Acethylsalicylsäure enthaltenden Medikamente richten, dann aber auch gegen Antibiotika, Antikonvulsiva, Antirheumati-

ka, Diuretika, Sedativa und Psychopharmaka.

Thrombocytopenie durch verminderte Produktion

Hier führt nur der Nachweis einer megakariocytären Hypoplasie im Knochenmark zur richtigen Diagnose.

Blutungsneigungen durch Thrombozytopathien (Tabelle 6)

Sie lassen sich nur durch Spezialuntersuchungen nachweisen. Hierher gehört die erbliche *Thrombasthenie (Glanzmann)* (autosomal-rezessiv vererbt), ein Defekt der Thrombozytenmembran.

Das Willebrand-Jürgens-Syndrom

Autosomal-dominant vererbbar mit normaler Thrombozytenzahl und wenig veränderter Thrombozytenmorphologie, die aber eine verminderte Adhäsion aufweisen. Entsprechend eines meist verminderten Faktors VIII

findet sich eine stark verlängerte Blutungszeit (Pseudohämophilie).

14.5.2 Blutungsübel durch Vasopathien

Unter den durch Gefäßwandläsionen bedingten hämorrhagischen Diathesen muß
bei Kindern, vor allem im Vorschul- und
Schulalter vor allem an die **anaphylaktoide
Purpura** *(Schönlein Henoch)* gedacht werden,
bei der es meist im Anschluß an einen Infekt
zu einer akuten hyperergischen Vasculitis
der Arteriolen und Kapillaren kommt. Das
Krankheitsbild kann aber schon vom 2. Lebensjahr an sehr charakteristisch mit exan-
themartigen symmetrischen petechialen und
ekchymösen   Hautblutungen,   Urticaria,
rheumatoiden Schmerzen und Anschwellungen der Gelenke, kolikartigen Bauchschmerzen mit Darmblutungen sowie im Urogenitaltrakt mit Hämaturie, Proteinurie, als Symptom   einer   Nephritis   und   selten   mit
schmerzhaften Schwellungen der Testes auftreten. Selten entwickelt sich eine rezidivierende Nephritis mit bleibenden Nierenschä-
den. Das Auftreten von zentralnervösen
Symptomen (Meningismus, Kopfschmerzen,
Somnolenz, Hirnnervenparesen, Krampfanfällen) darf nicht an der Diagnose einer allergischen Vasculitis im Rahmen der Ge-
samterkrankung zweifeln lassen, wie auch
am Herzmuskel und in der Lunge (Hämor-
rhagien) beobachtet werden kann. Alle Blut-
untersuchungen (Thrombocytenzahlen, Ge-
rinnungstests) fallen normal aus.
Eine *sekundär bedingte* **vasculäre Purpura**
findet man im Gefolge schwerer *Infektionen*
(z. B. Meningokokkensepsis) beim rheumatischen Fieber, bei schwerer *Niereninsuffizienz*
(Urämie), bei **C-Avitaminose** *(Möller-Barlow)*
und beim **Morbus Wilson.**
Das **Rendu-Osler-Weber-Syndrom** (Telean-
giectasia hereditaria hämorrhagica) kann in
der frühen Kindheit infolge erhöhter Kapil-
larfragilität zu wiederholtem schweren Nasenbluten Anlaß sein bis sichtbare Angiome
und Teleangiektasien die Diagnose erleichtern. Auch hier sind Plättchenzahlen und
Gerinnungsfaktoren normal.

14.5.3 Störungen der humoralen Gerinnungsfaktoren (Koagulopathien) (Tabelle 9)

Flächenhaft unsymmetrische Suffusionen und
Hautblutungen zusammen mit petechialen
Blutungen sprechen für **humorale Gerinnungsstörungen** *oder* **massive Thrombopenien**
(s. Tabelle 10).
Bei diagnostischen Zweifeln und da die Störungen von seiten der Thrombocyten und
der humoralen Gerinnungsfaktoren häufig
ineinander übergehen, müssen *zur Differentialdiagnose folgende Maßnahmen* ergriffen
werden (Tabelle 7):

Tabelle 7. Suchtests bei Gerinnungsstörungen

Thrombozytenzahl
Kapillarresistenz (Rumpel-Leede-Versuch)
Blutungszeit (2–4 Min.)
Suche nach Mangel an gerinnungsfördernden
Faktoren:
    Inneres System (Plättchenfaktoren, Faktor XII,
    XI, IX, VIII, X, V, II, I):
        Partielle Thromboplastinzeit
    Extrinsicsystem (Faktor VII, X, V, II, I):
        Thromboplastinzeit (Quick-Zeit)
    Dritte Gerinnungsphase (Fibrinbildung):
        Thrombinzeitbestimmung
        Fibrinogenbestimmung

Die *Thrombocytenzählung* und die *Prüfung der
Kapillarresistenz* (Rumpel-Leede-Versuch) dienen zum Nachweis von Thrombocytopenien
oder punktförmigen Blutungen bei Vasopathien.
Bestimmung der Blutungszeit: verlängert bei
Störungen der Thrombocytenfunktion. Damit
wird global die kapilläre Blutungsbereitschaft
erfaßt. Sie ist also bei vasculär bedingten Blu-
tungsneigungen verlängert, wie sie auch von
der Thrombocytenzahl und von ihrer Funktionsfähigkeit abhängt.

Zum Ausschluß einer Koagulopathie ist nun
zu prüfen, ob a) ein *Mangel an gerinnungsfördernden Faktoren* oder b) eine *Steigerung
der Fibrinolyse* (Zunahme an gerinnungs-
hemmenden Substanzen) vorliegt.

Zu a):

In *Gruppentests* versucht man, mehrere Gerinnungsfaktoren einer Gerinnungsphase gleichzeitig zu erfassen.

Das innere System (Plättchenfaktoren, Faktor XII, XI, IX, VIII, X, V, II, I) wird mit der Blutgerinnungszeit nach Lee-White, der Recalcificierungszeit (Howell), am sichersten aber *mit der partiellen Thromboplastinzeit* gemessen. Ergeben sich pathologische Werte, prüft man die *zweite Gerinnungsphase* (Thrombinbildung) mit der *Thromboplastinzeit* (Quick-Zeit, Prothrombinkonzentration nach Quick). Sie erfaßt Mängel im Extrinsicsystem (Gewebsthromboplastin, Faktor VII, X, V, II, I). Beim Vorliegen einer Hämophilie A (Faktor VIII) oder B (Faktor IX) sind deshalb normale Quickwerte zu erwarten.

Aus der Kombination von PTT-Zeit und Quick-Wert lassen sich schon ohne Einzelfaktorbestimmungen die häufigsten plasmatischen Koagulopathien erkennen (s. Tabelle 7).

Die *dritte Gerinnungsphase* (Fibrinbildung) wird global mit der *Thrombinzeitbestimmung* erfaßt. Ist sie verlängert, ist eine Fibrinogenbestimmung angezeigt. Auch das *Thrombelastogramm* (H. Hartert) ist ein guter Suchtest auf Gerinnungsstörungen.

Zu b):

Eine *erhöhte Fibrinolyse* als Ursache einer Gerinnungsstörung läßt sich ebenfalls am leichtesten aus dem Thrombelastogramm erkennen. Leicht durchführbar sind auch der *Fibrinmonomer-Komplex-Test* (FM-Test Boehringer) oder der Äthanoltest auf Fibrinmonomere und Fibrinmonomerkomplex bei der Suche nach Zeichen auf das Vorliegen einer Verbrauchskoagulopathie. Wichtig ist dabei auch die *Antithrombin III (AT III)-Bestimmung* (normale Plasmakonzentration etwa 25 mg/dl), ein Absinken des Plasmaspiegels spricht für intravasale Thrombinbildung (abgesehen von Patienten mit Leberschäden, nephrotischem Syndrom und hereditärem AT III-Mangel, der aber immer mit einer Thromboseneigung verknüpft ist). *AT III* ist nicht nur *der wichtigste Inhibitor fast aller Gerinnungsfaktoren,* sondern ist auch als Co-Faktor für die therapeutische Heparinwirkung notwendig. Seine Kontrolle während der intravasalen Gerinnung (Verbrauchskoagulopathie)

Tabelle 8. Suchtest bei Verdacht auf erhöhte Fibrinolyse

Fibrinmonomer-Komplextest (FM-Test Boehringer)
Antithrombin III-Bestimmung
Fibrinogen quantitativ

Tabelle 9. Gerinnungsfaktoren

Faktor		
	I	Fibrinogen
	II	Prothrombin
	III	Gewebsthromboplastin
	IV	Ca^{++}
	V	Proaccelerin
	VII	Proconvertin
	VIII	Antihämophiles Globulin A
	IX	Antihämophiles Globulin B Christmas-Faktor, PTC
	X	Stuart-Prower-Faktor
	XI	Plasma-Thromboplastin-Antecedent PTA
	XII	Hageman-Faktor
	XIII	Fibrinstabilisierender Faktor, FSF, Plasmatransglutaminase, Fibrinase

Tabelle 10. Symptom: Flächenhafte Blutungen, Suffusionen

Diagnose:	Koagulopathien:
	Verbrauchskoagulopathie (Sepsis Waterhouse-Friderichsen-Syndrom Purpura fulminans)
	Leberkrankheiten
	Vitamin K-Mangel (Neugeborene)
	Angeborener Mangel einzelner Faktoren:
I	Afibrinogenämie
II	Hypoprothrombinämie
V	Parahämophilie
VII	Hypoconvertinämie
VIII	Hämophilie A
IX	Hämophilie B
X	Stuart-Prower-Faktor-Mangel
XI	PTA-Mangel
XII	Hageman-Faktor-Mangel
XIII	FSF-Mangel

ist deshalb notwendig. Ein wichtiger Hinweis für eine erhöhte Fibrinolyse gibt schließlich die *quantitative Fibrinogenbestimmung.*

Im Einzelfall zeigt bei den plasmatischen Gerinnungsstörungen die *Anamnese* oft, ob es sich um eine *erbliche Krankheit* (Hämophilie A und B oder andere seltene erbliche Faktorenmangel) handelt oder um eine erworbene Gerinnungsstörung, wie

1. Die **Verbrauchskoagulopathie** *(disseminierte intravasale Koagulation, DIC)* mit Verbrauch von Thrombozyten und Faktor I, II, V, VIII. Sie kann im Rahmen einer bakteriellen Sepsis (Meningokokken!), bei Virusinfektionen, vor allem aber bei geburtstraumatisch geschädigten Kindern, respiratory-distress-Syndrom, Verbrennungen, schweren angeborenen zyanotischen Herzfehlern, Tumorkrankheiten und Kreislaufschock eintreten.
2. **Lebererkrankungen,** insbesondere beim Reye-Syndrom oder der Wilsonschen Krankheit
3. **Vitamin K-Mangel,** nicht nur beim Neugeborenen (Melaena neonatorum), sondern auch bei chronischem Durchfall oder Malabsorption.
4. **Schwere Nierenerkrankungen.**

14.6 Leukosen

Lymphoblastische Leukose
Zunehmende Blässe, eine normochrome, bei älteren Kindern manchmal hypochrome Anämie, aber verminderte Retikulozytenzahlen, Leukopenie, Thrombopenie mit zunehmender Blutungsneigung können die hämatologischen Symptome einer beginnenden Leukose sein. Unklares Fieber, große Müdigkeit, Appetitlosigkeit, Gewichtsverlust, Schmerzen in den langen Röhrenknochen oder in den Gelenken sowie Lymphknotenvergrößerungen. Hepatomegalie, Splenomegalie sind mögliche Hinweise.
Oft beginnt die akute Leukose mit Zellzahlen unter $10,0 \times 10^6/l$, davon aber 80–90% pathologische lymphoide Zellen. Die Blut-

senkung ist stark beschleunigt, die Gerinnung durch Verminderung der plasmatischen Gerinnungsfaktoren II, VII, IX, X und durch Thrombozytenmangel gestört, deshalb die starke Blutungsneigung. Im Knochenmark besteht eine mehr oder weniger eintönige Population von Leukosezellen unter Verdrängung des normalen Zellverbandes.
Ein erhöhtes Risiko haben Kinder unter 2 oder über 10 Jahren, Kinder mit Hepatosplenomegalie und Zellzahlen in der Peripherie über $20,0 \times 10^9/l$. Wichtig ist die genaue Differenzierung der vorliegenden Leukämiezellen, weil für die verschiedenen Formen unterschiedliche Behandlungsschemata vorliegen. So können prinzipiell Zellen jeder Provenienz und jeder Reifungsstufe entarten, so daß laufende Übergänge von völlig unreifen Hämoblastosen bis zur weitgehend reifzellig chronisch myeloischen Leukämie vorkommen.

Akute myeloische Leukämie
Etwa 9% der Fälle sind akut myeloische Leukämien durch Myoblasten mit größerem Plasmasaum, Granulierungen und Auerstäbchen. Zytochemisch zeigen diese Zellen unter anderem eine positive Peroxydase- und positive Esterasereaktion sowie eine diffuse PAS-Färbung.

Chronisch myeloische Leukämie
Etwa 5% der Fälle zeigen diesen Erwachsenen-Typ mit Zellen weit fortgeschrittener Reifung und zytochemisch unter anderem einer positiven Peroxydase-, Esterase- und Phosphatasereaktion. Man beobachtet diese Form meist erst vom 5. Lebensjahr an und bei ihnen nicht selten eine Chromosomenanomalie, wie Translokation des langen Arms des Chromosoms 22 zu Chromosom 9 und in 90% der Fälle das sogenannte Philadelphia-Chromosom. Der juvenile Typ der chronischen myeloischen Leukämie kann bei Kindern unter 2 Jahren auftreten und ist besonders therapieresistent. Man findet dabei auch kein Philadelphia-Chromosom.

Andere Formen der akuten Leukämie
Promyelozytäre, histiozytäre, monozytäre
oder myelo-monozytäre Leukämienformen
sind bei Kindern sehr selten.

Erythroleukämie
Etwa 2% der bösartigen hämatologischen
Erkrankungen sind Erythroleukämien. Hierbei proliferieren erythrozytäre und myeloische Vorstufen.
Bei einer hämatologisch noch nicht zu er-
kennenden Leukämie ist die Differentialdiagnose wegen der *Knochenschmerzen* oft
schwierig gegenüber einer rheumatoiden
Arthritis, dem rheumatischen Fieber, der
Osteomyelitis mit blanden Keimen, den
Knochentumoren, dem Lymphosarkom,
dem Morbus Hodgkin sowie Knochenmeta-
stasen etwa bei Neuroblastom.

Hämatologische Differentialdiagnosen sind
Pfeiffersches Drüsenfieber, infektiöse Lymphozytose, Hyperleukozytose bei bakteriellen
Prozessen und das eosinophile Leukämoid
bei Parasitenbefall. In allen Fällen entscheidet bei bestehendem Zweifel der Knochen-
marksbefund.

15 Lymphknotenvergrößerungen

Bakterielle Prozesse 108
Mumps
Rezidivierende Parotitis
Isolierte Lymphknotenschwellungen:
Infektionen im Zuflußgebiet
Generalisierte Lymphknoten-
vergrößerungen: 109
Infektiöse Mononukleose

Toxoplasmose 109
Felinose (Katzenkratzkrankheit)
Kawasaki-Syndrom
Bösartige Lymphome
M. Hodgkin
Non-Hodgkin-Lymphome 110
Antikörpermangelsyndrom
Tangier-Syndrom

Bei Kindern weisen *isolierte Lymphknoten-vergrößerungen* fast immer auf **bakterielle Prozesse** im Einflußgebiet der entsprechenden Lymphknotengruppe hin. Am häufigsten findet man vergrößerte Lymphknoten im Halsbereich. Sie gehören zu rezidivierenden oder akuten Erkrankungen der Tonsillen, des Rachens oder der Kopfhaut.

Mumps
Diagnostische Schwierigkeiten entstehen bei Anschwellungen der präauricularen Lymphknoten. Nach Ausschluß bakterieller Infektionen im Bereich von Ohrmuschel, Mittelohr, Kiefergelenk und Nase ist an Mumps (Parotitis epidemica) zu denken. In leichten Fällen ist eine diskrete Anschwellung der Parotis oft das entscheidende Symptom. Fieber, Kopf- und Gliederschmerzen, Appetitlosigkeit, Erbrechen werden nur als Prodromalerscheinungen für 24–48 Stunden in schweren Fällen beobachtet. Heftige Rachenschmerzen, stechende, ins Ohr ausstrahlende Schmerzen können noch vor der Anschwellung der Parotis auftreten, insbesondere bei Genuß pikanter Speisen oder Ge-

tränke. Schwillt nur die Submandibularspeicheldrüse an, denkt man fälschlicherweise zuerst an bakterielle Prozesse im Zuflußgebiet der dort gelegenen Lymphknoten. Die Rötung und Schwellung der Papille der Ausführungsgänge können hilfreich sein. Sie sind aber kein sicheres Zeichen, weil sie auch ohne Mumps auftreten können.

D: Leukopenie oder normale Leukozytenzahlen, relative Lymphozytose. Antikörpernachweis im Serum. Amylase und Diastase im Serum und im Urin fast regelmäßig kurzfristig erhöht.

Rezidivierende Parotitis
Fieber, rezidivierende Anschwellung der Parotis jeweils über 3–5 Tage, klaffender Ausführungsgang. Auch rezidivierende Entzündungen der sublingualen Speicheldrüsen sind möglich. Pathogenetisch kann es sich um Virusinfekte, bakterielle Infektionen, hyperergische Reaktionen oder um eine genetische Anomalie der Ausführungsgänge handeln.

D: Leukozytose mit Linksverschiebung, BKS-Beschleunigung, Anstieg der Serumamylasen.

Isolierte axilläre und inguinale Lymphknotenschwellungen

Bei Lymphknotenschwellungen im Achsel- und Leistenbereich ist an den Extremitäten nach Ekzemen, Nagelinfektionen, Impfungen und Pilzen zu suchen.

Generalisierte Lymphknotenvergrößerungen

Infektiöse Mononucleose
(Pfeiffersches Drüsenfieber)

Bei Kindern reagieren nicht selten nur die zervikalen Lymphknoten oder die Lymphknoten des Kieferwinkels und des Mundbodens, dann allerdings auch oft mit enormen Vergrößerungen, während die übrigen lymphatischen Gewebe frei zu bleiben scheinen und Milz und Leber nur mäßig oder gar nicht vergrößert sind. Die dazugehörige Tonsillitis mit oft extremer Vergrößerung der Mandeln bis zur Atmungsbehinderung kann anfänglich unauffällig katarrhalisch sein, später mit lacunären Belägen einhergehen, oft von diphtherischem Charakter. Gegen die Diphtherie spricht allerdings das konstante Fehlen des periglandulären Ödems der befallenen Lymphknoten.

D: Charakteristisches Blutbild, lymphozytäre Leukozytose, atypische Lymphozyten mit dunkelblauem Zytoplasma von schaumiger Struktur und Vacuolen, Monozyten. Erhöhte Transaminasen, Nachweis von heterophilen Antikörpern mit dem Mononucleoseschnelltest, Nachweis von Epstein-Barr-Virus.

Auch andere Virusarten können das Bild der infektiösen Mononucleose nachahmen, wobei die Seroreaktionen negativ bleiben.

Erworbene Toxoplasmose

Außer Lymphadenitis geht sie meist mit einem Exanthem einher und läßt sich leicht serologisch mit dem Sabin-Feldmann-Test erkennen.

Katzenkratzkrankheit, Felinose

Fieberhafte subakute Lymphadenitis, insbesondere der zervikalen Lymphknoten. Bei anamnestischem Umgang mit Katzen, bei Kratzwunden zu diskutieren.

D: Positiver Intracutantest mit einem Antigen nach Hanger-Rose, Leukopenie, Lymphozytose, BKS-Beschleunigung, typischer Histologiebefund in den Lymphknoten.

Kawasaki-Syndrom (akutes febriles mucokutanes Lymphadenopathie-Syndrom)

Hohes Fieber über eine Woche, Konjunctivitis, auffällig rote, rissige Lippen, Enanthem, Himbeerzunge, polymorphe, oft scarlatiniforme Exantheme insbesondere Palmar- und Plantarerytheme mit deutlichen Hand- und Fußrückenödemen sowie schmerzhafte nicht eitrige Lymphadenitis colli gehören zu den Hauptsymptomen der pathogenetisch noch unklaren Krankheit. Da sich später auch die Hände, an den Fingerspitzen beginnend, großlamillär schälen, besteht Verwechslungsmöglichkeit mit Scarlatina. Häufig Vasculitis der Herzkranzgefäße mit oder ohne Myokarditis. Auch Ikterus mit Hepatomegalie, Erbrechen, Durchfall, Gelenkschmerzen, zentralnervöse Symptome oder Infekte der oberen Luftwege können zum Krankheitsbild gehören.

D: Leukozytose, beschleunigte BKS, C-reaktives Protein positiv, Thrombozytose, Gallenblasenhydrops (sonographisch).

Bösartige Lymphome

Etwa 12% der krebskranken Kinder leiden an malignen Lymphomen, der Lymphogranulomatose (Morbus Hodgin) oder den Non-Hodgkin-Lymphomen.

Morbus Hodgkin

Schleichender Beginn mit schmerzlosen Lymphknotenschwellungen, in der Regel auf einer Halsseite, sehr viel seltener mediastinal, axillär oder inguinal. Die für Erwachsene typischen Erscheinungen, wie Hautjucken, nächtliches Schwitzen, periodisches Fieber (Pel-Epstein-Typ) sind bei Kindern selten. Beim geringsten Verdacht sind eine Lymphknotenexstirpation zur histologischen Diagnose und bei positivem Befund weitere diagnostische Maßnahmen zur Feststellung der Krankheitsausdehnung durchzuführen (Lungenröntgen, Sonographie, Lymphographie). Dadurch ist die für die Therapie wichtige Klassifizierung in Stadien nach dem Ann-Arbor-Staging System für Morbus Hodgkin möglich:

I.   Befall einer Lymphknoten (LK)-Gruppe (I) oder eines einzelnen extralymphatischen Organs per continuitatem (I_E).
II. Befall von zwei oder mehreren Lymphknotengruppen auf einer Seite des Zwerchfells (II), mit extralymphatischem lokalisiertem Organbefall per continuitatem (II_E).
III. Befall von Lymphknotengruppen auf beiden Seiten des Zwerchfells (III), mit lokalisiertem extralymphatischem Organbefall (III_E), Milzbeteiligung (III_M) oder beidem (III_{E+M}).
IV. Diffuser disseminierter Befall eines oder mehrerer extralymphatischer Organe bzw. Gewebe (Knochenmark, Leber, Lungen, Haut, Nieren).

Außerdem wird noch unterschieden zwischen Hodgkin ohne oder mit Allgemeinsymptomen (Fieber, Schwitzen, unerklärlichem Gewichtsverlust, hohe BKS, Eosinophilie, hoher Alpha-2-Globulinspiegel, niederes Serumeisen, hohes Serumkupfer).

Non-Hodgkin-Lymphome

Bei Kindern sind die Non-Hodgkin-Lymphome häufiger als die Lymphogranulomatose. In etwa 20% der Fälle ist der Tumor im Augenblick der Diagnose am Hals, axillär oder inguinal lokalisiert. Mediastinaltumoren tendieren das Knochenmark zu befallen oder sich zu einer akuten lymphoblastischen Leukämie zu entwickeln.

Nach Rappaport klassifiziert man die Non-Hodgkin-Lymphome in:

1. Lymphozytär, gut differenziert.
2. Lymphozytär, schlecht differenziert.
3. Histozytär.
4. Gemischt histiolymphozytär.
5. Undifferenziert, nicht Burkitt-Typ.
6. Undifferenziert, Burkitt-Typ.

Jede der sechs Formen kann nodulär oder diffus vorkommen, wobei die nodulären und die gut differenzierten lymphozytären bei Kindern nicht beobachtet werden. Bei zwei Drittel aller Non-Hodgkin-Lymphome bei Kindern handelt es sich um undifferenzierte, nicht Burkitt-Tumoren.

Antikörpermangelsyndrome

Sie können mit generalisierten Lymphknotenschwellungen einhergehen. Schon die Säuglinge fallen durch enorme Infektanfälligkeit Pyodermien, Ekzeme, Bronchopneumonie und Splenomegalie auf. Im Blutbild Leukozytose und Störungen der Blutgerinnung. Differentialdiagnose s. S. 297.

Tangier-Syndrom (α-Lipoproteinmangel)

Generalisierte Lymphknotenvergrößerungen, eigentümlich gelbgrau bis orange verfärbte, stark vergrößerte Tonsillen, Hypocholesterinämie, niedere Phospholipidwerte, erhöhten Triglyzeridspiegel und indirekte Hyperbilirubinämie.

16 Splenomegalie

16.1 Infektionen

Virusinfektionen 112
Bakterielle Infektionen
Pilzinfektionen
Parasiten 113
Autoimmunkrankheiten

16.2 Blutkrankheiten und Tumoren 114

Hämolyse
Albers-Schönberg-Syndrom
Leukose
M. Hodgkin
Non Hodgkin-Lymphom
Milzsarkom
Retothelsarkom
Endotheliom
Histiocytosis X

16.3 Speicherkrankheiten 115

Niemann-Pick'sche Krankheit
Gangliosidosen
M. Gaucher
Glykogenose Typ IV
Mukopolysaccharidose
Mukolipidosen
Wolman-Syndrom
Tyrosinose
Citrullinämie
Fukosidose
Mannosidose
Amyloidose

16.4 Portale Hypertension 115

Prähepatischer Block:
Pfortaderthrombose
Milzvenenthrombose, -stenose
Hepatischer Block:
Leberzirrhose 116
Cruveilhier-v.-Baumgarten-Syndrom
Posthepatischer Block:
Rechtsherzinsuffizienz
Perikarditis constructiva
Budd-Chiari-Syndrom

**16.5 Seltene Ursachen einer
Splenomegalie** 116

Sarkoidose (M. Boeck)
Chédiak-Steinbrink-Higashi-Syndrom 117
Galactosämie
Leprechaunismus
Atransferrinämie
Non-Hodgkin-Lymphom
M. Wilson
Zellweger-Syndrom
Vitamin A-Hypovitaminose 118
Antikörpermangel-Syndrom
Lupus erythematodes
Osteopetrose (Albers-Schoenberg)
Kind diabetischer Mutter
Porphyria erythropoetica
α_1-Antitrypsinmangel
Antikörpermangelsyndrom

Fünf Krankheitsgruppen sind bei einer Splenomegalie als führendes Krankheitssymptom ins Auge zu fassen.

1. Infektionen
2. Blutkrankheiten
3. Speicherkrankheiten (Stoffwechselstörungen)
4. Portale Hypertension
5. Seltene Ursachen

16.1 Infektionen

Virusinfektionen:
Infektiöse Mononucleose   109
Hepatitis epidemica   112
Masern
Röteln
Katzenkratzkrankheit
Ornithose
Zytomegalie
Bakterielle Infektionen:
Sepsis
Wissler-Fanconi-Syndrom (Sonderform der juvenilen rheumatoiden Arthritis)
Typhus abdominalis
Listeriose
subakute bakterielle Endokarditis
Miliartuberkulose
Brucellosen
Spirochätosen:
Lues connata
Morbus Weil
Protozoen-Infektionen:
Kala-Azar
Malaria   113
Toxoplasmose
Pilzinfektionen:
Histoplasmose
Parasiten:
Echinococcose
Eosinophiles Leukämoid
Kollagenosen (Autoimmunkrankheiten):
Morbus Still, Felty-Syndrom
Lupus erythematodes

Infektionen führen bei hämatogener Streuung fast regelmäßig zu Milzvergrößerungen unterschiedlichen Ausmaßes in Abhängigkeit von der Art der Erreger und der Reaktionsbereitschaft des RES des Kindes.

Virusinfektionen
Unter den Virusinfektionen ist es vor allem die *infektiöse Mononucleose,* bei der in ⅔ der Fälle derbe, selten sogar sehr große Milztumoren entstehen. Auch bei der *Hepatitis epidemica* kann aus entzündlichen (RES) oder hämodynamischen Gründen (Einflußstauung durch die entzündlich vergrößerte Leber) eine Milzvergrößerung eintreten, wie auch bei allen *schwereren Lebererkrankungen.* Selten findet man eine Splenomegalie bei Masern, Röteln, Katzenkratzkrankheit und Ornithosen. Zur *Neugeborenen-Zytomegalie* dagegen, wie zu den meisten schweren Neugeborenen-Infektionen gehört die Milzvergrößerung so regelmäßig, daß sie als wichtiges diagnostisches Indiz zählt.

Bakterielle Infektionen
Bei den meisten bakteriellen Infektionen ist ein möglicher Milztumor kein führendes Symptom, so daß hier keine Besprechung notwendig ist, da sich die Diagnose auf andere Symptome zu stützen hat.
Bei der *Diphtherie* tritt eine Milzschwellung erst als Folge des Herzversagens durch Einflußstauung über die ebenfalls gestaute Leber auf. Sie ist also auch bei schwerer, toxischer Diphtherie zu Beginn noch nicht nachweisbar, ein wichtiges differentialdiagnostisches Zeichen gegenüber der infektiösen Mononucleose. Dasselbe gilt für die *Endokarditis fibroblastica (Endokardfibrose),* bei der die Milzvergrößerung ebenfalls nur Folge der Herzinsuffizienz ist.

Kala-Azar
Sehr große und harte Milztumoren müssen in jedem Lebensalter den Verdacht auf Kala-Azar erwecken. Der nicht erkannte Beginn der Krankheit liegt meist Wochen früher, da die Inkubationszeit von 2 Wochen bis 5 Monaten dauern kann. Im Prodromalstadium

bestehen bei Kindern außer unspezifischen Magen-Darmsymptomen nur uncharakteristische Fieberphasen, die – zumal bei Ausländerkindern – der Beobachtung leicht entgehen. Beweisend für die Diagnose ist der Nachweis der Leishmanien im gefärbten Blutausstrich, in Lymphknoten oder im Punktionsergebnis einer Milzblindpunktion. Ein relativ sicherer Nachweis gelingt durch die Knochenmarkspunktion.

Malaria

Die Malaria-Milz kann schon bei Kleinkindern aus Epidemiegebieten oder bei Säuglingen mit einer angeborenen Malaria als großer, harter Milztumor krankheitsdominantes Symptom sein. In diesen Altersklassen fehlen Fieberattacken oder sind völlig uncharakteristisch, etwa sepsisartig oder durch unspezifische enteritische Symptome maskiert. Die Diagnose macht deshalb bei sporadischen Fällen große Schwierigkeiten und stützt sich nur auf den wiederholten Versuch eines Plasmodiennachweises im Blutausstrich, dicken Tropfen oder im Knochenmark.

Toxoplasmose

Bei der connatalen Toxoplasmose besteht im Generalisationsstadium immer ein Milztumor. Die Diagnose wird aber wegen der übrigen Symptome (Exanthem, Lymphadenitis, Fieber, Ikterus) beim Neugeborenen selten verfehlt. Dagegen kann die postnatal erworbene Toxoplasmose nur eine mäßige Milzvergrößerung aufweisen und bei fieberfreiem Verlauf differentialdiagnostische Schwierigkeiten machen, zumal die Lymphadenitis nicht selten nur lokal, z. B. zervikal, abläuft. Bei der Differentialdiagnose unklarer Lymphknotenschwellungen zwischen infektiöser Mononucleose und erworbener Toxoplasmose spricht ein großer Milztumor eher für das Pfeiffersche Drüsenfieber. Der serologische Antikörpernachweis (Sabin-Feldman-Test) bringt in solchen Fällen Klarheit.

Pilzinfektionen

Die *Histoplasmose*, im Mittelwesten und im Süden der USA endemisch, ist heute über die ganze Welt verbreitet und wird meist in der Diagnose als influenzaähnliches Krankheitsbild mit wechselnder pulmonaler Beteiligung oder als Tuberkulose verfehlt. Der Tuberkulintest ist negativ. Bei Kindern sollte, da die Pilzinfektionen auch bei uns vorkommen, bei Spleno- oder Hepatosplenomegalie mit Fieber, kombiniert mit generalisierten Lymphknotenvergrößerungen, mit Anämie und Leukopenie immer an die disseminierte Histoplasmose gedacht und der intrakutane Histoplasmintest angelegt werden.

Parasiten

Nach Infektionen durch den *Hundebandwurm* können *Echinococcuszysten* eine erhebliche Splenomegalie erzeugen.

D: Intracutantest nach Casoni, KBR, indirekter Hämagglutinationshemmtest, Immunfluoreszenztest, Latex-Test. Die flüssigkeitsgefüllten Zysten in der Milz oder in anderen Organen lassen sich sonographisch, röntgenologisch und szintigraphisch nachweisen.

Milztumoren, meist Hepatosplenomegalien *mit einer eosinophilen Hyperleukozytose*, auch im Knochenmark, sind als *eosinophiles Leukämoid* verdächtig auf Wurmkrankheiten (Filariose, Fasciola hepatica, Strongyloides stercoralis). Auch bei Ascaridiasis oder Trichinose können Milztumoren auftreten.

Autoimmunkrankheiten

Hier kann der Milztumor, zumal beim *Morbus Still* (Felty-Syndrom) im Rahmen einer rheumatoiden Arthritis imposant sein. Die Allgemeinsymptomatik führt aber schnell zur richtigen Diagnose.

16.2 Blutkrankheiten und Tumoren

> Hämolytische Anämien 96
> Albers-Schönberg-Syndrom   (Marmor-
> knochenkrankheit)
> Leukose
> Morbus Hodgkin
> Non-Hodgkin-Lymphom
> Neoplasmen der Milz
> Histiozytose X (eosinophiles Granu-
> lom)
> Eisenmangelanämie
> thrombozytopenische Purpura

Hämolytische Anämieformen (s. S. 96)
Eine **akute Hämolyse** als Ursache einer Splenomegalie ist leicht zu diagnostizieren. Chronische Hämolysen können allerdings manchmal sehr diskret verlaufen, so daß selbst der Bilirubinspiegel in Serum kaum erhöht ist.

D: s. S.96

Albers-Schönberg-Syndrom
Bei der *Marmorknochenkrankheit* besteht schon frühzeitig eine Splenomegalie. Die Diagnose fällt bei der obligaten Anämie mit hyperregeneratorischen Zeichen (Retikulozytose, Erythroblastose, starke Linksverschiebung der weißen Reihe, verbreiterte Price-Jones-Kurve,   Thrombozytopenie) nicht schwer. Eine Ausnahme machen junge Säuglinge oder auch benigne Verlaufsformen, die nur in etwa 20% hämatologische Veränderungen zeigen.

D: Leeres, fibrös verändertes Knochenmark. Röntgenologisch im ersten Lebensjahr Ossifikationsstörungen mit verbreiterten Metaphysen und vermindertem Längenwachstum. Später charakteristische symmetrische generalisierte Verdichtungen an der Schädelbasis, der Wirbelsäule und den Metaphysen, die sich verlangsamt entwickeln. Der Milztumor spricht für die frühinfantile maligne Verlaufsform, die erhöhte Knochenbrüchigkeit, insbesondere in der Hüfte, eher für die benigne Form.

Leukosen
Auch bei einem geringfügigen Milztumor ohne erkennbaren Grund muß immer an eine beginnende Leukämie gedacht werden, zumal wenn der Milztumor sehr derb ist und noch von einer Hepatomegalie begleitet wird.

D: Blutbild und Knochenmark.

Morbus Hodgkin *(Lymphogranulomatose)* u. bösartige Tumoren
Der Morbus Hodgkin befällt zwar sehr frühzeitig die Milz, die Splenomegalie oder Hepatosplenomegalie gehört aber erst zum fortgeschrittenen Stadium. Dann sollte die Diagnose schon längst gestellt sein. Diese Krankheit ist also bei jeder Milzvergrößerung zu erwägen, genauso wie die **Non-Hodgkin-Lymphome.** Das gilt ebenso für die sehr seltenen primär bösartigen Tumoren der Milz: das **Milzsarkom,** das **Retothelsarkom** und das **Endotheliom.** Hierbei fallen schnell an Größe zunehmende Milztumoren mit knotiger Oberfläche auf. Verwirren können in diesen Fällen die hämatologischen Veränderungen (Anämie, Leukopenie, Thrombopenie), so daß man an eine portale Hypertension denkt. Diese Blutbildveränderungen sind aber nur die Folge eines sekundären Hypersplenismus. Auch Leukozytosen bis zu leukämoiden Reaktionen kommen vor.

D: Sonographie, Szintigraphie, selektive Angiographie, Probelaparatomie zur Biopsie von Lymphknoten, Leber und Milz, Splenektomie.

Histiozytosis X *(eosinophiles Granulom, Abt-Letterer-Siwe-Syndrom, Hand-Schüller-Christian-Syndrom)*
Hier sind Spleno- und Hepatosplenomegalien zwar möglich, aber nicht obligat. Beim Hand-Schüller-Christian-Syndrom ist die Leber meist deutlicher beteiligt als die Milz. Das von Letterer und Siwe beschriebene Krankheitsbild zeigt zwar regelmäßig eine Splenomegalie, aber die vorausgehenden disseminierten knötchenförmigen, manchmal dermatitisähnlichen Hautveränderungen erleichtern, zumal nach ihrer histologischen Untersuchung, die Diagnose einer Histiozytose X.

16.3 Speicherkrankheiten (Stoffwechselstörungen)
(s. auch S. 197)

Niemann-Pick'sche Krankheit 200
GM$_1$-Gangliosidose Typ I 199
GM$_1$-Gangliosidose Typ II (geringe Splenomegalie)
GM$_2$-Gangliosidose Typ II (geringe Splenomegalie)
GM$_3$-Gangliosidose
Morbus Gaucher 199
Glykogenose Typ IV (Andersen, Laofra-Krankheit) 203
Mukopolysaccharidosen 203
Mukolipidosen 204
Wolman-Syndrom 200
Tyrosinose 201
Störungen des Harnstoffzyklus (Citrullinämie) 202
Fukosidose
Mannosidose 203

Die mit einer Splenomegalie einhergehenden Lipoidosen fallen *frühzeitig* außer der Splenomegalie oder Splenohepatomegalie durch *neurologische Symptome* auf, so daß in der Regel wenig differentialdiagnostische Schwierigkeiten bestehen.
Beim **Gaucher-Syndrom** (Cerebrosidspeicherkrankheit) gilt dies nur für die akute *frühinfantile Form Typ I.* Die chronische *Erwachsenenform Typ II)* manifestiert sich erst im zunehmendem Lebensalter, vor allem **durch hämatologische Zeichen der Hypersplenie** (Anämie, Leukopenie, Thrombopenie, Blutungsneigung) ohne Beteiligung des ZNS. Der Typ III, die subakut juvenile Form mit späten fakultativ neurologischen Symptomen hat eine günstigere Prognose als Typ I.
Unter den **Glykogenosen** führt nur der seltene *Typ IV (Andersen)* im Rahmen der dort obligaten Leberzirrhose zu einer *Splenomegalie.* Für die anderen Typen ist die Hepatomegalie charakteristisch.

Schließlich muß bei langdauernden *chronischen Entzündungen* oder *Eiterungen* mit bakteriellen Streuungen (Endokarditis lenta. bakteriell infiziertes Liquorventil, **chronische Osteomyelitis**) auch bei Kindern an eine **Milzamyloidose** gedacht werden, wenn ein zunehmend harter Milztumor auftritt.

D: Histologischer Amyloidnachweis in der Rektumschleimhaut, in Leber oder Skeletmuskulatur.

16.4 Portale Hypertension

Prähepatischer Block:
Pfortaderthrombose
Milzvenenstenose
Hepatischer Block:
Lebercirrhose
Cruveilhier- V. Baumgarten-Syndrom
Posthepatischer Block:
Massive kardiale Rechtsinsuffizienz
Chronische Lebervenenstenose (Budd-Chiari-Syndrom)

Jede Splenomegalie bei einem Kind muß auch als erstes Zeichen einer portalen Hypertension angesehen werden, zumal wenn ein Nabelvenenkatheterismus in der Neugeborenenzeit durchgeführt wurde. *Hämatemesis* in der Vorgeschichte verstärkt den Verdacht auf *Oesophagusvarizenblutungen.* Dabei ist typisch, daß nach heftigem Bluterbrechen der Milztumor vorübergehend kaum noch nachweisbar ist und erst nach einigen Tagen wieder zunimmt.

Prähepatischer Block
In der Regel liegt bei Kindern ein prähepatischer Block vor *(Pfortaderthromben, Milzvenenstenose),* den man nach Ausschluß einer Leberzirrhose als sicher annehmen kann. Dann ist eine erfolgreiche chirurgische Therapie zu erwarten.

D: Anämie, Leukopenie, Thrombopenie als Ergebnis des vermehrten Zelluntergangs in den Milzsinus. Im Knochenmark: hyperregeneratorisches Mark, bei extremem peripherem Verbrauch auch Zeichen einer verminderten oder gestörten Knochenmarksleistung mit Reifungsstörungen, insbesondere in der roten Reihe. Der röntgenologische Nachweis von Oesophagus- oder Magenvarizen ist bei Kindern manchmal schwierig. In Zweifelsfällen oder bei fehlenden Hinweissymptomen auf Oesophagusvarizen beim Breischluck erkennt man endoskopisch im Oesophagus oder im Magen die Varizen leicht.

Intrahepatischer Block

Die Widerstandserhöhung bei progredienter *Leberzirrhose* gegenüber dem Abfluß des Pfortaderblutes führt bei Kindern früher als beim Erwachsenen zu einer Vergrößerung der Milz. Splenomegalien müssen deshalb Anlaß zur Leberdiagnostik sein.

Cruveilhier- v. Baumgarten-Syndrom

Auf diese Krankheit machen frühzeitig radiär vom Nabel ausgehende Venektasien (Caput medusae) aufmerksam. Es handelt sich um eine Sonderform des portalen Hochdrucks, bei dem der Leberdurchfluß frühzeitig durch Leberzirrhose oder Gefäßanomalien so behindert ist, daß sich bereits beim jungen Säugling durch Offenbleiben der Nabelvene retrograde Anastomosen erweitern (Caput medusae) und einen Abfluß des gestauten Pfortaderblutes in das Stromgebiet der Vena cava inferior ermöglichen.

Posthepatischer Block

Hier fällt die Diagnose nicht schwer, weil die Ursache fast immer eine massive kardiale Rechtsinsuffizienz ist. Obligat findet man zuerst eine *große harte Stauungsleber,* zu der die Splenomegalie sekundär hinzutritt. Dasselbe gilt auch für Einflußbehinderungen durch *Perikarderkrankungen* (Perikarditis, Panzerherz).

Fehlen bei einer schweren Stauungsleber alle Zeichen einer Herzkrankheit, muß an die **Lebervenenstenose oder -thrombose** gedacht werden *(Bludd-Chiari-Syndrom).* Es handelt sich entweder um eine angeborene Gefäßmißbildung oder selten auch um eine Thrombose bei kongestiven Herzfehlern, Sichelzellanämie, Thrombosierungen bei Leberabszeß oder sehr selten eine obliterative Endophlebitis der Lebervenen. Hier stellt sich meist sehr frühzeitig ein Aszites ein.

16.5 Seltene Ursachen der Splenomegalie

Sarkoidose

Bei Kindern kann die Spleno- oder Hepatosplenomegalie mit erheblichen Blutbildveränderungen (Anämie, Leukopenie, Thrombopenie, hämorrhagische Diathese) so im Vordergrund stehen, wie dies beim Erwachsenen nicht zu beobachten ist. Hinweise auf die *Sarkoidose* kann eine erhebliche *Eosinophilie* bilden. Die beim Erwachsenen mögliche Lymphopenie und Monozytose ist beim Kind selten. Mäßig beschleunigte BKS. Die Diagnose stützt sich auf den Nachweis weiterer befallener Lymphknoten und die Histologie. Die Tuberkulinreaktion ist vorwiegend negativ, auch wenn sie vor der Krankheit positiv war, so daß ein erworbener oder konstitutioneller immunologischer Mangelzustand mit der Folge einer ungenügenden Antikörperbildung vom verzögerten Typ pathogenetisch eine Rolle zu spielen scheint. Der intracutane Kvem-Test ist positiv, IgG und IgM sind stark erhöht.

Weitere Symptome

Ein- oder doppelseitige tumoröse Hiluslymphknotenschwellungen *(Kartoffelhilus),* vergrößerte zervikale oder supraclavikuläre Lymphknoten, miliarer oder pseudomiliarer Befall des Lungenparenchyms. *Hautsarkoidose:* lichenoide Papeln im Gesicht, Erythema nodosum.

Augenbefall: Keratitis, Iridocyclitis, Chorioiditis. Kombination von Iridocyclitis und Parotisschwellung: Febris uveoparotidea. *Knochenbefall:* Ostitis cystoides multiplex. *Gelenkbefall:* ähnlich rheumatoider Arthritis. *Nierenbefall:* Hämaturie, Leukozyturie, Proteinurie, intermittierende Glykosurie. Diagnostische Abklärung durch Biopsie der befallenen Organe.

Chédiak-Steinbrinck-Higashi-Syndrom

Auch hier können die Kinder neben rezidivierenden Infektionen, insbesondere mit gram-positiven Erregern durch einen zunehmend großen Bauch infolge Hepatosplenomegalie auffallen (s. S. 282).

D: Lymphadenopathie, Anämie, Leukopenie, Blutungsneigung, Pigmentarmut, Fotophobie. Objektiviert wird die autosomal-rezessiv erbliche Krankheit durch den Nachweis von Riesengranula-haltigen Leukozyten mit gestörtem Stoffwechsel und defekter bakterizider Aktivität.

Galaktosämie

Sie sollte schon in der Neugeborenenzeit an der zunehmenden Gelbsucht nach Milchgenuß, den Durchfällen mit Erbrechen und der Galaktosurie schnell diagnostiziert werden, ehe die *zirrhosebedingte Splenomegalie* auftritt (s. 248). Die leichtere Verlaufsform *(Galaktokinasemangel)* fällt meist erst durch die Kombination von hepatomegaler Leberzirrhose, Katarakt und zunehmenden Cerebralschäden auf.

Leprechaunismus-Syndrom

Schon beim jungen Säugling besteht hier eine Spleno- oder Splenohepatomegalie neben anderen Zeichen eines „Dysendokrinismus", wie Pubertas praecox-Zeichen, connatale Gynäkomastie, vergrößerte Klitoris und Labia minora, dunkle Hautpigmentation, zunehmendes Fauns-Gesicht mit Hypertelorismus, eingezogener Nasenwurzel, dysplastischen großen Ohren, großen Händen und Füßen als Folge einer überschießenden Ansprechbarkeit auf verschiedene Hormone, u. a. Östrogene.

Atransferrinämie

Auffällige Spleno- und Hepatomegalie durch progrediente Hämosiderose und Leberzirrhose durch Eisenablagerung bei hypochromer mikrozytärer Eisenmangelanämie, aber nicht wie zu erwarten erhöhtem, sondern stark erniedrigtem Transferrinspiegel und mangelhafter Eisenresorption mit begleitender Infektanfälligkeit.

Non-Hodgkin-Lymphom

Hepatosplenomegalie, zunehmender Bauchumfang, Aszites können die ersten Symptome einer gastrointestinalen Lokalisation eines Non-Hodgkin-Lymphoms abdomineller Lymphknoten, insbesondere der Ileocoecalregion sein (s. S. 110).

Willson'sche Krankheit

Bei der hepatolentikulären Degeneration kann im Kindesalter schon jahrelang eine ausgeprägte Splenomegalie oder Hepatosplenomegalie bestehen mit typischen hämatologischen Zeichen eines Hypersplenismus (Anämie, Leukopenie, Thrombopenie) kombiniert mit einer hämolytischen Anämie durch Kupferanreicherung in den Erythrozyten. Die Lebersymptome mit leichtem Ikterus erleichtern die Fehldiagnose einer Virushepatitis oder einer posthepatitischen Leberzirrhose, zumal bei Kindern der charakteristische Kayser-Fleischer'sche Ring in der Descémet'schen Membran der Cornea lange Zeit auf sich warten läßt oder nur mit der Spaltlampe zu finden ist. Selbst eine zirrhosebedingte portale Hypertension kann schon bestehen, ehe die richtige Diagnose gestellt wird, weil die neurologischen Erscheinungen (Intensionstremor, Rigidität der Muskulatur, choreatiforme Bewegungsstörungen) und psychische Auffälligkeiten erst Spätsymptome sein können.

D: Erniedrigter Coeruloplasmin- und Kupferspiegel bei erhöhter Kupferausscheidung im Urin, insbesondere nach D-Penicillamingabe. Auch normale Kupfer- und Coeruloplasminspiegel sind möglich, so daß bei Verdacht Kupferbilanzen und eine quantitative Kupferbestimmung im Lebergewebe nötig werden.

Zellweger-Syndrom

Schon in den ersten Lebensmonaten außer allgemeinen Dysmorphiezeichen (eigentümlicher Gesichtsschnitt, Hypertelorismus,

Epicanthus, Mißbildung der Extremitäten, des Herzens, der Nieren und starke Muskelhypotonie und Arreflexie (floppy infant) fällt eine ikterische Spleno- und Hepatosplenomegalie auf als Folge einer Leberzirrhose durch eine den Eisenstoffwechsel betreffende angeborene Stoffwechselstörung mit Hypersiderinämie und Hyperaminoazidurie.

A-Hypervitaminose

Während nach hohen Einzeldosen akute Hirndrucksteigerungen auftreten können, findet man bei chronischer Überdosierung außer Splenohepatomegalie zunehmende Berührungsempfindlichkeit, schmerzhafte Anschwellungen der Extremitäten durch periostale Auflagerungen und Sklerosierung der Corticalis. Meist besteht auch eine goldgelbe Verfärbung der Haut durch Carotinoideinlagerung.

Diagnose durch Anamnese und Nachweis eines stark erhöhten Vitamin-A-Spiegels im Serum.

Lupus erythematodes

Hepatosplenomegalie, aufgetriebenes Abdomen, Aszites können neben allgemeiner Lymphadenopathie im Krankheitsbild sehr im Vordergrund stehen. Treten noch Arthralgien, wechselnde Fieberattacken und Exanthem oder Nierensymptome hinzu, fällt die Diagnose schon leichter, zumal wenn noch das typische schmetterlingsförmige Gesichtserythem über Nase und Wangen zu beobachten ist.

D: Nachweis der antinucleären und DNA-Antikörper, C_3 erniedrigt.

Osteomyelosklerose

Dabei ausgesprochen großer, harter Milztumor infolge extramedullärer Blutbildung.

Porphyria erythropoetica

Eine hämolytische Anämie mit zunehmendem Milztumor muß bei auffälliger Fotosensibilität (vesiculäre bis bullöse Dermatitis bei Lichtexposition) an das Krankheitsbild denken lassen, das an der Rotfärbung des Urins (Nachweis von Uroporphyrin) und der nucleären Fluoreszenz der Erythroblasten zu beweisen ist.

α-1-Antitrypsinmangel

Hepatosplenomegalie kann als einziges Symptom auftreten und mit neonataler Hepatitis oder Leberzirrhose verwechselt werden, bevor ein cholestatischer Ikterus auf das Krankheitsbild aufmerksam macht, zu dem später eine progrediente Dyspnoe, chronische Bronchitis und ein obstruktives Lungenemphysem aufmerksam machen.

D: α-1-Antitrypsin im Serum fehlend oder sehr stark vermindert.

Syndrome mit Antikörpermangel oder phagozytärer Dysfunktion

Bei angeborenen oder erworbenen Antikörpermangelsyndromen (s. S. 297) oder Fällen von insuffizienter Phagozytose können manchmal erhebliche Splenomegalien auftreten. Dasselbe gilt für *schleichende Bakteriämien*, wie bei der Endokarditis lenta oder einer Ventilsepsis bei drainiertem Hydrocephalus.

17 Hepatomegalie

17.1 Infektionen

Allgemeine Virusinfektionen 119
Darminfektionen
Hepatitis A/B
Rheumatoide Arthritis 120
Darmparasiten

17.2 Gallenwegserkrankungen 120

Cholangitis
Cholangiolitis
M. Caroli
Cholelithiasis
Ductus choledochus-Zyste

17.3 Stauungsleber

Herzinsuffizienz
Perikarditis
Lebervenenverschluß

17.4 Speicherleber 121

Fettleber
Debré-Syndrom

Worringer-Syndrom
Lipidosen 121
Wolman-Syndrom
Seip-Lawrence-Syndrom
Familiäre Hypercholesterinämie
Bigler-Hsia-Syndrom
Tangier-Syndrom
Farber-Syndrom
Glykogenspeicherkrankheiten
Mauriac-Syndrom 122
Cerebrosidosen

17.5 Andere metabolische Krankheiten

α_1-Antitrypsinmangel

17.6 Lebertumoren

Neuroblastom (Typ Pepper)
Hepatoblastom
Choriocarzinom, infantiles 123
Hämangioendotheliom
M. Hodgkin
Echinococcosis
Lebercysten

17.1 Infektionen

Bei Kindern muß bei Lebervergrößerungen zunächst an einen *infektiösen Prozeß* gedacht werden. So kann beim Säugling fast bei jeder *Virusinfektion* oder bei häufig rezidivierenden bakteriellen *Darminfektionen* als Folge des heftig mitreagierenden RES die Leber vergrößert und verhärtet tastbar sein, ein Befund, der oft lange anhält und dann Anlaß zu wiederholten Leberfunktionsproben und zu einer spezifischen Diagnostik sein muß, denn auch die *infektiöse Virushepatitis* einschließlich ihrer Folgen (chronisch persistierende Hepatitis, Cirrhose, s. S. 127) verläuft bei Kindern oft anikterisch, erkennbar an der Virusserologie, den erhöhten Transaminasen und an Umgebungserkrankungen.

Auch bei der juvenilen chronischen *rheuma-toiden Arthritis* kann vor dem Auftreten von Gelenkerscheinungen im Rahmen von septischen Temperaturen, Erythemen und Exanthemen eine Hepatomegalie zum Krankheitsbild gehören.

Besteht bei einer Hepatomegalie eine Leukozytose mit starker Eosinophilie (Eosinophilie-Hepatomegalie-Syndrom), müssen *Wurminfektionen* ausgeschlossen werden.

D: Mehrfache Stuhlkontrollen auf Wurmeier, Untersuchung des Duodenalsaftes, Antikörpernachweis im Hauttest.

17.2 Gallenwegserkrankungen

Cholangitis, Cholangiolitis

Eine bei Säuglingen und Kleinkindern plötzlich unter Fieberanstieg auftretende Lebervergrößerung mit lokaler Druckschmerzhaftigkeit ohne Gelbsucht und anfänglich normalen Transaminasen spricht für eine Entzündung der Gallenwege durch eine aszendierende, seltener hämatogene, meist gramnegative Infektion. Sie kann die Ursache für einen anschließenden cholestatischen Ikterus sein.

D: Bakteriologische und zytologische Untersuchungen der mit der Duodenalsonde gewonnenen Leber- und Blasengalle. Blutbild, Blutsenkung, Blutkultur.

Morbus Caroli

Zunehmende Lebervergrößerung mit Cholestasesymptomen, rezidivierende Fieberepisoden, zunehmende portale Hypertension müssen Anlaß zu sonographischer Untersuchung der Leber sein, um die kongenitalen zystischen Erweiterungen der intrahepatischen Gallenwege und die begleitende Leberfibrose erkennen zu können.

D: Sonographie, Cholangiographie, CTG, Sonographie der Nieren (Kombination mit Markschwammniere möglich).

Gallenwegsverschluß

Eine biliäre Abflußstauung durch *Gallensteine* ist im frühen Kindesalter sehr selten. Allerdings muß man nach schweren Hämolysen auch damit rechnen. Die Symptomatik ist dieselbe wie beim Erwachsenen mit lokalem Druckschmerz, ausstrahlend in die rechte Schulter, Brechreiz, Fieber (bei Infektionen der Gallenwege), Kollapsneigung (bei Steinkolik).

D: Sonographie und Cholezystographie.

Ductus Choledochus-Zyste

Eine zunehmende Lebervergrößerung mit den Symptomen einer Gallengangsastresie aber einem deutlich tastbaren schmerzhaften Tumor im Oberbauch muß an eine angeborene Choledochuszyste denken lassen, meist Folge infektiöser Prozesse in der Fetal- oder Neonatalperiode. Später kann auch ein im Ductus choledochus sitzender Stein neben einer Hepatomegalie und Gelbsucht mit der Gefahr einer biliären Cirrhose eine Ductus-Choledochus-Zyste mit großem Tumor im rechten Oberbauch erzeugen.

D: Sonographie, röntgenologische Darstellung der Gallen- und Harnwege.

17.3 Stauungsleber

Herz- und Lungenerkrankungen führen bei Säuglingen und Kleinkindern schnell durch eine Rechtsinsuffizienz zu oft massiver Lebervergrößerung, die nach Digitalisierung verschwindet. Auszuschließen sind die *perikarditische Einflußstauung* und der *Lebervenenverschluß (Budd-Chiari-Syndrom* s. S. 116).

Die durch Abflußstauung erzeugte Hepatomegalie fällt vor allem durch ihre Druckschmerzhaftigkeit (Kapselspannung) auf, die bei der entzündlichen Lebervergrößerung meist fehlt. Die Transaminasen lassen differentialdiagnostisch im Stich, weil sie auch durch stauungsbedingte Leberzellnekrosen ansteigen können. Die alkalische Phosphatase ist selten erhöht, ein wichtiges

Merkmal gegenüber cholestatischen Lebervergrößerungen. Letztlich ist die hämodynamische Lebervergrößerung nur elektrokar-
diographisch (Myokarditis, Rechtsherzinsuffizienz u. a.) oder angiographisch (Gefäßmißbildungen) zu objektivieren.

17.4 Speicherleber

Speicherungsvorgänge als Ursache einer
Hepatomegalie sind bei Kindern selten.

Fettleber
Sie kann bei einseitiger Unter- oder Mangelernährung, insbesondere beim Kwashiorkor
oder beim schlecht eingestelltem Diabetes
mellitus auftreten und zeichnet sich durch eine weiche Vergrößerung des Organs bei normalen Transaminasen aus.

D: Biopsie.

Debré-Syndrom
Isolierte Lebervergrößerung ohne Milztumor bei jungen, schlecht gedeihenden Säuglingen. Neigung zu Hypoglykämie, Lipämie
und Hypercholesterinämie.

D: Biopsie, Fett- und Glykogenspeicherung.

Worringer-Syndrom
Hepatomegalie bei einseitiger, insbesondere
fettreicher und eiweißarmer Ernährung nor-
malgewichtiger Kinder mit Leistungsinsuffizienz und deutlichen vegetativen Symptomen. Normale Leberfunktionsproben.

Lipidosen
Pathologische Speicherungsvorgänge als Ursache der Hepatomegalie liegen bei manchen Lipidosen vor (s. S. 199).

Wolman-Syndrom s. S. 200
Starke Hepatosplenomegalie (Typ I), Chole-
sterinester-Thesaurismose infolge autosomal-rezessiv erblicher Inaktivität der sauren
Lipase gegen Cholesterinester in Leber und
Leukozyten. Dazu chronische Gedeihstörung, Durchfallsneigung, Erbrechen, Haut-

xanthome, Vergrößerung und Verkalkung
der Nebennieren, zunehmend neurologische
Symptome und tödlicher Ausgang im ersten
Lebenshalbjahr. Beim Typ II nur Hepatomegalie, weniger ausgeprägte Symptomatik.

D: Serumlipide normal, leicht erhöhtes Serumcholesterin, Neutralfettspeicherung in Leukozyten, Makrophagen im Knochenmark, in der
Darmschleimhaut und Leber. In den Leukozyten saure Lipase nicht nachweisbar (Typ I), oder
vermindert (Typ II).

Seip-Lawrence-Syndrom
Im zweiten Lebensjahr zunehmende Lipodystrophie und Hepatosplenomegalie, Mus-
kelhypertrophie und Hypertrichose, zunehmender akromegaler Hochwuchs.

Familiäre Hypercholesterinämie
Papullöse und tuberöse gelbliche Xanthome
in der Haut und den Sehnen sowie eine Hepatomegalie muß an familiäre Krankheiten
des Fettstoffwechsels denken lassen.

D: Erhöhte Serumlipide, erhöhtes LDL-Cholesterin, Analyse der Lipoproteine im Serum.

Bigler-Hsia-Syndrom
Minderwuchs, Hepatomegalie, psychomoto-
rische Retardierung, Hypertriglyzeridämie,
Hyperphospholipidämie.

Tangier-Syndrom
Hepatosplenomegalie, Hyperbilirubinämie,
Cholesterinesterspeicherung im Knochenmark bei familiärem Mangel an HD-Lipo-
proteinen (α-1-Lipoproteinen).

Farber-Syndrom
Hepatomegalie bereits im Säuglingsalter
durch maligne Lipogranulomatose. Die
Krankheit beginnt bereits in den ersten Le-
bensmonaten und führt gewöhnlich bis zum
Ende des zweiten Lebensjahres zum Tode.

Glykogenspeicherkrankheiten
Unter den verschiedenen Typen kommt es
vor allem beim *Typ I* (*v. Gierke*, Glukose-
6-Phosphatasemangel) zur Hepatomegalie

bei normaler Milz, aber oft auch Glykogenspeicherungen in den Nieren. Leber- und Nierenfunktionen bleiben unbehelligt. Neigung zur Hypoglykämie schon im jungen Säuglingsalter bis zu hypoglykämischen Krämpfen, rekurrierende metabolische Azidose mit erhöhten Milchsäure-Brenztraubensäure-Werten im Blut und Aceton-Azetessigsäureausscheidung im Urin können bei den hepatomegalen Patienten zur richtigen Diagnose führen, die aber erst durch Leberpunktion zu objektivieren ist.

Hepatomegalie steht auch bei den anderen Glykogenosen mit Ausnahme vom Typ V (McArdle-Syndrom durch Mangel an Muskelphosphorylase, muskuläre Glykogenose) völlig im Vordergrund. Durch den Nachweis des fehlenden Enzyms in Leukozyten und Erythrozyten bzw. im Biopsiematerial aus Muskulatur oder Leber gelingt die biochemische Typendifferenzierung (s. S. 209 und Tabelle 20).

Mauriac-Syndrom
Bei diesem Symptomenkomplex aus Hepatomegalie, Diabetes mellitus, Kleinwuchs und Fettsucht ist die Lebervergrößerung jedenfalls die Folge einer Glykogenspeicherung und Verfettung der Leber ohne nachweisbaren Enzymdefekt. Das Syndrom sollte als Folge einer schlechten Stoffwechseleinstellung heute nicht mehr auftreten.

Cerebrosidosen
Bei Patienten mit Gangliosidose kommt eine Hepatomegalie nicht vor. Bei den Mucopolysaccharidosen (s. S. 203) ist die Hepatomegalie kein vordergründiges Symptom, genauso wenig bei der Niemann-Pick'schen Krankheit (Sphingomyelinose) oder beim Gaucher-Syndrom, bei denen die Ceramidglucosidspeicherung zuerst in der Milz, dann auch in der Leber stattfindet (s. S. 199). Bei beiden Krankheiten stehen aber die zentralnervösen Ausfallserscheinungen im Vordergrund.

17.5 Andere metabolische Erkrankungen

Auch bei allen anderen mit Hepatomegalie einhergehenden metabolischen Krankheiten fallen zuerst die zentralnervösen Ausfallserscheinungen auf (s. S. 199, Tabelle 20).

α-1-Antitrypsinmangel
Bereits beim jungen Säugling kann hier eine Hepatomegalie und diskrete Symptome eines cholestatischen Ikterus das einzige Zeichen der ursächlichen Stoffwechselstörung der Leber sein, die oft als Neugeborenenhepatitis, Gallengangsatresie oder -stenose oder Kohlenhydratstoffwechselstörung mißdeutet wird.

D: Im Serum niedere α-1-Globulinwerte, fehlendes α-1-Antitrypsin.

Bei Verdacht auf metabolische Erkrankungen als Ursache der Hepatomegalie sind die Suchmethoden Tabelle 19, S. 198 anzuwenden.

17.6 Lebertumoren

Isolierte Lebertumoren sind bei Kindern selten. Immer ist eine latente Leukose auszuschließen, bei der eine isolierte Lebervergrößerung bereits das Zeichen eines erhöhten Risikos ist. Beim Säugling muß auch an die Metastasierung eines **Neuroblastoma sympathicum** gedacht werden, weil die Leber bei pränataler Entstehung der bevorzugte Metastasenort ist (*Typ Pepper*, s. S. 133).

Hepatoblastom
Auf diese bösartige Lebergeschwulst kann man in jedem Lebensalter, besonders aber bei Säuglingen und Kleinkindern stoßen. Sie manifestiert sich durch eine insgesamt oder nur einen Leberlappen umfassende grobknotige Vergrößerung. Eine Splenomegalie kann später dazu kommen. Die Metastasierung pflegt in die Lungen, die abdominalen Lymphknoten und in das Zentralnervensystem zu erfolgen.

Bei einem Teil der Fälle kommt es durch paraendokrine Gonadotropinbildung zur Pubertas praecox (nur bei Jungen), durch Parathormonbildung zum Hypercalcämie-Hypophosphatämie-Syndrom mit Osteoporose, durch ACTH-Synthese zum Cushing, durch Erythropoetinbildung zur Polyzytämie. Bei endokrinen Störungen mit Hepatomegalie, insbesondere, wenn noch eine Hemihypertrophie besteht, muß immer an das Hepatoblastom gedacht werden. Es ist durch Probelaparatomie auszuschließen.

Infantiles Choriocarcinom
Bei jungen Kindern Hepatomegalie, Blutungsneigung durch Lungenbluten, Hämatemesis, Hämaturie oder Melaena mit konsekutiver Anämie. Hohe Gonadotropinwerte im Urin.

Hämangioendotheliom
Hepatomegalie neben cutanen Hämangiomen und Herzinsuffizienz infolge erhöhten Kreislaufvolumens durch zahlreiche arteriovenöse Shuntbildung.

Morbus Hodgkin
Durch Hepato- oder Hepatosplenomegalie kann sich in manchen Fällen ein Morbus Hodgkin bemerkbar machen, zumal weitere Krankheitssymptome unspezifisch sein können, wie intermittierende Fieberanfälle, Gewichtsabnahme, Bauchschmerzen oder intestinale Erscheinungen. Eine sorgfältige Suche nach vergrößerten Lymphknoten (Sonographie, Röntgen) ist erforderlich. Läßt sich keine Diagnose stellen, muß sich an die Lymphangiographie und Leber- und Milzszintigraphie eine Probelaparatomie anschließen.

Gutartige Lebertumoren
Echinococcosis
Bei lokalisierten, manchmal knotenförmigen Lebervergrößerungen ist bei ihrer Verbreitung auch in Europa an die Hydatidenkrankheit zu denken, insbesondere wenn die Kinder häufigen Kontakt mit Hunden, Schafen oder Katzen hatten.

D: Sonographische Suche nach Zysten im Lebergewebe, Röntgen (Verkalkungen), Szintigraphie. Intracutantest nach Casoni, KBR, Hämagglutinationstest, Immunfluoreszenz-Latex-Test.

Angeborene Leberzysten
Sie kann nur per exclusionem als Ursache einer Hepatomegalie sonographisch diagnostiziert werden. Zeichen einer portalen Hypertension sind möglich, eine kongenitale infantile autosomal-rezessive polyzystische Nierendegeneration (Schwammbildung) bereits bekannt sein.

D: Sonographie, Szintigraphie, Probelaparatomie.

18 Ikterus (Gelbsucht)

Möhrenikterus   125
Medikamente

18.1 Prähepatischer Ikterus durch vermehrte Hämolyse   125

Bei Neugeborenen:
Sepsis
Blutgruppeninkompatibilität
Polyzythämie
Physiologischer Neugeborenenikterus
Pathologischer Neugeborenenikterus
Hypoxie, Azidose
Brustmilchikterus   126
Medikamente

18.2 Bilirubintransportstörungen

M. Gilbert
Shunthyperbilirubinämie
Crigler-Najjar-Syndrom
Galaktosämie
Darmpassage-Störungen

18.3 Hepatischer Ikterus   127

Hepatitis A
Hepatitis B
Hepatitis Non A-non B
Chronische persistierende Hepatitis
Chronische aggressive Hepatitis
Hepatitis durch andere Erreger: 128
Mononucleose, EB-Virus
Coxsackie-Viren
Leptospirose
Bakterielle Erkrankungen
Typhus

Brucellosen
Leberzirrhose
M. Wilson
Galaktosämie
Fructoseintoleranz

18.4 Cholestatischer Ikterus   128

Nach Virushepatitis
Cytomegalie
Toxoplasmose
Röteln
Herpes
Coxsackie-Virus
Histoplasmose
Sepsis
Hereditäre infantile Cholestase
Familiäre rezidivierende Cholestase
Galaktosämie
Fruktoseintoleranz
Tyrosinämie   129
Mukoviszidose
α-1-Antitrypsinmangel
Zellweger-Syndrom
Glykogenose Typ IV
Ikterus durch Ausscheidungsinsuffizienz
Dubin-Johnson-Syndrom
Rotor-Syndrom
Ausscheidungsstörung durch Medikamente

18.5 Verschlußikterus   130

Gallengangsatresie
Connatale Gallengangshypoplasie
Choledochuscyste
Cholangiolitis

Sind die Skleren bei Tageslichtbeleuchtung gelb verfärbt, ist der Bilirubinspiegel im Serum über 17,1 µmol/l erhöht. Bei Säuglingen und Kleinkindern muß auch an den „**Möhrenikterus**" gedacht werden, jene rötlich-gelbe, durch Carotin und Xanthophyl bedingte Verfärbung der Haut (selten der Skleren) nach einseitiger Karotten- oder Gemüsefütterung. Schließlich ist in jedem Alter mit einer durch *Medikamente* bedingten Verfärbung ohne Anstieg des Bilirubins zu rechnen.

Bei Hyperbilirubinämie ist zwischen prähepatischen, hepatischen und posthepatischen Ursachen zu unterscheiden.

Das ins Plasma abgegebene Bilirubin ist bekanntlich wasserunlöslich und gewöhnlich an Albumin, in geringen Mengen auch an α-Globulin gebunden (1 mol Albumin bindet 2 mol Bilirubin, also 1 g Albumin 16 mg Bilirubin). In dieser Form kann es von der Niere nicht ausgeschieden werden. Aus der Bindung kann es durch Medikamente (Salizylate, Coffein, Phenazetin usw.), durch unveresterte Fettsäuren oder in einer azidotischen Stoffwechsellage verdrängt werden.

Nach einem bisher weitgehend unbekannten Transport in die Leberzelle werden dort im endoplasmatischen Retikulum (Lysosomen) 80% des ankommenden Bilirubins mit Hilfe der Glukuronyltransferase zu Monoglucuronid (25%) und Diglucuronid (75%) konjugiert und wasserlöslich. Der Rest wird auf andere Weise, insbesondere durch Sulfatierung und Kohlenhydratbindung entgiftet. Der zur Glukuronidierung notwendige Enzymapparat kann gehemmt (durch Hunger, Östrogene, Pregnandiol, Medikamente, wie Vitamin K 2, Rifampizin, Novobiozin, Sulfonamide u.a.) oder aktiviert werden (durch Phenobarbital, Chloroquin, Pyridoxin, Androgene u.a.).

Aus dem Verhalten des Bilirubins im Serum (Gesamtbilirubin: direktes : indirektes Bilirubin) und im Urin ist die Unterscheidung zwischen prähepatischem und posthepatischem Ikterus weitgehend möglich.

D: Nachweis des wasserlöslichen und harnfähigen Bilirubins durch die direkte Reaktion nach van den Bergh.

18.1 Prähepatischer Ikterus durch vermehrte Hämolyse

Symptome:
Ikterus
indirekt reagierendes Bilirubin im Serum erhöht
Hypersiderinämie (oder Normosiderinämie)
Transferrinsättigung erhöht
Haptoglobin erniedrigt
LDH erhöht
Serumtransaminasen normal
Urin: Bilirubin negativ, Urobilinogen erhöht
Stuhl: dunkel (Sterkobilinogen erhöht)
Zeichen der Hämolyse: Anämie, Retikulozytose

Pathogenese:
1. Hämolytische Anämie (s. S. 96)
2. Massiver Blutabbau in parenchymatösen Blutungen, subdurales Hämatom, Lungenhämosiderose

Ein prähepatischer Ikterus entsteht im Kindesalter fast ausschließlich durch Bilirubinüberproduktion und damit Überschreitung der Glukuronisierungskapazität der Leber.

Ikterus bei Neugeborenen

Ursachen: Sepsis
Blutgruppenunverträglichkeit
Polyzytämie (materno-fetale oder feto-fetale Transfusion)

Physiologischer Neugeborenenikterus
Hierbei sind die Uridindiphosphat-Dehydrogenase und Glukuronyltransferase in den Leberzellen vorübergehend insuffizient. Verstärkt wird diese Beeinträchtigung durch

Hypoxie und Azidose
Jede Beeinträchtigung der Leberperfusion (Schockleber) vermindert die Bilirubinaufnahme in die Leberzelle, so auch ein persistierender Ductus venosus Arantii, der beim Atemnotsyndrom im Pfortaderblut einen Bypass an der Leber vorbei erlaubt.

Auch *Verdrängung des Bilirubins aus der Albuminbindung* durch *Medikamente,* wie Sulfonamide, Salizylsäure oder hohe Serumspiegel an freien Fettsäuren (bei Infusionen von Fettemulsionen) beeinträchtigen den Albumintransport, wie auch *Albuminmangel* bei der Hypoproteinämie des Frühgeborenen.

Brustmilchikterus
Lucey-Driscoll-Syndrom
Transitorische unkonjugierte familiäre schwere Hyperbilirubinämie des Neugeborenen durch gegen die Glukuronyltransferase gerichteten Hemmfaktor im Blut der Mutter und des Kindes.

Medikamenteneinwirkung
Durch Medikamente (Östrogene, Vitamin K_2-Überdosierung, Rifampicin, Novobiozin, Salizylsäure, Sulfonamide u. a.) oder nach einer Hepatitis kann die *Glukuronidierung* vorübergehend so *deprimiert* sein, daß eine unkonjugierte Hyperbilirubinämie eintritt. Das Gleiche kann nach längerdauernder Hypoglykämie oder bei der schweren Hypothyreose des Neugeborenen beobachtet werden.

18.2 Ikterus durch Bilirubintransportstörung

Symptome
Indirekt reagierendes Bilirubin im Serum erhöht, normale Serumtransaminasen, keine Symptome einer Cholestase.

Morbus Gilbert
Unkonjugierte Hyperbilirubinämie infolge verminderter Aktivität des Glukuronyltransferasesystems mit rezidivierender mäßiger Hyperbilirubinämie bei normalen Leberfunktionsproben. Meist erst im Schulalter erkennbar unter strenger Kalorienreduktion (400–500 Kalorien/Tag) zu verstärken.

Shunt-Hyperbilirubinämie
Frühestens ab 2. Lebensjahr mäßige unkonjugierte Hyperbilirubinämie bei normaler Erythrozytenlebensdauer in der Peripherie und normaler Leberfunktion. Die verstärkt ausgeschiedenen Urobilinkörper im Urin und Stuhl, eine leichte Retikulozytose, die vermehrte LDH, der erhöhte Bluteisenspiegel, der beschleunigte Plasmaeisen-turn-over sprechen für ein vermehrtes Angebot von unkonjugiertem Bilirubin, das offenbar aus dem Knochenmark und einem dort gesteigerten Auf- und Abbau des Bilirubins stammt. Gute Prognose, aber Neigung zur Cholelithiasis.

Crigler-Najjar-Syndrom
Hier besteht infolge eines familiären Glukuronyltransferasemangels schon beim jungen Säugling eine schwere Gelbsucht mit Kernikterusgefahr. Es gibt zwei Typen:

Typ I: Unkonjugierte Hyperbilirubinämie mit Kernikterusgefahr, normalen Leberfunktionsproben, aber rezessiv erblichem völligem Glukuronyltransferasemangel. Kein Ansprechen der Hyperbilirubinämie auf Phenobarbital.

Typ II: Autosomal dominant erbliche leichte unkonjugierte Hyperbilirubinämie mit normaler Leberfunktion. Spricht auf Phenobarbital an, geringe Gefahr für Gehirnschädigung. Hier besteht nur ein partieller Glukuronyltransferasemangel.
Die Hypoglykämie spielt auch bei der Gelbsucht des Kindes mit **Galaktosämie** eine Rolle.

Hyperbilirubinämie durch Beeinträchtigung des enterohepatischen Bilirubinkreislaufs
Jede Beeinträchtigung der Darmmotilität und Verzögerung der Darmpassage kann beim Neugeborenen und jungen Säugling durch Anstieg des enterohepatischen Kreislaufs des unkonjugierten Bilirubins auch im Serum zu einer unkonjugierten Hyperbilirubinämie führen. Zu den Ursachen gehören tiefsitzende *intestinale Verschlüsse, Ileumatresie, Mukoviszidose* mit Mekoniumileus, *Morbus Hirschsprung.*

18.3 Hepatischer Ikterus

Hepatozelluläre Gelbsucht
Symptome:
Ikterus: Vor allem konjugiertes, direkt reagierendes Bilirubin erhöht.
Pathologische Leberfunktionsproben:
SGPT, SGOT erhöht.
γ-Glutamyltranspeptidase (γ-GT) erhöht
LDH erhöht
Alkalische Phosphatase normal bis erhöht
α-Fetoprotein erhöht: $> 40\,\mu g/ml$
Hepatitis A: HA-Antigen positiv, Anti-HA positiv
Hepatitis B: HBs-AG positiv, HBc-AG positiv, später HBe positiv, im Verlauf Anti-HBs, Anti-HBc positiv.
Urin: Bilirubin positiv, Urobilinogen positiv

Hepatitis A
Hepatitis B
Hepatitis Non-A- Non-B
Chronische Hepatitis
Chronisch-aggressive Hepatitis
Leberzirrhose
Infektiöse Mononukleose
Leptospirose
Begleithepatitis
α-1-Antitrypsinmangel
Mukoviszidose
Glykogenose Typ IV (Anderson)
Galaktosämie (und Galaktokinasemangel)
Fruktoseintoleranz
Morbus Wilson

Beim Anstieg des konjugierten, meist auch geringfügiger des nicht-konjugierten Bilirubins im Serum handelt es sich bei Kindern am wahrscheinlichsten um die **Hepatitis A** mit einer Inkubationszeit von 15–45 Tagen und günstiger Prognose. Das HA-Antigen läßt sich während der klinischen Symptomatik im Serum nachweisen. Das Auftreten des Anti-HA zeigt die Rekonvaleszenz und das Ende der Infektiosität an.

Die **Hepatitis B** mit einer ungünstigeren Prognose läßt sich nach Ablauf der Inkubationszeit von 45–160 Tagen am Auftreten von HBs-Antigen und HBc-Antigen (HB-Vireon), dann am Auftreten von Anti-HBc und Anti-HBs nachweisen. Wichtig ist auch die Suche nach dem HBs-Antigen-assoziierten HBe-Antigen, weil seine Präsenz eine hohe Infektiosität indiziert, solange kein Anti-HBe-AK nachweisbar ist. Grundsätzlich sind alle HBs-Antigen-positiven Patienten als Blutspender ungeeignet, allerdings auch die Anti-HBc- und HBe-Antigen-positiven. Im Gegensatz zur Hepatitis A kann das Hepatitis B-Virus vertikal von der Mutter auf das Kind übertragen werden, nicht nur wenn sie während der Schwangerschaft eine akute Hepatitis B durchmacht, sondern auch wenn sie asymptomatische HBs-AG-Trägerin ist, insbesondere in Kombination mit HBe-AG. Mütter mit nachweisbarem Anti-HBe scheinen dagegen für das Kind ungefährlich zu sein.

Die chronisch-persistierende Hepatitis
Sie ist bei Kindern selten. Verdächtig sind persistierende Hyperbilirubinämie, Transaminasenerhöhungen und eine harte Hepato- oder Hepatosplenomegalie. Am Nachweis der HB-Antigen und Anti-HB-Antigen-Antikörper läßt sich die Diagnose leicht stellen. Nach 3- bis 4monatigem Verlauf muß eine Biopsie entscheiden, ob es sich um eine chronisch-persistierende Hepatitis mit guter Prognose oder die **chronisch-aggressive Verlaufsform** der Hepatitis handelt, bei der ein Einsatz von Corticoiden oder Zytostatika gerechtfertigt ist.

Non A- non B-Hepatitis (NABH)
10–20% der Hepatitisfälle sind NABH, vor allem nach Bluttransfusionen, da nur durch Blut und Blutprodukte übertragbar. Inkubationszeit 2–22 Wochen. Verlauf oft subklinisch (bis zu 50%), protrahiert bis chronisch, schubweise.

D: IgM-anti-HA negativ, HBs und HBe sowie Anti-HBs negativ, Epstein-Barr-Virus negativ.

Zytomegalievirus negativ. Autoimmunhepatitis negativ. Transaminasen positiv, aber niedriger als bei HA und HB.

Hepatitis mit anderen Erregern
Außer der *infektiösen Mononukleose* können auch *Coxsackie-Viren* eine Hepatitis mit Hyperbilirubinämie erzeugen. Bei häufigem Tierkontakt muß auch an eine *Leptospirose* (Leptospira ikterohaemorrhagica) gedacht werden, für die ein pathologischer Urinbefund (Proteinurie, Leukozyturie, Erythrozyturie), Conjunctivalblutungen und eine Meningitis sprechen. Eine **Begleithepatitis** bei *bakteriellen Erkrankungen* (Typhus, Brucellosen u.a.) ist dann an der Grundkrankheit in der Regel schnell zu erkennen.

Leberzirrhose
Ihr begegnet der Pädiater nur selten als Folgeerkrankung einer Hepatitis. Meist handelt es sich um eine biliäre Zirrhose bei Cholestase oder Gallengangsstenosen (s. unten).
Beim Morbus Wilson (hepatolenticuläre Degeneration s. S.117) können die Zeichen einer Leberinsuffizienz durch beginnende Zirrhose den neurologischen Symptomen vorausgehen und dann differentialdiagnostische Schwierigkeiten machen. Bei der *Galaktosämie* (s. S.117) und bei der *Fructoseintoleranz* (s. S.248) wird die zugrunde liegende Krankheit nicht erst an der konsekutiven Leberzirrhose erkannt. Auch beim *Galaktokinasemangel* mit der hepatomegalen Leberzirrhose müßte der bestehende Katarakt schon vorher an die Grundkrankheit denken lassen.

18.4 Cholestatischer Ikterus

Intrahepatische Ausscheidungsinsuffizienz
Symptome: Mäßige konjugierte Hyperbilirubinämie, normale oder mäßig erhöhte Transaminasen (SGOT, SGPT)
Leucinaminopeptidase erhöht
alkalische Phosphatase stark erhöht
Lipoprotein X-Nachweis positiv (fällt ab nach Cholestyramin bei hepatozellulärer

Cholestase, steigt an bei Gallengangsatresie)
α-Fetoprotein $< 10\ \mu g/ml$ = Gallengangsatresie, $> 40\ \mu g/ml$ = neonatale Hepatitis
Leber geringgradig vergrößert.
Treten bei einer bestehenden konjugierten Hyperbilirubinämie oben genannte Laborwerte ein und nimmt die Leber deutlich an Umfang und Härte zu, muß an eine cholestatische Hepatose gedacht werden. In Frage kommen dabei

Der erworbene cholestatische Ikterus
In erster Linie kann es sich um die *Folgen einer Virushepatitis* (A oder B) handeln (Diagnose s. S.127). Aber auch andere infektiöse Agentien, wie *Zytomegalievirus, Toxoplasmose, Röteln, Herpes, Coxsackie-Viren, Pilzinfektionen (Histoplasmose)* und schließlich die *bakterielle Sepsis* können insbesondere im Neugeborenenalter die Leberzellfunktion bis zum cholestatischen Ikterus beeinträchtigen.

Erblicher cholestatischer Ikterus
Der *idiopathische cholestatische Ikterus* (kryptogene, idiopathische infantile Cholestase) kann beim Neugeborenen und jungen Säugling ein hepatitisähnliches Bild mit deutlichen Cholestasezeichen machen. Die Pathogenese ist weitgehend unbekannt, vermutlich handelt es sich um mehrere Krankheitsbilder, u.a. um mögliche angeborene Störungen des Gallensäure-Stoffwechsels. In einigen Fällen geht eine starke Hämolyse (durch Blutgruppenunverträglichkeit zwischen Mutter und Kind) voraus, an die sich über mehrere Wochen ein cholestatischer Ikterus anschließt, der als inspissated bile syndrome gedeutet wird. Auch die *familiäre rezidivierende Cholestase* kann bereits im jungen Säuglingsalter beginnen (bisher unbekannte Ätiologie).

Stoffwechselbedingte hepatozelluläre Cholestase
Hier ist in allererster Linie bei cholestatischem Ikterus und Durchfällen des Neugeborenen an die *Galaktosämie* (s. S.248), an die hereditäre *Fructoseintoleranz*, bei der

hypoglykämische Schocksyndrome nach Früchten oder Fruchtsaftgenuß mit Gelbsucht und später ein cholestatischer Ikterus auftreten (s. S. 248), an die erbliche *Tyrosinämie*, bei der im akuten Verlauf schwere Leberfunktionsstörungen mit cholestatischem Ikterus in den ersten Lebensmonaten auftreten können.

Bei der *zystischen Fibrose (Mukoviszidose)* führt nach mehrjährigem Verlauf eine Leberzellverfettung zu einem cholestatischen Ikterus, kombiniert mit einer multilobulären biliären Zirrhose infolge intrahepatischer Stauung durch die abnorm zähe Galle.

α-1-Antitrypsinmangel

Er beginnt bereits im Säuglingsalter mit Lebervergrößerung und cholestatischem Ikterus, wobei Patienten mit dem Protease-Inhibitor (Pi-System) vom Phänotyp Z einen progredienten Verlauf bis zur letalen Zirrhose zeigen können, während andere mit der gleichen Veranlagung wieder gesunden. Patienten mit Antitrypsinmangel besitzen eine größere Empfänglichkeit gegen andere Virusinfektionen (Virushepatitis). Umgekehrt scheint ein erworbener α-1-Antitrypsinmangel nach Röteln oder Zytomegalievirusinfektionen möglich zu sein.

D: Fehlen oder Plateaubildung des α-1-Globulins in der Serumelektrophorese, α-1-Antitrypsinbestimmung mit Klassifikation des Pi-Phänotyp.

Zellweger-Syndrom

Auch hierbei ist frühzeitig ein cholestatischer Ikterus möglich (s. S. 117).

Glykogenose Typ IV

Während Glykogenspeicherkrankheiten häufig keine einschneidenden Leberfunktionsstörungen aufweisen, entsteht beim Fehlen des brunching enzyme (Amylo-1,4-1,6-Glukosidase) ein Polysaccharid, das in der Leber gespeichert, neben Gedeihstörung zur Gelbsucht und Hepatosplenomegalie bereits in den ersten Lebensmonaten, später zur Zirrhose führt.

Ikterus durch Ausscheidungsinsuffizienz

Symptome
Mäßige konjugierte Hyperbilirubinämie, normale Leberfunktionsproben, leichte Lebervergrößerung.

Dubin-Johnson-Syndrom

Hierbei besteht die Hyperbilirubinämie zu mindestens 60% aus konjugiertem Bilirubin, das fehlerhaft und verzögert kanalikulär ausgeschieden wird. Auch Bromsulfalein und Cholezystografika werden bei diesem autosomal-dominant erblichen Leiden verzögert ausgeschieden, so daß es nach einer anfänglich um 10% liegenden Bromsulfaleinretention im Serum nach einer Stunde zu einem neuen Anstieg im Serum kommt. Die Cholezystografie mit Röntgenkontrastmittel gelingt in der Regel nicht. Histologisch bestehen typische schwarze Pigmentablagerungen in der Leber.

Rotor-Syndrom

Das autosomal-rezessiv erbliche Leiden zeichnet sich durch eine familiäre intermittierende konjugierte Hyperbilirubinämie aus. Die Bromsulfaleinretention ist erhöht mit verlangsamtem Abfall der Serumwerte. In der Leber gibt es keine Pigmentablagerung, die Cholezystografie gelingt in der Regel.

Ausscheidungsinsuffizienz durch Medikamente

Eine cholestatische Hepatose kann auch nach zahlreichen Medikamenten eintreten, wobei häufig die hepatozelluläre Metabolisierung, wie auch der Transport des bereits konjugierten Bilirubins mit der Folge eines cholestatischen Ikterus beeinträchtigt sein können (Beispiele: Promazin, Isoniazid, Sulfonamide, Rifampicin, Aminosalizylsäure, Phenylbutazon, Phenacetin, Diazepam, Nitrofurantoin).

18.5 Verschlußikterus (duktaler cholestatischer Ikterus)

Symptome
Ikterus, langsam zunehmend
Konjugierte und nicht konjugierte Hyper-
bilirubinämie
entfärbter Stuhl
Leber groß, hart
Leberfunktionsproben zunehmend patholo-
gisch
alkalische Phosphatase stark erhöht
Serum-5-Nucleotidase erhöht
Serum-Gallensäure-Profil:
Cholinsäure zu Chenodysoxycholinsäure
über 1, Anstieg nach Cholestyramin
Lipoprotein X erhöht
α-Fetoprotein negativ (< 10 ng/ml)
Leucinaminopeptidase (LAP) erhöht
J^{131}-Bengalrosatest unter 10%
Leberszintigraphie: fehlende Ausscheidung
Serumcholesterin erhöht, Serumeisen normal bis tief
Im Urin: Bilirubin positiv, Urobiolinogen
und Urobilin negativ oder nur zeitweise positiv.
Das Verschlußikterussyndrom begegnet dem
Pädiater meist in der Neugeborenenphase
bei der **Gallengangsatresie** mit langsam zunehmend direkt und indirekt reagierendem
Bilirubin und entfärbten Stühlen bei großer,
harter Leber. Die Diagnose ist sorgfältig
durchzuführen, weil die chirurgische Kor-
rektur in den ersten drei Lebensmonaten nur
dann erfolgreich ist, wenn die intrahepatischen Gallengänge durchgängig sind und
nur die häufigere extrahepatische Gallen-

gangsatresie vorliegt. In 10–15% bleibt auch
die zwischen der 5. und 8. Schwangerschafts-
woche normalerweise eintretende Rekanalisation der intrahepatischen Gallengänge
weitgehend aus, so daß eine chirurgische Intervention unmöglich ist.

Die konnatale Hypoplasie der Gallenwege
(Mac Mahon-Tannhauser-Syndrom)
Hierbei scheint die Rekanalisation nicht ausreichend erfolgt zu sein, so daß ein schwerer
cholestatischer Ikterus mit Hyperlipidämie
und Xanthomatosen und späterer biliärer
Zirrhose eintritt.

Choledochuszyste
Sie kann sekundär zu einer Obstruktion der
Gallenwege führen, so daß bei jedem cholestatischen Ikterus sonographisch extrakana-
likuläre Obstruktionen gesucht werden müssen.

Cholangiolitis
Hier treten zu den Zeichen des behinderten
Gallenabflusses noch die Symptome einer
bakteriellen Infektion hinzu (Fieber, Leukozytose, Linksverschiebung, BKS-Beschleunigung). Mit dieser Komplikation muß schon
bei Säuglingen nach schweren Enteritiden,
eingreifenden Darmoperationen oder mechanischen Behinderungen des Gallenabflusses gerechnet werden. Eine wesentliche
diagnostische Stütze bilden die Untersuchung der Galle durch Duodenalsondierung
(Nachweis von Leukozyten und Bakterien),
im abklingenden Stadium kann ein objektiver Beweis durch Biopsie erbracht werden.

19 Intraabdominelle Tumoren

Skyballa 131
Bezoar

19.1 Intraperitoneale Tumoren und Zysten

Zysten
Gallenblasenhydrops
Ductus choledochus-Zyste
Ovarialtumor 132
Abdominaltbc.

19.2 Retroperitoneale Tumoren

Nierenvenenthrombose
Wilmstumor
Hydronephrose

Nierenzysten
aplastische Zystennieren
multilokuläre Nierenzysten
polyzystische Nierendegeneration
Markschwammniere 133
Isolierte Nierenzyste
Neuroblastom

19.3 Tumoren der ableitenden Harnwege und Harnblase

Rhabdomyosarkom

19.4 Pankreastumoren

Pankreaspseudozyste

Intraabdominelle Tumoren werden bei Kindern oft übersehen, weil vom Arzt das Abdomen nicht sorgfältig oder nur bei Abwehrspannung (schreiendes Kind) palpiert wird, so daß eines Tages die Mutter beim Baden die Anschwellung entdeckt. Dabei kann man bei Kindern meist schon palpatorisch flüssigkeitsgefüllte und solide Tumoren unterscheiden. Irreführende *Fäkalmassen* bei Obstipation ändern nach 24 Stunden in der Regel ihre Konfiguration. Der seltene *Bezoar*, etwa aus Haaren bei neuropathischen Kindern, ist fest wie eine Milz, aber mobiler.

19.1 Intraperitoneale Tumoren und Zysten

Zysten kommen an jeder Stelle des Magen-Darm-Traktes vor und können mehr oder weniger stationär bleiben oder schnell wachsen und so prall elastisch werden, daß sie schwer von einem soliden Neoplasma zu differenzieren sind. Die Sonographie erlaubt in der Regel eine schnelle Diagnose des wäßrigen Inhalts und der Lage in Beziehung zur Nachbarschaft, so daß röntgenologische Untersuchungen heute kaum noch nötig sind, um die Verdrängung der Bauchorgane zu erkennen. Ein im rechten Abdomen gelegener Tumor kann ein *Hydrops der Gallenblase* oder eine *Ductus-choledochus-Zyste* sein, wobei eine Hepatomegalie und Ikterus durch Behinderung des Gallenabflusses auf die richtige Spur führen. Zeichen einer Pubertas praecox weisen auf einen *Ovarialtumor* (Granulosazelltumor). Zur genauen präoperativen Diagnostik dienen außer der Sonographie die röntgenologische Magen-Darm-Passage, Kontrastmitteleinläufe, das i. v. Pyelogramm, das Cavo- und das höhendifferenzierte Arterioangiogramm.

Abdominaltuberkulose
Hier ist man nur selten auf den Tastbefund und den sonographischen Nachweis der großen Lymphknotenkonglomerate, insbesondere im rechten Unterbauch, angewiesen. Anamnese, subfebrile Temperaturen, BKS-Beschleunigung, stark positive Hautproben bestätigen den Verdacht auf die heute seltene spezifische Erkrankung.

19.2 Retroperitoneale Tumoren

Beim Neugeborenen, insbesondere nach komplizierter Geburt, muß eine tastbar vergrößerte Niere sofort den Verdacht auf eine **Nierenvenenthrombose** lenken. Insbesondere wenn noch ein zyanotischer Herzfehler, eine Sepsis, eine Exsikkose oder Symptome einer Verbrauchskoagulopathie bestehen. Weitere wichtige Zeichen: Kreislaufschock, Hämaturie, Oligo- bis Anurie, metabolische Azidose, Anstieg der harnpflichtigen Substanzen im Serum, Zeichen intravasaler Gerinnung (s. S.106). Im Sonogramm einseitig oder beidseitige Nierenvergrößerung, im Szintigramm Ausscheidungsinsuffizienz, im i. v. Urogramm fehlende oder schwache Darstellung der befallenen Nieren.

Wilms-Tumor
Beim Säugling und Kleinkind kann sich hinter einem abdominellen Tastbefund einer vergrößerten Niere ein Nephroblastom (Wilms-Tumor) verbergen mit seiner großen Metastasenfreudigkeit in Lungen, Leber, Skelet, Haut und Gehirn. 8% aller Tumorkinder leiden am Wilms-Tumor, bei dem in 30% bei der Entdeckung bereits Metastasen bestehen. Viele Symptome sind unspezifisch,

wie Bauchschmerzen, Hämaturie, Gewichtsabnahme, Mißbildungen des Urogenitaltraktes, Augenmißbildungen, insbesondere Aniridie oder eine Hemihypertrophie einer Körperhälfte.

D: Bei Verdacht ohne weitere Palpationsversuche (wegen Metastasierungsgefährdung) Sonographie und Röntgendiagnostik (Ausscheidungsurogramm, Cavogramm, Lungenaufnahmen) und Szintigraphie von Leber und Milz zur Metastasendiagnose.

Hydronephrose
Sie ist die häufigste Ursache einer Nierenvergrößerung in den ersten 12 Lebensmonaten. Sonographisch gelingt es leicht, die ursächliche Ureterabgangsstenose und die typische nierenförmige Konfiguration des Tumors darzustellen. Polymorphe Gebilde im seitlichen und unteren Abdomen können durch gestaute Megaureteren entstanden sein, wenn gleichzeitig eine Ostiumstenose besteht.

Zystische Veränderungen der Nieren
Sie können einseitig oder beidseitig vorkommen. Eine Kombination mit Wilms-Tumor ist zwar möglich, meist handelt es sich aber um einen zystischen Wilms-Tumor.

Aplastische Zystenniere *(multicystic kidney)*
Einseitige selten beidseitige palpable Nierentumoren stehen im Vordergrund dieser häufigsten zystischen Nierenerkrankung (98% aller Fälle) im Kindesalter.

D: Sonographie, retrograde Füllung der befallenen Seite, Urin meist o.B.

Multiloculäre Zysten *(zystisches metanephrisches Hamartom; Zystadenom)*
Meist zufällig entdeckte intrarenale Tumoren, die kein Kontrastmittel aufnehmen, aber Nierenparenchym verdrängen können.

Polyzystische Nierendegeneration
Hereditäre, meist doppelseitige zystische Nierenerkrankung, in 5% auch zystische Veränderungen in Lungen, Leber, Milz, Pan-

kreas oder ZNS. Die frühkindliche Form ist letal, bei der Erwachsenenform bilaterale „Nierentumoren" mit Hämaturie und zunehmender Niereninsuffizienz.

Markschwammniere

Meist Zufallsentdeckung der typischen lobulären Ektasien in den Markkegeln bei normaler Nierenleistung aber Gefährdung durch Harnwegsinfekte und Steinbildung.

Einfache Nierenzyste

Selten isolierte Zyste als Ursache einer Nierenvergrößerung – Nierenbeeinträchtigung durch Kompression des Parenchyms, in seltenen Fällen Blutdruckanstieg.

D: Bei allen Nierenvergrößerungen mit Verdacht auf zystische Veränderungen Sonographie und i.v. Urogramm.

Neuroblastom

Das Neuroblastom wird vor allem beim Säugling häufig erst am Bauchtumor festgestellt, weil die Allgemeinsymptome (unklares Fieber, Durchfälle, Bauchschmerzen, Erbrechen, Obstipation) unspezifisch sind. Es metastasiert beim Säugling häufig in die Leber (Typ Pepper) oder in die Haut (Typ Smith), später isoliert in die Knochen (Typ Hutchinson: Schädel, Orbita, Femur und Humerus).

D: Erhöhte Vanillinmandelsäure- und Homovanillinmandelsäureausscheidung im Urin. Nachweis von rosettenartig gelagerten Tumorzellnestern im Knochenmark.

19.3 Tumoren der ableitenden Harnwege und Harnblase

Bei Kindern eine Rarität, und wenn sie einmal tastbar oder den Eltern durch Vorwölbung des Bauches aufgefallen sind, meist nicht gutartig.

Embryonales Rhabdomyosarkom

Es ist das häufigste Weichteilsarkom und gehört auch zu den häufigsten abdominellen Tumoren im Säuglings- und Kleinkindesalter, insbesondere im Urogenitaltrakt. Meist bemerkt man einen harten, immobilen Tumor, der aus dem kleinen Becken aufsteigt oder von der Blase oder Vagina ausgeht. Ein Drittel der Patienten haben dann bereits Metastasen. Vorher können schon Hämaturie oder Dysurie auf das Leiden aufmerksam machen. Bei Tumoren der Harnblase genügt eine Probeexzision nicht, um die Differenzierung zwischen gutartig oder maligne durchzuführen. Nur die Untersuchung des Gesamtgewebes kann Sicherheit bringen.

19.4 Pankreastumoren

Solide Tumoren aus diesem Gewebe oder eine scheinbare Hepatomegalie durch Pankreastumoren sind bei Kindern extrem selten. Häufiger findet man eine traumatisch bedingte *Pankreaspseudozyste* (nach Sturz mit dem Fahrrad und stumpfes Bauchtrauma durch die Lenkstange), die als Oberbauchtumor einen erheblichen Umfang annehmen kann und durch eine abgekapselte Peritonitis nach Austritt von Pankreassekret in die Bauchhöhle entsteht.

D: Sonographie, erhöhte Amylase- und Diastasewerte im Blut und Urin.

20 Großes Abdomen

20.1 Schlaffe Bauchdecken

Rachitis 134
Down-Syndrom
Hypothyreose
Zerebralparese
Floppy infant
Wiedemann-Beckwith-Syndrom
Bauchmuskelparese 135
Bauchmuskeldefekte
Obrinsky-Syndrom

20.2 Aszites

Stauungsaszites
Herzinsuffizienz
Leberzirrhose
Portale Hypertension
Chylöser Aszites
Intestinale Lymphangiektasie
Entzündung (Pseudochylus)
Chylushaltige Zysten

Galliger Aszites 136
Gallenwegsmißbildungen
Gallenwegsläsionen
Begleitaszites
Hypoproteinämie
Leberzirrhose
Nephrotisches Syndrom
Exsudative Enteropathie
Chronische Durchfälle
Maldigestion
Mukoviszidose
Zoeliakie
Hungerdystrophie (Kwashiorkor)
Blind-Loop-Syndrom
Ménétrier-Syndrom
Whipple-Syndrom
Erhöhte Kapillarpermeabilität
Morbus haemolyticus neonatorum
Polyserositis
Libman-Sacks-Syndrom
Mittelmeerfieber

Beim Vorliegen eines auffällig vergrößerten Abdomens ohne Adipositas der Bauchdecken und ohne intraabdominelle palpable Tumoren oder Organvergrößerungen muß an Krankheitsbilder gedacht werden, die zu *schlaffen Bauchdecken* mit oder ohne Rektusdiastase prädisponieren.

Down-Syndrom
Hypothyreose
Zerebralparetischen Kindern
floppy-infant-Syndrom (s. S. 184)
Wiedemann-Beckwith-Syndrom
Bauchmuskelparesen
Bauchmuskeldefekte (Obrinsky-Syndrom).

20.1 Schlaffe Bauchdecken

Man findet sie bei
Rachitis

Wiedemann-Beckwith-Syndrom
Exomphalos-Makroglossie-Gigantismus-Syndrom.
Extrem schlaffe Bauchdecken mit Nabelschnurbruch beim Neugeborenen und früh

beginnenden proportioniertem Großwuchs, gelegentlich Hemihypertrophie. Auffallend große Abdominalorgane: Hepatomegalie, Nephromegalie, Pankreatomegalie, Makroglossie. Neigung zu Hypoglykämien, bereits im Neugeborenenalter (Hyperinsulinismus). Häufig auffällige Ohrläppchenkerbung, gelegentlich Naevus flammeus. Neigung zu Nebennierenrindencarcinom, Wilms-Tumor, Hepatoblastom, Gonadoblastom.

Bauchmuskelparesen

Bei Verdacht anamnestische Fahndung nach nicht erkannter durchgemachter Poliomyelitis oder Diphtherie.

Obrinsky-Syndrom *(Prune-Belly-Syndrom = Dörrpflaumensyndrom)*

Angeborener Defekt der Bauchmuskulatur. Kann mit anderen Fehlbildungen kombiniert sein (Megalozystis, Harnabflußstörungen, Hydroureter, Hydronephrose, Kryptorchismus, Thoraxdeformierungen).

20.2 Aszites

Läßt sich im aufgetriebenen Abdomen Ascites nachweisen, muß zwischen lokalen Ursachen und Begleitascites unterschieden werden.

Lokale Ursachen

Stauungsascites

Der Stauungsascites (Transsudat) ist posthepatisch *(Herzinsuffizienz)*, hepatisch *(Leberzirrhose)* oder prähepatisch (portale Hypertension, Strangulation der Vena portae oder Pfortaderthrombose) bedingt. In den beiden letzten Fällen tritt die Stauung so langsam ein, daß es dem Organismus meist gelingt, durch Kollateralenabfluß in das Hohlvenengebiet (über Magen- und Oesophagusvarizen) einer Ascitesbildung weitgehend zu entgehen. Bei schnell eintretender Abflußstauung ist allerdings Ascites unvermeidlich.

D: *Ascitespunktat des Transsudates* (Obstruktion): klar durchsichtig, alkalisch, spezifisches Gewicht zwischen 1005 und 1015, Eiweißgehalt unter 0,025 g/l, kein Fibrinogen oder γ-Globulin (Rivaltaprobe negativ), zellarm.

Ascitespunktat des Exsudates (entzündlich): Trüb, Rivaltapositiv, zellreich (Leukozyten, Erythrozyten, Endothelzellen, ggf. Bakterien oder Tumorzellen). Spezifisches Gewicht über 1018, Eiweißgehalt über 0,025 g/l.

Die entzündliche Exsudation kann serös, fibrinös oder hämorrhagisch sein als Folge einer Durchwanderungsperitonitis, einer Begleitexsudation bei einer schweren ulzerierenden Enteritis, bei umschriebener Peritonitis oder einer seltenen chronischen Peritonitis (meist Tbc.).

Chylöses Ascitespunktat: Trüb, weiß-gelblich, spezifisches Gewicht über 1012, mikroskopisch massenhaft Fettkugeln.

Pseudochylöser Ascites: Trübes Punktat, aber ohne Fettkugeln, spezifisches Gewicht unter 1012.

Chylöser Ascites

Er kann im ganzen Kindesalter, vor allem in den ersten Lebenswochen und -monaten auftreten als Folge einer konnatalen, *intestinalen Lymphangiektasie* oder angeborenen Mißbildungen und Verschlüssen des Lymphgefäßsystems, später auch als Folge entzündlicher oder traumatischer Vorgänge, die zur Verlegung der abführenden Lymphgefäße führen. Eine Ascitespunktion zur Diagnosestellung und Vermeidung eines akuten Abdomens ist in jedem Fall nötig.

D: Schleimhautbiopsie zum Nachweis der Ektasien der kleinen Mukosalymphgefäße, Methylenblautest (subkutan gegebenes Methylenblau erscheint nach 3 Stunden als Blaufärbung im Stuhl, i.v. gegebenes markiertes Albumin erscheint im Stuhl (Evers + Bliesener s. S. 270)

In den meisten Fällen kann man unter Fütterung von mittelkettigen Fettsäuren auf eine Spontanremission hoffen.

Selten kann auch ein *entzündlich bedingter Ascites pseudochylösen Charakter* besitzen (hoher Zellgehalt an Neutrophilen, ggf. Bakteriennachweis. *Chylushaltige Zysten* des Omentum oder Mesenterium (sonographisch leicht nachweisbar) können diagnostische Schwierigkeiten bei der Abgrenzung zum chylösen Ascites machen.

Gallehaltiger Ascites

Bei Neugeborenen muß an angeborene *Gallenwegsmißbildungen* gedacht werden, bei größeren Kindern an eine perforierte Cholelithiasis oder eine traumatische *Gallenwegsläsion*.

Ascites als Begleitsymptom
(symptomatischer Ascites)
Hypoproteinämie

Bei vermindertem intravasalem kolloidosmotischem Druck infolge Hypoproteinämie tritt ein symptomatischer Ascites auf. Die Hypoproteinämie kann Folge ungenügender Eiweißbildung sein *(Leberzirrhose)*. Bei Kindern ist sie in der Regel allerdings das Ergebnis eines erhöhten Eiweißverlustes, sei es durch die Nieren *(nephrotisches Syndrom)* oder durch den Magen-Darm-Trakt *(exsudative Enteropathie, enterales Eiweißverlustsyndrom)*.

Der enterale Eiweißverlust kann bei allen chronischen Magen-Darm-Erkrankungen eintreten, wenn die Exsudation von Plasmaeiweißkörpern in den Darm größer ist als die Eiweißsynthesekapazität der Leber. Dies gilt für *chronische Durchfälle* verschiedenster Ursachen, wie auch bei *Maldigestionskrankhei*-ten etwa der *Mukoviszidose*, bei der schweren *Zöliakie*, bei der *Hungerdystrophie*, beim *Kwashiorkor* oder seltenen Erkrankungen, wie das *Blind-Loop-Syndrom* (Dünndarmpassagestörung durch Briden oder weitgehend ausgeschaltete Dünndarmschlingen). Auch das *Ménétrier-Syndrom* (Eiweißverlust bei polypöser Gastritis und Immunkörpermangel), das *Whipple-Syndrom* (atypische Sprue bisher weitgehend unbekannter Genese mit entzündlichen Symptomen in der Darmschleimhaut und rheumatoiden Symptomen) ist auszuschließen.

D: Nachweis des enteralen Eiweißverlustes durch i.v. gegebene radioaktive Substanzen (chrommarkiertes Albumin oder 131J-markiertes Polyvenylpyrrolidon), Gesamt-Eiweiß und Albumingehalt im Serum.

Erhöhte Kapillarpermeabilität

Keine diagnostischen Schwierigkeiten macht Ascites als Begleitsymptom bei Krankheiten mit erhöhter Kapillarpermeabilität, etwas beim *Morbus hämolyticus neonatorum*, bei der *Polyserositis* im Rahmen von Kollagenosen, beim *Libman-Sacks-Syndrom* (Endokarditis, Polyserositis, Herdnephritis, Lupus erythematodes der Haut). Auch beim *familiären Mittelmeerfieber* (Siegal-Cattan-Mamon-Syndrom) kann es zum Ascites kommen (s. S. 12).

21 Urinbefunde

21.1 Auffällige Farbe 138

Ziegelmehl
Farbstoffe
Medikamente
Lebensmittelfarben
Alkaptonurie
Hämoglobinurie
Methämoglobinurie
Porphyrie
paroxysmale Myoglobinurie 139

21.2 Auffälliger Uringeruch

Acetongeruch
Ketoazidose
Andere Gerüche
Ahornsirupkrankheit
Phenylketonurie
Hypermethioninämie
Isovalerylazidämie
Trimethylaminurie
Methioninmalabsorption
Thyrosinämie

21.3 Hämaturie

Belastungshämaturie
Begleithämaturie
Virusinfektionen
Nierentrauma

21.3.1 Prärenale Hämaturie

Vitamin A-Intoxikation
Vitamin C-Mangel
Hämorrhagische Diathese

21.3.2 Postrenale Hämaturie

Phimose, Balanitis

Vulvitis
Nephrolithiasis
Tumoren
Hämorrhagische Zystitis
Pyelonephritis 140
Hämangiom

21.3.3 Renale Hämaturie

Immunkomplexnephritis
Berger'sche Krankheit
Glomerulonephritis bei Bakteriämie
Glomerulonephritis bei Purpura Schönlein-Henoch
Good-Pasture-Syndrom 141
Medikamenten-Nebenwirkung
Mißbildungen, Tumoren
Nierentuberkulose
Lupus erythematodes
Periarteriitis nodosa
Alport-Syndrom
Lungenhämosiderose 142
Markschwammniere
Hyperprolinämie
Vitamin A-Intoxikation

21.4 Leukozyturie

Vulvitis
Balanitis
Zystopyelitis

21.5 Proteinurie 143

Nephrotisches Syndrom
Familiäres nephrotisches Syndrom
Orthostatische Proteinurie
Febrile Proteinurie
Imerslund-Gräsbeck-Syndrom

21.6 Glykosurie   144

Begleitglykosurie
Diabetes mellitus
Renale Glykosurie
De-Toni-Debré-Fanconi-Syndrom
Chronische Niereninsuffizienz
Crushniere
Familiäre Hyperlipoproteinämie

Alport-Syndrom
Boyd-Sterns-Syndrom
Glykosurie bei Leberkrankheiten
Glykosurie bei Erkrankungen des ZNS
Pankreatitis   145
Vergiftungen
Nicht glykosurische Melitiurie
(Galaktose, Lactose, Fructose, Pentose)

21.1 Auffällige Farbe

Eine *braun-rote Verfärbung* der Windeln ist bei Säuglingen und Kleinkindern häufig nicht durch eine Hämaturie, sondern durch ein hohes spezifisches Gewicht verursacht, etwa bei fieberhaften Erkrankungen oder Exsikkose. Die Farbe kann von Urochromen stammen, die durch kristallisierte Urate im Sediment erzeugt werden *(Ziegenmehl)*. *Farbstoffe* aus *gefärbten Nahrungsmitteln* und *Medikamente* können die Urinfarbe stark beeinflussen. So findet man rot-gelbe Verfärbungen durch Rubazonsäure, ein Abbauprodukt von Antipyrin (Amidopyrin), eine Rotverfärbung durch Istizin, Pyramidon und seinen Abbauprodukten, durch Phenazopyridinhydrochlorid, durch Salizylsäure, Phenolphthalein, Phenolrot oder auch nach Genuß von roten Beeten oder Heidelbeeren. Rot-braun kann der Urin auch nach Phenolvergiftungen sein.

Die **Alkaptonurie** fällt schon beim Säugling durch Braunwerden der eingenäßten Windel auf. Die Eisenchloridprobe (Fe Cl$_3$) ist dabei positiv, während die weiteren Krankheitssymptome (Pigmentierung der Skleren und Ohren, Ochronose, Arthritis) durch gestörten Abbau der Homogentisinsäure erst nach dem 20. Lebensjahr auftreten.

Eine sichtbare **Hämoglobinurie** geht immer mit anderen Zeichen einer heftigen Hämolyse einher, so daß die Benzidinprobe oder der spektroskopische Nachweis die aus den Hämolysezeichen gestellte Diagnose nur bestätigen kann. Auch die dunkelbraune Verfärbung des Urins durch *Methämoglobin* wird meist erst dann bemerkbar, wenn das graublaue Hautkolorit des Kindes bereits auf die Vergiftung aufmerksam gemacht hat und das Methämoglobin im Blut nachgewiesen werden kann.

Ein **burgunderroter Urin** (sofort oder nach Belichtung) der beim Stehenbleiben noch weiter nachdunkelt, spricht für eine **Porphyrie**. Dabei wird im Urin vermehrt Delta-Aminolaevulinsäure, Porphobilinogen, Uroporphyrin, Coproporphyrin ausgeschieden. Die Urobilinogenprobe bleibt für 12–24 Stunden positiv. Als Ursache kommt eine intermittierende hepatische Porphyrie oder die Porphyria variegata sowie eine hereditäre Coproporphyrie in Frage mit Bauchschmerzen, neurologischen Symptomen, erhöhter Fotosensibilität sowie zunehmenden Verhaltensstörungen.

D: Im Urin Porphobilinogen positiv, Fluoreszenztest positiv. Im Stuhl Uroporphyrin vermehrt.

Bei der **Porphyria erythropoetica** (kongenitale Porphyrie, Morbus Günther) ist der Urin burgunderrot durch vermehrte Uro- und Coproporphyrin-1-Ausscheidung, vor allem bei hinzutretender Leberbeteiligung. Zusätzlich Lichtdermatosen, hämolytische Anämie, Splenomegalie.

Eine **akute Porphyrie** kann auch symptomatisch bei Hepatitis, perniziöser Anämie, beim Crosby-Syndrom (autosomal dominante hämolytische Anämie mit Porphyrinurie), dann nach Vergiftungen, insbesondere Blei und anderen Schwermetallen sowie nach Medikamenten auftreten (Barbiturate, Sulfonamide, Pyrazolon, Meprobamat, Hydantoin, Griseofulvin).

Paroxysmale Myoglobinurie

Plötzliches Auftreten einer dunkelroten bis braunen Urinverfärbung kann die Folge einer akuten Rhabdomyelse sein, die mindestens 1–5% der gesamten Muskelmasse befallen haben muß. Im Kindesalter ist die Ursache meist nicht zu klären, wenn auch Infektionen in der Regel eine auslösende Rolle spielen und familiäres Auftreten beobachtet wird. In manchen Fällen lassen sich extreme körperliche Belastung, Traumatisierung, lokale Ischämie, Stoffwechselgifte oder Enzymdefekte des Muskelstoffwechsels ursächlich nachweisen. Erhebliche Druckschmerzhaftigkeit der geschwollenen Muskulatur und ihre Funktionsbeeinträchtigung (Areflexie) sind zusätzliche Hinweise.

21.2 Auffälliger Uringeruch

Acetongeruch gehört zu Krankheiten mit gestörter Kohlenhydratverbrennung, wie Ketonämie bei heftiger Gastroenteritis, zyklisches ketonämisches Erbrechen, diabetische Ketoazidose.

Andere Geruchsauffälligkeiten
Würzig-süßlich (Maggiwürze): Ahornsirupkrankheit
Mäusegeruch: Phenylketonurie
Ranzige Butter: Hypermethioninämie
Schweißfußgeruch: Isovallerylazidämie
Fischgeruch: Trimethylaminurie
Geruch nach einer Brauerei („Aost-House"-Syndrom): Methioninmalabsorption
Kohlsuppe, Fischgeruch: Tyrosinämie.
Grundsätzlich muß bei allen auffälligen Urin- und Körpergerüchen an angeborene Stoffwechselstörungen gedacht werden.

21.3 Hämaturie

Eine geringfügige Hämaturie läßt sich nur mikroskopisch diagnostizieren. Sie ist beim Neugeborenen physiologisch und kann im gesamten Kindesalter in geringem Ausmaß (bis 25 Erythrozyten/mm^3 als orthostatische oder *Belastungshämaturie* beobachtet werden. Für diese ist typisch, daß der Morgenurin nach Bettruhe stets erythrozytenfrei ist.

Pathologische Hämaturie
Begleithämaturie
Bei jeder Hämaturie muß man zuerst fragen, ob es sich nicht um eine zwar pathologische, aber harmlose Begleithämaturie handelt, etwa bei fieberhaften Erkrankungen (*Virusinfektionen,* Hepatitis epidemica, infektiöse Mononucleose). Auch die *traumatische Hämaturie* bietet aufgrund der Anamnese keine diagnostischen Schwierigkeiten.
Zur ätiologischen Diagnostik geht man den Weg der harnpflichtigen Substanzen: prärenal, renal, postrenal. Dabei berücksichtigt man zuerst die leichter auszuschließenden prärenalen und postrenalen Ursachen.

21.3.1 Prärenale Hämaturie

Bei einer Hämaturie ohne Leukozyturie und Proteinurie sind als prärenale Ursachen die *Vitamin A-Intoxikation* (Marie-Sée-Syndrom s. S. 142), die *C-Avitaminose* (s. S. 50) und *hämorrhagische Diathesen* auszuschließen (s. S. 104).

21.3.2 Postrenale Hämaturie

Nach der Inspektion der äußeren Harnwege auf Blutungsquellen *(Phimose, Balanitis, Vulvitis)* sind Blutungsquellen in den Harnwegen zu suchen. Eine Abdomenleeraufnahme, das Nieren- und Harnwegssonogramm, ggf. ein i. v. Pyelogramm geben Klarheit über das Vorliegen einer *Nephrolithiasis* oder von *Tumoren* in diesem Bereich. An eine *hämorrhagische Zystitis* muß, außer bei zytostatikabehandelten Kindern an eine *Harnwegsent-zündung* gedacht werden, die inzwischen bis auf die Hämaturie erscheinungsfrei geworden ist. In der Regel findet man zwar bei ihr überwiegend Erythrozyten, aber doch auch Leukozyten im Urin. Wiederholte Urinkulturen (Blasenpunktion) führen hier weiter, ebenso wie der sonographische, röntgenologische oder zystoskopische Nachweis einer stark veränderten Blasenschleimhaut, insbesondere im Trigonum. Bei Verdacht auf eine rezidivierende Harnwegserkrankung umfaßt die urologische Untersuchung aber noch zusätzlich:

D: Sonographie i.v. Pyelographie, retrograde Pyelographie
Miktions-Cysto-Ureterogramm
Szintigraphie
renale Angiographie (bei Verdacht auf Tumoren)
Cavogramm (bei Verdacht auf Nierenvenenthrombosen).

Für eine *Pyelonephritis* sprechen neben der Erythrozyturie auch eine minimale Pyurie (s. S. 142), eine Bakteriurie, eine meist stark erhöhte BKS, Leukozytose, Anämie, Nierenschmerzen bzw. Klopfschmerzhaftigkeit des Nierenlagers und eine pathologische Nierengröße (Sonogramm).
Ein *Hämangiom* in den ableitenden Harnwegen als Ursache einer postrenalen Hämaturie ist nur dann zu diagnostizieren, wenn die Blutungsquelle im zystoskopisch überschaubaren Bereich der Blasenschleimhaut liegt.

21.3.3 Renale Hämaturie

Nach Ausschluß einer Harnwegserkrankung ist jede Hämaturie auf eine renale Erkrankung verdächtig und verlangt eine exakte Nierendiagnostik.

D: Anamnese:
Blutdruckmessung (wiederholt über 24 Stunden)
Urin: Sediment, Eiweiß, Zucker, spezifisches Gewicht, Tagesmenge.
Blut: Harnstoff, Kreatinin (glomeruläre Funk-

tion), Elektrolyte, Säure-Basen-Haushalt, Konzentrationsvermögen (tubuläre Funktionen), Serumeiweiß, Elektrophorese, Lipoide, Cholesterin.
Funktionsprüfung der Nieren: Kreatinin-Clearance, Verdünnungs- und Konzentrationsversuch, Isotopendiagnostik (Gesamtnierenleistung und seitengetrennte Funktionsanalyse), Refluxprüfung. Ultraschall: Nierengröße und Hohlräume.

Nephritisches Syndrom

Ergeben sich bei den oben genannten Untersuchungen pathologische Befunde, dann ist bei Kindern statistisch am häufigsten eine *akute Glomerulonephritis* nach Infektion mit nephritogenen Typen der β-hämolysierenden A-Streptokokken (Typ M 12, M 49 oder weniger oft Typ 1, 3, 4, 2, 55, 57) anzunehmen, die ein bis drei Wochen nach der Streptokokkeninfektion (Nasen-Rachen-Raum, Haut) durch Ablagerungen von vor allem β-1c-Globulin an den Glomerula entstanden ist und als *Immunkomplexnephritis* an der *Komplementerniedrigung im Serum* ($C_3 < 80 \, mg/100 \, ml$) objektivierbar ist. Seltener handelt es sich um die
Bergersche Krankheit (idiopathische Glomerulopathie mit diffusen mesangialen IgA-Ablagerungen). Sie zeichnet sich durch rezidivierende Makrohämaturien (und Zylindrurie, Proteinurie) bei Infekten der Luftwege mit kurzem Verlauf, aber großer Rezidivneigung bei immer normalem Komplementverhalten aus.

Glomerulonephritis bei chronischer Bakteriämie

Alle Symptome einer Glomerulonephritis bei bakterieller Endokarditis oder anderen chronischen bakteriellen Erkrankungen, infizierten Ventilen bei ventrikulo-atrialem Shunt. Serumkomplement erniedrigt.

Glomerulonephritis bei Purpura Schönlein-Henoch

Bei 30% der Purpura-Fälle Hämaturie durch Nephropathie verschiedener Morphologie, aber normaler Komplementaktivität im Serum.

Good pasture-Syndrom
Rasch fortschreitende Glomerulonephritis,
Hämoptyse (rezidivierendes Lungenbluten),
Husten, Dyspnoe, Fieber und Eisenmangelanämie durch Basalmembranantikörper
(IgG und β-1c-Globulin) bedingt.
Gelingt vom klinischen Bild keine Diagnose,
dann bleibt bei fortdauernder Hämaturie
nur noch die *Nierenbiopsie,* will man sich
nicht damit beruhigen, daß 20% aller Hämat-
urien sonst ungeklärt bleiben. Bei der Biopsie lassen sich meistens dann Erkrankungen
des Nierenparenchyms nachweisen. Die histologische Untersuchung erlaubt eine Klassifizierung, die therapeutische Ansatzpunkte
liefert und die Prognose zu erhellen vermag.
Histologisch unterscheidet man:

a) Minimale glomeruläre Läsionen (in der Regel steroidsensible Form der Lipoidnephro-
se)
b) Fokale Glomerulosklerose (progredienter
Verlauf, ungünstige Prognose, fragliche therapeutische Beeinflussung),
c) Mesangiale-proliferative Glomerulonephritis: Verlauf und Prognose oft wie a), aber
spontane Remission möglich,
d) Proliferative Glomerulonephritis (intra- und
extrakapillär): progredienter Verlauf, ernste
Prognose,
e) Fokal-proliferative Glomerulonephritis:
wechselhafter Verlauf, schlecht therapeutisch beeinflußbar.
f) Membrano-proliferative Glomerulonephritis:
wechselnder Verlauf, oft langsam progredient. Serum-Komplement C_3 vermindert,
Therapieversuch mit Steroiden indiziert.
g) Epimembranöse Nephropathie (membranöse Glomerulonephritis), protrahierter, aber
bei Kindern oft günstiger Verlauf. Fragliches
Ansprechen auf Steroide.

Seltene Ursachen einer Hämaturie
Eine ganze Reihe von *Medikamenten,* in erster Linie Sulfonamide und Antibiotika (Ce-
phalosporine, Meticillin), daneben aber
auch Antihistaminika, Antipyretika, Zytostatika sind imstande, eine Hämaturie auszulö-
sen *und zu unterhalten. Beweis: Auslaßversuch.* Der Ausschluß von Tumoren, Zysten-

niere und Mißbildungen der ableitenden
Harnwege erfolgt sonographisch und röntgenologisch.

Nierentuberkulose
Unerklärliche Hämaturie, Polakisurie,
Schmerzen beim Wasserlassen und therapieresistente rezidivierende Pyurien ohne Erregernachweis sind charakteristisch.

D: Tuberkulindiagnostik, Pyelographie zum
Nachweis von Substanzdefekt im Nierenparenchym oder von Abflußbehinderungen in den
blasennahen Abschnitten. Zystoskopie, Nachweis von Tuberkelbakterien im Urin.

Lupus erythematodes
In 60–80% der L.E.-Fälle besteht eine Immunkomplexnephritis mit Mikrohämaturie,
Zylindrurie und leichter Proteinurie bei erniedrigter Aktivität des Serumkomplements
und Anstieg der antinukleären Antikörper,
vor allem von Anti-DNA. Bei einem Teil besteht neben der Hämaturie eine starke Eiweißausscheidung (nephrotisches Syndrom
mit Hämaturie) durch eine membranöse
oder proliferative Glomerulopathie.

Periarteriitis nodosa
Erythrozyturie und Zylindrurie können bei
Kindern das erste Zeichen dieser Krankheit
sein, die sich nierenbioptisch als nekrotisierende oder proliferierende Glomerulopathie
objektivieren läßt. Meist verunsichert eine
begleitende Proteinurie, bis andere Symptome (rezidivierende Fieberattacken, Eosinophile, Leukozytose, Polyneuropathien, Polymyositis, Splenomegalie, Lungenveränderungen) den Verdacht auf die richtige Diagnose lenken.

Alport-Syndrom
Eine Kombination von chronischer Hämaturie mit Innenohrschwerhörigkeit, in manchen Fällen auch Proteinurie, Leukozyturie,
Aminoazidurie, renaler Glykosurie, gehört
zu diesem familiär geschlechtsgebunden
dominant auftretenden Leiden von unterschiedlicher Penetranz, das vor allem männ-

liche Mitglieder der Familie bevorzugt. Familienuntersuchungen haben erwiesen, daß in einzelnen Fällen die signalisierende Innenohrschwerhörigkeit fehlen kann.

Idiopathische Lungenhämosiderose
(Ceelen-Gellerstedt-Syndrom)
Hämaturie und Proteinurie können bei diesem Krankheitsbild in die Irre führen, wenn die Lungenerscheinungen diskret sind. Zunehmende hypochrome Anämie, leichter Ikterus, Hustenattacken mit Nachweis von hämosiderinhaltigen Makrophagen im Sputum führen zur Diagnose.

Markschwammniere *(Cachi-Ricci-Syndrom)*
Mikro- und Makrohämaturie bei Markschwammniere. Im i.v. Urogramm büscheltraubenförmige Hohlräume in den Markpapillen, in drei Viertel der Fälle bilateral.

Hyperprolinämie (Hydroxyprolinämie)
Beobachtet man bei einer psycho-mentalen Retardierung eine chronische Hämaturie, muß an diese Aminosäurenstoffwechselstörung gedacht werden. Rezidivierende renale Azidosen, eine Neigung zu Pyurie, Krampfleiden, angeborene Taubheit verstärken den Verdacht, der sich durch den Nachweis einer Aminoazidurie (Prolinhydroxyprolin, Glyzin) und einer Hyperprolinämie bestätigen läßt.

Vitamin A-Intoxikation
(Marie-Seé-Syndrom s. S. 172)
Hier kann eine Erythrozyturie bestehen, ehe der akute Hydrocephalus mit vorgewölbter Fontanelle und den allgemeinen Symptomen eines akuten Hirndrucks bei normalem Liquorbefund die Diagnose einer Vitamin A-Überdosierung erlaubt.

21.4 Leukozyturie

Mehr als 25–50, beim größeren Kind bis zu 10 Leukozyten/mm^3 (weniger als 5 Leukozyten im nicht sedimentierten Urin im Ge-

sichtsfeld) sind auf eine *Harnwegsinfektion* verdächtig, wenn nach lokaler Inspektion eine Balanitis oder eine *Vulvitis* ausgeschlossen ist (lokale Rötung, Fluor, normale BKS).

Mikroskopisch läßt sich nicht erkennen, ob die Leukozyten aus den Nieren oder aus bestimmten Abschnitten der Harnwege stammen. Ein Differenzierungsversuch mit Hilfe von besonderen Färbungen ist wenig aussichtsreich, da bei Kindern bei jedem Harnwegsinfekt mit einer Nierenbeteiligung zu rechnen ist. Findet man Leukozytenzylinder, hyaline oder granulierte Zylinder, spricht dies für eine Pyelonephritis. Epithelzylinder weisen auf eine Tubulusbeteiligung. Erythrozytenzylinder machen eine Glomerulonephritis wahrscheinlich. Weitere Symptome für eine Infektion der ableitenden Harnwege s. S. 139.

Eine Leukozyturie (Pyurie) ohne Bakteriurie ist meist ein *Restzustand einer erfolgreich behandelten Zystopyelitis*. Es kann sich aber auch um einen Keim handeln, der durch antibiotische Vorbehandlung zwar nicht mehr gut anzüchtbar, aber doch noch vorhanden ist. Auch bei der Glomerulonephritis kann es Phasen geben, bei denen der Sedimentbefund vor allem Leukozyten aufweist. Das Vorgehen bei Verdacht auf *Nierentuberkulose* s. S. 141).

Eine eindeutige *Bakteriurie* (mehrfacher kultureller Nachweis des identischen Keimes, insbesondere nach Blasenpunktion) auch ohne Pyurie ist immer der Beweis für das Vorliegen einer Infektion. In seltenen Fällen kann der bakterielle Streuungsherd auch außerhalb der Harnwege liegen.

Beim Vorliegen einer Pyurie ist der Nachweis von Antikörpern im Serum (Hämagglutinationsmethode) gegen aus dem Urin isolierte Keime ein zuverlässiger Indikator für eine Nierenbeteiligung. Dabei spricht ein hoher Antikörpertiter für eine akute Erkrankung, das Hochbleiben für die Persistenz des Erregers und der Antikörperabfall für eine erfolgreiche Therapie. Findet man keine Antikörpertiter im Serum, kann man auf das Vorliegen einer isolierten Zystitis hoffen.

21.5 Proteinurie

Eine Proteinurie liegt vor, wenn mehr als $1 \, g/m^2$ Körperoberfläche/Tag oder mehr als $0,03 \, g/kg/Tag$ Eiweiß im Urin ausgeschieden werden. Sie bedarf dringend einer diagnostischen Abklärung. Die qualitative Differenzierung der ausgeschiedenen Eiweißkörper ist bei Kindern ohne differentialdiagnostische Bedeutung, da Krankheiten mit monoklonaler Eiweißbildung (Plasmozytom, Morbus Waldenström u.a.) noch nicht vorkommen und eine Differenzierung zwischen dem nephrotischen Syndrom und einer exsudativ proliferativen Glomerulonephritis aufgrund unterschiedlich ausgeschiedener Proteine nicht möglich ist. Die quantitative (semiquantitative) Bestimmung der Eiweißausscheidung nach Eßbach ist bei jeder stärker positiv werdenden Eiweißprobe im Urin nötig.

Nephrotisches Syndrom

Eine Proteinurie ohne Erythrozyturie, eine Hypoproteinämie (Serumeiweiß unter $55 \, g/l$), Hypalbuminämie (unter $25 \, g/l$, hohe Werte für α-2- und β-Globulin, niederes γ-Globulin, Hyperlipidämie und Hypercholesterinämie (Serumcholesterin über $5,17 \, mmol/l$), Harnstoff und Kreatinin im Serum normal, es sei denn, die fakultativen Ödeme sind sehr plötzlich und massiv eingetreten, so daß nicht mehr genügend Flüssigkeit zur Clearance harnpflichtiger Substanzen zur Verfügung steht (prärenale Urämie). Der Blutdruck ist immer normal.

Histologisch handelt es sich in fast 80% der Fälle um eine minimal proliferierende interkapilläre Glomerulonephritis (minimal-changes-Glomerulonephritis), in jeweils 7% um eine membranoproliferative oder fokal sklerosierende Glomerulonephritis, der Rest der Patienten leidet am nephrotischen Syndrom infolge einer Herdnephritis (perimembranöse Glomerulonephritis). Die Hauptgruppe (minimal-changes-Nephritis) rekrutiert sich aus Kindern unter 6 Jahren, von denen 80% auf Steroidtherapie ansprechen. Auf die anderen Formen macht in der Regel das höhere Alter beim ersten Auftreten sowie eine begleitende Erythrozyturie aufmerksam.

Familiäres nephrotisches Syndrom

Das kongenitale (finnischer Typ autosomal rezessiv vererbt) und das infantile nephrotische Syndrom zeigt alle Symptome einer Nephrose, wobei der finnische Typ eine hohe Sterblichkeit aufweist.

Alport-Syndrom

Häufiger handelt es sich bei chronischer Proteinurie mit rezidivierender Makro- oder Mikrohämaturie um ein *Alport-Syndrom* (autosomal dominant), das vor allem männliche Mitglieder der Familie betrifft, wenn auch bei Frauen leichtere Verlaufsformen beobachtet werden. Charakteristisch ist eine mehr oder weniger früh bemerkte progrediente Innenohrschwerhörigkeit sowie die Kombination mit Augenveränderungen oder anderen Störungen (Fettstoffwechsel, neuromuskuläre Störungen).

Orthostatische Proteinurie

Mit oder ohne Hämaturie kann bei schnell wachsenden vegetativ labilen Kindern eine Proteinurie nachgewiesen werden, die sich nach starker Lordosierung der Wirbelsäule verstärkt, während der Urin nach Bettruhe eiweißfrei ist. Typische Begleitsymptome: orthostatische Hypotension mit abfallender Pulsfrequenz und Blutdruckamplitudenabnahme im Stehversuch bis zum Kreislaufkollaps. Hinter einer orthostatischen Proteinurie kann sich aber auch eine schleichende Nierenerkrankung verbergen, so daß in Zweifelsfällen kritische Nierenfunktionsproben nötig sind (s. S. 140).

Febrile Proteinurie

Mit oder ohne Hämaturie ein harmloses Begleitsymptom bei Viruserkrankungen ohne Behandlungsbedürftigkeit.

Imerslund-Gräsbeck-Syndrom

Leichte Proteinurie, oft Ödemneigung kom-

biniert mit makrozytärer, megaloblastischer
Anämie bei familiärer Vitamin B_{12}-Malab-
sorption (Pseudo-Birmer).

21.6 Glykosurie

Bei wiederholtem Nachweis von Zucker im
Urin (Reduktionsmethoden oder Glukose-
oxydasemethode mit Teststreifen) müssen
Blutzuckerbestimmungen eine Hyperglykämie (s. S. 212) und damit mit großer Wahrscheinlichkeit einen *Diabetes mellitus Typ I*
(juvenile onset diabetes JOD) beweisen.
Eine orale Glukosebelastung ist dann nicht
mehr nötig. Ist die Glykosurie allerdings bei
Fieber, Infektionen, Streß, Corticoidgaben
aufgetreten, kann es sich um einen latenten
Diabetes handeln, bei dem eine orale Belastung mit Oligosacchariden (1,75–2 g/kg
Körpergewicht) pathologische Blutzuckerwerte im Verlauf der anschließenden
1½ Stunden erkennen läßt.
Sind die Blutzuckerwerte aber normal, handelt es sich um eine *nicht diabetische Glykosurie,* die an den Begleitumständen leicht zu
erkennen ist (Glukoseinfusionen, massive
Nahrungsaufnahme nach längerem Hun-
gern, Cortisontherapie, Morbus Cushing,
Hyperthyreoidismus,   Phäochromozytom,
Morbus Wilson, Mukoviszidose, Down-
Syndrom,   Lawrence-Moon-Bardet-Biedl-
Syndrom,   Glukose-6-Phosphatdehydroge-
nase-Mangel, postkonvulsiver Zustand).

Renale Glykosurie
Erkrankungen der proximalen Tubulusab-
schnitte führen zu Glykosurien bei normalem Blutzucker. Hierher gehört sowohl die
gutartige autosomal vererbbare renale familiäre Glykosurie als auch eine Reihe ernste-
rer Erkrankungen.

De-Toni-Debré-Fanconi-Syndrom
Eine Vitamin D-resistente Rachitis, verzögertes Längenwachstum, Aminoazidurie, renale tubuläre Azidose, Phosphaturie, Glykosurie gehören zu den charakteristischen
Zeichen einer Krankheit, die sowohl spora-

disch als auch familiär gehäuft vorkommt
und histologisch zu kurze Nierentubuli erkennen läßt.
Auch bei der rasch fortschreitenden interstitiellen Nephritis, bei der *Schrumpfniere* und
bei der *Crushniere* können je nach Tubulusbeteiligung Glykosurien auftreten.

Familiäre Hyperlipoproteinämie
Bei dieser familiären, kohlenhydratinduzier-
ten Hyperlipämie fällt schon in der Kindheit
eine verminderte Glukosetoleranz und Glykosurie auf sowie ein trübes Serum, das bei
der Lipoproteinelektrophorese eine Vermehrung bestimmter Lipoproteine ergibt
(Typ III, IV und V). Die Diagnose ist wichtig, weil die Patienten später eine erhöhte
Anfälligkeit gegenüber Arteriosklerose zeigen und therapeutische Möglichkeiten mit
Diät und Chlofibrat bestehen.

Alport-Syndrom
Die Diagnose dieser familiären Krankheit (s.
S. 143) macht in der Regel keine Schwierig-
keiten.

Boyd-Stearns-Syndrom
Bereits im Säuglingsalter Minderwuchs, renale Rachitis, tubuläre Niereninsuffizienz
mit Glykosurie, Hypochlorämie und metabolischer Azidose.

Glykosurie bei Leberkrankheiten
Die hepatische Glykosurie macht wegen der
unübersehbaren Leberzirrhose keine diagnostischen Schwierigkeiten.

Glykosurie durch Erkrankungen des ZNS
Die bei einer *Encephalitis* auftretende Glykosurie ist leicht zu deuten und nicht be-
handlungsbedürftig. Hält man die encepha-
litische Bewußtseinsstörung fälschlicherweise aber für das Zeichen eines Präcoma
diabeticums, dann können die zentralbe-
dingten Blutzuckererhöhungen Anlaß zu gefährlichen Insulinbehandlungen sein. Bei
der Insulinempfindlichkeit gerade dieser Patienten drohen Hirnblutungen und bleibende Cerebralschäden durch eine iatrogene

Hypoglykämie. Die gleiche Gefahr besteht, wenn sich bei Erkrankungen im Hypophysen- und Hypothalamusbereich die Symptomatik schleichend entwickelt und deshalb die zentral gesteuerten Blutzuckerschwankungen als Diabetes mellitus mißdeutet werden.

Akute Pankreatitis
Sie ist an den bedrohlichen abdominellen Erscheinungen (s. S.33) leicht zu erkennen. Hier dienen die Glykosurie und die erhöhten Amylase- und Diastasewerte im Serum und Urin als Bestätigung des Verdachtes.

Vergiftungen
Die passageren Glykosurien bei manchen Vergiftungen (Salicylate, Schwermetalle, insbesondere Blei) bedeuten diagnostisch keine Hilfe, da die Diagnose am klinischen Bild und an der Anamnese zu stellen ist.

Nicht glykosurische Melliturie
Die an sich seltenen Melliturien (Galaktose, Laktose, Fructose, Pentose) lassen sich meist nur papierchromatographisch diagnostizieren. Stoffwechselstörungen fallen durch spezifische oder bedrohliche Symptome bereits klinisch auf (s. S.202) oder sie sind ohne Krankheitsbedeutung.

22 Ödeme

22.1 Eiweißmangelödem

Nephrotisches Syndrom 146
Glomerulonephritis 147
Enterales Eiweißverlustsyndrom
Intestinale Lymphangiektasie
Exsudative Enteropathie
Zoeliakie
M. Crohn
Lambliasis
A-β-Lipoproteinämie
Hunger
Mukoviszidose

22.2 Ödeme durch Kapillarwandschäden

Glomerulonephritis
Allergische Ödeme
Urticaria
Kälteschaden
Quincke-Ödem
Entzündliches Ödem
Hand-Fuß-Syndrom
Kawasaki-Syndrom

22.3 Ödeme durch erhöhten hydrostatischen Druck oder Abflußstauung

Herzinsuffizienz 148
Venenerkrankungen
Arnold-Chiari-Syndrom

Retroperitoneale Fibrose (Ormond-Syndrom)
Adipositas
Lymphstauung 148
Nonne-Meige-Milroy-Syndrom
Prader-Willi-Syndrom
Hereditär chronisches Lymphödem
Turner-Syndrom
Syndrom der gelben Fingernägel

22.4 Ödeme durch Störungen des Elektrolyt-Wasser-Haushaltes

Neugeborenenödeme
Hypokaliämie
Tubuläre Nierenkrankheiten
Wasserintoxikation 149

22.5 Hormonal bedingte Ödeme

Cushing-Syndrom
Myxödem

22.6 Gesichtsödeme

Anämie
Schreiattacken
Keuchhusten
Medikamente
Lymphadenitis colli
Dermatomyositis
Sinus-Cavernosus Thrombose
Melkersson-Rosenthal-Syndrom

22.1 Eiweißmangelödem

Nierenerkrankungen sind die häufigste Ursache von Ödemen bei Kindern.

Für das **nephrotische Syndrom** ist eine langsame Zunahme des Ödems bis zur straffen Auffüllung des gesamten Interstitiums bezeichnend, auch Ergüsse können auftreten (Pleura, Pertioneum, Skrotum). Umfangreiche Ascitesmengen können den venösen Rückfluß so behindern, daß eine kardiale Insuffizienz vorgetäuscht wird. Infolge der raschen Abnahme der kreisenden Blutmenge durch Abwanderung der Flüssigkeit in den interstitiellen Raum wird mehr Aldosteron produziert. Dieser **Hyperaldosteronismus** steigert die Natriumretention, die wiederum die interstitielle Wassereinlagerung begünstigt. Auch durch den Stuhl verlieren die Nephrose-Patienten erhöht Eiweiß, was die Ödembildung beschleunigt. Differentialdiagnostisch schwierig ist, daß zu Beginn einer **akuten hämorrhagischen Glomerulonephritis** auch eine Polyserositis auftreten kann. Die Erythrozyturie und die Funktionsinsuffizienz der Nieren sprechen dann gegen ein nephrotisches Syndrom (s. S. 140).

Außer durch Eiweißverlust (Nephrose, **enterales Eiweißverlustsyndrom** bei Enteritis, **intestinaler Lymphangiektasie,** bei **exsudativer Enteropathie, Cöliakie, Morbus Crohn,** massiver **Lambliasis, A-β-Lipoproteinämie**) kann eine Ödem erzeugende Hypoproteinämie auch durch ungenügende Produktion von Serumeiweißkörpern eintreten, etwa bei chronischen Lebererkrankungen oder infolge ungenügender Eiweißaufnahme (Unterernährung, Mucoviszidose, u.a.).

Eiweißmangelödeme folgen dem hydrostatischen Druck, sind also in den abhängigen Partien am stärksten, z.B. einseitiges Lungenödem bei bettlägerigen Patienten auf der Seite ihrer bevorzugten Lagerung (cave röntgenologische Fehldiagnose!).

22.2 Ödeme durch Kapillarwandschäden

Die Ödemverteilung bei Beeinträchtigung der Kapillarwandfunktion folgt nicht dem hydrostatischen Druck. Sie ist also unabhängig von der Körperlage. Man findet hier die Ödeme am ehesten im Gesicht (Augenlider), dann prätibial oder an den Knöcheln, eine für Nephritis typische Verteilung. Die Differentialdiagnose gegenüber allergischen Ödemen ist manchmal schwer.

Allergische Ödeme (Urticaria)

Beim Auftreten typischer Quaddeln ist die Diagnose nicht schwer. Nur in knapp 10%

gelingt es aber, die atopisch-anaphylaktische Ursache (Typ I, IgE-Allergie) zu finden (Arzneimittel, Nahrungsmittel, Inhalationsallergene, Kontaktallergene). Häufig liegt eine Aspirin- (oder Pyrazol-P-Aminophenolderivate) Intoleranz vor oder physikalische Ursachen (Urticaria facticia „delayed, persistent dermographia", Druckurticaria, Kälteurticaria, Wärmeurticaria, Strahlenurticaria). Auch beim **Kälteschaden,** z.B. beim Säugling am aufgedeckten Arm oder im Gesicht kann man nach Wiedererwärmung noch über Tage eine Ödembereitschaft konstatieren, wie auch bei einer überwundenen Stoffwechselazidose, vor allem beim Neugeborenen und Säugling, noch über Tage eine Ödembereitschaft die Folge der Kapillarschädigung erkennen läßt.

Schließlich ist beim **Quincke-Ödem** auch an das **hereditäre angioneurotische Ödem** (autosomal-dominant) durch C 1-Esteraseinhibitor-Mangel zu denken. Hierbei führen vermehrt anfallende vasoaktive Peptide zu einer erhöhten Gefäßdurchlässigkeit und gefährden die Kinder durch akutes Glottisödem, so daß immer C 1-Esteraseinhibitor, ein α-2-Globulin, für sie als Präparat zur Verfügung stehen muß.

Lokalisierte Ödeme müssen auch den Verdacht auf **Entzündungsvorgänge** oder eine örtliche Lymphstauung infolge bakterieller Infektionen erwecken.

Das **Hand-Fuß-Syndrom** führt zu plötzlichen, sehr schmerzhaften Schwellungen der Hand- und Fußrücken durch Gefäßverschlüsse im Bereich der Metatarsalia-Carpalia in den ersten zwei Lebensjahren. Es kann später verschwinden und wird durch abdominelle Schmerzkrisen abgelöst.

D: Sichelzellanämie.

Harte Hand- und Fußrückenödeme treten auch bei fast allen Kindern mit **Kawasaki-Syndrom** (s. S.274) auf.

22.3 Ödeme durch erhöhten hydrostatischen Druck oder gestauten Lymphabfluß

Kardiovasculäre Ödeme

Kardiale Ödeme, auch im kleinen Kreislauf, sind bei Kindern bei **chronischer Herzinsuffizienz,** bei angeborenen Vitien oder Myokarditis nicht selten. Sie entwickeln sich oft unauffällig in den abhängigen Partien und sind kombiniert mit anderen Zeichen von Herzinsuffizienz (Dyspnoe, periorale Zyanose, Belastungstachykardie). Begleitende pleurale oder peritoneale Ergüsse können dann auf die ursächliche Kreislaufinsuffizienz hinweisen.

Die **akute Herzinsuffizienz** manifestiert sich bei Kindern in erster Linie durch eine Stauungsleber und nicht durch periphere Ödeme. Selten treten bei Kindern hämodynamische oder hydrostatische Ödeme auf, die durch lokale Prozesse bedingt sind (**Venenerkrankungen** an den unteren Extremitäten, Einflußstauung im Pfortaderbereich bei Leberzirrhose oder Pfortaderthrombose, Thrombose der Vena cava superior mit Ödemen in Armen, Kopf, Nacken sowie Dyspnoe und Zyanose, Thrombose der Vena cava inferior: wenn distal der Lebervenenmündung Kollateralkreislauf mit oder ohne Ödeme in den Beinen, wenn proximal der Lebervenenmündung Hepatomegalie, Ascites, Leberinsuffizienz und Symptome wie beim **Arnold-Chiari-Syndrom** *(Endophlebitis obliterans der Lebervenen).*

Die **retroperitoneale Fibrose (Ormond-Syndrom)** kann in seltenen Fällen auch zur Kompression der venösen und lymphatischen Abflußwege im Vena-iliaca-Bereich führen und Beinödeme hervorrufen. In der Regel entstehen nur Hydroureter und Hydronephrosen durch Stenosierungen im Ureterenbereich.

Bei extremer **Adipositas** (Pickwickier-Syndrom s. S.219) sind hydrostatische Ödeme in den unteren Extremitäten auch ohne Herzinsuffizienz zu beobachten.

Lymphstauung

Lymphstauungen gehören bei Kindern zu Raritäten, etwa beim **Nonne-Meige-Milroy-Syndrom** (Minderwuchs, motorische und mentale Retardierung, Adipositas vom Reithosentyp, Hypogenitalismus) oder beim **Prader-Willi-Syndrom** (floppy infant in der Säuglingszeit, später Adipositas, Minderwuchs, Hypogenitalismus, Debilität mit auffällig kleinen Händen und Füßen).

Das **hereditäre idiopathische chronische Lymphödem** kann schon beim Säugling, meist erst in der späteren Lebenszeit, bevorzugt an den Unterschenkeln auftreten und dehnt sich mit zunehmendem Wachstum auf die ganze untere Körperhälfte aus. Ursache: Lymphgefäßanomalien.

Turner-Syndrom: Beim Neugeborenen charakteristisches Lymphödem an Fuß- und Handrücken neben den übrigen Turner-Zeichen (s. S.236).

Das **Syndrom der gelben Fingernägel** beginnt ebenfalls mit konnatalen symmetrischen Lymphödemen der unteren Extremitäten und Pleuraergüssen. Durch die Hyperplasie der peripheren Lymphgefäße kommt es später zu typischen Nageldystrophien und einer charakteristischen Gelbfärbung der Nägel.

22.4 Ödeme durch Störungen des Elektrolyt-Wasser-Haushaltes

Eine **ungenügende Kochsalzausscheidung** im Urin spielt vor allem bei den Neugeborenenödemen und später bei beginnender Herzinsuffizienz mit verminderter Nierendurchflutung (forward failure) eine große Rolle. Auch die **Hypokaliämie** geht mit einer Ödembereitschaft einher. Allerdings findet man dann auch noch andere Symptome eines niederen Serum-Kalium-Spiegels (Muskelschwäche, Scheinlähmungen, EKG-Veränderungen) und in der Vorgeschichte chronische Laxantien- oder Diuretikamißbrauch.

Tubuläre Nierenerkrankungen als Ursache einer Ödembereitschaft sind an den niedrigen Natrium-, Chlor- oder Kaliumwerten und anderen Symptomen einer Niereninsuffizienz („salzverlierende Nephritis") zu diagnostizieren. Bei vorangegangener Infusionsbehandlung muß an iatrogene Ursachen des Ödems **(Wasserintoxikation)** durch fehlerhaft zusammengesetzte Infusionslösung gedacht werden. Prognostisch ungünstig bei allen hyposmolaren Ödemen ist das regelmäßig auftretende intrazelluläre Ödem, insbesondere im ZNS. Es ist beim Absinken des Serum-Natriums unter 120 mval (saliprive Exsikkose) immer zu befürchten. Große Vorsicht bei der notwendigen Salz- und Flüssigkeitsrestitution ist geboten, sonst kommt es zu bleibenden Gehirnschäden.

22.5 Hormonal bedingte Ödeme

Die zum arzneimittel- oder tumorbedingten **Cushingsyndrom** gehörenden Ödeme machen differentialdiagnostisch keine Schwierigkeiten. Hinterläßt ein Ödem auf Fingerdruck keine Eindellung, dann ist es verdächtig auf **Myxödem** durch Thyroxinmangel. Es enthält außer Wasser vor allem Mucopolysaccharide im Interstitium, deshalb die fehlende Reaktion auf Druck.

22.6 Gesichtsödem

Ein lokales Ödem nur im Gesicht begegnet dem Pädiater bei manchen **schweren Anämien,** nach heftigen **Schreiattacken** des Kindes, beim **Keuchhusten, nach exzessivem Augenreiben.** Es kann aber auch **durch Medikamente** (Salicylate, Kombinationspräparate gegen Fieber, Penicillin, Nitrofurantoin) verursacht sein.

Vergessen wird leicht, daß akute **Anschwellungen der Halslymphknoten** (Entzündungen im Einflußbereich wie Nasennebenhöhlen, Zähnen, Tonsillen) eine Abflußbehinderung und damit **Lymphstauung** bedeuten. Dies kann einseitiges oder beidseitiges Gesichtsödem vortäuschen, das nach Abklingen des entzündlichen Prozesses wieder verschwindet. Schließlich gehören zu den seltenen Ursachen eines Gesichtsödems die beginnende **Dermatomyositis,** die **Sinus-cavernosus-Thrombose** sowie das **Melkersson-Rosenthal-Syndrom** (Gesichts- und Lippenödem, Lingua scrotalis, rezidivierende Facialisparese).

23 Hypertonie

23.1 Renaler Hochdruck 150

Glomerulonephritis
Nierengefäßerkrankungen
Arterienstenose
Aneurysma
A-V-Fistel
Gefäßkompressionen
Periarteriitis nodosa
Renale Hypercalzämie 151
(Fanconi-Schlesinger-Syndrom)

23.2 Endokriner Hochdruck

Cushing-Syndrom
Hyperthyreose
Phäochromocytom
Conn-Syndrom

Hyperaldosteronismus
Hyperparathyreoidismus

23.3 Neurogener Hochdruck

Encephalitis
Contusio cerebri
Hirntumoren
Quecksilbervergiftung

23.4 Kardiovasculärer Hochdruck 152

Pubertätshochdruck
Ductus arteriosus apertus
Aorteninsuffizienz
Arteriovenöses Aneurysma
Coarctatio aortae
Herzinsuffizienz

23.1 Renaler Hochdruck

Eine Blutdruckerhöhung muß bei Kindern sofort an eine **Nierenerkrankung** denken lassen. Häufig handelt es sich um eine chronische, nicht erkannte **Glomerulonephritis** mit bereits eingeschränkter Nierenfunktion, Augenhintergrundsveränderungen (Retinopathia hypertensiva) oder um eine fortgeschrittene **Pyelonephritis** (s. S. 140).

Nierengefäßerkrankungen *(Nierenarterienstenose)* sind sonographisch (Nierengröße und -struktur), röntgenologisch (verzögerte Ausscheidung des Kontrastmittels auf der befallenen Seite, unterschiedliche Konzentration, Längendifferenzierung der Nieren, verspätete Entleerung des Nierenbeckens nach vor-

angehender stärkerer Konzentration auf der kranken Seite), szintigraphisch (Ausscheidungsdifferenz) sowie angiographisch zu objektivieren. Bei Verdacht auf **Aneurysma, arteriovenöse Fistel, Gefäßkompressionen, Periarteriitis nodosa** im Nierenbereich ist die Angiographie die Methode der Wahl.

Eine angeborene einseitige Nierenhypoplasie ist in der Regel ohne Einfluß auf den Blutdruck, während die **segmentale** einseitige **oder doppelseitige Hypoplasie (Ask-Upmark-Niere)** frühzeitig durch eine maligne Hypertonie auffällt. An sie muß vom 10. Lebensjahr an vor allem bei Mädchen gedacht werden.

D: Sonographie, i.v. Pyelogramm, Arteriographie, Nierenbiopsie.

Die chronische **renale Hypercalcämie** *(Fanconi-Schlesinger-Syndrom)* mit multiplen Mißbildungen, körperlicher und geistiger Retardierung, generalisierter Osteosklerose, zeigt die Hypertonie als Begleitsymptom der obligaten Nephropathie und Nephrocalcinose.

23.2 Endokriner Hochdruck

Unter den hormonal bedingten Hochdruckformen macht das **Cushing-Syndrom** und die **Hyperthyreose** differentialdiagnostisch keine Schwierigkeiten.

Phäochromozytom
Hier sind die Hochdruckkrisen anfallsartig. 90% dieser Katecholamin produzierenden Tumoren entstammen dem Nebennierenmark und liefern mehr Adrenalin als Noradrenalin. Der dabei entstehende Hochdruck entspricht dem Streßhochdruck mit Tachykardie und vor allem systolischer Blutdruckerhöhung als Folge eines gesteigerten Minutenvolumens. Das seltenere extrarenale Phäochromozytom produziert nur Noradrenalin.

Deshalb entsteht hier nicht nur eine systolische, sondern auch eine diastolische Blutdruckerhöhung und eine Bradykardie. Die übrigen Symptome (im Anfall Übelkeit, Erbrechen, Bauchschmerzen, Schweißausbruch, blasses Aussehen außerdem Neigung zur Hyperglykämie und Glykosurie) tragen nicht viel zur Differentialdiagnose bei, wenn nicht der anfallsartige Charakter des Leidens auffällt.

D: Im Urin hohe Ausscheidung von Katecholaminmetaboliten (Vanillinmandelsäure, Homovanillinsäure, Dihydroxyphenylalanin, Vanillinmilchsäure). Zwei Tage vor der Urinsammlung dürfen nicht eingenommen werden: Adrenalin- und ephedrinhaltige Medikamente, Bananen, Vanille, Bohnenkaffee, Antihypertensiva.

Knochenmark: Nachweis von Tumorzellen im Quetschpräparat. Sonographische und radiologische Suche nach dem Tumor.

Conn-Syndrom
Die Hypertonie im Rahmen des **primären Hyperaldosteronismus** bei Hyperplasie oder Tumor der Nebennierenrinde fällt durch die Kombination mit chronischen Durchfällen und allgemeiner Adynamie bis zur periodischen Muskellähmung infolge der Hypokaliämie auf. Gleichzeitig besteht eine Hypernatriämie und Hyperchlorämie. Die Kinder zeigen ein verzögertes Wachstum. Mit einem **sekundären Hyperaldosteronismus** ist bei tubulären Nierenerkrankungen mit renalem Kaliumverlust zu rechnen. Gleichzeitig bestehen Polyurie, Polydipsie und Isosthenurie.

D: Wiederholter Nachweis einer erhöhten Aldosteronausscheidung im Urin sowie eines erhöhten Aldosteronspiegels im Secrum. Hypokaliämie, Hypernatriämie, Hypochlorämie, Alkalose Hypomagnesiämie.

Hyperparathyreoidismus
In seltenen Fällen kann auch beim primären Hyperparathyreoidismus eine Blutdruckerhöhung bestehen, die sich nach Entfernung des Adenoms der Parathyreoidea normalisiert (s. S. 271).

23.3 Neurogener Hochdruck

Der Blutdruckanstieg **bei cerebralen Erkrankungen** *(Encephalitis, Contusio cerebri, Hirntumoren)* ist nie monosymptomatisch und deshalb diagnostisch problemlos. Hinweise auf die richtige Diagnose kann eine Blutdrucksteigerung bei der **chronischen Quecksilbervergiftung** geben *(pink disease, Akrodynie, Selter-Swift-Feer'sche Erkrankung)*. Für sie ist der Symptomenkomplex: Tachykardie, Hochdruck, Exantheme mit vegetativen Reizsymptomen, negativistische Verstimmtheit, charakteristisch.

23.4 Kardiovasculärer Hochdruck

Der kardiovasculär bedingten Hypertonie
begegnet man bei Kindern von der Pubertät
an als **„Pubertätshochdruck"** oder „Streßhochdruck" zusammen mit einem hyperkinetischen Herzsyndrom (s. S.74) vor allem in
der Untersuchungssituation der Sprechstun-
de: Tachykardie (selten Bradykardie), feuchte Extremitäten, schnell wechselnde Ge-
sichtsfarbe, leichte conjunctivale Injektionen. Nach körperlicher Belastung und Beru-
higung des Patienten normalisiert sich der
Blutdruck schnell.

Bei bestimmten **Herz- und Gefäßfehlern**
kann ein erhöhter Blutdruck als Folge eines
gesteigerten Minutenvolumens eintreten
(schwerer *Ductus arteriosus apertus, Aorteninsuffizienz, arteriovenöses Aneurysma* mit
reaktiver Zunahme des Herzminutenvolu-
mens). Eine **Coarctatio aortae** *(Aortenisthmusstenose)* als Ursache der Hypertonie
läßt sich durch die Beschränkung des Hochdrucks auf die oberen Extremitäten bei kleinen oder fehlenden Fußpulsen und erniedrigtem Blutdruck an den unteren Extremitäten unschwer erkennen. Bei seitendifferen-
ten Blutdruckwerten an den Extremitäten
sind Gefäßanomalien, insbesondere im Aortenbogen, oder Gefäßkompressionen von
außen im Zuflußgebiet der jeweiligen Extremität mit niedrigem Blutdruck möglich.

Für die **Aorteninsuffizienz** ist der nur systolisch erhöhte Druck bei großer Pulsamplitu-
de und der Pulsus celer charakteristisch.
Dann bestätigt das diastolische Geräusch
über der Herzbasis oder dem Erbschen
Punkt die Diagnose (s. S.85).

Schließlich kann sich der erhöhte Venen-
druck bei einer **Herzinsuffizienz** auch in das
arterielle Gebiet fortpflanzen und so zu einer
systolischen-diastolischen Blutdruckerhöhung führen. Charakteristischerweise verschwindet bei diesem „Stauungshochdruck"
die Hypertonie nach Digitalisierung, während bei einer dekompensierten Hypertonie
der Blutdruck unter Digitalisierung wieder
zunimmt.

24 Urämie, Oligurie, Anurie

24.1 Renale Ursachen 153

Glomerulonephritis
Nephrotisches Syndrom
Membranoproliferative Glomerulonephritis
Interstitielle Nephritis 154
Nierenvenenthrombose
Akuter Nierenarterienverschluß
Vasculitis der Nierenarterien
Schockniere

Crush-Niere
Hämolytisch-urämisches Syndrom

24.2 Prärenale Ursachen der Urämie

Salzmangel-Syndrom 155

24.3 Postrenale Ursachen der Urämie

Mißbildungen der ableitenden Harnwege

24.1 Renale Ursachen

Ein Anstieg harnpflichtiger Substanzen im Blut ist beim Kind in der Regel **renalen Ursprungs.** Man findet dann außer hohen Harnstoff-, Harnsäure- und Kreatininwerten eine metabolische Azidose mit vertiefter Atmung, einen Rückgang des Glomerulusfiltrates, Oligurie, Ödemneigung, Anämie und zunehmende Zeichen einer urämischen Neuropathie (lebhafte Reflexe, Krampfbereitschaft, Somnolenz bis Koma).

Glomerulonephritis, nephritisches Syndrom

Bei der akuten Glomerulonephritis (Immunkomplexnephritis nach Streptokokkeninfektionen) kann während des Anstiegs der harnpflichtigen Substanzen der Urinbefund anfänglich noch unverdächtig sein und die Blutdrucksteigerung fehlen. Auch kann eine plötzlich eintretende Ödemneigung zu einer Pseudourämie infolge cerebraler Ödeme und Liquordrucksteigerung führen, ohne daß die harnpflichtigen Substanzen schon merklich angestiegen sind. Erst nach Beseiti-

gung des Hirnödems erscheinen dann die anderen Symptome der ursächlichen Krankheit.

D: Hämaturie, Zylindrurie, leichte Leukocyturie, geringe Proteinurie.
Im Blut Harnstoff und Kreatinin erhöht, Leukozytose, BKS- und ASL-Erhöhung, Komplement erniedrigt (C^3 unter 80 mg/dl).

Auch beim **nephrotischen Syndrom** *(membranöse, minimal changes Glomerulonephritis)* kann vorübergehend eine Retention harnpflichtiger Substanzen eintreten, wenn sich die Ödeme sehr schnell entwickeln, weil dann die Niere nicht mehr genügend Wasser für ihre Clearanceaufgaben zur Verfügung hat. Die Diagnose stützt sich dann auf den fehlenden Sedimentbefund im eiweißhaltigen Urin, die Hypoproteinämie und das charakteristische Elektrophoresediagramm sowie den schnellen Harnstoffabfall nach Albumininfusionen.

**Idiopathische membranoproliferative
Glomerulonephritis**
Chronisch progrediente Niereninsuffizienz
mit wechselnden Blutdruckanstiegen und typischem Befund bei der Nierenbiopsie.

D: Wie bei der akuten Glomerulonephritis oder
nur Mikrohämaturie oder Proteinurie. Komplement meistens erniedrigt und typischer Befund
bei der Nierenbiopsie.

Interstitielle Nierenerkrankungen
Ist die metabolische Azidose besonders therapieresistent, besteht der Verdacht auf eine
interstitielle Nephritis, die außer durch
Streptokokken auch durch andere Infektionen oder durch Medikamente immunologisch hervorgerufen werden kann. Auch
chronische Harnwegsinfekte oder Abflußbehinderungen sind in der Vorgeschichte möglich.

Vasculäre Ursachen
Versagt eine vorher gesunde Niere ganz
akut, sind vasculäre Ursachen ins Auge zu
fassen, wie eine **Nierenvenenthrombose** beim
exsikkierten Neugeborenen oder Säugling.
Symptome: Proteinurie, Hämaturie, Azotämie, deutlich tastbarer Nierentumor (Sonographie). Auch ein **akuter Nierenarterienverschluß** durch eine Embolie bei einem herz-
kranken Kind kann vorliegen, insbesondere
bei Endokarditis oder Mitral- oder Aortenvi-
tien. In solchen Fällen kann die Kombination eines akuten Abdomens zusammen mit
schnell progredientem Nierenversagen und
starker Hämaturie auf die richtige Spur führen. Schließlich kann auch eine **Vasculitis**
beim Säugling zu einer Nierenarterienstено-
se führen, etwa durch eine Hepatitis B-Infektion mit der Folge einer malignen Hypertonie und Nierenversagen. Auch während
eines akut auftretenden nephrotischen Syndroms ist im Augenblick der Ödemeinlage-
rung während der Verminderung des kreisenden Blutvolumens und der Strömungs-
verlangsamung in den Nierenvenen das
Auftreten von Nierenvenenthrombosen beobachtet worden.

Schockniere
Sie kann in jedem Lebensabschnitt des Kindes rein hämodynamisch bedingt auftreten
(Unfall, schwerer Blutverlust, Exsikkose infolge Gastroenteritis, Coma diabeticum,
akutes nephrotisches Syndrom) oder als
Crush-Niere durch intravasale Hämolyse
oder traumatische Myolyse sowie disseminierte intravasale Gerinnungsvorgänge (Verbrauchskoagulopathie) verursacht werden.
Typisch für die Schockniere ist die zunehmende Oligurie infolge stark verminderter
Nierendurchblutung bei gleichzeitig sedi-
mentarmem Urin, der wegen des Tubulus-
versagens von niedrigem spezifischem Gewicht und hohem Natriumgehalt ist. Gleichzeitig besteht Ödembildung durch Überwäs-
serung, Übelkeit, Erbrechen, Somnolenz unter Anstieg des Harnstickstoffs.

Hämolytisch-urämisches Syndrom
Nur bei Säuglingen und Kleinkindern, meist
nach einem Virusinfekt, plötzliches Auftreten einer Coombstest-negativen hämolytischen Anämie mit Fragmentozytose, Thrombozytopenie, Verbrauchskoagulopathie mit
Fibrinblockierung der Glomeruluskapilla-
ren und Arteriolen sowie fokalen oder partiellen Glomerulusnekrosen oder auch beidseitigen Nierenrindennekrosen. Anfänglich
Komplementabfall (C_3-Fraktion), häufig
Hypertension und Neigung zu Krampfanfällen.
Bei bestimmten Vergiftungen (Sublimat, Tetrachlorkohlenstoff, Äthylenglykooll) können ähnliche Symptome entstehen.

24.2 Prärenale Ursachen der Urämie

Beim Anstieg harnpflichtiger Substanzen
müssen bei Kindern oft auch prärenale Ursachen in Betracht gezogen werden. Zumal
nach operativen Eingriffen ist damit zu rechnen, wenn durch Erbrechen und Durchfälle
vor dem Eingriff **Salzverluste** eingetreten
sind, eine salzarme Kost, salzarme oder salzfreie Infusionen verabfolgt wurden sowie
Magen-Darm-Flüssigkeit ohne entsprechen-

den Ersatz abgesaugt wurde. Deshalb ist auch ein Kind mit schwerem pylorospastischem Erbrechen durch extrarenale Niereninsuffizienz bedroht. Dasselbe droht Kindern mit schwerer Hypovolämie als Folge extrazellulären oder intrazellulären Wasser- und Kochsalzverlustes.

Plötzlich auftretende hohe Harnstoffwerte bei vorher nierengesunden Kindern sind immer verdächtig auf eine prärenal bedingte Azotämie infolge **Salzmangels.** Trotz stark angestiegener Harnstoffwerte besteht dabei häufig keine Hyponatriämie oder Hypochlorämie, weil der Körper immer versucht, durch Abnahme des Plasmavolumens die Isotonie zu erhalten. Erst später kann dann auch eine hypoosmolare Hypovolämie eintreten. Übrigens führen auch bei nierenkranken Kindern eine sehr salzfreie Kost oder salzfreie Infusionsbehandlung zu einer prärenalen Azotämie. Das Gleiche droht bei exzessiver, aber unzureichend salzhaltiger Infusionstherapie des Coma diabeticum oder bei herzinsuffizienten Kindern, zumal wenn sie noch laufend hochdosiert Saluretica erhalten. Charakteristisch sind bei der prärenalen Azotämie die Oligurie, das uncharakteristische oder gar normale Urinsediment, die fehlende oder geringe Natrium- und Chlorausscheidung im Urin (Argentum nitricum-Probe negativ). Ein schnelles Absinken der Harnstoffwerte auf die Applikation salzhaltiger Infusionen bestätigt die Diagnose.

24.3 Postrenale Ursachen der Urämie

Urämische Symptome bei gleichzeitigem Blasenhochstand oder sonographisch festzustellenden Megaureteren bei Ostiumstenose müssen an Mißbildungen der ableitenden Harnwege als Ursache der unzureichenden oder fehlenden Urinproduktion denken lassen.

25 Meningismus

25.1 Allgemeinerkrankungen

Angina 156
Retrotonsillarabszeß
Pneumonie
Myogelosen
Gelenkschmerzen
Rheumatoide Arthritis
Trauma
Zerebralparese
Anomalie der Halswirbel

25.2 Meningismus durch Erkrankungen des ZNS

Meningitis 157
Meningoencephalitis

Abszedierungen
Hirnabszeß
Mastoiditis
Empyem der Nebenhöhlen
Hirntumoren 158
Blutungen
Subarachnoidalblutung
Subduralblutung
Subduralerguß
Epiduralblutung
Galaktokinasemangel
Vergiftungen
Blei 159
Phenothiazin
Askaridiasis
Zystizerkose

25.1 Allgemeinerkrankungen

Bei Kindern mit Fieber ist ein Meningismus mit positivem Kernig- und Brudzinski-Phänomen kein seltenes Symptom, auch ohne Kopfschmerzen. Unnötige Lumbalpunktionen lassen sich vermeiden, wenn es gelingt, schmerzhafte Lymphknoten im Zervikalbereich, eine *Angina,* einen *Retrotonsillarabszeß* oder eine *Pneumonie* (vor allem im Oberlappen gelegen) nachzuweisen. Dann ist zu prüfen, ob die Bewegungseinschränkungen im Nacken nicht rein *muskulär* oder durch *Gelenkschmerzen* in den einzelnen Wirbelkörpern *(rheumatoide Arthritis!)* bedingt ist. Häufig schmerzt auch nur die Bewegung in einer Richtung (Kopfbeugen), während Kopfdrehen oder Seitwärtsdrehen klaglos erfolgen. Dann muß auch anamnestisch nach *Traumen* geforscht werden. Nackensteifigkeit und Bewegungsbehinderung durch eine *spastische Cerebralparese* oder *Anomalien der Wirbelkörper* machen keine differentialdiagnostischen Schwierigkeiten.

25.2 Meningismus durch Erkrankungen des ZNS

D: Jeder Verdacht auf eine Erkrankung des Zentralnervensystems als Ursache des Meningismus zwingt zu einer Lumbalpunktion. Vermehrung der Liquorzellen und des Eiweißgehaltes, erhöhter Liquordruck legen die Diagnose einer Meningitis nahe. Beim Neugeborenen und beim exsikkierten Säugling fehlen oft Meningismus oder gespannte Fontanelle als Ausdruck der Liquordrucksteigerung. Nicht selten

Tabelle 11. Differentialdiagnose: Liquorbefund bei Meningitis

Liquorbefund	Zusätzliche Symptome	Diagnose
Liquor trüb, Granulozyten, intrazelluläre gram-negative Diplokokken	Exantheme, Petechien, Hautblutungen	Meningokokken
Diplokokken, lanzettförmig, kapselbildend, gram-positiv	Länger fiebernd, Rezidivneigung	Pneumokokken
Stäbchenförmig, gram-negativ	Betrifft vor allem Säuglinge und Kleinkinder	Hämophilus influenzae
Stäbchenförmig, gram-negativ	Neugeborene und junge Säuglinge	Coli
Kleine Stäbchen, gram-positiv	Neugeborene und junge Säuglinge	Listerien
Liquor klar, Lymphozyten, Liquorzucker↓, im Spinnweb säurefeste Stäbchen	Hirnnervensymptome	Tbc.
Steriler Liquor	Virusexanthem	Virusmeningitis

liefert die in Ruhelage spontan eingenommene Opisthotonushaltung ein Hinweissymptom. Nach der Nahtverknöcherung ist eine Liquordrucksteigerung an den Zeichen eines gesteigerten Schädelinnendrucks zu erkennen (Kopfschmerzen, Bradykardie, Erbrechen, Stauungspapille). Jenseits der Säuglingszeit prüft man das Spine sign (Unfähigkeit, im Sitzen mit dem Mund das Knie zu berühren) und das Dreifus-Zeichen (Amoss sign: Unfähigkeit, im Sitzen ohne Abstützung durch beide Arme den Oberkörper vorwärts gebeugt zu halten).

Meningitis und Meningoencephalitis

Der Liquorbefund entscheidet zwischen **bakterieller Meningitis** mit granulozytärer Pleozytose, erhöhtem Eiweiß, erniedrigtem Zuckergehalt und trüben Liquor auf der einen Seite und **Virusmeningitis** mit klarem Liquor bei lymphozytärer Pleozytose, erhöhtem Eiweiß und erhöhtem oder normalem Zuckergehalt. Unter den serösen, nicht eitrigen Meningitiden mit lymphozytärer Pleozytose ist nur bei der **tuberkulösen Meningitis** der Liquorzucker erniedrigt. Liquor- und Blutzucker sind gleichzeitig zu bestimmen. Normalerweise beträgt das Verhältnis zwischen Liquorzucker und Blutzucker 0,5–0,75.
Zeichen für die Beteiligung des Cerebrums: Unruhe, Aufschreien, Somnolenz, Coma, periodische Atmung, Zähneknirschen, vegetative Symptome, wie Schweißausbruch, Speichelfluß, Salbengesicht sowie Sprechstörungen, Ataxie, Krampfanfälle und Hirnnervenlähmungen. Sind diese Symptome nur durch die Meningitis bedingt, dann sind sie Folge eines Gehirnödems und bessern sich schnell auf entwässernde Maßnahmen. Ansonsten muß an eine **Meningoencephalitis** gedacht werden.

D: Bei Verdacht auf Meningitis sollte die Lumbalpunktion vor Beginn einer Antibiotika-Therapie durchgeführt werden, um den Erreger zu züchten und seine Resistenz zu testen. Der Beginn einer antibiotischen Therapie bei Nackensteifigkeit ohne den Versuch einer diagnostischen Klärung ist ein Kunstfehler.
Die Differentialdiagnose der Liquorbefunde bei Meningitis s. Tabelle 11.
EEG: Verlangsamung und Unregelmäßigkeiten der Grundaktivität mit Auftreten von spannungsreichen Deltawellen.

Abszedierungen

Bei allen entzündlichen Liquorbefunden sind auch hirnhautnahe eitrige Prozesse auszuschließen, wie **Gehirnabszeß, Mastoiditis, Empyem der Nasennebenhöhlen.** Es ist allerdings daran zu erinnern, daß auch ausgedehnte Gehirnabszesse den Liquor unverändert lassen können.

Hirntumoren
Bei Verdacht auf raumfordernde Prozesse
oder Hirntumoren Vorsicht bei der Lumbalpunktion, weil akute Einklemmung der Medulla oblongata möglich ist.
Bei einer Reihe von Hirntumoren sind leichte Pleozytosen und Liquoreiweißvermehrun-
gen möglich, wie etwa beim Medulloblastom
und Neurinom. Eine morphologische Zell-
untersuchung des in der Liquorzentrifuge
präparierten Sediments erlaubt nicht selten
erstmalig die Typisierung des Tumors. Mit
dem gleichen Verfahren läßt sich auch der
Befall der Meningen durch eine Leukose
diagnostizieren.

Blutungen
Ein akut einsetzender Hinterkopfschmerz
bei bisher völlig gesunden Kindern mit zunehmender Bewußtseinstrübung und Meningismus muß an eine *Subarachnoidalblutung* erinnern. Weitere Symptome sind Erbrechen, Bradykardie, Blutdrucksteigerung,
manchmal Fieber, fokale motorische Ausfälle und Krämpfe. Mögliche passagere Glykosurien und Hyperglykämien können diagnostisch verunsichern. Bei der überwiegen-
den Mehrheit der Fälle liegen *Gefäßmißbildungen,* beim Kind vor allem Angiome, im
späteren Lebensalter arteriovenöse Aneurysmen vor. Deshalb ist die Suche nach einem
Gefäßgeräusch über dem knöchernen Schädel sinnvoll.

D: Augenhintergrund (Blutungen), CTG. Der Liquor ist mehr oder weniger gleichmäßig blutig.
Liegt die Blutung längere Zeit zurück, xantho-
chromer Liquor und Erythrozyten in Stechapfel-
form. Nach 12 Stunden zeigen sich Erythropha-
gen im Liquorsediment und erleichtern die Differentialdiagnose gegenüber artefiziellen Blutungen. Sind die akuten Erscheinungen abge-
klungen, beiderseitige Carotisangiographie, bei
Verdacht auf Blutungsherd im hinteren Schädelbereich Vertebralisangiographie zur Suche
nach der Gefäßanomalie.

Subduralblutung, Subduralerguß
Hier hat der Liquor keine Blutbeimengung,
weil der Subduralraum nicht mit dem Sub-

arachnoidalraum kommuniziert. Erst nach
Einriß der Arachnoidea wird der lumbal ge-
wonnene Liquor auch bei der Subduralblutung blutig. Steht die Blutung, wandelt sich
der Bluterguß langsam in einen serösen Erguß um. Wichtig ist, daß der Subduralerguß
nach einer Blutung beim Kind nicht nur
nach Geburtstraumen oder Schädeltraumen
auftritt, sondern auch nach Meningitis, insbesondere Pneumokokkenmeningitis, aber
auch nach schweren Exsikkosen, speziell
nach der hyperosmolaren hypernatriämi-
schen Dehydratation. Hier entwickeln sich
die Symptome langsam: zunehmend menin-
gitische Zeichen, Hinterkopfschmerzen,
Krämpfe, Schädelinnendruck, Anstieg (röntgenologisch Nahtverbreiterung nachweisbar), später Einklemmungserscheinungen
am Foramen magnum. Ein Subduralerguß
kann oft lange Zeit symptomarm bleiben, bis
Brechneigung, Nahrungsverweigerung, Hyperreflexie oder Bewegungsarmut ohne jeden Meningismus den Verdacht auf einen
langsam wachsenden Hydrocephalus wek-
ken. Bei jedem Verdacht kann beim jungen
Säugling mit offener Fontanelle der sonographische Nachweis des Subduralergusses
versucht werden, wie auch die Diaphanie eine erhöhte Translumineszenz erkennen läßt.
Das Computertomogramm liefert exakte Befunde.

Epiduralblutung
Sie ist regelmäßig die Folge eines anamnestisch bekannten Traumas und selten Ursache eines Meningismus, weil sie streng lokalisiert bleibt. Der Patient weist außer einem
zunehmenden Schädelinnendruck neurologisch typische Herdsymptome auf oder auch
Zeichen einer Mittelhirneinklemmung: ho-
molateral Mydriasis, kontralaterale Hemipa-
rese mit positivem Babinski.

Galaktokinasemangel (s. S. 117)
Hier kann ein schnelles Schädelwachstum
unter dem Bild eines Pseudotumors cerebri
eintreten.

Bleivergiftung

Sie kann sich beim Säugling mit meningitischen Symptomen bemerkbar machen. Dann lassen sich leicht auch die anderen Zeichen einer Bleivergiftung nachweisen, wie basophile Tüpfelung der Erythrozyten, blau-schwarzer Saum am Zahnfleischrand durch Bleisulfit, Abdominalkoliken, Obstipation und Polyneuritis.

Phenothiazin-Intoxikation

Auch bei der Phenothiazin-Intoxikation kann es außer psychomotorischen Erregungszuständen und cerebralen Krampfanfällen zu wechselndem Meningismus kommen.

Ascaridiasis und Zysticerkose

Meningeale Reizung, Verwirrtheitszustände und Krämpfe können bei einem starken Befall mit Ascariden vorkommen. Der Liquor ist dabei meist normal.

Findet man beim Meningismus Hirndruckerscheinungen und Hirnnervensymptome wie bei einer basalen Meningitis, eine *eosinophile Pleozytose im Liquor* und eine *Eosinophilie im Blutbild*, muß an eine *cerebrale Zysticerkose* als Folge eines Befalls des Kindes mit *Taenia solium* (Schweinebandwurm) gedacht werden, der sich entweder durch Proglottidennachweis im Stuhl oder immunbiologisch (KBR-Immunfluoreszenztest) nachweisen läßt.

26 Krämpfe

26.1 Krämpfe beim Neugeborenen 160

Anoxiefolgen
Massenblutung 161
Hypoglykämie
Cochran-Syndrom (leucinsensible
Hypoglykämie)
Galaktosämie
Fructoseintoleranz
Hypocalcämie
Hypoparathyreoidismus
Pseudohypoparathyreoidismus
Di-George-Syndrom
Vitamin D-Mangel 162
Hypomagnesiämie
Pyridoxinmangel
Störungen im Elektrolythaushalt
Störungen im AS-Stoffwechsel
Anästhesie und Drogen bei der Mutter
Tetanus 163

26.2 Krämpfe nach dem 6. Lebensmonat

Okkasionskrämpfe
Fieberkrämpfe

Vergiftungen
Dehydratation
Stoffwechselstörungen
Reye-Syndrom
Akute infantile Hemiplegie
Migraine accompagnée 164
Moya-Moya-Krankheit
Eklampsie
Hirnödem
Synkopale Anfälle
Raumfordernde Prozesse
Cerebrale Tumoren
Hirnabszeß
Pseudotumor cerebri
Parasitose 165

26.3 Psychogene Anfälle

Respiratorischer Affektkrampf (breath-holding-attacks)
Hysterische Anfälle
Hyperventilationstetanie

26.4 Epilepsie 166

Krampfanfälle sind bei Kindern immer ernst zu nehmen und verlangen eine schnelle Abklärung. Schon beim ersten Auftreten lassen sich Vermutungsdiagnosen stellen, wenn man das Lebensalter des Kindes ins Auge faßt.

26.1 Krämpfe beim Neugeborenen

Beim Neugeborenen beobachtet man nicht selten nur kurze Zuckungen der Extremitäten, ein Steifwerden, konjugiertes Abweichen der Augen. Die häufigste Ursache sind *Anoxiefolgen* nach schwerer Entbindung, Hirnödem und Mikroblutungen, zumal bei unreifen Neugeborenen. Beim reifen, vor allem beim überschweren Kind, sind eher traumatische *Massenblutungen* auf der Basis eines hypoxiegeschädigten Hirns in Betracht zu ziehen.

Symptome bei Massenblutung: Seitenbetonte Krämpfe, Somnolenz, Augenhintergrundsblutungen, zunehmende zentral bedingte Atemstörungen bei anfänglich normal belüfteter Lunge und unauffälliger Herzaktion.

D: Sonographisch sind intraventrikuläre und periventrikuläre Parenchymblutungen nachweisbar. Der Liquor ist blutig.

Hypoglykämie (s. S. 214)

Hypoglykämische Krämpfe drohen mit einer Häufigkeit von 2–3 auf 1000 Neugeborene, vor allem intrauterin dystrophen Kindern infolge mangelhafter Alimentation sowie Kindern diabetischer oder prädiabetischer Mütter und Kindern mit Wiedemann-Beckwith-Syndrom infolge β-Zellhyperplasie (s. S. 213).

Hypoglykämie durch Leucinempfindlichkeit
(Cochran-Syndrom S. 215)

Die Diagnose wird beim Neugeborenen leicht verfehlt, wenn man nicht den Zusammenhang zwischen dem durch Nahrungsaufnahme provozierten Hyperinsulinismus und den schweren hypoglykämischen therapieresistenten generalisierten tonisch-klonischen oder atonischen Anfällen erkennt. Die Symptomatik kann in sehr diskreten Schüben auftreten. Erbrechen lenkt den Verdacht in viele Richtungen, wenn man nicht den Blutzucker im Anfall mißt. Meist besteht auch eine Nüchternhypoglykämie. Ohne Diagnose ist die Prognose ungünstig, weil bleibende ZNS-Schäden eintreten, wenn keine leucinarme Diät gegeben wird.

Galaktosämie (S. 215)

Hypoglykämische Krampfneigung im Anschluß an Milchgenuß in Kombination mit verlängerter Gelbsucht und Hepatomegalie wird leichter richtig als Galaktosämie diagnostiziert. Schwierigkeiten machen die Schwachformen (Galaktokinasemangel s. S. 117).

Fruktoseintoleranz-Syndrom (S. 248)

Hier treten die hypoglykämischen Schockerscheinungen bis zum Krampfanfall unmittelbar nach der Aufnahme fruktosehaltiger Speisen (Obst, Rohrzucker, rohrzuckerhaltige Milch, Fruchtsäfte, Karotten) auf und sind durch Blutzuckerbestimmungen zu identifizieren.

Hypocalcämie

Bei Neugeborenen in den ersten 72 Stunden können Krampfbereitschaft, Tremor, tonische Krämpfe (auch Laryngospasmus), Nahrungsverweigerung die Symptome einer Hypocalcämie sein. Sie tritt besonders leicht auf bei Kindern von Müttern mit Diabetes mellitus, EPH-Gestose oder Hyperparathyreoidismus sowie nach Geburtskomplikationen (Asphyxie, Atemstörungen, Frühgeborene oder dystrophe Neugeborene). Nach den ersten Lebenstagen aber verstärkt sich die Hypocalcämie bei Ernährung mit phosphatreicher Kuhmilch, weil die ungenügende renale Phosphataatausscheidung zu einer reaktiven Hypocalcämie führt.

Hypoparathyreoidismus

Hierbei kann es sich um eine idiopathische vorübergehende Nebenschilddrüseninsuffizienz handeln, die meist kausal nicht erfaßt wird. Sind aber die tetanischen, oft auch tonisch-klonischen Krämpfe mit Hypocalcämie und Hyperphosphatämie noch mit einer auffälligen Lymphopenie, rezidivierenden Durchfällen und Infektneigung sowie Soor verbunden, dann muß nach Immundefekten durch **Thymusaplasie** kombiniert mit Nebenschilddrüsenmangel (**Di-George-Syndrom** S. 297) gesucht werden, bei dem später Katarakt, brüchige Nägel und Schmelzdefekte der Zähne auftreten.

Beim **Pseudo-Hypoparathyreoidismus** sind die Nebenschilddrüsen anatomisch normal, aber der Organismus spricht nicht auf das Hormon an, weil die zyklische AMP nur eine ungenügende Vermittlung leistet. Hier sind neben der oben genannten Symptomatik später mit Minderwuchs, Oligophrenie sowie Verkürzung der ulnaren Metacarpalia (der Zeigefinger ist dann der längste Finger) und Fotophobie zu rechnen. Das dominant vererbliche Leiden läßt sich durch hohes Parathormon im Serum und Nichtansprechen der Nieren auf den Parathormontest nach Ellsworth-Howard nachweisen (Ausbleiben der erhöhten Phosphatausscheidung und verminderte cAMP-Ausscheidung im Urin nach Stimulation mit Parathormon).

Vitamin D-Mangel
Die Diagnose einer hypocalcämischen Tetanie in der Heilphase einer Rachitis, etwa im Frühjahr oder nach Vitamin D-Gaben, macht keine Schwierigkeiten, weil obligat rachitische Symptome bestehen, die alkalische Phosphatase erhöht und eine latente Spasmophilie erkennbar ist.

Hypomagnesiämie
Ist der krampfende hypocalcämische Säugling gegenüber Calcium resistent, muß der Magnesiumspiegel untersucht werden. Er ist auch bei Kindern unter Fehl- oder Mangelernährung, bei Malabsorption, postoperativ, in der Rekonvaleszenz eines diabetischen Comas, bei Leberzirrhose, bei Nierentubulusschäden, vereinzelt aber auch angeboren kryptogenetisch tief.

Pyridoxinmangel
Schon in den ersten Lebensstunden und -tagen können pyridoxinabhängige Krämpfe auftreten, so daß man beim Ausschluß der bisher genannten Krankheiten versuchen sollte, mit einer parenteralen Gabe von 5–10 mg Vitamin B_6 den Krampfanfall zu unterbrechen. Im positiven Fall sistieren nach 5–15 Minuten die Krämpfe. Prädisponiert sind Kinder von Müttern, die eine intensive Vitamin B_6-Behandlung in der Schwangerschaft erhalten haben oder bei denen ein erhöhter Bedarf durch eine hereditäre Stoffwechselanomalie besteht. Das EEG ist unspezifisch verändert, wie bei vielen Säuglingskrämpfen, die Kinder zeigen aber zwischen den Krämpfen Unruhezustände, myoklonische Reaktionen auf akustische oder mechanische Reize, Augenzwin-

kern und unkoordinierte Augenbewegungen. Diese **Pyridoxinabhängigkeit** ist zu unterscheiden vom **Pyridoxinmangel-Syndrom,** das beim Säugling unter extrem Vitamin B_6-armer Kost eintreten kann und ebenfalls zu erhöhter Reizbarkeit, Schreckhaftigkeit und Krämpfen führt. Gleichzeitig bestehen meist gastro-intestinale Störungen. Das EEG ist hier pathologisch und unter einer Tryptophanbelastung ist eine vermehrte Xanthurensäureausscheidung im Urin nachweisbar (im Gegensatz zum oben genannten Pyridoxinabhängigkeitssyndrom, bei dem eine normale Xanthurensäureausscheidung besteht).

Störungen im Elektrolythaushalt und Hyperviscosität des Blutes
Neugeborene und junge Säuglinge erleiden vor allem bei starken Schwankungen der Osmolarität im Rahmen einer Exsikkose und anschließenden Rehydratation leicht tonische und klonische Krämpfe mit wechselnder Seitenbetonung („amorphe Neugeborenenkrämpfe"). Dies gilt auch während der ganzen Säuglingszeit für die hypertone Exsikkose mit Hypernatriämie sowie für die hypotone Dehydratation, insbesondere bei Hyponatriämie. Werden dann die Korrekturmaßnahmen zu schnell durchgeführt, reagiert das Kind nicht nur mit schweren, therapieresistenten Krampfanfällen, sondern erleidet auch bleibende neurologische Ausfälle.

Störungen im Aminosäurenstoffwechsel
Die als Krampfursache in Frage kommenden Störungen s. S. 201.

Anästhesie und Drogenkonsum bei der Mutter
Arzneimittel und Drogen können die Plazenta passieren, so daß Sedativa und Narcotika Atemdepressionen bis zur Apnoe, psychorelaxierende Medikamente, insbesondere auch Phenothiazine, bei der Geburt verabfolgt, beim Kind Krampfbereitschaft, Myoklonien, Opisthotonus erzeugen können. Bei Kinder drogenabhängiger Mütter sind als Entzugszeichen Unruhe, Hyperexcitabilität und Krämpfe zu befürchten.

Tetanus

Unter den heutigen Bedingungen der Geburtshilfe wird der Wundstarrkrampf beim Neugeborenen und jungen Säugling oft nicht erkannt, selbst wenn neben den uncharakteristischen tetanischen und klonischen Krampfanfällen auch der typische Opisthotonus oder Trismus auftritt, weil keiner an die Möglichkeit der Nabelinfektion denkt. Die Bevorzugung der Gesichts-, Nacken- und Rückenmuskulatur und der von den Hirnnerven versorgten Gebiete, die einen erhöhten Muskeltonus bis hin zum Meningismus aufweisen, sollte skeptisch machen und nach einer Eintrittspforte suchen lassen.

26.2 Krämpfe nach dem 6. Lebensmonat

Okkasionskrämpfe

Krampft ein älterer Säugling, müssen zuerst nicht epileptische Gelegenheitskrämpfe intra- oder extracerebraler Genese (Okkationskrämpfe) ausgeschlossen werden:

Fieberkrämpfe

Für sie sprechen das Alter des Kindes (2.–4. Lebensjahr), das Vorliegen eines Virusinfektes, das Auftreten kurz vor und während des Fieberanstiegs oder bei Fieberabfall, die kurze Dauer des Anfalls sowie das bis auf die postkonvulsive Phase normale EEG. Gegen einen Fieberkrampf spricht das Auftreten vor dem 6. Lebensmonat und nach dem 4. Lebensjahr, eine Krampfdauer über 15 Minuten, eine mehr als dreimalige Wiederholung des Anfalls am gleichen und am nächsten Tag, seitenbetonte oder fokale Anfälle, postkonvulsive Paresen und ein pathologisches EEG. Beim Vorliegen eines Cerebralschadens oder einer familiären epileptischen Belastung ist die Diagnose eines Fieberkrampfes nur zurückhaltend zu stellen. Umgekehrt spricht das Vorkommen von Fieberkrämpfen in der Familie des Patienten für diese Diagnose. Ist die Diagnose nicht sicher zu stellen, muß durch Lumbalpunktion eine Meningitis oder Encephalitis ausgeschlossen werden. Dies gilt in jedem Fall bei Kindern im ersten Lebensjahr.

Weitere Ursachen

Bei jedem krampfenden Kind ist sofort an **Vergiftungen** zu denken (s. S.58, Bewußtseinsstörungen). Auch **Dehydratation** und Rehydratation (s. S.265), erste Zeichen von **metabolischen Krankheiten** (s. S.197) und Tetanus (s. S.163) können sich in späteren Lebensabschnitten zuerst in Form von Krämpfen bemerkbar machen.

Reye-Syndrom

In jedem Lebensalter kann sich nach einer Viruserkrankung eine Encephalopathie entwickeln, die nach kurzer Somnolenz unter Krämpfen, Opisthotonus zum Koma infolge eines Hirnödems führt. Die Leber ist vergrößert, eine Gelbsucht besteht nicht, aber eine schwere Hypoglykämie, Anstieg des Blutammoniaks und der freien Fettsäuren, der Transaminasen, Aminosäuren im Serum weisen auf die bestehende toxische Hepatopathie mit fettiger Degeneration der Leber.

D: Blutzucker, Ammoniak, Leberfunktionsproben, Stauungspapille, Liquorpunktion (cave Hirnödem).

Akute infantile Hemiplegie

Sie kann die Ursache von akut beginnenden einseitigen, dann auch generalisierten Krämpfen als Folge von Blutungen oder Gefäßverschlüssen bei Kindern schon vom 1. Lebensjahr an sein. Das Krankheitsbild kann mit oder ohne Fieber oder Bewußtseinsstörungen einhergehen und halbseitige Lähmungen produzieren, die auch in der Rekonvaleszenz in der Regel nicht mehr ganz verschwinden. Bei rechtsseitigen Lähmungen kann es zur Aphasie kommen (bei Rechtshändern).

Ursachen

Angeborene Gefäßmißbildungen
    Hämangiome
    arteriovenöse Aneurysmen
    miliare Aneurysmen
Verschlüsse der mittleren Cerebralarterie oder ihrer Verzweigungen durch
    Embolien bei Herzfehlern mit Rechts-Links-Shunt

Endokarditis
Aortenisthmusstenose
Venenthrombose bei
  Exsikkosen
  schwere Infektionen
Hirnabszesse
  thrombozytopenische Purpura
  Sichelzellanämie
  Lupus erythematodes
  Periarteriitis nodosa
  Homocystinurie

Flüchtige Hemiparesen rezidivierend mit oder ohne fokale Krämpfe können als **Migraine accompagnée** (s. S. 27) oder bei der **fibromuskulären Hyperplasie der Hirnarterien** auftreten (*Moya-Moya-Krankheit* s. S. 29).

D: CT, Sonographie, Angiographie, Szintigraphie.

Urämische und pseudourämische Eklampsie

Bei jedem Kind mit Krampfanfällen ist der Blutdruck zu kontrollieren, weil der Beginn einer akuten Nephritis durch eklamptische, pseudourämische Krampfanfälle signalisiert werden kann (s. S. 153). Treten bei massiv einsetzender *Ödembildung* im Rahmen eines nephrotischen Syndroms Krämpfe auf, sind sie als Folge von Durchblutungsstörungen leicht zu diagnostizieren.

Synkopale Anfälle

Sie können in jedem Lebensalter auftreten, zeigen aber ein Häufigkeitsmaximum um die Pubertät. Es handelt sich um vagovasale Reflexe mit Vasomotorenkollaps, die blitzartig ablaufen und zum plötzlichen Sturz mit Bewußtseinsverlust, gelegentlich mit kurzen generalisiert tonisch-klonischen Anfällen führen. Auch Einnässen ist möglich. Diagnostisch wichtig sind die begleitenden oder vorausgehenden vegetativen Erscheinungen, wie Schweißausbruch, kalte Extremitäten, schlechtes Aussehen, Hyperventilation sowie die aktuelle Situation, etwa die Erwartung einer Injektion oder bei Kleinkindern ein geringfügiges Trauma (Reflexsynkope). Immer muß auch der Kreislauf und die Herzfunktion (Schellongscher Stehversuch,

EKG) überprüft werden, da außer einer Kreislauflabilität auch Herzrhythmusstörungen, insbesondere die paroxysmale Tachykardie, den Krampfanfall auslösen können. Für die kardial verursachten synkopalen Anfälle ist das Fehlen von prämonitorischen vegetativen Symptomen typisch.

Raumfordernde Prozesse
Cerebrale Tumoren

Bei jeder Erstmanifestation eines Krampfanfalles, nicht nur bei fokalen Krämpfen, muß bei Kindern auch an raumfordernde Prozesse gedacht werden (s. S. 170). In erster Linie kommen **Großhirntumoren** in Frage, die etwa ein Drittel der kindlichen Hirntumoren ausmachen. Je näher sie der Hirnrinde liegen, zumal im Bereich der vorderen Zentralwindungen umso eher provozieren sie Krämpfe. Diese sind oft bei den meist langsam wachsenden Tumoren über lange Zeit das einzige Symptom, so daß die richtige Diagnose oft sehr spät gestellt wird, wenn man nicht grundsätzlich bei allen Anfällen von Zeit zu Zeit aufs neue mit Echoencephalographie, CTG, Szintigraphie ggf. Angiographie nach Tumoren sucht.

Hirnabszeß

Ein im Großhirnbereich gelegener Abszeß löst leicht Krämpfe aus, ohne daß die auslösende Ursache zu erkennen ist, weil die entzündlichen Erscheinungen nicht selten äußerst diskret sind, etwa geringfügige Veränderungen im Blutbild und Blutsenkung, keine Hirndrucksteigerung. Prädisponiert sind Kinder mit Rechts-Links-Shunt-Vitien, mit Bronchiektasen oder nach Staphylokokkenmeningitis.

Pseudotumor cerebri

Zunehmende Kopfschmerzen, Erbrechen, Doppelbilder, Abducenslähmung, oft fokale Krämpfe, Zeichen der Hirndrucksteigerung, wie Stauungspapille können auch durch eine benigne intrakraniale Hypertension (Pseudotumor cerebri) hervorgerufen werden. Die Symptome verlangen intensive diagnostische Maßnahmen (EEG, Echoencephalogramm, Röntgen, Angiographie, Szintigraphie, Computertomographie). Ergeben sich nur normale Befunde, kann man sich zur Diagnose eines Pseudotumors entschließen. Als Ursache werden zirkumskripte Durchblutungsstörungen diskutiert, etwa bei venösen Abflußbehinderungen, bei Otitis media mit begleitender **Arachnitis adhäsiva** oder einer **zirkumskripte Encephalitis**. Der Symptomenkomplex ist schon beobachtet worden bei Cortisongaben, Hypervitaminose A, Tetracyclin, Penicillin, Sulfonamiden, Nebenniereninsuffizienz, Hypoparathyreoidismus und der Galactosämie. Die Richtigkeit der Diagnose kann nur durch Längsschnittbeobachtung bestätigt werden.

Parasitosen

Außer Krampfanfällen können ins Gehirn verschleppte *Ascaridenlarven* oder Finnen von *Taenia solium* (Schweinebandwurm) oder von *Taenia echinococcus* (Hundebandwurm) auch meningeale Reizzustände, Hirnnervenlähmungen, Ataxie, Aphasie, Hydrocephalus, psychotische Zustandsbilder und psychomentale Retardierung hervorrufen je nach Lokalisation im ZNS. Die differentialdiagnostische Abklärung ist schwierig, wenn es nicht gelingt, durch röntgenologischen Nachweis von intracerebralen Verkalkungen, durch den Befund eines eiweißhaltigen Liquors mit Eosinophilie im Sediment, durch starke Eosinophilie im Blutbild und den Nachweis von Antikörpern im Serum die Diagnose zu erhärten.

26.3 Psychogene Anfälle

Ist bereits beim ersten oder rezidivierenden Anfall ein Okkasionskrampf ausgeschlossen, dann sind auch psychogene Krampfanfälle zu bedenken. Sie sind nicht spezifisch therapiebedürftig und haben eine gute Prognose.

Respiratorischer Affektkrampf (breath-holding-attacks)

Er kommt vom Ende des ersten bis spätestens vierten Lebensjahr in Frage. Typisch ist der obligat affektbetonte Anfallsbeginn nach leichtem Trauma oder erzieherischen Maßnahmen. Das Kind schreit kurz auf, dann beginnt ein Atemstillstand bis zur tiefen Zyanose mit tonisch-klonischen Zuckungen, die erst mit Wiederbeginn der Atmung langsam sistieren. Der Atemstillstand kann auch von einem synkopalen Kreislaufkollaps mit auffälliger Blässe begleitet sein. Bei einer anderen Form des Affektkrampfes hyperventiliert das Kind nach einem auslösenden psychischen Affekt und beginnt dann unaufhörlich zu schreien bis zur tiefen Zyanose ohne wieder zu atmen. Manchmal besteht ein gesteigerter Muskeltonus, sogar Opisthotonus. An diesen Zustand schließt sich ein tonisch-klonischer Krampfanfall an. Die respiratorischen Affektkrämpfe sind hypoxisch bedingt. Sie weisen im Intervall ein normales EEG auf.

Hysterische Anfälle

Vom Schulkindalter an muß man damit rechnen. Das klinische Bild zeigt ausgesprochen demonstrative Züge. In der Regel wird die Frequenz der Zuckungen eines echten klonischen Anfalls nicht getroffen und bei der Imitation tonischer Anfälle werden wurmartige Bewegungen mit deutlicher Intensitätszunahme bei Boebachtung demonstriert. Auch fehlen die vegetativen Symptome des echten Krampfanfalls, das schweißbedeckte blasse Gesicht, Speichelfluß, Zungenbiß, Einnässen und in der Regel auch die Verletzung beim Hinstürzen. Sturzverletzungen sprechen nicht unbedingt gegen einen psychogenen Anfall, ebensowenig wie vorübergehende zeitliche oder örtliche Desorientierung oder Nachschlaf. Eine besonders lange Dauer des „Krampfzustandes" oder nachbleibende (hysterische) „Lähmungen" oder „Kontrakturen" ohne entsprechende Reflexanomalien sind typisch für Hysterie. Selbstverständlich ist das Hirnstrombild während eines Anfalls normal.

Hyperventilationstetanie

Auch sie kommt erst im Schulalter oder während der Pubertät vor. Meist wird sie absichtlich oder durch Angst ausgelöst und ist mit

Herzklopfen, Parästhesien sowie einer respiratorischen Alkalose kombiniert. Der schnelle Erfolg einer therapeutischen Atmung in einen Plastikbeutel ohne Frischluftzufuhr bestätigt den Verdacht. Eine Hyperventilationsalkalose mit tetanischen Krampfanfällen kann allerdings auch bei encephalitischen, insbesondere im Stammhirn gelegenen Prozessen beobachtet werden.

26.4 Epilepsie

Ist auch ein psychogenes „Anfallsgeschehen" ausgeschlossen, dann bleibt nur noch das chronisch-rezidivierende cerebrale Anfallsleiden im Sinne einer Epilepsie übrig. Nun gilt es, klinisch und elektroencephalographisch eine Einordnung zu versuchen.
Bei der Diagnose einer Epilepsie bieten sich das Alter des Kindes beim ersten Krampfanfall, die Krampfsymptomatik und die EEG-Befunde als erste diagnostische Hilfe an (s. Tabelle 12). In vielen Fällen ist die endgültige Diagnose erst im Verlauf des Leidens möglich.
Die altersorientierte Diagnostik wird dadurch erschwert, daß die ersten Krampfanfälle oft der Beginn eines altersunabhängigen Krampfleidens sein können (Grand-mal-Epilepsie, Schlaf-Grand-mal, fokale

Anfälle, psychomotorische Anfälle). Schließlich machen Kombinationen von verschiedenen Anfallstypen, etwa Grand-mal und psychomotorische oder fokale Anfälle, das akute Bild als auch den Verlauf eines Krampfleidens oft schwer klassifzierbar.
Am leichtesten sind noch die **fokalen Anfälle** *(Jackson-Epilepsie)* zu erkennen, die ihre Bestätigung auch im Intervall-EEG in fokalen (multifokalen) Krampfherden finden. Hier handelt es sich meist um Restzustände nach Traumen, Entzündungen oder Blutungen im Sinne einer Residualepilepsie (s. Tabelle 12).
Bei den meisten **neurometabolischen Krankheiten** (s. S. 199) treten im späteren Verlauf epileptische Anfälle auf. Wegen des bereits bekannten Grundleidens fällt dann eine klassifizierende Diagnose nicht schwer. Bei ätiologisch unklaren Krämpfen und beginnender Retardierung muß schon sehr frühzeitig an Stoffwechselleiden, insbesondere im Aminosäurenhaushalt, gedacht werden (s. S. 201).
Eine Einordnung eines Krampfpatienten in ein bekanntes Krankheitsbild chronisch-rezidivierender Anfälle (s. Tabelle 13) bietet eine wünschenswerte Basis für eine erfolgreiche antiepileptische Therapie. Das zwingt zu einer möglichst frühzeitigen und möglichst exakten Differentialdiagnose.

Tabelle 12. Differentialdiagnose der zerebralen Anfälle

	1. Primär generalisierte Anfälle
Grand mal-Epilepsie	
Erkrankungsalter	In jedem Alter
Klinisches Bild	In 10% Aura, Hinstürzen, Initialschrei, tonische Phase bis zu 30 Sek. Opisthotonus, Apnoe, Zyanose, Muskelvibrationen bis zu klonischen Zuckungen. Dauer 1–2 Min. Hypersalivation. Beim Säugling alternierende Hemi-Grand-mal-Anfälle, tonische oder längerdauernde klonische Anfälle möglich. Manchmal Erbrechen. Anschließend Terminalschlaf.
EEG-Befund	Im Intervall irreguläre Spikes and Waves. Im Anfalls-EEG (tonische Phase) symmetrische, rasche Spikes, dann synchron mit Kloni, von langsamen Wellen unterbrochen, paroxysmale scharfe Wellen. In 15% normales EEG.
Petit mal-Epilepsie	
Erkrankungsalter	Säugling Kleinkind: Myoklonisch-astatische Anfälle.

Tabelle 12 (Fortsetzung)

	1. Primär generalisierte Anfälle
Klinisches Bild	Myoklonische Zuckungen mit akutem Tonusverlust, Sturzanfälle, Nickanfälle, Blinzelanfälle, Rufanfälle, Absencen.
Dauer der Anfälle	5–20 Sek., bis zu 50mal täglich.
EEG-Befund	Irreguläre, bilateral synchrone generalisierte Spikes and Waves, Spikes-and Waves-Varianten durch Hyperventilation zu aktivieren. Im Schlaf generalisierte Polyspikes.
Prognose	In 50% Entwicklung zur Grand mal-Epilepsie, im übrigen Remission in der zweiten Lebensdekade.

Absencen

Erkrankungsalter	Kleinkind und Schulkind
Klinisches Bild	Ohne Aura, Bewußtseinspause von 5–20 Sek. mit Unterbrechung der Tätigkeit, normaler Haltungstonus, manchmal Myoklonien (myoklonische Absence), Automatismen (Schluck-, Leckbewegungen, Schmatzen, Kauen, Zupfen, Nesteln), Einnässen.
Anfallshäufigkeit	Täglich mehrfach, besonders morgens und abends.
EEG-Befund	Generalisierte, kettenförmige, bilateral synchrone 3-Sek. Spikes and Waves. Provokation durch Hyperventilation oder Fotostimulation.

Myoklonische Petit mal-Epilepsie des Jugendlichen *(Impulsiv Petit mal)*

Erkrankungsalter	Pubertät (13.–20. Lebensjahr).
Klinisches Bild	Meist symmetrische Myoklonien mit ruckartigem Hochwerfen der oberen Extremitäten, oft in Salven ohne Beeinträchtigung des Bewußtseins. Provoziert durch Schlafmangel.
Dauer der Anfälle	Sekunden bis Minuten, Übergang in Grand mal möglich.
EEG-Befund	Poly-Spikes and Waves bilateral synchron symmetrisch, frontal betont, provoziert durch Schlafentzug und Fotostimulation.

	2. Fokale Anfälle

Fokale zerebrale Epilepsie

Erkrankungsalter	Nicht altersgebunden.
Klinisches Bild	Motorische, sensible, sensorische Herdanfälle, können in generalisierte motorische Krampfanfälle übergehen.
Dauer der Anfälle	Sekunden bis Minuten. Als Status epilepticus: Epilepsia partialis continua.
EEG-Befund	Fokale Spikes oder scharfe Wellen und Wechsel von spitzen und langsamen Wellen. Im Intervall fokale oder multifokale hypersynchrone Aktivität.

Psychomotorische Epilepsie

Erkrankungsalter	In jedem Alter.
Klinische Symtpome	Aura in 60%, vegetative abdominelle Symptome, akustische oder optische Halluzinationen.
	Einengung des Bewußtseins, orale sprachliche Automationen, Nesteln, Stereotypien, Automatismen mit Handlungscharakter, Kombination mit Grand mal möglich.
Anfallsdauer	1–2 Min.

Tabelle 12 (Fortsetzung)

	2. Fokale Anfälle
EEG-Befund	Variabel: Im Temporallappen herdförmige Dysrhythmien und hypersynchrone Foci oder Multifoci. Schlafprovokation.

3. Epilepsien mit generalisierten Anfällen fokaler Genese

Blitz-, Nick-Salaam-Krämpfe
*(BNS-Krämpfe, propulsiv Petit mal,
infantile spasms, West-Syndrom)*

Erkrankungsalter	2.–8. Lebensmonat.
Klinisches Bild	Blitzartige, abrupte mehrfache Beugebewegungen von Rumpf und Kopf, Bewußtseinsverlust, manchmal Zyanose, oft in Serien, anschließend Schlaf.
Dauer der Anfälle	Wenige Sekunden.
Häufigkeit der Anfälle	Täglich bis -zigmal, besonders nach dem Aufwachen.
EEG-Befund	Hypsarrhythmie: Diffus gemischte Krampfaktivität, kontinuierliche oder diskontinuierliche asynchrone, spannungsreiche, polymorphe, langsame Wellen mit multifokalen Spikes and Sharp-Waves. Im Schlaf kurze black-out-Strecken und Synchronisierungstendenz.
Ätiologie	Angeborene Hirnschäden, Hirnmißbildungen, neurometabolische oder degenerative Schäden, häufig Beziehung zur tuberösen Hirnsklerose.
Prognose	Fast immer psychomotorische Retardierung.

Myoklonisch-astatische Epilepsie fokalen Ursprungs *(Lennox-Syndrom)*

Erkrankungsalter	2.–7. Lebensjahr, Knaben häufiger als Mädchen.
Klinisches Bild	Blitzartiges Zusammenfallen (Sturzanfälle), dann Myoklonien und tonische Anfälle. Kurzfristiger Bewußtseinsverlust, Absencen möglich.
Dauer der Anfälle	Wenige Sekunden.
Häufigkeit der Anfälle	Selten tags und nachts sowie Anfallshäufung bis zum Status.
EEG-Befund	Variable EEG-Veränderungen, fokale oder multifokale Sharp and Slow-Waves, Hypsarrhythmie. Abnormes oder von hypersynchromen Aktivitäten unterbrochenes Intervall-EEG.
Ätiologie	Angeborene metabolische oder degenerative Hirnschäden, Hirnmißbildungen.
Prognose	Ungünstig.

Tabelle 13. Einteilung der Epilepsien nach der internationalen Klassifikation

Internationale Klassifikation	Klinische Klassifikation
I Partielle (fokale, lokale) Epilepsien a) Partielle epileptische Anfälle mit elementarer Symptomatik (generell mit erhaltenem Bewußtsein)	Fokal, zerebral
1. Umschriebene fokal-motorische Anfälle, lokale Myoklonien ohne Ausbreitung	
2. Fokal-motorische Anfälle mit Ausbreitung: Jackson-Anfall	
3. Adversiv-Anfälle: Drehung meist zur Gegenseite	
4. Fokal-tonische Anfälle: Lokale Hypertonie der Haltungsmuskulatur (auffällige Haltung)	
5. Aphasische Anfälle mit motorischer oder sensorischer Aphasie	Fokal, sensorisch
6. Fokal-phonatorische Anfälle	Fokal, motorisch, sensorisch
b) Partielle epileptische Anfälle mit sensorischen oder somatosensorischen Symtpomen (generell mit Bewußtseinseinschränkung, Temporallappen-Epilepsie)	Fokal, zerebral, psychomotorisch
1. Nur mit Bewußtseinsverlust	
2. Mit kognitiven Ausfällen	
3. Mit affektiven Symptomen	
4. Mit psychosensorischen Symptomen	
5. Mit psychomotorischen Symptomen (Automatismen)	
6. Kombinierte Formen	
c) Partielle epileptische Anfälle mit autonomen Symptomen (vegetative Symptome)	Fokal, zerebral, mit Generalisierung
II Generalisierte primäre Epilepsien. Bilateral, symmetrisch ohne fokale Initialerscheinung	
1. Absencen (Petit mal)	Petit mal
2. Bilaterale massive Myoklonien	Myoklonien
3. BNS-Krämpfe	BNS-Krämpfe, West-Syndrom, infantile spasms
4. Klonische Krämpfe	Generalisiert
5. Tonische Krämpfe	Generalisiert
6. Tonisch-klonische Krämpfe	Generalisierte Grand mal-Epilepsie
7. Atonische Krampfanfälle	
III Einseitige Krampfanfälle	
IV Nicht klassifizierbare Epilepsie	

27 Stauungspapille

27.1 Intrakranielle Ursachen

Intrakranielle Tumoren   170
Infratentoriell:
   Kleinhirntumor
   Stammhirntumor   171
Großhirntumor
Andere Ursachen
Leukose
Entzündliche Erkrankungen
Meningitis
Encephalitis
Blutungen
Hydrocephalus
Craniostenose
Knochentumoren
Histiocytosis X

27.2 Extrakranielle Ursachen einer Stauungspapille

Vitium cordis
Präurämie
Endokrine Störungen   172
Diabetes mellitus
Postkonvulsive Stauungspapille
Vitamin A-Überdosierung
Tetracyclingaben
Steroide
Bleivergiftung
Neuritis optica
Heredodegenerative Krankheit

27.1 Intrakranielle Ursachen

Rezidivierende, in der Intensität zunehmende, schließlich tägliche Kopfschmerzen, Übelkeit, Nüchternerbrechen, zumal nachts oder morgens und kurzdauernde Sehstörungen sind alarmierende Zeichen einer intrakraniellen Drucksteigerung. Oft läßt sich dann schon eine Stauungspapille erkennen. Umgekehrt aber bleiben viele Tumoren der Großhirnhemisphären oft langfristig symptomlos, bis zufällig oder anläßlich eines ersten Krampfanfalles eine bereits erhebliche Stauungspapille gefunden wird. Deshalb muß bei jedem Verdacht auf eine intrakranielle Drucksteigerung zuerst an **intrakranielle Tumoren** gedacht werden.
Die Hälfte der Hirntumoren im Kindesalter entwickelt sich infratentoriell in der hinteren Schädelgrube (40% Kleinhirntumoren, 15% Stammhirntumoren). **Infratentorielle Tumoren** beginnen nie mit Krämpfen. Erst der fortschreitende Hirndruck durch Aquäduktverschluß wirkt krampfauslösend. Auch die typischen tonischen Streckkrämpfe (cerebellar fits) treten erst in einem sehr fortgeschrittenen Stadium auf. Dann sollte die Diagnose längst gestellt sein.

Kleinhirntumor
Symptome: Koordinationsstörungen (Ataxie, Schwindel mit Falltendenz zur Tumorseite).
Stauungspapille mit bitemporaler Hemianopsie.
Zunehmende Hirndruckzeichen.

Symptome der Einklemmung durch den Tentoriumschlitz:

Kopfschmerzen über den Augen, Augenmuskellähmungen, Nystagmus, Ptose, Strabismus divergens, Mydriasis (Parinaud-Syndrom, Parinaud's Ophthalmoplegie).

Einklemmungszeichen durch das Foramen magnum:

Hinterkopfschmerzen, Nackensteifigkeit, Zwangshaltung, Parästhesien, Kreislaufstörungen bis zum Kollaps, Hypotonie und Paresen der Beine oder Tonussteigerung der Muskulatur bis zur Enthirnungsstarre.

Stammhirntumor (Pons, Medulla oblongata)
Symptome:
Frühzeitige herdseitige Hirnnervenstörungen.
Ataxie der homolateralen Extremitäten, Schwindel mit Falltendenz zur Tumorseite, spastische Paresen, Pyramidenzeichen und Sensibilitätsausfälle an den Extremitäten der Gegenseite.
Schnell zunehmender Hirndruck mit Stauungspapille.
Druckzeichen durch Tentoriumschlitz (s.o.):

Kopfschmerzen über den Augen.
Nystagmus.
Augenmuskellähmungen (Abducensparese).
Schwäche des Levator palpebrae.
Einklemmungszeichen durch das Foramen magnum (s.o.).

Großhirntumor
Sie umfassen etwa 30% der Hirntumoren im Kindesalter. Hier ist ein weniger dramatischer Verlauf zu erwarten.
Symptome:
Generalisierte Krämpfe (bei frontalem oder occipitalem Sitz). Fokale Anfälle (bei parietalem Sitz).
Langsam einsetzende sensible oder motorische Ausfälle.
Langsam zunehmender Hirndruck (Stauungspapille, Sehstörungen, homonyme Hemianopsie).
Erst spät Einklemmungszeichen durch Tentorium oder Foramen magnum.

Sellanahe Tumoren
Symptome:
Sehstörungen (Stauungspapille, Gesichtsfeldausfälle, bitemporale Hemianopsie, akute Visusveränderungen).
Endokrine Störungen (Diabetes insipidus, Hypothyreose, Nebenniereninsuffizienz).
Erst spät Hirndruckzeichen und noch später Einklemmungszeichen durch Tentoriumschlitz.

Andere Ursachen intrakranieller Drucksteigerungen
Patienten mit *Leukosen* können intrakranielle Drucksteigerungen sowohl durch leukämische Infiltrate als auch durch die Meningosis leucämica erleiden. Bei *entzündlichen intrakraniellen Erkrankungen* sind Drucksteigerungen leicht zu verstehen, wobei nicht vergessen werden darf, daß ein Hirnabszeß ohne Stauungspapille und ohne intrakranielle Drucksteigerungen bestehen kann. Sowohl für die *Meningitis* als für die *Encephalitis* ist typisch, daß auch nach Normalisierung des Liquordrucks das Abklingen der Stauungspapille sehr verzögert eintreten kann. Selbstverständlich entstehen Drucksteigerungen bei intrakraniellen *Blutungen* (s. S. 161), beim *Hydrocephalus* und raumbeengenden Mißbildungen, wie manchen *Craniostenosen* (s. S. 255) oder bei *Knochentumoren* des knöchernen Schädels (etwa Histiozytosis X).

D: Bei Verdacht auf Drucksteigerung:
Augenhintergrund: Stauungspapille.
Röntgen: Schädelleeraufnahme (Nahtsprengung).
Echoencephalogramm: breiter dritter Ventrikel, Mittelechoverlagerung.
Sonographie (bei offener Fontanelle), Computer-Tomogramm, Szintigraphie.

27.2 Extrakranielle Ursachen einer Stauungspapille

Bei kardiovasculären Erkrankungen, vor allem bei angeborenen **zyanotischen Vitien** mit starkem Rechts-Links-Shunt und bei pulmo-

naler Hypertonie und chronischer Herzinsuffizienz muß mit *Papillenödem* bis zur
Stauungspapille gerechnet werden, ohne daß
eine intrakranielle Drucksteigerung vorliegt.
Chronisch nierenkranke Kinder können
auch ohne Hochdruck infolge erhöhter
Ödembereitschaft im präurämischen Stadium ein Papillenödem aufweisen.

Endokrine Störungen sind bei Kindern selten
die Ursache von Stauungspapillen. Man
kann sie aber bei einem schlecht eingestellten **Diabetes mellitus** finden, ohne ihre Ursache erklären zu können. Auch **postkonvulsiv**
sind vorübergehend Stauungspapillen zu beobachten, die nicht als Hinweis für einen intrakraniellen raumfordernden Prozeß ge-

nommen werden dürfen, solange nicht weitere Symptome dafür sprechen.

Intermittierende Hirndrucksteigerungen
und Stauungspapillen sind auch bei **Vitamin
A-Überdosierung** möglich, nach langdauernden **Tetracyclingaben,** nach hochdosierter
Steroidmedikation sowie bei der **Bleivergiftung.**

Die Unterscheidung Stauungspapille oder
Neuritis optica sollte dem Fachmann überlassen bleiben. Er muß allerdings bei der Beurteilung des Augenhintergrundes über Erfah-
rungen bei Kindern verfügen, um Fehldiagnosen zu vermeiden. Ihm obliegt auch die
Beurteilung des Augenhintergrundes und
der Papillen bei **heredogenerativen Erkrankungen** (s. S. 199).

28 Lähmungen

28.1 Spastische Lähmungen

Zentrale Ursachen: 175
Entzündungen
Encephalitis
Abszeß
Durchblutungsstörungen
Gefäßverschluß
Moya-Moya-Krankheit
Embolie 176
Hemi- Di- Paraplegia
   Spastica infantilis
   (cerebral palsy)
Zerebrale Bewegungsstörungen
Myelinisierungsstörungen
M. Krabbe
Metachromatische Leukodystrophie
(Scholz)
Greenfield-Syndrom
Cassavan-Syndrom
Alexander-Syndrom
Pelizaeus-Merzbacher-Syndrom
Schilder'sche Krankheit
Multiple Sklerose
Lipoidspeicherkrankheit
Phakomatose
Neurokutanes Syndrom

28.2 Hirnnervenlähmungen 177

I N. olfactorius
Anosmie
Schädeltrauma, Tumor
Halman-Syndrom
Olfacto-genitales Syndrom
Refsum-Syndrom
II N. opticus
Gesichtsfeldeinschränkung
Amaurose
III N. oculomotorius
Weite Pupillen

Unterschiedliche Pupillengröße
(Anisocorie)
Horner'scher Symptomenkomplex
Pupillenstarre
Argyll-Robertson-Phänomen
Vergiftungen
Ophthalmoplegia interna
Ophthalmoplegia externa
Ophthalmoplegia totalis
IV N. abducens
Moebius-Syndrom
Periphere Lähmung
V N. facialis 178
Zentrale Facialislähmung
Periphere Facialislähmung
Rezidivierende Facialislähmung
Schiefes Schreigesicht
Bulbärparalyse
Progressive Bulbärparalyse
Poliomyelitis
M. Gaucher
Glykogenose Typ II (Pompe)
Guillain-Barré-Syndrom
Diphtherie
Phenothiazinvergiftung

28.3 Schlaffe Lähmungen

Querschnittslähmung 179
Akute Myelitis
Neuromyelitis optica
Polyradiculapathie (Landry)
Spinalarteriensyndrom
Akute Prophyrie
Syringomyelie 180
Multiple Sklerose
Poliomyelitis
Tollwut
Infantile spinale Muskelatrophie

28.4 Radikuläre und Plexusschäden

Duchenne-Erb'sche Lähmung 180
Klumpke'sche Lähmung
Halsrippen-, Scalenus-Syndrom
Plexusneuritis

28.5 Umschriebene periphere
Nervenlähmungen 181

Akute Nervenschädigung
Rucksacklähmung

28.6 Polyneuropathische Lähmungen

28.6.1 *Infektionen und*
Immunisierungsprozesse

Diphtherie
Botulismus
Mycoplasma pneumoniae-Infektion 182
Lues, Lepra
Herpes zoster
Andere Virusinfektionen
Guillain-Barré-Syndrom
Impfungen

28.6.2 *Polyneuropathien durch*
metabolisch-toxische Schädigungen

28.6.3 *Ernährungs- und*
Resorptionsstörungen 182

28.6.4 *Heredodegenerative,*
neurometabolische Krankheiten

M. Kugelberg-Welander
Refsum-Syndrom

28.6.5 *Polyneuropathien durch seltene*
Ursachen 183

28.7 *Myopathische Lähmungen*

Myasthenia gravis pseudoparalytica
Hypokaliämische Lähmungen

Hyperkaliämische Lähmungen
Postkonvulsive Paresen
Muskeldystrophie 183
Duchenne'sche Muskeldystrophie 184
Becker'sche Muskeldystrophie
Rumpf-Gürtel-Muskeldystrophie
Facio-scapulo-humerale Muskeldystrophie
Polymyositis

28.8 Muskelhypotonie
(floppy infant-Syndrom)

Atonische Zerebralparese
Hypothyreose
Chromosomenanomalien
Angeborene metabolische Störungen 185
Zellweger-Syndrom
Prader-Willi-Syndrom
Rachitis
Hypophosphatasie
Lowe-Syndrom
Hypercalzämie, idiopathische
Hyperparathyreoidismus
Marfan-Syndrom
Spinale Muskelatrophie
(Werdnig-Hoffmann)
Juvenile, spinale Muskelatrophie
(Kugelberg-Welander)
Kongenitale Muskeldystrophie
Seltene Myopathieformen 186

28.9 Scheinlähmungen

Bednar-Parrot'sche Pseudolähmung
Gelenkdistorsion
Epiphysenlösung
Fraktur
Möller-Barlow
Chassaignac-Syndrom (Sub-Luxation des
Radiusköpfchens)
Infektarthritis
Psychogene Lähmungen

Tabelle 14. Zentrale/periphere Lähmung

Symptome	Zentrale Lähmung I. Neuron	Periphere Lähmung II. Neuron
Muskeltonus	gesteigert bis spastisch	schlaff
Muskelatrophie	keine	vorhanden
Sehnenreflexe	gesteigert bis Kloni Reflexsynergien	keine
Pathologische Reflexe (Babinski-Gruppe, Trömmer)	vorhanden	fehlen
Unwillkürliche Mitbewegungen der gelähmten Muskeln	vorhanden	fehlen
Elektrische Erregbarkeit	normal	Entmarkungsreaktion
Chronaxie	normal	erhöht
Lähmungstyp	Hemi-, Para-, Tetraspastik	segmental, radiculär Nervenplexus Einzelnerven

Die erste Frage bei motorischen Ausfällen gilt der Lokalisation und dem Lähmungstyp. Die Unterscheidung zwischen spastischer und schlaffer Lähmung (s. Tabelle 14) erlaubt die Lokalisation der Ursache:

a) *Spastische Lähmung:* zentrale Ursache durch Schädigung des Zentralneurons im Tractus corticonuclearis und corticospinalis (Pyramidenbahn einschließlich der extrapyramidalen Hemmfasern).
b) *Schlaffe Lähmung:* Schädigung entweder des peripheren Neurons oder des neuromuskulären neuromuskulären Übergangs oder des Muskels.

28.1 Spastische Lähmungen

Unterschiedliche klinische Bilder und ggf. der Mitbefall der Hirnnervenkerne erlauben bei der fachärztlichen neurologischen Untersuchung eine Lokalisation des Krankheitsherdes wegen des bekannten anatomischen Verlaufs der zentralen Bahnen vom Gyrus präcentralis durch die Capsula interna, den Hirnstamm und Pons zum Rückenmark (s. Tabelle 15). Beim Krankheitsherd kann es sich um *vasculäre oder entzündliche Prozesse* (zirkumskripte Encephalitis, Hirnabszeß)

Tabelle 15. Zentrale Lähmungen: Lokalisation des Herdes

Herd	Symptome
Gyrus praecentralis (cortical oder extracortical)	Umschriebene, isolierte kontralaterale Lähmung (fokale Anfälle und gestörte Sensibilität möglich)
Capsula interna	Kontralaterale Hemiparese incl. zentrale Facialisparese Pseudobulbärparalyse Sensibilitätsstörungen, kontralateral Augen sehen Herd an!
Mittelhirn	Kontralaterale Hemiparesen (+ Sensibilitätsstörungen) Homolaterale Augenmuskellähmung (evtl. Parinaudsche Blicklähmung) Evtl. Hemiataxie, Hyperkinesien, Rigor
Pons und Medulla oblongata	Kontralaterale Hemiparesen Sensibilitätsstörungen Homolaterale Hirnnervenausfälle Nn. V–XII Augen sehen vom Herd weg!

oder auch Hirntumoren handeln. Bei diesem ist die *Kombination mit Hirnnervenlähmungen* diagnostisch wichtig (s. S. 170).
Auch an **Gefäßverschlüsse** ist zu denken, wie etwa bei der **Moya-Moya-Krankheit:** multi-

ple zerebrale Gefäßverschlüsse, manchmal kombiniert mit peripheren und primären Gefäßmißbildungen. Bei akuten Gefäßverschlüssen, etwa einer **Embolie** infolge einer Endokarditis, ist die Parese zunächst schlaff, im weiteren Verlauf zunehmend spastisch.

Hemi-Di-Paraplegia spastica infantilis
(Cerebral palsy, Littlesche Krankheit)
Spastische Lähmungen sind dem Pädiater vor allem als Folgen frühkindlicher Hirnschäden prä-, peri- und postnataler Genese geläufig. Das jeweilige Schädigungsmuster hängt von den zeitlich unterschiedlich determinierten sensiblen Entwicklungsphasen der einzelnen Gehirnareale ab. Eine retrospektive Bestimmung des Termins einer erlittenen Schädigung ist aus dem jeweiligen klinischen Bild des frühkindlichen Hirnschadens noch nicht sicher möglich. Eindeutige „Spastiker" im Sinne der Littleschen Erkrankung haben in der Regel einen *perinatalen Schaden* erlitten, sieht man von der Möglichkeit einer connatalen Gehirnmißbildung ab.
Die *Ursache von nicht spastischen frühkindlichen Hirnschäden* (Entwicklungsverzögerung, psychomotorische Retardierung, Affektinkontinenz, Zeichen eines „minimal brain damage") ist mehr in intrauterinen Entwicklungsphasen zu suchen, wenn nicht genetische Faktoren in Frage kommen. Auch die Mikrocephalie scheint in diese Gruppe zu gehören.
Folgende *Formen der zerebralen Kinderlähmung* lassen sich abgrenzen:

1. Die spastische Hemiplegie (30–40% der Fälle von infantiler Cerebralparese).
2. Die spastische Diplegie (20–30%).
3. Athetosen, Choreaathetosen, Dystonien (10–20%).
4. Die connatale cerebellare Ataxie (5%) durch Schäden vor allem im Kleinhirn und in den Oliven.

Diagnose zerebraler Bewegungsstörungen:
Drohende spastische Bewegungsstörungen machen sich häufig beim jungen Säugling durch *Muskelhypotonie* und Bewegungsar-

mut (floppy infant s. S. 184) bemerkbar, dann durch *Persistenz der Primitivreflexe,* verzögerte statomotorische Entwicklung, pathologische Bewegungsmuster (tonische Reflexe, Überkreuzen der Beine, Tremor, Kloni). Mit den „*Lagereflexen"* (Traktionsversuch, Landau-Reflex, Axillarhängeversuch u.a). lassen sich pathologische Bewegungsmuster auslösen.

Myelinisierungsstörungen
(Einlagerungsaffektionen)
Frühzeitiger Entwicklungsstillstand, epileptischer Anfälle, Visusabnahme, zunehmenden Zeichen der Spastizität und Ataxie sprechen für Hirnsklerosen und Leukodystrophien infolge angeborener Enzymdefekte (S. 199). Hierher gehört besonders das **Krabbe-Syndrom** *(Globoidzellenleukodystrophie),* die **metachromatische Leukodystrophie** *(Scholz)* und in der späteren Kindheit das **Greenfield-Syndrom** (spätinfantile progressive Hirnsklerose mit progredienter Spastik vom zweiten Lebensjahr an), das **Canavan-Syndrom** (hereditäre Spongiosklerose: Hypotonie und Krämpfe, dann Spastik in den ersten Lebensmonaten), das **Alexander-Syndrom** (dysmyelinisierende Leukodystrophie: Tetraspastik, Megalocephalie, Opticusatrophie), das **Pelizaeus-Merzbacher-Syndrom** (Globoidzellen-Leukodystrophie mit zunehmender Spastik vom 4.–6. Lebensmonat) und die **Schildersche Krankheit** (progressive Entmarkung und Hirnsklerose: Encephalitis periaxialis diffusa mit zunehmender Spastik vom 5. Lebensjahr an). Auch bei der **multiplen Sklerose** können, zumal bei frühzeitigem Beginn, zuerst spastische Paresen auftreten, ehe sensible Ausfallserscheinungen und Sehstörungen bemerkbar werden und bei der Kombination mit Hirnnervenlähmungen die Differentialdiagnose gegenüber einem Hirntumor schwierig machen.
Bei den **Lipoidspeicherkrankheiten** (s. S.205) und bei den **Phakomatosen** und **neurokutanen Syndromen** (s. S.281) ist ebenfalls mit spastischen Lähmungen zu rechnen.

28.2 Hirnnervenlähmungen

Hirnnerv I (N. olfactorius)

Verlust des Geruchsinns (Anosmie) ist ein sehr seltenes Symptom bei Orbitalhirntraumen oder Stirnhirntumor. Als angeborener Mangel gehört er zum **Kallmann-Syndrom** (hypogonadotroper Hypogonadismus mit Anosmie) und zum **olfacto-genitalen Syndrom** (Gonadenhypoplasie, Infantilismus mit eunuchoidem Hochwuchs, Oligophrenie, Anosmie). Auch beim **Refsum-Syndrom** (s. 206) kann es neben ophthalmologischen Störungen, einer Polyneuropathie auch zu einer Hyp- oder Anosmie kommen.

Hirnnerv II (Nervus opticus)

Eine Schädigung des Sehnervs führt schnell zu *Gesichtsfeldeinschränkungen*. Ihr Nachweis (Perimetrie) ist zur Höhenlokalisation der Läsion wichtig (s. S.293). Bei Progredienz kommt es zur Papillenatrophie und Amaurose mit amaurotischer Pupillenstarre. Eine einseitige Amaurose mit amaurotischer Pupillenstarre und temporaler Hemianopsie des anderen Auges spricht für eine Chiasmaschädigung auf der Seite des blinden Auges. S. auch S.293).

Hirnnerv III (N. occulomotorius)

Weite Pupillen findet man häufig bei Kindern mit erhöhtem Sympathicotonus des vegetativen Nervensystems. Auch *Pupillendifferenzen* sind physiologisch, wenn die Pupillen sich bei Lichteinfall schnell seitengleich verengen. Im übrigen ist die *Anisokorie* entweder Folge einer myotisch verengten Pupille durch Ausfall der Sympathicusversorgung auf der geschädigten Seite (*Hornerscher Symptomenkomplex:* Miosis, Ptosis, Enophthalmus) oder das Ergebnis einer krankhaft erweiterten Pupille bei Occulomotoriusschäden mit Ausfall der Parasympathicusversorgung *(Ophthalmoplegia interna)*.

Die *absolute Pupillenstarre* (bei Lichteinfall und bei Convergens) durch Occulomotoriusschäden kann bei einer Meningitis, einer Encephalitis oder bei Hirndrucksteigerungen

durch raumfordernde Prozesse als Einklemmungsfolge des Hirnstamms auftreten.

Die *reflektorische Pupillenstarre (Argyll-Robertson-Phänomen:* fehlende Lichtreaktion, Convergensreaktion vorhanden) findet sich selten bei Encephalitis, sonst bei Lues.

Bei *sehr engen, absolut starren Pupillen* muß man an *Vergiftungen* denken (Morphiumderivate, Chlorpromazin, Insektizide). Sie können auch bei Meningitis oder Encephalitis vorkommen.

Starre weite Pupillen: Vergiftungen mit Atropin oder Belladonnapräparaten, Botulismus oder Schäden im Kern oder peripheren Verlauf des N. occulomotorius.

Ist die Pupillenstarre nur mit einer Unfähigkeit zur Accomodation verknüpft, handelt es sich um eine *Ophthalmoplegia interna*. Sind auch Lähmungen der äußeren Augenmuskeln vorhanden, spricht man von der *Ophthalmoplegia totalis*. Lähmungen der äußeren Augenmuskeln *(Ophthalmoplegia externa)* treten meist in folgender Reihenfolge ein:

1. Lidheber (Ptose)
2. Mm. rectus superior, interior und internus (Auge steht seitwärts nach unten außen bei weiter Pupille).

Liegen nicht Folgen einer Meningitis, einer Encephalitis oder einer Myastenie vor, müssen bei jeder Störung im Occulomotoriusbereich *Stammhirntumoren* gesucht werden. Dabei besteht meist auch eine Abducensparese, und häufig auch eine vertikale Blicklähmung (Parinaud-Syndrom), die supranucleäre Heberschwäche, eine Blicklähmung nach oben mit fehlender Lichtreaktion der Pupillen bei erhaltener Convergens oder Doppelbildsehen. Dieses Syndrom entsteht durch den Druck der Vierhügelplatte (Vierhügel-Syndrom) gegen das Kleinhirnzelt bei Stammhirntumoren. Weitere Krankheitsbilder mit Ptose der Augenlider s.S.296.

Hirnnerv IV (N. abducens)

Eine Kombination der Abducensparese mit Ausfällen im Facialisbereich spricht wegen der Nachbarschaft dieser beiden Kerne für eine zentrale Abducenslähmung (**Möbius-Syndrom** s. S. 295). Häufig handelt es sich aber wegen des langen Weges des Abducens um eine periphere Schädigung, etwa eine Druckschädigung beim Anstieg des intrakraniellen Drucks infolge einer Subarachnoidalblutung oder eines Tumors.

Hirnnerv V (N. facialis)

Supranucleäre Facialislähmung **(zentrale Facialisparese):** Nur die untere Gesichtshälfte ist betroffen. Stirnrunzeln und Augenschluß sind möglich. Ursache: Läsionen in der kontralateralen Hemisphäre.
Nucleäre, **periphere Facialislähmung:** Die ganze Gesichtshälfte ist gelähmt. Das Auge kann nicht geschlossen werden, der Augapfel rollt beim Schließen nach außen oben weg (Bell'sches Phänomen). Je nach Lage der peripheren Erkrankung finden sich Geschmacksstörungen und Störungen der Tränen- und Speichelsekretion. Ursache: meist Druckschädigung nach Ödembildung im engen Canalis facialis. Lassen sich Geschmacksstörungen in den vorderen zwei Dritteln der Zunge nachweisen, ist auch die begleitende Corda tympani betroffen. Zentrale Facialisparesen gehen niemals mit Geschmacksstörungen einher.
Rezidivierende Facialislähmungen gehören zum **Melkersson-Rosenthal-Syndrom** (dabei noch rezidivierende einseitige Gesichtsschwellungen und Lingua scrotalis). Auch das **Möbius-Syndrom** kann nicht nur mit Augensymptomen (Abducens- und Trochlearislähmungen), sondern auch mit einseitiger Facialislähmung und gestörter Vestibulariserregbarkeit infolge Agenesie oder Schwund der motorischen Ganglienzellen der befallenen Nerven einhergehen.
Schließlich ist bei jeder Facialis-Mundastschwäche an die **kongenitale Hypoplasie des M. depressor anguli oris** zu denken, die als erbliche Anomalie bereits beim Neugeborenen zu beobachten ist *(schiefes Schreigesicht!).*

Bulbärparalyse

Schluckschwierigkeiten, Rhinophonia aperta durch Lähmung des Gaumensegels, Hy-

persalivation, Sprachstörungen (verwaschene Sprache, Dysarthrie, Dyspraxie) sind typisch für die Bulbärparalyse, die als *progressive Bulbärparalyse (spinale Muskelatrophie?, Amyotrophische Lateralsklerose?)* spontan im Kindesalter oder bei **Poliomyelitis,** bei der akuten infantilen Form des **Morbus Gaucher,** bei der **Glykogenose Typ II** *(Pompe),* bei der Polyneuropathie des **Guillain-Barré-Syndrom,** bei schwerer **Diphtherie** oder bei **Phenothiazinvergiftungen** vorkommen kann.

28.3 Schlaffe (periphere) Lähmungen

Zeichen einer neurogenen Lähmung sind:

– Atonie oder Hypotonie der nachgeordneten Muskelgruppen, normale passive Beweglichkeit.
– Abschwächung oder Fehlen der Eigenreflexe, keine pathologischen Reflexe, keine Sensibilitätsstörungen.
– Neurogene Muskelatrophie, trophische Störungen (Hyperhidrosis, Anhidrosis, Haut- und Nagelatrophien).
– Entartungsreaktionen (faradisch nicht erregbar, galvanisch träge Kontraktion, Muskelfaszikulationen).

Kombinationen mit sensiblen Störungen sind zu beobachten bei umschriebenen Läsionen peripherer gemischter Nerven und bei Läsionen oder Reizung der Hinterstränge, des Hinterhorns oder der Seitenstränge des Rückenmarks.
Die Verteilung peripherer Lähmungen bei Rückenmarksläsionen entspricht der segmentalen Anordnung der Vorderhornzellen und der motorischen Wurzeln. Aus dem Verteilungsmuster kann auf den Ort der Schädigung geschlossen werden. Das läßt sich auch aus dem Reflexverhalten erhärten, weil die Unterbrechung des Reflexbogens im Rückenmark eine Arreflexie ergibt.

Syndrome mit schlaffen Lähmungen
Querschnittslähmung des Rückenmarks mit Paraplegie. Schlaffe Lähmung durch *Schädigung der motorischen Vorderhornzellen*

Tabelle 16. Komplette oder inkomplette Querschnittslähmung (Brown-Séquard-Syndrom)

Rückenmarkstumoren
Myelitis
Neuromyelitis optica
Spinalarteriensyndrom
Polyradiculopathie (Landry-Syndrom)
Guillain-Barré-Syndrom
Hämangiomatose
Trauma
Multiple Sklerose
Syringomyelie
Lues
Akute Porphyrie
Spina bifida

Radikuläre und Plexusschäden
Polyneuropathische Lähmungen
Myopathische Lähmungen.
Komplette oder inkomplette **Querschnittslähmung** *(Brown-Séquard-Syndrom)* s. Tabelle 16.
Symptome: Periphere, schlaffe Lähmung der vom geschädigten Rückenmarksabschnitt versorgten Muskelpartien innerhalb der Läsionsstelle. Später zunehmend spastische Lähmung mit erhöhtem Muskeltonus und gesteigerten Eigen- und pathologischen Fremdreflexen, Blasen- und Mastdarmlähmung. Anästhetische Hautzone in der Höhe der Schädigung. Gestörte Oberflächen- und Tiefensensibilität, vegetative Störungen.

D: In jedem Fall mit schlaffen Lähmungen vom Querschnittscharakter muß durch Lumbalpunktion eine entzündliche Ursache und eine mechanische Unterbrechung („Stop-Liquor") ausgeschlossen werden.

Akute Myelitis
Sie beginnt meist mit unklaren Rücken- und Nackenschmerzen und Parästhesien in den Extremitäten. Dann kommt es schnell zu einem vollständigen oder unvollständigen Querschnittssyndrom mit schlaffen Lähmungen und je nach Lage des Herdes zu Störungen der Oberflächen- und Tiefensensibilität und Lageempfindung sowie Blasen- und Mastdarmstörungen. Als Ursache kann eine Epstein-Barr-Virusinfektion vorliegen. Sonderform: **Neuromyelitis optica** *(Devic-Syndrom)*: Akute Erblindung mit Querschnittslähmung. In schweren Fällen Befall des Halsmarkes mit Lähmungen der Atemmuskulatur.

D: Im Liquor meist leichte bis mäßige Pleozytose, mäßig erhöhter Eiweißgehalt, oft eine „Dissociation albumino-cytologique". Auch bei schweren Myelitiden kann der Liquor normal bleiben.

Polyradiculopathie *(Landry-Syndrom)*
Es ist in der schnell aufsteigenden Form schwer von einer Myelitis oder einem hochsitzenden mechanischen Hindernis zu unterscheiden.

D: Im Liquor „Dissociation albumino-cytologique" wie beim Guillain-Barré-Syndrom möglich. Prüfung auf akuten Hirndruck (Echogramm, Augenhintergrund, CTG) und Myelographie ist angezeigt bei Verdacht auf mechanische Hindernisse (Metastasen, Blutungen, spinale Angiomatose, Osteochondritis und Osteomyelitis der Wirbelsäule). Beim mechanischen Hindernis negativer Queckenstedt-Versuch und eine besonders ausgeprägte Eiweißvermehrung ohne Pleozytose im Liquor (Stop-Liquor).

Durchblutungsstörungen der A. spinalis anterior *(Spinalarteriensyndrom)*
Plötzlich einsetzendes oder im Lauf eines Tages zunehmendes partielles Querschnittssyndrom durch Thrombosen, Entzündungen oder Embolien, weil die Arteria spinalis anterior durch Endarterien die vorderen Anteile des Myelons (Vorderhörner, Vorder- und Seitenstränge) versorgt. So entstehen beiderseitige Paresen und dissoziierte Empfindungsstörungen (Schmerz und Temperaturempfindung ausgefallen, Tiefensensibilität und Berührungsempfindlichkeit erhalten, weil Hinterstränge intakt bleiben).

Akute Porphyrie
Schon in der Pubertät nicht nur eine Polyneuropathie, sondern auch rasch aufsteigende Lähmungen vom Querschnittscharakter möglich.

D: Porphyrinnachweis im burgunderroten Urin.

Syringomyelie
Paresen, trophische Störungen, dissoziierte Empfindungsstörungen, vor allem in der Adoleszenz mit zunehmender Skolioseneigung müssen an Anomalien im Canalis zentralis spinalis denken lassen als Ursache einer zunehmenden Hydromyelie.

Multiple Sklerose
Bei Jugendlichen müssen erst flüchtige, dann bleibende Paresen, kombiniert mit Parästhesien und Sehstörungen (Augenmuskelstörungen) auch an eine früh beginnende Encephalomyelitis disseminata denken lassen.

Schlaffe Lähmungen durch Schädigung der motorischen Vorderhornzellen.
Poliomyelitis. Das typische Krankheitsbild wird diagnostisch kaum verfehlt: schlaffe, unsymmetrische, vor allem rumpfnahe Lähmungen nach einer 10- bis 14tägigen Inkubationszeit, 1–6 Tage (Latenzstadium) nach einem unspezifischen Infekt von 1–3 Tagen (Initialstadium). Charakteristisch sind im präparalytischen Stadium Sensibilitätsstörungen, Hyperästhesien, Berührungsempfindlichkeit, Muskelzuckungen und vorübergehende Blasen-, Mastdarmlähmungen. Manchmal treten die Lähmungen aus völliger Gesundheit auf (Morgenlähmung).

D: Virusnachweis im Stuhl, Antikörpernachweis im Serum.

Ähnliche Krankheitsbilder können durch *andere neurotrope Viren* entstehen: *Coxsakkie- und Echoviren*, selten auch *Epstein-Barr-Virus* (Facialisparese, Polyneuritis, Guillain-Barré-Syndrom, Augenmuskelstörungen), *Parotitis-Virus* (Hirnnervenlähmungen, Hörstörungen, Facialisparesen, Polyradiculoneuritis, Guillain-Barré-Syndrom, transversale Myelitis).

Tollwut *(Lyssa, Rabies)*
Beim typischen Krankheitsbild wird die Diagnose nicht verfehlt. Schwierigkeiten ergeben sich, wenn keine Bißverletzung vorausgegangen ist (Speichelinfektion bei Kin-

dern, die gefundenes totes Tier begraben) oder die Bißwunde schon sehr lange zurückliegt (monatelange Inkubationszeit möglich). Fieber, Infektzeichen der oberen Luftwege, Durchfälle im Prodromalstadium, plötzlich auftretende Hirnnervenausfälle und Mono-, Hemi- und Paraparesen ohne vorausgehendes Erregungsstadium, eine akute Landrysche Paralyse lenken den Verdacht leicht in falsche Richtung. Typisch sind Schling- und Schluckstörungen sowie die Hydro- und Aerophobie. Das Anblasen des Gesichts mit Luft (Ventilatortest) löst Spasmen in Hals- und Pharyngealbereich aus.

D: Anamnese eines Tierbisses oder Kontakt mit toten Tieren, Nachweis von Bißnarben, Toxinnachweis im Blut.

Infantile spinale Muskelatrophie
(Werdnig-Hoffmann)
In seltenen Fällen können die Lähmungen so schnell wie bei einer Polyneuropathie fortschreiten. Der Beginn intrauterin oder unmittelbar nach der Geburt, die Progression, die Arreflexie, die fehlenden Sensibilitätsstörungen, die symmetrischen fasciculären Muskelzuckungen (Zungenmuskulatur!) sowie das typische EMG sichern die Diagnose (s. S. 185).

28.4 Radikuläre und Plexusschäden

Sie sind meist einfach zu diagnostizieren, weil die Ausfälle segmental erfolgen und für jeden Muskel das zugehörige Segment bekannt ist. Bei radikulären Lähmungen sind mechanische Ursachen im Spinalkanal oder an den Nervenaustrittsstellen zu suchen. Dasselbe gilt für die Plexuslähmungen. Sie sind dem Pädiater als Geburtsfolgen vertraut (obere Plexuslähmung, C4–C6: **Duchenne-Erb'sche Lähmung.** Untere Plexuslähmung C7–Th1: **Klumpke'sche Lähmung**). Beide Formen können mit sensiblen und trophischen Ausfällen (mit Schädigung der sympathischen Nervenfasern) einhergehen. Bei einer schweren unteren Plexuslähmung kann es noch zu einem *Hornerschen Syndrom* und einer gleichseitigen *Lähmung des Nervus phrenicus* durch Dehnung oder Abriß der vorderen Wurzeln C4–C5 (bis C6) kommen. Tritt bei einem größeren Kind ein Plexussyndrom auf, liegen mechanische Ursachen vor: **Halsrippe-Scalenus-Syndrom,** akute *Plexusneuritis*.

28.5 Umschriebene periphere Nervenlähmungen

Sie machen ebenfalls keine diagnostischen Schwierigkeiten. Die Ausfallserscheinungen entsprechen dem Versorgungsgebiet der geschädigten Nerven (N. medianus, Ulnaris, Radialis, Ischiaticus, Tibialis, Peronaeus u. a.). Traumatische oder mechanische Ursachen lassen sich in der Anamnese finden, etwa bei Jugendlichen nach langen Wanderungen mit einem Rucksack die Serratus-Lähmung. Diese „**Rucksacklähmung**" beginnt mit Schmerzen im Schulterbereich, manifestiert sich dann durch das abstehende Schulterblatt als Druckschädigung des N. thoracicus longus unterhalb der Clavicula. Eine Ischiaticuslähmung kann bei einer in den Nerv anstatt in den Muskel plazierten Injektion folgen.

28.6 Polyneuropathische Lähmungen (Polyneuropathie, Polyneuritis)

Typisch für diese plötzlich oder langsam progredient auftretenden schlaffen Lähmungen sind die den Beginn begleitenden begrenzten (strumpf- oder handschuhförmigen) Sensibilitätsstörungen, Parästhesien, dann die Reflexminderung bis zum Erlöschen der Sehnenreflexe bei erhaltenen Hautreflexen. Vegetative Symptome sind nicht zu übersehen, die begleitenden Parästhesien oft heftig, Druckempfindlichkeit der zum Lähmungsgebiet führenden Nervenstämme charakteristisch. Das Verteilungsmuster polyneuropathischer Lähmungen ist *symmetrisch,* da ihre Ursachen im Gegensatz zu den radikulären und den peripher neural beding-

ten Lähmungen nicht lokal, sondern im ganzen Körper wirksam sind. Sie beginnen häufig distal, können aber auch proximal, etwa im Beckenbereich konzentriert, aber immer symmetrisch bleiben.

D: Nervenleitgeschwindigkeit verzögert, EMG: neurogene Schädigung. Ggf. Muskelbiopsie: normale Muskelfelder neben atrophischen.

Bei der *ätiologischen Diagnose* empfiehlt es sich, die fünf pathogenetischen Hauptgruppen im Auge zu behalten:

1. Infektionen und Immunisierungsprozesse.
2. Intoxikationen.
3. Mangelernährung.
4. Heredodegenerative Krankheiten.
5. Seltene Ursachen.

28.6.1 Infektionen und Immunisierungsprozesse

Diphtherie
Schon während der akuten Erkrankung Frühlähmung der Hirnnerven (Gaumensegel und Schlundmuskulatur: unteres Hirnnervensyndrom. Facialis- und Trigeminuslähmung: oberes Hirnnervensyndrom). Höhepunkt der *Frühlähmungen* um den 45. Tag nach der akuten Erkrankung. In schweren Fällen kann es auch zu Atemmuskellähmungen kommen. Die *Spätlähmungen* treten erst nach Abklingen der Hirnnervensymptome bis zum 135. Tag nach Krankheitsbeginn auf und beginnen peripher symmetrisch als typisch polyneuropathische schlaffe Lähmungen mit Reflexschwund, Sensibilitätsstörungen und Muskelatrophien, insbesondere der Mm. interossii.

Botulismus-Polyneuropathie
Die Botulismusvergiftung beginnt akut im Hirnnervengebiet mit Sehstörungen (Doppelbilder, Ophthalmoplegia interna). Bei weiterer Progredienz in schweren Fällen wird kein Nerv ausgelassen bis zur Tetraplegie unter Bevorzugung der körpernahen Muskeln einschließlich der Intercostalmus-

kulatur. Leichtere Vergiftungen bleiben im Hirnnervengebiet begrenzt.

Auch bei **Typhus und Ruhr** kann es zu toxischen Polyneuropathien kommen.

Die neuritischen Lähmungen bei **Mycoplasma pneumoniae-Infektionen** scheinen, wie bei **Lues** und **Lepra,** durch direkten Nervenbefall zu entstehen, wie dies bei bestimmten Viruserkrankungen **(Herpes zoster)** wohl auch der Fall ist, wenn nicht immunologische Vorgänge eine entscheidende Rolle spielen, wie bei den Polyneuropathien *nach Virusinfektionen* parainfektiösen Charakters, bei infektiöser Mononukleose, Mumps, Influenzavirus, Q-Fieber, Masern, Varizellen, Röteln.

Hierher gehört auch die **akute idiopathische Polyneuritis** *(Guillain-Barré-Syndrom).* Dabei kommt es nach mehr oder weniger großem Intervall nach katarrhalischen Erscheinungen durch Virusinfektionen (Adeno-, Influenza-, Parainfluenza simplex, Epstein-Barr- und Zytomegalieviren) zu distal beginnenden aszendierenden schlaffen Lähmungen, in schweren Fällen auch der Atemmuskulatur. Auch Hirnnervenlähmungen und Sensibilitätsstörungen können auftreten. Die auslösenden autoimmunologischen Vorgänge können auch durch bakterielle Infektionen (Mykoplasmen) oder medikamentös toxisch ausgelöst werden.

Eine besondere Verlaufsform des Guillain-Barré-Syndroms stellt das *Fischer-Syndrom* dar mit Ophthalmoplegia externa, Ataxie und schlaffen Lähmungen vom polyneuropathischen Typ. Schließlich zählen zu den immunologisch ausgelösten Fällen auch die Lähmungen nach Impfungen und Serumgaben (z. B. Tetanus-Antitoxin).

28.6.2 Polyneuropathien durch metabolisch-toxische Schädigungen

Bei:
Diabetes mellitus
Hypothyreose
Urämie
Porphyrie, akute
Vergiftungen durch:
Schwermetalle
Organische Gifte (Tricressylphosphat, Schwefelkohlenwasserstoffe, Tetrachlorkohlenstoff)
Medikamente:
  Nitrofurantoin
  INH
  Sulfonamide
  Vincristin
  Chloramphenicol
  Methaqualon
  Penicillin
  Hydantoine
  Barbiturate

28.6.3 Ernährungs- und Resorptionsstörungen

Vitamin A-, B-, C-Mangel
Pyridoxinmangel und Pyridoxinabhängigkeit
Vitaminmangel bei Zöliakie, chronischen Durchfällen, Kurzdarmsyndrom.

28.6.4 Heredodegenerative, neurometabolische Krankheiten

Progressive neurale Muskelatrophie
(Kugelberg-Welander)
Manchmal schon im Säuglingsalter oder in der späteren Kindheit beginnende Schwäche und Ungeschicklichkeit der unteren Extremitäten mit Muskelschwund, Fasciculationen. Steppergang. Fußdeformitäten (Hohlfuß).

Refsum-Syndrom (s. S. 200)
Dabei können schlaffe Lähmungen das erste Symptom sein.

28.6.5 Polyneuropathien durch seltene Ursachen

> Lupus erythematodes
> Kollagenosen
> Rheumatoide Arthritis
> Periarteriitis nodosa
> Leukosen

28.7 Myopathische Lähmungen

Charakteristisch für myopathische Lähmungen: Zunehmende Adynamie, Hypotonie und Muskelschwund der befallenen Partien *bei normalem neurologischem Befund* (soweit es die Funktionsfähigkeit der erkrankten Muskeln erlaubt). In vielen Fällen können sich die klinischen Bilder neurogener und myopathischer Lähmungen so ähneln, daß eine exakte Differenzierung nur unter Berücksichtigung der elektrischen Erregbarkeit, der Nervenleitgeschwindigkeit, der Elektromyographie und der Muskelbiopsie möglich ist. Bei myopathischen Lähmungen liegt die Ursache entweder in den Muskelendplatten (z. B. Myasthenie) oder im Muskel selbst (z. B. Myositis, Myodystrophien).

Myasthenia gravis pseudoparalytica
Charakteristisch ist die pathologische Ermüdbarkeit bestimmter Muskelgruppen (Augen-, Gaumensegel-, Schluck- und Gesichtsmuskeln) bis zur völligen Lähmung nach Beanspruchung sowie Besserung nach Ruhe, deshalb meist stärkere Ausprägung am Nachmittag und Abend. Die Ermüdungslähmungen können bereits beim Neugeborenen bleibend (neonatale persistierende Myasthenie) oder transistorisch in den ersten Lebenstagen bei manchen Neugebo-

renen myasthenischer Mütter auftreten. Die juvenile Myasthenie beginnt bevorzugt bei Mädchen nach dem 10. Lebensjahr, meist ophthalmoplegisch. Sie kann aber auch die Extremitätenmuskulatur frühzeitig betreffen, wobei nach Belastung die Reflexe nicht mehr auslösbar sind.

Die Ursache des neuromuskulären Impulsblocks in der motorischen Endplatte liegt entweder in einer Blockade der Acethylcholinrezeptoren durch Antikörper (wobei ein humoraler Thymusfaktor eine Rolle zu spielen scheint) oder zusätzliche andere Gründe (genetische Faktoren: gehäufter Nachweis von HLA 8) führen zu einer Verminderung der Acetylcholinrezeptoren.

Differentialdiagnose:
Hypokaliämische paroxysmale Lähmungen
Hyperkaliämische Lähmugen (Adynamia episodica hereditaria Gamstorp)
Flüchtige *postkonvulsive Paresen* bei Krampfleiden.

D: Typische elektromyographische Befunde (Abnahme der Muskelpotentialamplituden bei wiederholter Nervenreizung u. a. Diagnostischer Test: Aufhebung der Lähmung durch Cholinesterasehemmer (Prostigmin i. m. oder Tensilon Roche i. v. 0,1 ml, bei Kindern über 35 kg 0,2 ml.

Muskeldystrophien
Symmetrische Scheinlähmungen durch progressiven, genetisch bedingten degenerativen Muskelschwund bisher unbekannter Ätiologie. Im Kindes- und Jugendalter gibt es drei wichtige Typen der Beckengürtelformen:

a) **Duchenne'sche Muskeldystrophie**
Diese häufigste Form (1 : 3 000) beginnt in den ersten drei Lebensjahren mit zunehmend breitspurigem, watschelndem Gang, schlaffer Muskulatur, Hyperlordose der Lendenwirbelsäule, Pseudohypertrophie der Muskeln durch vermehrte Fett- und Bindegewebseinlagerung, insbesondere in den Waden. Später werden auch andere Muskelgruppen (Rücken, Schulter, Oberarme) befallen. Positives

Gowers-Zeichen: Aufstehen nur unter Abstützen mit den Händen auf den Knien. Zwei Untergruppen: der **maligne Typ (Duchenne)** rasch progredient, Lebenserwartung meist 20 Jahre), und die **benigne Form (Becker)**, Beginn später im ersten bis zweiten Lebensjahrzehnt, Häufigkeit 1:20000, nur langsam fortschreitend.
Beide Formen X-chromosomal rezessiv (ausschließlich Knaben).

b) **Rumpf-, Gürtel-Muskeldystrophie (Erb)**
Hier beginnen die Scheinlähmungen im ersten und zweiten Lebensjahrzehnt im Becken oder im Schultergürtel, aszendierend oder deszendierend. Häufigkeit 1:25000, Erbgang autosomal-rezessiv.

c) **Facio-scapulo-humerale Muskeldystrophie**
Beginn im zweiten und dritten Lebensjahrzehnt im Gesicht und Schultergürtel deszendierend, Häufigkeit 1:200000, autosomal dominant erblich.

D: Stark erhöhte Werte für CPK, erhöhte für Aldolase, LDH, GOT und GPT. Im Urin Hyperkreatinurie, Aminoazidurie, insbesondere Arginin, Lysin, Methionin, Leucin. Typisches Elektromyogramm. Entscheidend Muskelbiopsie.
Bei der Muskeldystrophie Duchenne sowie dem Typ Becker meist mäßig erhöhte CPK-Werte, auch im Serum der weiblichen Konduktorinnen sowie positive Muskelbiopsiebefunde.

Polymyositis
Unter meist fieberhaften allgemeinen Krankheitssymptomen zunehmende symmetrische Muskelschwäche in Schulter-, Hals- und Beckenmuskulatur, Ödem und Schmerzhaftigkeit der befallenen Muskeln. Schluckstörungen, Hypoventilation (Befall der Intercostalmuskulatur) und Enuresis (Blasenschließmuskulatur) sind möglich. Häufig wechselnde Exantheme und Erytheme, vor allem periorbital, an den Streckseiten der Extremitäten und auf dem Handrücken („Dermatomyositis").

D: CPK erhöht, EMG und Muskelbiopsie charakteristisch.

28.8 Muskelhypotonie (floppy-infant-syndrom)

Eine schon bei der Geburt bestehende oder in den ersten Lebensmonaten auftretende symmetrische Schlaffheit und Schwäche der gesamten Muskulatur, eine pathologische Beweglichkeit der Glieder oder Kontrakturen durch Ausfall der Antagonisten müssen Anlaß zu einer sorgfältigen Diagnostik sein. Eine große Anzahl von Krankheiten können sich hinter diesem Bild des muskelschlaffen Kindes verbergen, ob die Symptome schon ausgedehnt bei der Geburt bestehen oder erst langsam oder schnell fortschreiten, ob die Progredienz bis zur Lebensunfähigkeit geht oder früher oder später stillsteht, ob eine Rekonvaleszenz bis zur völligen Erholung eintritt, kurz: die Prognose hängt von der jeweiligen Erkrankung ab.

Atonische Cerebralparese
Am häufigsten handelt es sich um Folgen frühkindlicher Hirnschäden im Sinne des **atonisch-astatischen Symptomenkomplexes** *(Förster)*, wobei die perinatale Schädigung nicht nur Groß-, und Kleinhirn, sondern auch das verlängerte Mark und das Rückenmark betreffen kann, insbesondere nach forcierter Extraktion des Kindes.

othyreose
Das a- oder hypothyreotische Neugeborene wird in den ersten Lebenstagen nicht nur durch seine Muskelhypotonie, sondern auch durch Ikterus prolongatus, Myxödem, Nabelbruch, dicke Zunge, übergroße Fontanelle, Hypothermie, Trinkschwäche und motorische Inaktivität auffallen. Ein röntgenologischer Nachweis des retardierten Skeletalters gibt schon am zweiten Lebenstag sichere Hinweise, bevor die erhöhten TSH-Werte (Screening) und tiefen T_4-Werte die Diagnose bestätigen.

Chromosomenanomalien
Die Muskelhypotonie bei diesen Krankheitsbildern, zumal beim Down-Syndrom, macht wegen des deutlich erkennbaren Grundleidens keine Schwierigkeiten.

Angeborene Stoffwechselstörunen (s. auch S. 197)

Angeborene Störungen des Aminosäuren-, KH- und Fettstoffwechsels führen in der Regel frühzeitig zur Muskelhypertonie und Spastik.

Das **Zellweger-Syndrom** fällt schon in den ersten Lebenstagen durch extreme Muskelhypotonie mit entsprechender Neigung zu Trinkschwäche und Atemstörungen auf. Dazu gehört eine Makrocephalie mit hoher Stirn, großen Fontanellen, Hypertelorismus, Epicanthus, Hornhaut- und Linsentrübungen, Ptose, Cutis laxa, Extremitätenmißbildungen, Ikterus, Hepatomegalie.

D: Serumeisen und Eisenbindungskapazität erhöht, Kalkspritzer in den Epiphysenknorpeln.

Prader-Willi-Syndrom s. S. 218

Dann sind **Störungen des Calcium-Phosphor-Stoffwechsels** beim schlaffen Säugling auszuschließen, wie *Rachitis, Hypophosphatasie* (s. S. 227), *Lowe-Syndrom* (s. S. 227), *idiopathische Hypercalcämie* (s. S. 271), *Hyperparathyreoidismus:* s. S. 271.

Das **Marfan-Syndrom** fällt beim jungen Säugling neben der Arachnodaktylie durch die starke Muskelhypotonie und die Hyperextensibilität der Gelenke als Folge der angeborenen Störungen des Bindegewebes auf. Die Kinder neigen auch zu einer Subluxation der Hüften, wie auch die Wandschwäche der Aorta schon frühzeitig zu einer Aorteninsuffizienz durch Dilatation der Aorta ascendens und zu einem Mitralklappenprolaps führen kann (s. S. 87).

Spinale Muskelatrophie

Die infantile spinale Muskelatrophie *Werdnig-Hoffmann* fällt in ihrer akuten Form bereits bei der Geburt durch extreme Schlaffheit der Muskulatur auf (früher Amyotonia congenita genannt) und kann schon intrauterin beginnen (Bewegungsarmut des Feten), wobei in manchen Fällen vielleicht ein Zusammenhang in der Pathogenese mit der **Arthrogryposis multiplex congenita** besteht, bei der ebenfalls Vorderhornzellen erkrankt sind. Weitere Symptome der akuten Form:

Arreflexie, Paresen, verminderte oder fehlende Spontanmotorik, schlaffe Rückenlage mit abgewinkelten Armen und abduzierten Hüften, Trinkschwierigkeit, Unfähigkeit zu heftiger Atmung und lautem Schreien. Bei der chronischen Form zunehmende Muskelatrophien, symmetrische fasciculäre Muskelzuckungen, besonders an der Zunge, fehlende Sensibilitätsstörungen. Unterschiedliche Progression entsprechend der fortschreitenden Degeneration der Vorderhornzellen. In schweren Fällen können auch die Kerne der motorischen Hirnnerven mit dem Ergebnis einer Bulbärparalyse ergriffen werden.

D: Muskelbiopsie mit dem Nachweis einer neurogenen Atrophie. EMG (beim jungen Säugling wenig aussagefähig).

Juvenile, spinale Muskelatrophie
(Kugelberg-Welander)

Bei der im Kleinkindesalter auftretenden intermediären Form (Typ II) ist die Muskelhypotonie oft schon im Säuglingsalter zu erkennen. Die motorische Entwicklung verzögert sich, die Muskulatur, insbesondere der Beine, bleibt atrophisch, aber die Kinder lernen gehen. Differentialdiagnostische Schwierigkeiten, vor allem auch bei der pseudohypertrophischen benignen Muskelatrophie Typ III mit Pseudohypertrophie von Waden- und Gesäßmuskulatur bestehen gegenüber der Dystrophia musculorum progressiva, aber der Verlauf ist gutartig und die Gehfähigkeit bleibt in der Regel erhalten.

D: CPK-Werte normal oder nur geringfügig erhöht. Typischer Muskelbiopsiebefund. EMG typisch für neurogene Schädigungen verändert.

Kongenitale Muskeldystrophie

Schon bei der Geburt auffällige Muskelhypotonie, Atem- und Trinkstörungen, mögliche Gelenkkontrakturen wie bei Arthrogryposis multiplex, verzögerte statomotorische Entwicklung, später Atrophie, vor allem der proximalen Muskulatur einschließlich des Gesichtes.

D: Anfänglich stark erhöhte CPK-Werte, typische Muskelbiopsie.

Seltene Myopathieformen

Zunehmende Muskelhypotonie, Belastungs-
adynamie oder belastungsbedingte schmerzhafte Muskelkrämpfe müssen an die **Glykogenose Typ V** *(McArdle)* denken lassen (Mus-
kelphosphorylasemangel s. S. 203). Die Diagnose kann nur bioptisch gestellt werden,
wie auch nur auf diese Weise einige seltene
Myopathieformen zu erkennen sind, wie etwa die **„zentral-chore" Myopathie,** die **Ne-
malin-Myopathie** und die prognostisch gün-
stige **benigne kongenitale Hypotonie Typ Walton.** Dabei sind die Kinder schon bei der
Geburt schlaff und hypoton, die tiefen Sehnenreflexe schwer oder gar nicht auslösbar,
Sitzen und Gehen wird verspätet gelernt,
aber eine langsame Besserung ist zu erwarten. Bioptisch lassen sich außer einer allgemeinen Verschmälerung der Muskelfasern
keine Strukturanomalien nachweisen.

28.9 Scheinlähmungen

Bei Säuglingen und Kleinkindern muß beim
Auftreten von „Lähmungen" in einzelnen
Gliedmaßen immer an eine Reaktion auf
Schmerzen gedacht werden: beim Neugeborenen an die **Bednar-Parrot'sche Pseudolähmung** des Armes *bei Lues connata,* an geburtstraumatisch bedingte Schonhaltung infolge **Gelenkdistorsionen, Epiphysenlösun-
gen, Frakturen.** Beim Säugling kann eine
Pseudoparese durch subperiostale Blutungen bei **Möller-Barlow** auftreten. Das Kleinkind kann eine Pseudoparese erleiden durch
die **Subluxation des Radiusköpfchens nach
Chassaignac** oder beim Auftreten einer **Infektarthritis,** was nicht selten Anlaß zur
Fehldiagnose Poliomyelitis gibt. Beim
Schulkind beginnt dann mit einer Wahr-
scheinlichkeitshäufung um die Pubertät die
Möglichkeit **psychogener Lähmungen.** Sie de-
maskieren sich leicht durch das normale Reflexverhalten oder ungewöhnliche Haltungs-
anomalien, durch Pseudoataxie, Pseudo-
intensionstremor, Grimmassieren oder ähnliches psychopathisches Demonstrationsver-
halten.

29 Bewegungsstörungen

29.1 Extrapyramidale Bewegungsabläufe

Zerebralparese, hyperkinetische Form 188
Segawa Syndrom
Chorea minor 189
Medikamentenintoxikation
Begleitsymptome zerebraler Prozesse 190
Hirntumor
Degenerative Hirnerkrankung
Encephalitis
SSPE
M. Wilson
Lesch-Nyhan-Syndrom
Leigh-Syndrom

29.2 Zerebellare Syndrome

Zerebralparese 191
Encephalitis
Durchblutungsstörungen
Abszeß
Tumor
Vergiftungen
Minimata-Syndrom
Ataxia teleangiektatica
(Louis-Bar-Syndrom)
Friedrich-Ataxie
Hippel-Lindau-Syndrom
Leukodystrophie-Formen: 192
M. Pelizaeus-Merzbacher
M. Greenfield
M. Scholz
Familiäre Dysautonomie
Neurometabolische Krankheiten 193

29.3 Myoklonien

Postenzephalitischer Zustand
SSPE
Progressive Myoklonusepilepsie
Neurometabolische Krankheiten
Infantile myoklonische Encephalopathie

29.4 Tremor 193

Erregung
Hyperthyreose
Weckamine
Hypoglykämie
Hyperventilation
Anämie
Essentieller familiärer Tremor
Erkrankung des ZNS
Postenzephalitischer Zustand
Schädeltrauma
Neurodegeneratives Leiden 194
Medikamente
Vergiftungen
M. Wilson
Minimaler Hirnschaden
Magnesiummangel
HG-Vergiftung

29.5 Tic 194

Psychogener Tic
Tic de Gilles de la Tourette
Spasmus nutans
Congenitaler Nystagmus
Jactatio capitis nocturna

29.6 Hinken und Anomalien des Gangs

Statomotorische Entwicklungsverzögerung
Neurologische Störungen
Hüftgelenkluxation
Hüftkopfepiphysenlösung
Coxa vara
Muskeldystrophie
Zerebralparese
Hysterische Ganganomalie

29.7 Übermäßige oder verminderte
  Gelenkbeweglichkeit 194

a) Anomal große Beweglichkeit
   Zerebralparese
   Chromosomenanomalie 195
   Marfan-Syndrom
   Ehlers-Danlos-Syndrom
   Hyperparathyreoidismus
   Congenitale myotonische Dystrophie
b) Verminderte Beweglichkeit
   Myotonia congenita Thomsen
   Plötzlich auftretend:
   Traumafolge
   Rheumatoide Arthritis

29.8 Psychomotorische Retardierung 195

Chromosomenanomalien
Metabolische Krankheiten
Heredodegenerative Krankheiten
Erbliche Krankheiten des ZNS
Intrauterine Schädigung
Infektionen (STORCH)
Alkohol
Nikotin
Antikonvulsive Medikamente

Hypoxie
Plazentainsuffizienz
Perinatalschäden
Blutung, intrakranielle
Hyperbilirubinämie
Verspätetes Sprechenlernen 196
Autismus
Psychogener Sprachverlust

29.9 Schulschwierigkeiten 196

Begabungsmangel
Minimale Zerebralparese
Zerebrale Teilleistungsschwächen
Milieubedingte Behinderung
Behinderung der Sinnesorgane
Affektlabilität
Hypothyreose
Schulangst

29.10 Psychosen

Reaktive Depression
Endogene Depression
Schizophrene Psychose

29.1 Extrapyramidale Bewegungsabläufe

Sie sind dem Pädiater aus der Beobachtung der kindlichen motorischen Entwicklung geläufig. Als junger Säugling zeigt das Kind als „Pallidumwesen" noch spontan oder reaktiv hyperkinetische Massenbewegungen bei vermindertem Muskeltonus, und zwar solange, bis die höheren Zentren im Neostriatum und im Großhirn ihre hemmenden und regulierenden Funktionen aufnehmen und, nach den ersten Lebensmonaten, langsam gezieltere Einzelbewegungen oder Mitbewegungen möglich machen. So ist es leicht verständlich, daß Kinder mit Athetosen, choreatischen Hyperkinesen oder Torsionsdys-

tonie Schäden im Striatum haben müssen, denn dieses ist für den Muskeltonus, die unbewußten Bewegungen und die Haltungs- und Stellreflexe verantwortlich. Zerebellare Erkrankungen unterscheiden sich davon sehr deutlich (s. Tabelle 17, S. 189).

Segawa-Syndrom

Bei dieser im Kindesalter beginnenden Torsionsdystonie fällt vor allem die Fluktuation der Symptome im Tagesverlauf auf, die so stark sein kann, daß an psychogene Gangstörungen gedacht wird. Beginn meistens mit asymmetrischen lokalen Torsionen der Füße mit funktioneller Spitz-Klumpfuß-Haltung, einer im Laufe des Tages zunehmenden dys-

Tabelle 17. Differentialdiagnose Bewegungsstörungen

Symptome	Fehlende Symptome	Sitz des Schadens	Hirnbezirk zuständig für
Extrapyramidale Syndrome Athetosen Torsionsdystonie Choreatische Hyperkinesen Ballismus Ruhetremor Hypertonie der Skelettmuskulatur	Motorische und sensible Ausfälle	Basalganglien Subthalamus	Muskeltonus Unbewußte Bewegungen Haltungs- und Stellreflexe
Cerebellare Syndrome Ataxie Dysdiadochokinese Intensionstremor Nystagmus Dysphasie Hypotonie der Skelettmuskulatur	Motorische und sensible Ausfälle Hyperkinesen	Kleinhirn	Koordination des muskulären Bewegungsablaufs Koordination der Sinnesorgane Muskeltonus

tonischen Lendenlordose und einem entsprechenden typischen Watschelgang. Das Leiden tritt familiär auf. Epileptische Symptome, pathologische EEG-Kurven oder mentale Retardierungen fehlen. Beweis der Diagnose durch erfolgreiche Behandlung mit Levodopa.

Frühkindliche Hirnschäden
(hyperkinetische Form der infantilen Cerebralparese)
Symptome bei Striatum-Schädigung: ein- oder doppelseitige Hyperkinesen mit unwillkürlichen und langsamen wurmförmigen Bewegungen der Extremitäten und Finger (bis zur typischen Bajonettstellung), der Rumpf-, Hals- und Kopfmuskulatur (Grimmassieren, Verdrehen des Halses), spontane Mitbewegungen nicht benützter Muskelgruppen bei Willkürbewegungen anderer Glieder auch ohne emotionalen Anlaß. Im athetosenfreien Intervall verminderter Muskeltonus. Bei Beteiligung der Pyramidenbahnen auch spastische Symptome, wie gesteigerte Sehnenreflexe, Spontanextension des großen Zehens, Pseudobabinski. Keine Sensibilitätsstörungen. Die Intelligenz dieser Kinder kann normal oder gestört sein.

Chorea minor Sydenham
Blitzartige, kurzdauernde, regellose Hyperkinesen mit unkoordinierten Massenbewegungen, ausfahrenden Bewegungen in den großen Gelenken und entsprechende Beeinträchtigung der Willkürbewegungen bei stark gestörter Feinmotorik, etwa beim Ankleiden und Schreiben, sind das typische Bild einer Choreoathetose als Folge rheumatischer Veränderungen im Putamen und Nucleus caudatus.
Die begleitende depressiv-weinerliche Verstimmtheit, Reizbarkeit, Konzentrationsunfähigkeit und selten eine Myokarditis erleichtern die Diagnose. Im Liquor kann eine Eiweißvermehrung und eine lymphozytäre Pleozytose auftreten. Bei der hemichoreatischen Form an Tumor denken.

Medikamentenintoxikation
Plötzliches Auftreten von schraubenden, drehenden, dystonen spastischen Bewegungen, insbesondere im Hals, aber auch im Rumpf und der Gesichtsmuskulatur, etwa wie beim Torticollis spasticus, aber von anfallsartigem Charakter, sind typisch für *Intoxikationen mit Neuroleptica*, etwa durch Überdosierung oder, bei normaler Dosierung infolge ungenügender Ausscheidung nach ungenügender Flüssigkeitszufuhr oder bereits bestehender Exsikkose. Man beobachtet sie nicht selten nach operativen Eingriffen mit entsprechender Prämedikation, aber Mißachtung des kindlichen Flüssig-

keitsbedarfes. Anamnese und klinisches Bild erlauben eine sichere Diagnose, die durch eine schnelle Unterbrechung des Anfalls durch Akineton, Coffein oder Sedativa bestätigt wird.

Begleitsymptom anderer zerebraler Prozesse
Hirntumoren in den Basalganglien, degenerative Hirnerkrankungen in diesem Bereich und eine beginnende *Encephalitis* kann zu extrapyramidalen Bewegungsabläufen führen. Insbesondere muß der schleichende Beginn einer **subakut sklerosierenden Panencephalitis** *(Einschlußkörperchenencephalitis Dawson)*, bei der nach einem beginnenden ersten Stadium mit Persönlichkeitsveränderungen, Verhaltensstörungen und Nachlassen der intellektuellen Leistung extrapyramidale Hyperkinesien sehr typisch sind mit Tonussteigerungen der Muskulatur und plötzlich auftretenden rhythmischen unwillkürlichen Bewegungen einzelner oder mehrerer Extremitäten, ähnlich Myoklonien. Später Ballismen, Choreaathetose, Tremor, schließlich im dritten Stadium Muskelrigidität bis zur Dezerebrationsstarre, Hyperventilation, Hyperthermie, Tachykardie, Apathie, unterbrochen von Erregungszuständen.

D: Im EEG Allgemeinveränderungen, generalisierte Paroxysmen (Rademaker). Im Liquor erhöhtes IgG und hohe Titer gegen alle Antigene des Masernvirus in Serum und Liquor.

Morbus Wilson
Choreaathetose, Tremor, zunehmende Rigidität und Bradykinesie der Muskulatur können die ersten Zeichen einer Wilson'schen Erkrankung (Degeneratio hepato-lenticularis) sein, wenn die vorangehenden Symptome, wie Ikterus, Hepatomegalie, hämolytische Anämie fehlgedeutet und der pathognomonische Befund in der Cornea, der Kayser-Fleischer-Ring nicht erkannt wurde.

D: Niedrige Coeruloplasminwerte (unter 25 mg/dl), erniedrigtes Serumkupfer (unter 70 µg/dl), hohe Kupferausscheidung im Urin (über 100 µg/Tag), Aminoazidurie, hohe Harnsäureausscheidung im Urin. Serumkupfer und Serumcoeruloplasmin können auch normal sein!

Lesch-Nyhan-Syndrom
Das X-chromosomal-rezessiv erbliche Syndrom beginnt zwar schon im zweiten Trimenon mit Hyperexzitabilität, Schreianfällen, Erbrechen, Muskelhypotonie. Es zeigt dann bald choreatiforme Hyperkinesien, die Anlaß zur Urinuntersuchung auf die typische erhöhte Harnsäureausscheidung (mehr als 40 mg/kg/Tag) sein muß. Auch die *Serum-Harnsäure* ist schon frühzeitig erhöht. Dann bestätigt die erniedrigte Hypoxanthin-Guanin-Phosphoribosyltransferase in den Erythrozyten oder Hautfibroblasten die Diagnose eines Krankheitsbildes, das später zur Debilität mit Fremd- und Autoaggressionsneigung (Lippenverstümmelung, Fingerbeißen) führt.

Leigh-Syndrom
Zerebellare und extrapyramidale Bewegungsstörungen mit zunehmender Muskelhypotonie und wechselnden Krampfanfällen im Laufe des ersten Jahres sind die Symptome der *subakuten nekrotisierenden Encephalomyelopathie*, die sich bevorzugt in der grauen Substanz des Hirnstamms abspielt, ein Leiden, das wohl auf verschiedenartige Ursachen zurückgeht und auch familiär im autosomal-rezessiven Erbgang beobachtet wurde.

D: Verschiedene Enzymdefekte, hohe Pyruvat- und Lactatwerte im Serum.

29.2 Zerebellare Syndrome (Ataxie)

Zunehmende Koordinationsstörungen, vor allem der unteren Extremitäten, mit schwankendem taumeligem Gang (Abasie) oder Schwanken beim Romberg'schen Stehversuch als Folge einer Beeinträchtigung der Magnus'schen Stell-, Haltungs- und Lagereflexe, Dysdiadochokinese, Dyssynergie, zerebellarer Nystagmus, Blickparesen, manchmal auch Zwangshaltung des Kopfes sprechen für zerebellare Erkrankungen.

Cerebrale Kinderlähmung (C.P.)

Dem Pädiater fällt die Diagnose nicht schwer, weil unter seinem großen Krankengut an cerebraler Kinderlähmung immer wieder Kinder mit isolierten Kleinhirnschäden vorkommen mit zusätzlich oft noch ausgeprägter Muskelhypotonie bis hin zum atonisch-astatischen Symptomenkomplex Foerster. Motorische und sensorische Ausfälle oder eine Choreaathetose fehlen bei cerebellaren Erkrankungen. Ein typisches Unterscheidungsmerkmal zur *Differentialdiagnose zwischen cerebellarer Ataxie und Ataxie durch Krankheiten der Hinterstränge* ist die Tatsache, daß bei cerebellaren Erkrankungen die Ataxie nicht abnimmt, wenn der Patient mit geschlossenen Füßen stehen soll und die Augen öffnet. Die *labyrinthbedingte Ataxie* verschwindet bei geöffneten Augen, aber der Patient klagt über Schwindel bei Stellungswechsel. Bei isoliertem Schaden des Cerebellums oder des extrapyramidalen Systems kann die psycho-mentale Entwicklung des Kindes normal verlaufen. Der Nachweis einer cerebellaren Atrophie gelingt bei offener Fontanelle mit Ultraschall und später mit dem CTG.

Cerebellare Encephalitis und andere Erkrankungen des Kleinhirns

Bei plötzlich auftretenden und zunehmenden cerebellaren Symptomen muß an eine cerebellare Encephalitis, insbesondere nach *Varizellen* oder an *Durchblutungsstörungen, Abszesse* und *Tumoren* im Kleinhirnbereich gedacht werden.

Vergiftungen

Plötzlich auftretende cerebellare Symptome müssen den Verdacht auf eine chronische oder akute Vergiftung oder Medikamentenintoxikation wecken (Analgetika, Sedativa, Barbiturate, Phenazetin, bromhaltige Medikamente, Antihistaminika, Reserpin, Dolantin, organische Phosphate, Alkohol, Blei, Kalium). Hierher gehört auch das **Minimata-Syndrom:** Ataxie, Tremor, Gehörverlust, Einschränkung des Gesichtsfeldes, Hypersalivation durch Vergiftung mit alkylierten Quecksilberverbindungen.

D: Bei Verdacht auf Vergiftung Asservierung von Urin (200–300 ml ohne Zusatz), Stuhl (bei Metallvergiftung), Blut (möglichst 5–10 ml) zum toxikologischen Nachweis. Im EEG manchmal typische Veränderungen (β-Wellen).

Ataxia teleangiectatica *(Louis-Bar-Syndrom)*

Schon im zweiten und dritten Lebensjahr auftretende zunehmende, rein cerebellare Ataxie ohne Pyramidenzeichen, ohne Sensibilitätsdefekte, zunehmende Sprachverschlechterung, aber normale Intelligenz, kombiniert mit Teleangiektasien an den Conjunctiven, Ohrmuscheln und Wangen sowie Infektanfälligkeit durch verminderte IgA-Produktion in Serum und Sekreten. Lymphozytopenie der T-Lymphozyten, Neigung zu malignen Lymphomen. Im CTG cerebellare Atrophie. Das Leiden ist autosomal-rezessiv, chromosomale Anomalien sind möglich.

Friedreich-Ataxie

Frühestens im 4. Lebensjahr, meist im Schulalter beginnende, vor allem den Rumpf und die Extremitäten betreffende cerebellare Ataxie. Hirnnervenausfälle (Opticusatrophie, Nystagmus) und periphere neurologische Zeichen (fehlende Sehnenreflexe bei positivem Babinski, Sensibilitätsstörungen, Parästhesien, Störungen der Oberflächen- und Tiefensensibilität), eine zunehmende Muskelatrophie mit Kyphoskoliose, typischer Hohlfußstellung und Hammerzehen. *Ursache:* Autosomal-rezessiv erbliche zunehmende Degeneration der Hinterstränge der spinocerebellaren Bahnen sowie der Pyramidenbahnen. Eine unerkannte Kardiomegalie (in 90% pathologisches EKG) kann Ursache für einen Exitus subitus sein. Varianten und Kombinationen mit neuraler Muskelatrophie sind möglich.

Hippel-Lindau-Syndrom

Cerebellare Symptome, kombiniert mit Hinterkopfschmerz, Schwindel und Bewußtseinsstörungen können erstmalig auf die wachsenden angiomatösen Tumoren im Kleinhirn, im Rückenmark und in der Retina aufmerksam machen (s. S. 281 neurokutane Syndrome).

Leukodystrophie-Formen

Die Leukodystrophia progressiva hereditaria *Pelizaeus-Merzbacher* zeigt in den ersten Lebensmonaten das Symptom der *„rollenden Augen"*, dann kommt es zum Nystagmus, Intensionstremor, Ataxie, Koordinationsstörungen als Folge einer gestörten Myelinisierung unbekannter Ursache mit der Folge einer Entmarkungsencephalopathie. Es ist geschlechtsgebunden rezessiv (Frühform) oder autosomal dominant (Spätform) erblich.

Die *metachromatische Leukodystrophie (Morbus Greenfield)* beginnt im zweiten Lebensjahr mit spastischer Ataxie bis zur Tetraparese. Die juvenile Form *(Morbus Scholz)* beginnt erst nach dem 4. Lebensjahr mit progredienter Ataxie und langsamem Persönlichkeitsabbau, während die addulte Form vor allem psychotische Symptome präsentiert (s. S. 199)

D: Verminderte Nervenleitgeschwindigkeit, erhöhter Liquoreiweißgehalt. Nachweis der verminderten Arylsulfatase-a-Aktivität in Urin, Leukozyten und Fibroblasten als Ursache der abnormalen Sulfatidspeicherung im ZNS. Die Frühform ist X-chromosomal rezessiv, die Spätform autosomal dominant erblich.

Familiäre Dysautonomie
(Riley-Day-Syndrom)

Auch bei der familiären Dysautonomie (einfach rezessives Erbleiden, vor allem in jüdischen Familien) kommt es im Verlauf zu ataktischen Bewegungsstörungen. Die Kinder fallen aber schon im Säuglingsalter durch Schluckschwierigkeiten, Brechattacken, unerklärte Fieberschübe, rezidivierende Infekte und verminderte Schmerzempfindlichkeit sowie fehlende Tränensekretion auf. Neigung zu emotional ausgelösten profusen Schweißausbrüchen.

D: Im Urin vermehrte Homovanillin- und verminderte Vanillinmandelsäureausscheidung. Im Serum verminderte Dopamin-Beta-Hydroxylase.

Tabelle 18. Screening-Programm bei Verdacht auf degenerative Prozesse des ZNS

1. Blutbild:
   Vakuolisierte Lymphozyten
   Blut:
     Serumlipide
     Gesamteiweiß
     Elektrophorese
     Antikörper
     Aminosäuren
     Säure-Basen-Haushalt
     Virusserologie
   Urin:
     Lysosomale Enzyme
     (z. B. Arylsulfatase A)
     Metachromatische Substanzen
   Lipide
   Liquor:
     Eiweiß
     Elektrophorese
   Knochenmark
     (Speicherzellen)
   EEG
   Nervenleitgeschwindigkeit
   Elektroretinogramm
   CTG des Gehirns
	2. Enzymuntersuchungen:
	   Leukozyten: lysosomale
	   Enzyme
	   Biopsien:
	     Haut, Rectum, peripherer
	     Nerv (N. suralis: histologisch, histochemisch, elektronenmikroskopisch auf Speicherungen)
	
	 3. Hirnbiopsie (selten indiziert, genetische Beratung)

Neurometabolische Krankheiten

Auch neurometabolische Krankheiten (s. S. 199) müssen bei auffälliger und progressiver Ataxie ins Auge gefaßt werden, insbesondere die A-Lipoproteinämie (Bassen-Kornzweig-Syndrom, S. 200), das Refsum-Syndrom (S. 200, Heredopathia atactica polyneuritiformis) und das Hartnup-Syndrom (S. 201).

Tabelle 18 zeigt ein Screening-Programm, welches bei Verdacht auf degenerative Prozesse des ZNS durchgeführt werden soll.

29.3 Myoklonien

Myoklonien weisen auf eine ernstere Erkrankung des Zentralnervensystems hin und können ihren Ausgang von der Großhirnrinde bis zum Rückenmark nehmen. Eine intensive neurologische Untersuchung ist nötig. Meist handelt es sich bei Kindern um **postencephalitische Zustände,** die nicht mehr zu ändern sind. Sie können aber auch ein vorauseilendes oder begleitendes Symptom der **subakut sklerosierenden Panencephalitis (SSPE)** oder anderer slow-reacting-Virus-encephalitiden sein. Myoklonien wurden auch bei Epstein-Barr-Infektionen beobachtet. Treten progressive Myoklonien nach generalisierten Krampfanfällen vom 10. Lebensjahr an auf, muß an die **progressive Myoklonus-Epilepsie** *(Unverricht-Lundborg-Lafora-Krankheit)* gedacht werden, eine Speicherkrankheit, die sich durch Nachweis von Polyglukosanen und Glykoproteinen im Biopsiematerial der Skelettmuskulatur (N. pectoralis minor) und in der Leber nachweisen läßt. Die für die Krankheit typischen Einschlußkörperchen (Lafora-Körperchen) in bestimmten Hirngebieten sind nur durch Hirnbiopsie oder postmortal zu gewinnen. Das Leiden ist autosomal-rezessiv erblich. Schließlich sind Myoklonien auch bei vielen **neurometabolischen Krankheiten** *(Ahornsirup-Krankheit, Phenylketonurie)* und bei **Vergiftungen** (Piperazin, Reserpin) zu beobachten.

Infantile myoklonische Encephalopathie

Zunehmende leichte bis mittelschwere cerebellare Ataxie, Myoklonien an den Extremitäten und *Opsoklonien der Augen* (ruckartige konjugierte Augenbewegungen) gehören zur Opsoklonusencephalopathie *(Dancing-eyes-and-feet-syndrome),* das schon kurz nach der Säuglingszeit auftreten kann. Meist geht ein viraler Infekt voraus. Nach erneuten Infekten können Verschlimmerungen auftreten. Ein Großteil der Patienten leidet an einem Neuroblastom, nach dessen Entfernung die Symptomatik aber nicht regelmäßig verschwindet. Bis auf eine gewisse Entwicklungsverzögerung scheint die Prognose gut zu sein.

29.4 Tremor

Bei der Differentialdiagnose des Tremors ist zwischen feinschlägigem (10–18/sec.) und dem mittelfrequenten (3–9/sec.) Tremor zu unterscheiden. Der *feinschlägige Tremor* ist harmlos und tritt nach *Erregung,* sportlicher Belastung, bei *Hyperthyreose* oder nach höheren Dosen von *Weckaminen* auf.

Er wird auch bei allen mit **Hypoglykämie** einhergehenden Kohlenhydratstoffwechselstörungen beobachtet (Fructoseintoleranz, Glykogenose, McQuarrie-Syndrom (S. 216), Cochran-Syndrom (s. S. 216) oder beim **psychogenen Hyperventilationssyndrom.** Schließlich ist auch **bei schweren Anämieformen,** insbesondere bei perniziosiformen Megaloblastenanämien Tremor als Zeichen einer hypoxischen Beeinträchtigung des ZNS zu beobachten.

Beim *mittelfrequenten Tremor* kann es sich entweder um den *essentiellen familiären Tremor,* ein autosomal-dominant vererbtes harmloses Krankheitsbild handeln, das im allgemeinen schon in den ersten 10 Lebensjahren bemerkbar wird, insbesondere als Intensionstremor, während er im Schlaf verschwindet.

Plötzlich auftretender Tremor der Hände, manchmal auch der Augen, deutet auf eine ernstere **Erkrankung des ZNS** (postencepha-

litischer Zustand, überstandenes Schädeltrauma, degenerative Störungen des ZNS),
Arzneimittelnebenwirkungen und **Vergiftungen** mit Ammoniak, Phenothiazinen, Hydantoin, Thallium, CO. Auch der **Morbus Wilson** kann mit Tremor und Störungen der
Feinmotorik beginnen.

Mittelfrequenten Tremor findet man auch bei
Kindern mit **minimalen Hirnschäden,** insbesondere im extraphyramidalen Bereich (etwa im Striatum), bei hereditären Leukodys-
trophieformen, etwa beim Pelizaeus-Mer-
bacher-Syndrom, beim Magnesiummangel
und chronischer Quecksilbervergiftung.

29.5 Tic

Bei Kindern zwischen 7–10 Jahren muß man
bei unwillkürlichen Bewegungen, die einer
Ataxie, Myoklonien oder Tremor ähneln, an
Tics denken. Sie sind, besonders bei Knaben
in diesem Alter, nicht selten, angefangen von
Augenblinzeln, einseitigen Gesichtszuckun-
gen, Luftschnappen, Schnüffeln, Zungen-
schnalzen, Schulterschütteln bis hin zu cho-
reatiformen Bewegungen. Sie lassen sich
aber durch Ablenken unterdrücken und beschränken sich im Gegensatz zur Chorea minor stereotyp auf die gleichen Muskelpartien.

Der **Tic de Gilles de la Tourette** ist mit seinen
kaum zu unterbrechenden anfallsartigen Hyperkinesien erst des Gesichtes, dann des
ganzen Körpers bei 6- bis 10jährigen Kindern kaum zu mißdeuten, da schließlich auffällige Kick- und Sprungbewegungen gemacht werden, grunzende Töne ausgestoßen
werden oder obszöne Worte formuliert werden (Echolalie, Koprolalie). Die therapeutische Wirksamkeit von Haloperidol oder
Clonidin hilft zur Diagnose.

Langsame horizontale Schüttelbewegungen
des Kopfes und Halses, manchmal auch in
vertikaler Richtung, in den ersten beiden Lebensjahren, häufig kombiniert mit Nystagmus, sprechen für den **Spasmus nutans**
(Kopfwackeln) mit guter Prognose.

Davon muß unterschieden werden das reaktive Kopfwackeln bei **kongenitalem Nystagmus,** weil hier nur die Kompensation der
krankhaften Augenbewegungen versucht
wird.

Die **Jaktatio capitis nocturna** des einschla-
fenden oder halbwachen Kindes zu erkennen, ist einfach. Sie beginnt erst jenseits des
zweiten Lebensjahres.

29.6 Hinken und Anomalien des Gangs

Wenn das Kind einmal Gehen gelernt hat, ist
die Beobachtung des Gangablaufs eine
wichtige Hilfe bei der Suche nach *statomoto-
rischer Entwicklungsverzögerung oder neurologischen Störungen.*

Ein auffällig watschelnder Gang weckt den
Verdacht auf **Hüftgelenksdysplasie** oder **-lu-
xation, Hüftkopfepiphysenlösung, Coxa vara**
mit beginnender Arthrose oder muskuläre
Erkrankungen, wie **Muskeldystrophie** (s.
S. 185).

Ganganomalien sind auch typisch für **zere-
bralparetische Kinder** (CP) etwa in Form des
Hemiplegikergangs, der seine Schritte mit
vermehrter Abduktion des Oberschenkels
beginnt, dann eine vermehrte Innenrotation
zeigt und den Boden nur mit der Fußspitze
und nicht mit der Ferse berührt. Die Arme
zeigen unwillkürliche Mitbewegungen bei
gebeugtem Ellbogen und zurückgenomme-
ner Schulter auf der befallenen Seite. Auch
der *Zehenspitzengang,* manchmal normal bei
Beginn des Gehenlernens, später ein Zeichen für cerebralgeschädigte Kinder.

Lassen sich keine neurologischen Ausfälle
oder entzündliche Erscheinungen in der
befallenen Gliedmaße finden (s. S. 43
„Schmerzen in den Extremitäten"), muß
auch an **hysterische Gang- und Bewegungs-
anomalien** gedacht werden.

29.7 Übermäßige oder verminderte
Gelenkbeweglichkeit

Eine *anomal große Gelenkbeweglichkeit* ist
verdächtig auf **Cerebralschädigung** (cerebrale Hypotonie), **Chromosomenanomalien,** ins-

besondere *Down-Syndrom, Marfan-Syndrom* (s. S. 223), *Ehlers-Danlos-Syndrom* (Cutis hyperelastica, vasopathische Blutungsneigung), primärer **Hyperparathyreoidismus** (Muskelhypotonie, Anorexie, Obstipation, Polyurie, Polydipsie, Hypercalcämie, Osteoporose) oder die **kongenitale myotonische Dystrophie,** bei der schon in den ersten Lebenswochen die schwere Muskelhypotonie mit Atem- und Trinkschwierigkeiten, wenig beweglichen Gesichtszügen und Ptose auffällt. Das erbliche Leiden ist in der Familie meist schon bekannt und ist häufig mit intellektuellen und psychischen Störungen verknüpft.

Eine *behinderte Gelenkbeweglichkeit* findet man bei der **Myotonia congenita Thommsen,** bei der nach Muskelkontraktionen, etwa beim Husten oder Schreien oder Bewegungen der Extremitäten die Muskeln versteifen und vorübergehend kontrahiert bleiben. Die autosomal dominante Form (Thomsen) hat eine gute Prognose. Die autosomal rezessive Form (Becker) beginnt regelmäßig in der Kindheit in Beinen, Händen und Armen, ergreift dann auch die Hals- und Kaumuskulatur, die deutlich hypertrophiert, was zu einer Einschränkung der Gelenkbeweglichkeit führt.

Plötzlich auftretende Einschränkungen der Gelenkbeweglichkeit sind in der Kindheit in der Regel **Traumafolgen** oder die ersten Symptome einer **rheumatoiden Arthritis** (s. S. 43).

29.8 Psychomotorische Retardierung

Wird eine deutliche Retardierung der mentalen Entwicklung bemerkbar (zu messen mit verschiedenen Testverfahren, wie Stanford-Binet, Wechsler u. a.), ist die ätiologische Klassifizierung oft schwierig, es sei denn, es lägen *Chromosomenaberrationen, metabolische Krankheiten, heredodegenerative Erkrankungen, erbliche Krankheiten des ZNS* oder multiple Mißbildungssyndrome vor, die an der allgemeinen Symptomatik leicht zu erkennen sind.

Schwieriger ist die Diagnose einer *intrauterinen Schädigung,* diskreter Folgen von intrauterinen Infektionen (Syphilis, Toxoplasmose, Rubeolen, Cytomegalie oder Herpesviren = STORCH) oder andere Schädigungen der intrauterinen Entwicklung (*Alkohol- und Nikotinabusus, antikonvulsive Therapie* bei der Mutter, *hypoxische Fetalschäden* durch Vergiftungen (z. B. CO)), Plazentainsuffizienz etwa bei EPH-Gestose. Auch *perinatale Schäden,* wie Hypoxie, intrakranielle Blutungen, Hyperbilirubinämie sind retrospektiv als Ursache einer in der frühen Kindheit bemerkbaren psychomotorischen Retardierung oft schwer zu eruieren (Verdrängung von seiten der Mutter, fehlende Auskunftsbereitschaft des Geburtshelfers) und in ihrer pathogenetischen Bedeutung zu objektivieren, wenn nicht auch andere Zeichen einer cerebralen Kinderlähmung vorliegen.

Vor allem bei **verspätetem Sprechenlernen** muß an eine mentale Retardierung gedacht werden, auch wenn sonst keine Symptome eines Cerebralschadens zu erkennen sind. Anamnestische Angaben über Schwangerschaftskomplikationen oder erschwerte Entbindung und ihre Folgen wie Verzögerung der statomotorischen Entwicklung ergeben weitere Anhaltspunkte.

Als *familiäre Eigenheit* kann *verspätetes Sprechenlernen* auch bei sonst völlig gesunden und hoch intelligenten Kindern auftreten. Immer ist in solchen Fällen nach **Hörstörungen** zu fahnden, insbesondere in den hohen Tonlagen, die zum Sprachverständnis notwendig sind. Beruhigend ist die Tatsache, wenn ein Kind schon im Beginn des 2. Lebensjahres Aufforderungen auch zu komplizierten Tätigkeiten (Holen eines bestimmten Gegenstandes aus dem Nachbarzimmer) einwandfrei folgt. Aktives Sprechen wird sich dann, wenn auch verspätet, ohne besondere Maßnahmen einstellen, weil das *passive Sprachverständnis normal* vorhanden ist. Manchmal handelt es sich um oft alleingelassene Kinder oder um solche, die nie in die Lage kamen, aufkommende Wünsche zu verbalisieren, weil sie ihnen schon vorher erfüllt wurden *(overprotection).* Auf jeden Fall sollten alle Kinder, die im zweiten Lebensjahr nur einzelne Worte und im dritten Lebensjahr nur wortarme Sätze sprechen, sorgfältig auf minimale Cerebralschäden beobachtet werden. Wer im vierten Jahr noch nicht zu sprechen begonnen hat und ein normales Gehör besitzt, hat mit großer Wahrscheinlichkeit einen Hirnschaden mit ungewisser Prognose in bezug auf seine Fähigkeit rechtzeitig Schreiben und Lesen zu lernen.

Auch an **Autismus** (psychischer Kommunikationsdefekt oder, bei älteren Kindern, Kommunikationsverzicht) ist bei verzögertem Sprachbeginn oder zunehmendem Sprachverlust zu denken. Ein Teil dieser Kinder zeigt eine mentale Retardierung als Folge eines oft kaum erkannten Cerebralschadens (Autismus bei Rötelnembryopathie). Ein Teil der Kinder ist nur stark verhaltensgestört und negativistisch. Bei ihnen ist die Prognose meist gut und besser als bei hirnorganisch geschädigten Patienten. Auch bei schweren Infektionskrankheiten (z. B. Typhus), unvorbereitetem Krankenhausaufenthalt, chirurgischen Eingriffen, kann passager eine „Aphasie" als **psychogener Sprachverlust** mit guter Prognose auftreten.

29.9 Schulschwierigkeiten

Bei der Differentialdiagnose von Schulschwierigkeiten gilt die erste Frage nach cerebral bedingten Lernbehinderungen, die genetische Ursachen haben können (Begabungsmangel, Teilleistungsschwächen wie Schreib-, Lese-, Rechenschwäche u. a.) oder einer cerebralen Dysfunktion als Folge einer frühkindlichen Hirnschädigung (minimales CP) anzurechnen ist. Sind diese beiden Ursachenkomplexe auszuschließen, sind *milieubedingte Behinderungen* für den mangelhaften Schulerfolg zu diskutieren. Sie beginnen bei sozialen Faktoren der Familie (schwierige häusliche Situation, häufiges Umziehen, häufige Krankheit), können die weitere Umgebung des Kindes (fehlende

Geschwister oder Freunde, Schlüsselkindsituation) und schließlich auch die Schule selbst betreffen, wie falsche Lehrmethoden, ungenügend ausgebildete und uninteressierte Lehrer, zu große Klassen.

Schließlich sind, wenn auch selten, Leistungsschwächen durch körperliche Faktoren zu bedenken *(Hör- und Sehstörungen, verzögerte Sprachentwicklung, Affektlabilität)* und organische Krankheiten des ZNS sowie *Hypothyreose.*

Schulleistungsschwäche führt häufig zur *Schulangst,* weil die Leistungsinsuffizienz in Schule und Elternhaus oft mit vermehrtem Druck, mit Kränkungen und Demütigungen gebessert werden soll. Die Erkennung dieses Circulus vitiosus ist die Basis für die Therapie.

29.10 Psychosen

Bei auffällig verhaltensgestörten Kindern, bei denen sich keine Anzeichen für eine der Ursachen einer mentalen Retardierung finden lassen, muß auch an echte seelische Erkrankungen gedacht werden.

Depressive Zustandsbilder, die sich vor allem im Schulalter bemerkbar machen können (Kontaktstörungen, traurige Verstimmtheit, Gereiztheit, Konzentrationsschwäche, Unruhezustände) sind in der Regel psychogen *(reaktiv neurotisch).* Erst im zweiten Jahrzehnt ist mit echten *endogenen depressiven Psychosen* zu rechnen. Sie bedürfen zur Diagnose einer kinder- und jugendpsychiatrischen Untersuchung.

Das Gleiche gilt für Zustände mit immer deutlicherem Realitätsverlust im Sinne einer *schizophrenen Psychose.* Sie machen sich im Vorschul- und Grundschulalter durch zunehmende Verhaltensstörungen, Negativismus und auffällige Wahnvorstellungen bemerkbar. Auch hier ist eine frühzeitige fachärztliche Überweisung notwendig, um den Verdacht zu erhärten und möglichst bald eine spezifische Therapie zu beginnen.

30 Metabolische Krankheiten

Mit und ohne psychomotorische Beeinträchtigung

30.1 Störungen des Fettstoffwechsels 205

Metachromatische Leukodystrophie
Globoidzellenleukodystrophie (Krabbe)
GM_2-Gangliosidose
Typ I Tay-Sachs
Typ II Morbus Sandhoff

GM_1-Gangliosidose
Typ I Landing
Typ II
M. Gaucher 206
M. Niemann-Pick
Refsum-Krankheit
Hyperlipoproteinämie, familiäre
Tangier-Krankheit
Fabry-Krankheit
Wolman-Krankheit
A-β-Lipoproteinämie (Bassen-Kornzweig-Syndrom) 207

30.2 Störungen des Eiweißstoffwechsels

Phenylketonurie
Biopterinstoffwechselstörung
Tyrosinämie
Ahornsirupkrankheit 208
Hartnup-Krankheit
Histidinämie
Hypervalinämie
Nicht-ketotische Hyperglycinämie
Ketotisches Hyperglycinämie-Syndrom
Störungen im Propionat-Methylmalonat-
und Vitamin B_{12}-Stoffwechsel
Homocystinurie
Hyperammonämie
Citrullinämie 209
Argininbersteinsäurekrankheit
Ornithinämie

30.3 Störungen des Kohlenhydratstoffwechsels

Glykogenose Typ I (v. Gierke)
Glykogenose Typ III (Cori, Forbes)
Glykogenose Typ IV (Anderson)
Glykogenose Typ VI (Hers) 210
Glykogenose Typ II (Pompe)
Glykogenose Typ V (McArdle)
Glykogensynthetase-Mangel
Mannosidose
Mukopolysaccharidosen
Typ I/H (Morbus Hurler)
Typ I/S (Morbus Scheie) 211
Typ II (Hunter)
Typ III (Sanfilippo)
Typ IV (Morquio)
Typ VI (Maroteaux-Lamy)
Typ VII
Mucolipidose
Typ I (Sialidose)
Typ II (I-cell-disease)
Typ III (Pseudo-Hurler)
Typ IV
Morbus Wilson

Eine *zunehmende psychomotorische Retardierung,* möglicherweise kombiniert mit progredienten peripheren neurologischen Störungen oder einer *Hepatosplenomegalie* müssen den Verdacht auf angeborene *Enzymdefekte* im Fett-, Eiweiß- oder Kohlenhydrathaushalt erwecken. Auch wenn nur eine anderweitig nicht erklärbare zunehmende Leber- und Milzvergrößerung beobachtet wird,

muß man daran denken. Der Verdacht wird stärker, wenn die Anamnese ergibt, daß Blutsverwandtschaft in der Ascendenz des Kindes besteht oder Geschwister bereits retardiert waren oder früh gestorben sind und beim Patienten schon im frühen Säuglingsalter Fütterungsschwierigkeiten und eine Brechneigung bestanden. Sind mögliche Folgen eines Geburtstraumas oder einer

Tabelle 19. Symptome und Suchmethoden bei metabolischen Krankheiten

1. Symptome	2. Störungen im Fettstoffwechsel	3. Störungen im Eiweißstoffwechsel	4. Störungen im Kohlenhydratstoffwechsel	5. Differentialdiagnose zu heredodegenerativen Krankheiten
Psychomotorische Retardierung	Langsam	Schnell	Gering bis fehlend	Langsam progredient
Neurologische Störungen Ataxie Epilepsie	Schnell, deutlich Selten Epilepsie	Gering	Fehlend	Typischer Befall: Kleinhirn Hirnnerven Spinale Bahnen
Hepatosplenomegalie	Häufig und deutlich	Fehlt fast immer	Häufig und ausgeprägt	Fehlt
Suchtests: Urin	Arylsulfatase-A-Aktivität Sulfatide Mucopolysaccharide	Aminosäuren	Glukose Ketonkörper Galaktose	Lysosomale Enzyme Metachromatische Substanzen Lipide
Blut	Lipide Lipidelektrophorese Leukozytenvacuolen	Säure-Basen-Haushalt Aminosäuren Harnsäure Ammoniak Lactat	Säure-Basen Ketonkörper Lactat Glukosebelastungstest	Vacuolisierte Lymphozyten Lysosomale Enzyme in Leukozyten Lymphozyten elektronenmikroskopisch auf Einschlußkörper
Liquor	Eiweißvermehrung Liquorelektrophorese			Gesamteiweiß Liquorelektrophorese
Augenhintergrund: Veränderungen				
CTG Nervenleitgeschwindigkeit				
Knochenmark	Speicherzellen			
Leukozyten	Enzymdefekt	Enzymdefekt		
Biopsie	Enzymdefekt	Enzymdefekt		
Fibroblasten	Enzymdefekt	Enzymdefekt		
EEG	Pathologisch	Pathologisch		

durchgemachten Encephalitis ausgeschlossen, müssen Suchtests in Urin, Blut und Liquor durchgeführt werden (s. Tabelle 19).
In der Tabelle 20 sind die wichtigen in Frage kommenden Krankheitsbilder in ihrer Symptomatik aufgezeichnet. Die Tabelle beginnt mit Enzymdefekten des Fettstoffwechsels (1–13), dann folgen Störungen des

Eiweißstoffwechsels (14–26), dann des Kohlenhydratstoffwechsels (27–34) und des Mucopolysaccharidstoffwechsels (35) u. die Mucolipidosen (36).

Die Zahlen vor den Diagnosen entsprechen den Nummern im Text.

Tabelle 20. Synopsis der Symptome von Stoffwechselkrankheiten

Diagnose	Symptome	Enzymdefekt	Speichersubstanz	Laborbefunde
Störungen des Fettstoffwechsels				
1 Metachromatische Leukodystrophie Morbus Scholz, Greenfield	Psychomot. Retardierung Paresen, Spastik, Ataxie, Augenmuskelstörungen, Blindheit, Taubheit	Sulfatidase (Arylsulfatase A)	Ceramidgalaktosidsulfat	Arylsulfatase-A-Mangel im Urin, in Leukozyten, Fibroblasten
2 Globoidzellenleukodystrophie Morbus Krabbe	Psychomot. Retardierung Opticusatrophie Tetraspastik	β-Galaktocerebrosidase	Ceramidgalaktosid	hohes Liquoreiweiß, in Leukozyten, Fibroblasten, N. suralisbiopsie: Enzymmangel
3 GM$_2$-Gangliosidose Typ I Tay-Sachs	Psychomot. Retardierung, Hyperakusis, Unruhe, Muskelhypotonie, Blindheit	Hexosaminidase A	GM$_2$-Gangliosid	hohes Liquoreiweiß, Enzymdefekt in Plasma, Leukozyten, Fibroblasten
4 GM$_2$-Gangliosidose Typ II Morbus Sandhoff	Psychomot. Retardierung, Hyperakusis, Unruhe, Muskelhypotonie, Blindheit, Hepatosplenomegalie	Hexosaminidase A und B	Globosid	hohes Liquoreiweiß, Enzymdefekt in Plasma, Leukozyten, Fibroblasten
5 GM$_1$-Gangliosidose Typ I Morbus Landing	Trinkschwäche, Muskelhypotonie, Gesichtsdysmorphie, Hepatosplenomegalie	β-Galaktosidase	Gangliosid GM$_1$	Lymphozytenvacuolen, Schaumzellen im Knochenmark, Enzymdefekt in Leukozyten und Fibroblasten
GM$_1$-Gangliosidose Typ II	Schreckhaftigkeit, Myoklonien, geringe Hepatosplenomegalie. Sonst wie 3.	saure β-1-Galatosidase		Enzymnachweis in Leukozyten, Fibroblasten, Organbiopsie
6 Morbus Gaucher	Psychomot. Retardierung, Splenomegalie, Strabismus,	β-Glukosidase	Ceramidglucosid	Enzymmangel in Leukozyten und Fibroblasten, Gau-

Tabelle 20 (Fortsetzung)

Diagnose	Symptome	Enzymdefekt	Speichersub-stanz	Laborbefunde
	Tetraspastik, Haut-pigmentationen			cherzellen in Kno-chenmark, saure Phosphatase im Se-rum erhöht
7 Morbus Niemann-Pick	Psychomot. Retar-dierung Hepatosplenome-galie Muskelhypotonie, Spastik, Krampfan-fälle Schwerhörigkeit, Makulafleck, braun-gelbe Haut	Sphingomyelinase	Sphingomyelin	Schaumzellen im Knochenmark, En-zymdefekt in Leu-kozyten und Fibro-blasten
8 Refsum-Syndrom Heredopathia atactica polyneuriti-formis	Ataxie, psychomot. Retardierung, Poly-neuropathie, Reti-nitis pigmentosa, Nachtblindheit	Phytansäure-α-Hy-droxylasemangel	Phytansäure	Erhöhtes Liquorei-weiß, erhöhte Phy-tansäure in Serum und Gewebe, En-zymdefekt in Fibro-blasten und Leuko-zyten
9 Familiäre Hyperlipoprotein-ämie	Hepatosplenome-galie, Hautxantho-me		Cholesterin LDL-Choleste-rin Triglyzeride	Lipide, Lipidelek-trophorese, Ultra-zentrifugation, Cholesterin, Trigly-zeride, Chylomikro-nen
10 Morbus Tangier	Hepatosplenome-galie, orangefar-bene große Tonsil-len neurologische Stö-rungen	An-α-Lipoprotein-ämie	Cholesterinester	Hypocholesterin-ämie, Hypertrigly-zeridämie, Schaumzellen im Knochenmark
11 Fabry'sche Krankheit	Angiokeratome an Lippen, Wangen, Skrotum, Fingern (Purpura papulosa hämorrhagica) Schmerzen und Parästhesien in den Akren, cardiorenale Insuffizienz	α-Galaktosidase	Trihexosyl-Di-hexosylxeramid	Glykosylxeramid im Plasma und Urin erhöht, Nachweis des Enzymdefekts in Leukozyten und Fibroblasten
12 Wolman-Krankheit	Hepatosplenome-galie Gedeihstörung, Xanthome, neuro-logische Symptome, Nierenverkalkung	Saure Lipase	Cholesterine-ster, Triglyzeride	
13 A-β-Lipoproteinämie (Bassen-Kornzweig-Syndrom)	Muskelhypotonie, Ataxie, Arreflexie, Nystagmus, Ge-deihstörung mit			Akanthozytose, Se-rumlipide und Cho-lesterin erniedrigt

Tabelle 20 (Fortsetzung)

Diagnose	Symptome	Enzymdefekt	Speichersubstanz	Laborbefunde
	Steatorrhoe, Hypoprothrombinämie, Nachtblindheit			
Störungen des Eiweißstoffwechsels				
14 Phenylketonurie	Psychomot. Retardierung, Pigmentarmut der Haut, helles Haar, helle Augen	Phenylalaninhydroxylase	Phenylalanin, Phenylbrenztraubensäure, Phenylacetessigsäure	Phenylalanin im Serum hoch, im Urin hoch, Enzymdefekt in Fibroblasten
15 Tyrosinämie	Dystrophie, Wachstumsverzögerung, Steatorrhoe, Hepatosplenomegalie, Leberzirrhose, renale Symptome und resistente Rachitis	p-Hydroxyphenyl-Pyruvat-Hydroxylase	Tyrosin	Tyrosin im Urin und Blut erhöht, Enzymdefekt in den Hepatozyten
16 Ahornsirupkrankheit	Psychomot. Retardierung, Muskelhypotonie, Spastik, würziger Geruch von Atemluft und Urin, Krampfanfälle	Aminosäurendecarboxylase	Valin, Leucin, Isoleucin	Aminoazidurie von Leucin, Isoleucin und Valin, Enzymmangel in Leukozyten und Fibroblasten, Hepatozyten
17 Hartnup'sche Krankheit	Psychomot. Retardierung, Ataxie, Pyramidenbahnzeichen, pellagraähnliche Hautveränderungen	Transportstörung für zyklische und neutrale Aminosäuren		Generalisierte Aminoazidurie, Indikanurie
18 Histidinämie	Psychomot. Retardierung, Ataxie, Intensionstremor, verzögerte Sprachentwicklung	Histidasemangel		Histidin (Alanin) in Plasma und Urin erhöht Nachweis des Enzymdefekts in Fibroblasten
19 Hypervalinämie	Hepatomegalie, Erbrechen, Krampfanfälle	Valintransaminase		Valin erhöht in Plasma und Urin
20 Nicht ketotische Hyperglycinämie	Erbrechen, Krämpfe, Muskelhypotonie, Lethargie, Retardierung	Glycinoxydasemangel		Glycin in Serum, Liquor und Erythrozyten erhöht. Aminoazidurie
21 Ketotisches Hyperglyzinämie-Syndrom	Anfallsartig metabolische Azidose, Ketonurie, Exsikkose, Hyperammonämie			Massive Ausscheidung von 2-Methylacetoacetat, 2-Methyl-3-Hydroxybutyrat im Urin, Acetontest im Urin braun. Im Anfall hohe Glycinwerte im Serum

Tabelle 20 (Fortsetzung)

Diagnose	Symptome	Enzymdefekt	Speichersubstanz	Laborbefunde
22 Homocystinurie	Psychomot. Retardierung, pigmentarme Haut, marfanoider Körperbau, Ectopia lentis, Hepatomegalie, Osteoporose, Krampfneigung	Cystathioninsynthetasemangel		Homocystinurie, erhöhtes Plasmamethionin
22a Homocystinurie mit verminderter Methyltransferaseaktivität	Psychomot. Retardierung, megaloblastische Anämie	Methyltetrahydrofolsäure, Homocysteinmethyltransferase		Blut niedere Methioninwerte, im Urin vermehrt Homocystin, Cystationin und Methylmalonsäure.
22b Homocystinurie mit Reduktasemangel	Paroxysmale Muskelschwäche	$^{5-10}$N-Methylintetrahydrofolsäurereduktase		Hohe Serummethioninwerte
23 Hyperammonämie Typ I	Muskelhypotonie, Erbrechen, Lethargie	Carbaminphosphatsynthetasemangel	Ammoniak	Hyperammonämie, metabolische Azidose, typische Neutropenie
Hyperammonämie Typ II	Psychomot. Retardierung, Erbrechen, Lethargie, Hepatomegalie, Spastik, Koma	Ornithintranscarbamylase	Ammoniak	Hyperammonämie, Orotacidurie
24 Citrullinämie	Hepatomegalie, Krämpfe, Koma	Argininosuccinatsynthetase	Citrullin, Ammoniak	Citrullin und Ammoniak erhöht in Blut, Liquor, Urin
25 Argininbernsteinsäurekrankheit	Hepatomegalie, Krämpfe, Trichorrhexis nodosa	Argininosuccinase	Argininbernsteinsäure	Argininbernsteinsäure in Liquor und Urin erhöht
26 Ornithinämie Typ I	Psychomot. Retardierung, Gelbsucht, EEG-Veränderungen	Ornithinketosäurentransaminase		Ornithinämie, Ornithinurie, Aminoacidurie
Ornithinämie Typ II	Psychomotor. Retardierung, Ataxie, Krämpfe	Ornithindecarboxylase?		Hyperammonämie, Ornithinämie, Homocitrullin im Urin erhöht

Störungen des Kohlenhydratstoffwechsels

27 Glykogenose Typ I (v. Gierke)	Hepatomegalie, Hypoglykämie, Ketoazidose, Heißhunger, Kleinwuchs	Glukose-6-Phosphatase in Leber und Nieren	Glykogen	Neigung zu Hypoglykämie, Lactatacidämie, Aminoacidurie. Biopsie: in Hepatozyten Enzymdefekt

Tabelle 20 (Fortsetzung)

Diagnose	Symptome	Enzymdefekt	Speichersubstanz	Laborbefunde
28 Glykogenose Typ III (Cori, Forbes)	Hepatomegalie, Cardiomegalie	Amylo-1,6-Glukosidase (Debranching enzyme)	Anomales Glykogen	Enzymdefekt in Hepatozyten, Erythrozyten, Leukozyten, Muskelzellen, Fibroblasten
29 Glykogenose Typ IV (Anderson)	Gedeihstörung, Hepatosplenomegalie, Leberzirrhose	Amylo-(1,4:1,6)-Trans-Glukosidase (Branching enzyme)	anomales Glykogen (Amylopectin)	Enzymdefekt in Leukozyten, Fibroblasten, Hepatozyten
30 Glykogenose Typ VI (Hers)	Hepatomegalie, Erbrechen, Hypoglykämie, Minderwuchs	Phosphorylase-B-Kinase = Typ VI a oder Phosphorylase = Typ VI b	Gykogen	Enzymdefekt in Leukozyten, Hepatozyten
31 Glykogenose Typ II (Pompe)	Muskelhypotonie, Kardiomegalie (Hepatomegalie)	α-1,4-Glukosidase	Glykogen	Enzymdefekt in Hepatozyten, Fibroblasten
32 Glykogenose Typ V (McArdle)	Steife schmerzhafte Muskeln, nach Belastung Muskelkrämpfe, Muskelschwäche	Muskelphosphorylase	Glykogen	LDH, CPK und Aldolase im Blut erhöht, nach Belastung Myoglobinurie möglich, Muskelbiopsien, Enzymdefekt
33 Glykogensynthetasemangel	Hypoglykämie, Ketonämie	Glykogensynthetase		Glukagonresistente Hypoglykämie, Ketonämie, Enzymdefekt in Hepatocyten
34 Mannosidose	Hepatomegalie, psychomot. Retardierung, grobe Gesichtszüge, Kleinwuchs, Schwerhörigkeit, Hepatomegalie	α-Mannosidase		Speicherzellen in Leber, Knochenmark und ZNS
35 Mukopolysaccharidosen: Typ I/H (Hurler)	Hepatosplenomegalie, dysproportionierter Minderwuchs, Gargoylismus, mentale Retardierung	α-L-Iduronidase		Dermatansulfat, Heparansulfat im Urin, Enzymbestimmung in Leukozyten und Fibroblasten
Morbus Scheie Typ I/S	wie 35, aber weniger schwer, normale Intelligenz	α-L-Idurnoidase		wie 35
Typ II (Morbus Hunter)	wie Typ I/H, milder Verlauf	Iduronatsulfatase		wie 35
Typ III (Morbus Sanfilippo Typ A)	wie I/H, wenig ausgeprägt	Heparansulfatsulfamidase		wie 35

Tabelle 20 (Fortsetzung)

Diagnose	Symptome	Enzymdefekt	Speichersubstanz	Laborbefunde
Morbus Sanfilippo Typ B	wie Typ A	α-N-Acetylglucosaminidase		wie 35
Morbus Sanfilippo Typ C	wie Typ A	Acetyl-Coa: α-Glucosaminid-N-Acetyltransferase		wie 35
Morbus Sanfilippo Typ D	wie Typ A	N-Acetylglucosamin-6-Sulfatsulfatase		wie 35
Mukopolysaccharidose Typ IV (Morbus Morquio Typ A)	Schwerer disproportionierter Minderwuchs, Hornhauttrübungen	N-Acetyl-Galaktosamin-6-Sulfatsulfatase		Im Urin Keratansulfat, Chondroitinsulfat, sonst wie 35
Morquio-Syndrom Typ B	wie Typ A, weniger ausgeprägt	β-Galaktosidase		Im Urin Keratansulfat, sonst wie 35
Typ VI (Morbus Maroteau-Lamy)	Gesichtsdysmorphie, Gelenkkontrakturen, Hornhauttrübung	N-Acetyl-Galaktosamin-4-Sulfatsulfatase		Im Urin Dermatansulfat, Enzymdefekt in Fibroblasten und Leukozyten
Typ VII	Mäßige Dysmorphie und Skelettdeformierungen	β-Glukuronidase		Im Urin Dermatansulfat, Heparansulfat, Enzymdefekt in Fibroblasten und Leukozyten
36 Mukolipidosen Mukolipidose I (Sialidose)	Psychomot. Retardierung, Kleinwuchs, M. Hurlerähnlich, Hepatosplenomegalie, roter Maculafleck, Muskelhypotonie, später Spastik, Krampfanfälle	Neuraminidase	Mukopolysaccharide und Glykolipide	Metachchromatische Einschlüsse in Fibroblasten und Leukozyten. Lymphozytenvacuolen.
Mukolipidose II (I-zell disease)	Psychomot. Retardierung, Kleinwuchs, Hurler-ähnliches Aussehen, Hepatomegalie, Hornhauttrübungen	Lysosomale Enzyme		Vacuolen und Granula in den Leukozyten, hohe Spiegel und Arylsulfatase A, Hexoaminidase und β-Glucuronidase im Blut, Mangel an β-Gluconidase in Fibroblasten, Schaumzellen in Milz, Leber und Endokard
Mukolipidose III (Pseudo-Hurler)	Psychomot. Retardierung, Kleinwuchs, Skelettdeformitäten, Aorteninsuffizienz	Multiple lysosomale Enzyme		Mukopolysaccharide und Glykolipide in Fibroblasten und Leukozyten

Tabelle 20 (Fortsetzung)

Diagnose	Symptome	Enzymdefekt	Speichersubstanz	Laborbefunde
Mukolipidose IV	Psychomot. Retardierung, Hornhauttrübungen	?		Einschlußkörperchen in Fibroblasten
37 Morbus Wilson	Hepatosplenomegalie, Gelbsucht, hämolytische Anämie, Choreaathetose, Tremor	Coeruloplasminmangel	Kupfer	Serumkupfer und Coeruloplasmin tief, vermehrte Kupferausscheidung im Urin, vermehrte Kupferausscheidung unter D-Penicillamin
38 Menkes-Syndrom (Kinky-Hair-Syndrom) s. S. 231	Häufig Frühgeburt, Ikterus prolongatus, Hypothermie, häufig Sepsis, Krampfanfälle und psychomotor. Retardierung, Haaranomalien (Pili torti)	Kupfermalabsorption		Kupfer und Coeruloplasmin im Serum erniedrigt

30.1 Störungen des Fettstoffwechsels

1. Metachromatische Leukodystrophie

Zunehmende Demens und progressive Paralyse mit spastischen Lähmungen bei der frühinfantilen Form *(Morbus Scholz)* schon im zweiten Lebensjahr, bei der spätinfantilen und juvenilen Form *(Morbus Greenfield)* zwischen dem 4. und 14. Lebensjahr beginnend. Frühe Augenmuskelstörungen, Opticusatrophie und massive Sulfatidausscheidung im Urin durch *Arylsulfatase A-Mangel,* nachweisbar in Fibroblasten, Leukozyten und im Urin, der zur Entmarkung und Sulfatitspeicherung in der weißen Substanz und in den peripheren Nerven führt, weshalb auch die Nervenleitgeschwindigkeit verlangsamt ist.

2. Globoidzellenleukodystrophie
(Morbus Krabbe)

Zunehmende Spastik, besonders in den unteren Extremitäten, vom zweiten Trimenon an. Extrapyramidale Hyperkinesien, Übererregbarkeit, Krampfanfälle, Opticusatrophie durch *Ceramid-β-*Galaktosidasemangel.

3. GM$_2$-Gangliosidose Typ I Tay-Sachs

In den ersten Lebensmonaten auffällige Schreckhaftigkeit, Entwicklungsrückstand, Muskelhypotonie, dann zunehmende Tetraspastik mit Opisthotonus. Krampfanfälle. Visusverfall infolge Sehnervenatrophie mit tapeto-retinaler Degeneration (kirschroter Fleck). Zunehmender Kopfumfang und Demenz infolge *Hexosaminidase-A-Mangel.*

4. Typ II Morbus Sandhoff

Durch *Hexosaminidase-A- und B-Mangel* kommt es hier auch noch zu viszeralen Speicherungen (Hepatosplenomegalie).

5. GM$_1$-Gangliosidose

Die neuroviscerale Gangliosidose *Typ I (Morbus Landing)* durch *β-Galaktosidase-Mangel* führt schon in den ersten Lebenswochen zu Trinkschwäche, Retardierung, Muskelhypotonie, erhöhter Schreckhaftigkeit, Krampfanfällen und dann auffälliger zu Schädel- und Skelettdeformitäten, wie bei Morbus Hurler (Mucopolysaccharidose Typ I). Beim *Typ II* sind die Speichervorgänge und die ossären Veränderungen geringfügiger oder fehlen, und es kommt ab 9.–12. Monat nur zur schweren psycho-motorischen Retardierung, Blindheit und Pseudobulbärparalyse.

6. Morbus Gaucher
Schon im ersten Lebensjahr *(akute infantile Form, Typ 2)* psychomotorische *Retardierung, Hepatosplenomegalie,* neurologische Auffälligkeiten, wie Strabismus, bulbäre Ausfälle, Tetraspastik, Krampfanfälle, Anämie und Thrombozytopenie. Bei Lungenbefall Husten, Dyspnoe, Zyanose.
Bei der *juvenilen Form (Typ 1)* langsam zunehmende Hepatosplenomegalie, Anämie, Thrombozytopenie, Befall des retikuloendothelialen Systems. Möglich sind Verhaltensstörungen, Retardierung, extrapyramidale Bewegungsstörungen und Krampfanfälle. Die *subakute Form (Typ 3)* verläuft ähnlich, aber langsamer und mit besserer Prognose.

7. Morbus Niemann-Pick
Bereits im ersten Lebensmonat Gedeihstörung, *Hepatosplenomegalie,* Hypotonie, später *Spastik* und Krampfanfälle.

8. Refsum-Krankheit
(Heredopathia atactica polyneuritiformis)
Ab 4. Lebensjahr beginnend *Ataxie,* motorische und neurologische Ausfälle, *Nachtblindheit* (Retinitis pigmentosa), Hörstörungen, Hyposmie, Gelenkschmerzen, *ichthyosiforme Hautveränderungen,* stark erhöhtes Liquoreiweiß infolge Phytansäure-α-Hydroxylasemangel, wodurch es zu Ablagerungen von Fettsäuren und Phytansäure, vor allem in den Vorderhornzellen des Rückenmarks kommt.

9. Familiäre Hyperlipoproteinämie (Typ 1)
Z. Zt. sind fünf Typen einer primären Hyperlipoproteinämie bekannt. Beim Typ 1 kommt es zu einer *Hepatosplenomegalie* mit rezidivierenden Oberbauchschmerzen, *Hautxanthomen* und *Lipämie.* Eine geistige Retardierung and andere neurologische Symptome fehlen. Das gilt auch für die anderen fünf be-

kannten Typen, die sich nur durch Fettanalyse im Serum diagnostizieren lassen.

10. Morbus Tangier
Bei der **Tangier-Krankheit** dem familiären High density-Lipoproteinmangel machen sich schon in der frühen Kindheit starke Tonsillenvergrößerungen von gelblich-grauer bis oranger Farbe bemerkbar. Hepatosplenomegalie, niederer Cholesterin-Phospholipid-Spiegel bei normalem erhöhtem Triglyzeridspiegel sowie der Nachweis von Schaumzellen im Knochenmark sind typisch.

11. Fabry'sche Krankheit
Zwischen dem 7. und 10. Jahr, vor allem bei Knaben auftretende rushartige, punktförmige *Angiokeratome* in der Lippen- und Wangenschleimhaut, am Skrotum, am Nabel, an den Fingern etwa 2–4 mm groß und rund, blutgefüllt oder papulös *(Purpura papulosa haemorrhagica).* Durch Speicherung in anderen Organen (Ganglienzellen, Zellen der Cornea, der Nieren) kommt es zu heftigen, vor allem *akralen Schmerzattacken,* Parästhesien, *rheumatoiden Schmerzen* oder *kardio-renalen Insuffizienzzeichen.* Typisch: Auftreibungen der Conjuctivalvenen oder Gefäße des Augenhintergrundes sowie Hornhauttrübungen. Die Kombination: Fieber, Schmerzen, Hautveränderungen läßt fälschlicherweise an Rheuma oder Meningokokkensepsis denken.

12. Wolman-Krankheit
(familiäre viscerale Xanthomatose)
(s. S. 121)
Hepatomegalie, Gedeihstörung mit chronischen Durchfällen, *neurologischen Symptomen* (zunehmende Hyperreflexie und Spastik durch Speicherung von Cholerinester und Triglyzeriden infolge Fehlens (Typ I) oder verminderter Aktivität (Typ II) der sauren Lipase. Die zweite Form endet später in der Leberzirrhose aber ohne neurologische Symptome.

13. A-β-Lipoproteinämie *(Bassen-Kornzweig-Syndrom)*

Schon im Säuglingsalter Gedeihstörung, *Steatorrhoe*, Muskelhypotonie, *Ataxie*, Areflexie durch Speicherungsvorgänge und degenerative Veränderungen an Hintersträngen, spinocerebellaren Bahnen und Kleinhirn. Im Serum fehlen Chylomikronen, VLDL-Cholesterin und LDL-Cholesterin, Gesamtcholesterin und Triglyzeride stark erniedrigt, schlechte Prognose bei zunehmender spinocerebellarer Degeneration.

Abgesehen von den oben genannten Störungen des Lipoidstoffwechsels sind ungeklärte *psychomotorische Retardierungen* in erster Linie *verdächtig auf Enzymdefekte im Aminosäurenmetabolismus.*

30.2 Störungen des Eiweißstoffwechsels

14. Phenylketonurie

Die unvermeidliche *psychomotorische Retardierung* wird vom 6. Lebensmonat an bemerkbar, kombiniert mit Krämpfen, oft vom BNS-Charakter, wenn der Patient nicht schon vorher beim Screening *(Guthrie-Test)* oder durch den *eigentümlichen Geruch* von Schweiß und Urin (muffig, mausähnlich) aufgefallen ist. Uncharakteristische Symptome sind schon in den ersten Lebenswochen zu beobachten, wie unstillbares Erbrechen, *erhöhter Muskeltonus*, lebhafte Reflexe, ekzemähnliche Hautveränderungen. Später treten Hyperkinesen, Tremor, EEG-Anomalien und zunehmende Mikrocephalie hinzu. Häufig haben die Kinder mit Phenylalaninhydroxylasemangel helles Haar und blaue Augen. Kinder sonst dunkelhäutiger Familien sind deutlich heller pigmentiert als die übrigen Familienmitglieder (braune Haare bei Japanern).

D: Guthrie-Test bei positivem Ausfall, Phenylalaninbestimmung im Serum. Werte über 40 mg/100 ml: Behandlungsbedürftige PKU. Bei pathologischen, aber unter 40 mg/100 ml liegenden Werten ist eine Phenylalaninbelastung durchzuführen, um nicht behandlungsbedürftige leichtere Enzymdefekte zu erkennen. Eine pränatale Diagnostik ist nicht möglich.

Biopterinstoffwechselstörung

In 3–7% der PKU-Fälle entsteht die schnell zunehmende Retardierung mit *Muskelhypotonie* des Rumpfes und Spastik der Extremitäten sowie cerebralen Bewegungsstörungen durch *Dihydropterin-Reduktase-Mangel*, wodurch die Phenylalaninhydroxylase inaktiviert wird mit der Folge einer Hyperphenylalaninämie. Schlechte Prognose. Exitus meist in den ersten sechs Lebensmonaten.

D: Orale Gabe von 30 mg Tetrahydro-Biopterin senkt erhöhten Serumphenylalaninspiegel. Gute Prognose bei Früherkennung und Behandlung mit PKU-Diät plus Biopterin.

Syndrom der maternalen PKU

Bei Frauen mit homozygoter PKU besteht ein hohes Risiko für ein geschädigtes Kind und eine pathologische Schwangerschaft. Das Neugeborene kann dystroph sein, mikrocephal, Herzfehler und andere organische Mißbildungen aufweisen sowie neurologische Auffälligkeiten und psychomotorische Retardierung. Ähnlichkeit mit fetalem Alkoholsyndrom. Es besteht bei den sonst stoffwechselgesunden Kindern nur eine vorübergehende Hyperphenylalaninämie. Die Pathogenese ist noch nicht bekannt, deshalb homozygote PKU-Frauen mit Kinderwunsch möglichst schon vor der Konzeption mit niederem Phenylalaninspiegel einstellen bis zum Ende der Schwangerschaft.

15. Tyrosinämie

Allgemeine Gedeihstorung, *Steatorrhoe*, Dystrophie, Entwicklungsverzögerung, Vitamin D-resistente Rachitis, *Hepatosplenomegalie* mit zunehmender Gelbsucht, Aszites, Blutungsneigung als Folge einer *Leberzirrhose*, dazu Zeichen von Tubulusschäden der Nieren mit Polyurie, Proteinurie, Aminoacidurie.

D: Hoher Tyrosinspiegel im Blut und vermehrte Tyrosinausscheidung im Urin.

Davon zu unterscheiden ist die neonatale Tyrosinämie mit erhöhtem Tyrosin- und (manchmal Phenylalanin-)spiegel im ersten Lebensmonat durch Reifungsstörung der

Tyrosin abbauenden Enzyme, insbesondere bei hoher Eiweißzufuhr.

16. Ahornsirup-Krankheit
Die Kinder fallen häufig schon als Neugeborene durch Trink- und Atemschwierigkeiten, *Muskelhypotonie* und Krampfneigung auf sowie durch den eigentümlichen *würzigen Geruch* (Maggi, Curry, Lakritze) von Atemluft und Urin, weil infolge eines komplizierten Enzymkomplexdefektes der Abbau der verzweigtkettigen Aminosäuren Leucin, Isoleucin und Valin nicht gelingt, so daß sie in hohen Konzentrationen in Blut und Urin auftreten. Ohne Diagnose entwickelt sich eine schwere Spastik bis zur Decerebrationsstarre und eine hochgradige Oligophrenie. Weitere Symptome: schütterer Haarwuchs, Haardystrophie, trockene verdickte Haut.

17. Hartnupsche Krankheit
In den ersten Lebensjahren pellagraartige *Hautveränderungen* mit starker *Fotosensibilität,* zunehmender *Ataxie,* bilaterale Pyramidenzeichen, *muskuläre Hypotonie,* Sehstörungen, zunehmende intellektuelle Retardierung durch ungenügenden Aminosäurentransport in den Darmepithelien, insbesondere von Tryptophan, dadurch Mangel an Nikotinamid.

18. Histidinämie
Psychomotorische Entwicklungsstörungen, verzögerte Sprachentwicklung, Ataxie, Intensionstremor.

19. Hypervalinämie
Erbrechen, Krampfanfälle, Hepatomegalie, psychomotorische Retardierung, *eigentümlicher Körpergeruch.*

20. Nicht-ketotische Hyperglycinämie
Schon beim Neugeborenen Erbrechen, therapieresistente *Krämpfe,* Lethargie, *Muskelhypotonie.* In Serum, Leber und Erythrozyten infolge Glycinoxydasemangels Glycin stark erhöht, Aminoazidurie.

21. Ketotisches Hyperglycinämiesyndrom
Manchmal schon in der Neugeborenenperiode, spätestens im frühen Säuglingsalter Attacken von schwerer metabolischer Azidose, Erbrechen, Ketonurie, Exsikkose bis zum Koma. Hyperammonämie. Werden die ersten Lebensmonate überstanden, entwickelt sich eine charakteristische Leukopenie und Thrombopenie. Ketotische Attacken werden ausgelöst durch fieberhafte Infekte oder Eiweißzufuhr mit hohem Leucin, Isoleucin-, Threonin-, Valin- oder Methioningehalt. Belastungsproben zur Diagnose sind lebensgefährlich. Es genügt der Nachweis von hohen Glycinwerten im Serum, insbesondere während des ketotischen Anfalls.

Störungen im Propionat-, Methylmalonat- und Vitamin B 12-Stoffwechsel
Ähnliches Krankheitsbild wie beim ketotischen Hyperglycinämiesyndrom mit Anstieg der Methylmalonsäure mit/oder Propionsäure. Mit Häufung der ketotischen Anfälle entwickelt sich eine psychomotorische Retardierung.

D: Nachweis hoher Methylmalonsäurewerte im Serum (10 mg %) und im Urin, auch Glycin ist erhöht, wenn auch weniger deutlich.

22. Homocystinurie
Schon im ersten Lebensjahr (in der Hälfte der Fälle) zunehmende Retardierung, Gedeihstörung, pigmentarme Haut mit auffälliger Wangenrötung, dünne, helle, spärliche Haare. *Muskelhypotonie,* Hyperreflexie, Neigung zu *Krampfanfällen.* Später auffällig *marfanoider Körperbau,* auch Linsenschlottern. Thromboseneigung und zunehmende *Hepatomegalie* durch Fetteinlagerung.

23. Hyperammonämie
Schon kurz nach der Neugeborenenzeit zunehmende *Muskelhypotonie,* später gesteigerte Reflexerregbarkeit bis zur muskulären Hypertonie, *extrapyramidale Symptome,* Entwicklungsrückstand. Frühzeitig auch *Brechneigung* (Pseudopylor) können Zeichen einer Harnstoffzyklusstörung sein mit

der Folge einer rezidivierenden oder dauernden Hyperammonämie.

Durch Aminosäurenanalysen in Plasma und Urin Differentialdiagnose zwischen **Citrullinämie** (24), **Argininbernsteinsäurekrankheit** (25) (typisch Haardystrophie, Trichorrhexis nodosa). *Sekundäre Hyperammonämien* kommen bei Störungen des Leucin-, Isoleucin- und Lysinstoffwechsels, bei der **Ornithinämie** (26), bei der nichtketotischen Hyperglycinämie sowie bei schwerer akuter Leberinsuffizienz z.B. **Reye-Syndrom** (S. 60) vor.

Zusammengefaßt kann man sagen: *neurologische Auffälligkeiten*, Krampfleiden, psychomentale Retardierungen unbekannter Ursachen sind immer *verdächtig auf Eiweißstoffwechselstörungen.*

Alle Enzymdefekte im Eiweißmetabolismus gehen ohne eine Hepatosplenomegalie einher mit Ausnahme der Tyrosinose (durch Leberzirrhose) und den Störungen des Harnstoffzyklus.

Bei unerklärbaren *Vergrößerungen von Leber und Milz* muß der Verdacht auf *Speicherungsvorgänge im Fettstoff- oder Kohlenhydratstoffwechsel* aufkommen. Handelt es sich um *Substanzen*, die *für die Myelinisierung* des ZNS notwendig sind, wird ihre Speicherung oder ihr fehlerhafter Aufbau ebenfalls zu schweren *Störungen im Zentralnervensystem* führen.

30.3 Störungen des Kohlenhydratstoffwechsels

Bei einer auf Speicherungsvorgänge verdächtigen *Hepato- und/oder Splenomegalie* beim jungen Säugling muß zuerst an eine *Glykogenose* gedacht werden, da unter den 12 bisher bekannten Typen weniger als 10% ohne (Typ V McArdle) oder mit geringfügiger (Typ II Pompe) Leberschwellung einhergehen. Die genetisch bedingten unterschiedlichen Defekte der für den Glykogenstoffwechsel notwendigen Enzyme und die Besonderheit des Glykogenmetabolismus in den einzelnen Organen erklären die unterschiedlichen klinischen Bilder.

27. Glykogenose Typ I *(v. Gierke)*
Etwa ein Viertel der Glykogenosefälle gehören zu diesem Typ. Als Neugeborene fallen die Patienten durch eine große Leber und Neigung zu *hypoglykämischen Krampfanfällen* und *Ketoazidosen* auf. Häufig wird die Diagnose aber erst später gestellt, wenn eine enorme Hepatomegalie, Kleinwuchs, Neigung zu Fettsucht, gelbliche Haut, rötliche Xanthelasmen an Ellbogen und Knien als Folge der *Hypercholesterinämie* bestehen. Auch die Nieren sind vergrößert.

D: Stark schwankende Blutzuckerwerte mit erhöhten Lactat-, Pyruvat- und Harnsäurewerten, Phosphatspiegel reduziert, normale alkalische Phosphatase. Aminoazidurie, postprandiale Glykosurie.
Bei Glukosebelastung anormal hoher Anstieg und verzögerter Abfall mit hypoglykämischer Phase. Auf Insulin gefährliche hypoglykämische Reaktionen. Im Glucagontest (0,7 mg/m^2 i.v.) fehlender oder geringfügiger Blutzuckeranstieg, dafür Lactatvermehrung.
Fructosebelastung (0,5 g Fructose/kg Körpergewicht i.v.): kein Blutzuckeranstieg. Bei Galaktosebelastung (50%ige Galactatoselösung 1 ml/kg Körpergewicht i.v.) kein Blutzuckeranstieg, aber Lactatanstieg.

28. Glykogenose Typ III *(Corie Forbes)*
Steht die *Hepatomegalie* im Vordergrund mit Neigung zur Hypoglykämie mit Ketoazidose beim Fasten. Diagnose durch Nachweis des Mangels an Amylo-1,6-Glukosidase (debranching enzyme).

29. Glykogenose Typ IV *(Anderson)*
Durch eine nicht ausgeprägte, aber doch deutliche *Hepato- und Splenomegalie* fällt schon im Säuglingsalter der Mangel an Amylo-(1,4–1,6)-Glukosidase auf, der sich in der Leber, in den Leukozyten oder Fibroblasten nachweisen läßt. Die abnormale Glykogenbildung in der Leber führt frühzeitig zu Leberfunktionsstörungen mit zunehmendem *Ikterus* und *Zirrhose*, an der das Kind in den ersten vier Lebensjahren zugrunde geht.

30. Glykogenose Typ VI *(Hers)*

Frühzeitig starke *Hepatomegalie,* Muskelhypotonie, Wachstumsverzögerung, Neigung zur metabolischen Azidose, geringe Hypercholesterin- und Hyperlipidämie durch Mangel an Phosphorylase-B-Kinase (nachweisbar in Leukozyten oder Leber: Typ VI a) oder Mangel an Phosphorylase in Leber und Leukozyten: Typ VI b). In beiden Fällen bei Glukose- oder Galaktosebelastung Anstieg des Blutlactatspiegels.

31. Glykogenose Typ II *(Pompe)*

Die frühinfantile Form beginnt bereits in den ersten Lebensmonaten mit Appetitlosigkeit, Erbrechen, Gedeihstörungen, *Muskelhypotonie,* Speichelfluß, großer Zunge, *Kardiomegalie,* imbezilem Aussehen. Bald stellen sich Zeichen der *Herzinsuffizienz* ein mit Linkshypertrophiezeichen, systolischem Austreibungsgeräusch (Verdacht auf Subaortenstenose), Neigung zur *Endokardfibrose.* Eine Hypoglykämie, Ketonämie oder pathologische Belastungstests wie beim Typ I lassen sich nicht nachweisen. Der ursächliche Enzymdefekt (α-1,4-Glucosidasemangel) läßt sich in Leberzellen und Fibroblasten nachweisen. Die spätinfantile Form hat eine bessere Prognose mit meist nur geringer Herzvergrößerung, die adulte Form fällt durch Muskelhypotonie auf bei normalem oder nur geringgradig vergrößertem Herzen.

32. Glykogenose Typ V *(McArdle)*

Erst in der späten Kindheit zunehmende *Adynamie* und starke *Muskelschmerzen nach Belastung* (Muskelkater?) bis zur vorübergehenden krampfartigen Versteifung. Eine Hepato- oder Splenomegalie fehlen. Die Diagnose wird durch den Nachweis des Ausbleibens eines Blutlactatanstiegs nach Belastung, durch erhöhte LDH-, CPK- und Aldolasewerte wahrscheinlich und durch den bioptischen Befund einer Glykogenspeicherung in der Muskulatur bei Fehlen der Phosphorylase sicher.

33. Glykogen-Synthetase-Mangel

Neigung zu *glukagonresistenten Hypoglykämie* und Ketonämie muß an diesen seltenen Enzymdefekt denken lassen.

34. Mannosidose

Hepatomegalie, psychomotorische Retardierung, Kataraktbildung, Schwerhörigkeit und Speicherzellen in Leber, Knochenmark und ZNS sind Folge des α-Mannosidase-Defekts.

35. Mucopolysaccharidosen

Da die sauren Mucopolysaccharide zu den wichtigsten Stoffwechselprodukten des Bindegewebes gehören, macht sich eine Störung ihres lysosomalen Abbaues infolge eines angeborenen Enzymdefektes durch *generalisierte Mißbildungssyndrome* bemerkbar. Sie sind bei den meisten Formen nicht zu übersehen, insbesondere durch den bereits im zweiten Lebensjahr immer deutlicher werdenden dysproportionierten *Minder- bis Zwergwuchs* infolge röntgenologisch meist frühzeitig nachweisbarer enchondraler und periostaler *Ossifikationsstörungen* wegen der Speicherung der Mucopolysaccharide im Skelett (verdickte Schädelkalotte, vorzeitig abgeschlossene Lambdanaht, vergrößerte Sella turcica, angelhaken- oder entenschnabelförmige Verformung der thorakalen und lumbalen Wirbel mit Kyphosebildung, plumpe, gekrümmte Armknochen, breite plumpe Metacarpalia, zuckerhutförmige Phalangen u.a.).

Mucopolysaccharidose Typ I/H *(Morbus Hurler)*

Durch α-L-Iduronidasemangel kommt es zu einem dysmorphen *unproportionierten Zwergwuchs* mit ungewöhnlicher, später grotesker Physiognomie (tiefe Nasenwurzel, große Zunge, wulstige Lippen, plumper Schädel, Wasserspeiergesicht), kurzem Hals, kurzem, deformiertem Rumpf mit Kyphose, großem Abdomen mit *Hepatosplenomegalie,* kurzen Extremitäten, Gelenkkontrakturen, Tatzenhänden, Hypertrichose, Hornhauttrübungen und Demenz.

Morbus Scheie Typ I/S

Durch α-L-Iduronidasemangel ähnlich Morbus Hurler mit geringerer Ausprägung, normaler Intelligenz und guter Lebenserwartung.

Morbus Hunter Typ II

Durch Sulfoiduronatsulfatasemangel klinisch ähnliches, aber weniger augeprägtes Bild wie Morbus Hurler ohne Hornhauttrübung bei normaler Intelligenz und guter Lebenserwartung.

Morbus Sanfilippo Typ III

Häufigste Form mit vier Typen

Typ III A: Heparansulfatsulfamidasemangel führt zu einem weniger starken Dysmorphiebild wie Morbus Hurler ohne Hornhauttrübung aber mit starker mentaler Retardierung und Verhaltensstörungen.

Typ III B: Bedingt durch α-N-Acetyl-α-D-Glukosaminidasemangel, sonst wie Typ A.

Typ III C: Bedingt durch Acetyl-CoA: α-Glucosaminid-N-Acetyl-transferasemangel. Klinisches Bild wie Typ A.

Typ III D: N-Acetyl-Glucosamin-6-Sulfatsulfatasemangel.

Morbus Morquio Typ IV

Schwere Form mit dysproportioniertem Minderwuchs, überstreckbaren Gelenken, Hornhauttrübungen, aber normaler Intelligenz durch N-Acetyl-Galactosamin-6-sulfatsulfatasemangel.

Der Typ B (durch β-Galactosidasemangel) ist die abgeschwächte Form von Typ A.

Morbus Maroteaux-Lamy Typ VI

Dysmorpher Minderwuchs mit Hornhauttrübung, Gelenkkontrakturen, aber meist normaler Intelligenz durch N-Acetyl-Galactosamin-4-Sulfatsulfatasemangel.

Mucopolysaccharidose Typ VII

Durch β-Glucuronidasedefekt leichte faciale Dysmorphie, Hepatosplenomegalie, Neigung zu Hernien und Knochenanomalien, Brustkorbdeformierung, mäßige mentale und motorische Retardierung.

36. Mucolipidosen

Hierbei handelt es sich um eine Gruppe von Patienten, die klinisch und röntgenologisch ganz ähnliche Symptome bieten, wie die Mucopolysaccharidosen, aber keine Mucopolysaccharidausscheidung im Urin erkennen lassen, obwohl sie große Mengen von Mucopolysacchariden, Mucolipiden und Sphingolipiden in den Bindegeweben und in den Organen speichern.

Hierher gehört die **Mucolipidose I (Sialidose), die Mucolipidose II (I-cell-disease)** sowie die **Mucolipidose III (Pseudo-Hurler-Polydystrophie),** die alle mit der Pfaundler-Hurlerschen Krankheit verwechselt werden können, aber im Gegensatz zu ihnen schon bei der Geburt klein sind. Schließlich ist noch die **Mucolipidose Typ IV** bekannt mit mentaler Retardierung, Hornhauttrübungen aber ohne Mucopolysaccharidausscheidung im Urin.

37. Morbus Wilson

(hepatolenticuläre Degeneration)

Hier kommt es durch Kupferspeicherung zur *Hepatosplenomegalie,* Gelbsucht, hämolytischen Schüben und zur Choreaathetose (s. S. 128).

31 Hyperglykämie

Diabetes mellitus 212
Hyperthyreose
Hypercortizismus
Phäochromocytom
Encephalitis
Hirntrauma

Vergiftungen
Glukose-Infusion
Seip-Lawrence-Lipodystrophie
Prader-Willi-Syndrom 213
Wiedemann-Beckwith-Syndrom
Urbach-Wiethe-Syndrom

Hormonell bedingte Hyperglykämien

Beim Nachweis einer Glykosurie und Hyperglykämie ist zunächst ein **Diabetes mellitus** auszuschließen, auch wenn die klassischen Frühsymptome, wie Polydipsie, Polyurie, Heißhunger, Gewichtsabnahme, Acetongeruch fehlen. Besteht schon eine Bewußtseinstrübung, muß zwischen hyperglykämischem, ketoazidotischem, hyperosmolarem, lactazidotischem und hyperglykämischem Koma unterschieden werden (s. S.59). Bei pubertierenden jugendlichen Diabetikern kann es zu einem schnellen Wechsel zwischen schweren Hypoglykämien und hoher Zuckerausscheidung infolge der phasenspezifischen Instabilität ihres Stoffwechsels kommen **(brittle diabetes)**.

Andere, hormonell bedingte, hyperglykämische Zustände bei **Hyperthyreose** oder verstärkter *Glucocorticoideinwirkung* sind an der Grundkrankheit leicht zu erkennen. Selbst beim **Phäochromozytom** stehen die bei Hormonausschüttung auftretende Tachykardie und Blutdruckerhöhung mit Schweißausbruch so im Vordergrund, daß die Hypoglykämie sogar leicht übersehen wird (s. S.151).

Hyperglykämie durch Krankheiten des ZNS

Schwierig kann die Deutung erhöhter Blutzuckerwerte bei einer beginnenden **Encephalitis** sein mit Bewußtseinsstörungen und zentraler Hyperventilation. Die fehlende Ketoazidose, die immer stärker werdenden neurologischen Symptome, das pathologische EEG erlauben dann einen Diabetes mellitus auszuschließen.

Glykosurien und erhöhte Blutzuckerwerte **nach Hirntraumen** bei Blutungen und Tumoren des ZNS sind entweder wegen des bekannten Anlasses oder fokalnervöser Symptome richtig einzuordnen.

Das Gleiche gilt für die Begleitglykosurie **bei Vergiftungen** und alimentären Überlastungen, etwa durch Glukoseinfusionen.

Seip-Lawrence-Lipodystrophie

Bei der Lipodystrophie Seip-Lawrence besteht eine starke Neigung zu einem *insulinresistenten Diabetes mellitus,* neben der schon im ersten oder zweiten Lebensjahr beginnenden Lipodystrophie, dem akromegalen Hochwuchs, der Hepatosplenomegalie, Kardiomegalie und Makrogenitosomie.

Prader-Willi-Syndrom

Auch das Prader-Willi-Syndrom neigt in der späteren Kindheit zu einem *insulinresistenten Diabetes mellitus,* wenn die typische *Adipositas mit kleinen Händen und Füßen,* Hypogenitalismus und Oligophrenie schon längst auf die richtige Diagnose hingewiesen haben.

Wiedemann-Beckwith-Syndrom

Das *Exomphalo-Makroglossie-Gigantismus-Syndrom* (EMG-Syndrom, Beckwith-Syndrom) ist an der angeborenen Makrosomie, der auffällig großen Zunge, der schlaffen Bauchwand, der Hepato- und Nephromegalie, der Neigung zu Naevi flammei, den Kerben in den Ohrläppchen leicht zu erkennen und sollte die Aufmerksamkeit auf die das Hirnwachstum beeinträchtigende Glykolabilität mit hypoglykämischen Anfällen im Säuglingsalter und später auf einen möglicherweise beginnenden Diabetes mellitus lenken. Vermehrte Tumorneigung (Wilms-Tumoren, Nebennierentumoren).

Urbach-Wiethe-Syndrom

Beim Urbach-Wiethe-Syndrom besteht ebenfalls eine Neigung zur Nüchternhyperglykämie mit pathologischen Glukosebelastungskurven neben anderen Störungen im Eiweiß- und Fettstoffwechsel. Es ist in der frühen Säuglingszeit an einer auffälligen *Heiserkeit* und an gelblichen knötchen- bis plattenförmigen Lipoidspeicherungen in Haut und Schleimhäuten zu erkennen.

32 Hypoglykämie

Neugeborenenhypoglykämie 214
Hypoglykämie, morgendlich
Hypoglykämie, postprandial
Malabsorption
Endokrin bedingte Hypoglykämie 215
Mangel an HGH
Mangel an ACTH
Nebenniereninsuffizienz
AGS
α-Zellhypoplasie
Hyperinsulinismus

Nesidioblastose
Leucinsensible Hypoglykämie
Encymdefekte
Galaktosämie
Galaktokinasemangel
Fruktoseintoleranz 216
Aminosäuren-Stoffwechselstörungen
McQuarrie-Syndrom
Ketotische Hypoglykämie
Chochran-Syndrom

Neugeborenenhypoglykämie

Beim Neugeborenen und jungen Säugling verbergen sich hpyoglykämische Zustände oft hinter Atemstörungen, Zyanoseattacken, Hypotonie der Muskulatur, Trinkschwäche, aber auch erhöhter Irritabilität, Tremor, Krampfbereitschaft, Krämpfen, rollenden Augenbewegungen, grellem Aufschreien, Temperaturinstabilität. Bedroht sind vor allem *Kinder diabetischer Mütter, intrauterin dystrophe Kinder,* Kinder mit erschwerter Entbindung, *Sepsis* sowie nach Austauschtransfusionen.

Hypoglykämie bei größeren Kindern

Morgendliche hypoglykämische Zustände sind in der frühen Kindheit und während der Wachstumsschübe nicht selten, zumal wenn die letzte Abendmahlzeit sehr früh eingenommen wurde. *Kopfschmerzen* am Morgen, Übelkeit bis zum *Erbrechen, Schwindel, Hypotonie, Kreislaufkollaps* bei der Morgentoilette mit Schweißausbruch, Tremor, *peripheren Parästhesien* sollten an diese Morgenhypoglykämie denken lassen. Ähnliche Symptome in der Schule, kombiniert mit mangelhaftem Konzentrationsvermögen, können die gleiche Ursache haben. In schweren Fällen beobachtet man *Tremor, Ataxie, passageres Schielen,* schwere Muskelhypotonie, *Hemiparesen, Krämpfe* oder Klagen über *Sehstörungen* und *akustische Phänomene* wie bei einer komplizierten Migräne. Auch *psychische Auffälligkeiten* können auftreten (Anfälle von Angst, Nichtansprechbarkeit, scheinbarer Gehörverlust, Assoziationsstörungen, unkontrollierte Handlungen).

Postprandiale und Malabsorptionshypoglykämie

Die postprandiale Hypoglykämie ist *bei schnell wachsenden,* vegetativ labilen *Kindern* zu beobachten, insbesondere bei oder nach Lebererkrankungen. Auch *bei Magen-Darm-Erkrankungen* ist – zumal bei Störungen der Stärke- und Zuckerverdauung – (s. S. 267 und 269) sowie *bei Malabsorption* (z. B. Zöliakie) mit hypoglykämischen Zuständen zu rechnen. Ein häufig konkommittierendes Zeichen sind unerklärliche Schweißausbrüche (s. S. 289), die immer auf Hypoglykämie verdächtig sind.

Endokrin bedingte Hypoglykämien

In der Gruppe der endokrin bedingten Hypoglykämieformen sind zwar *Mangelzustände an Wachstumshormon oder ACTH, Nebennierenrindeninsuffizienz, adrenogenitales Syndrom.* Adrenalinmangel (Zetterström-Hypoglykämie bei Mangelgeborenen) wegen der allgemeinen Symptomatik in der Regel leicht zu diagnostizieren. Allerdings wird bei diesen Zuständen meist nicht an die Überprüfung des Blutzuckers gedacht. Schwieriger ist die Diagnose, wenn die Hypoglykämie Folge einer Störung im Glukagonhaushalt ist. Bei der glykogenolytischen und glukoneogenetischen Aufgabe des Glukagons kann sich hinter rezidivierenden hypoglykämischen Anfällen durchaus eine *ungenügende Glukagonproduktion* infolge α-Zellhypoplasie verbergen. Bei unklarer Diagnose ist deshalb eine Glukagonbestimmung im Serum hilfreich.

Häufiger handelt es sich aber um Zustände vermehrten peripheren Glukoseverbrauchs durch **Hyperinsulinismus,** etwa bei den Kindern diabetischer Mütter oder idiopathisch beim **Insulinom** *(Harris-Syndrom),* das hypoglykämische Anfälle mit Tachykardie, Schweißausbrüchen, Zittern, Kopfschmerzen als Zeichen der reaktiven Katecholaminausschüttung bei jeder Kreislaufbelastung ja selbst unter psychischem Einfluß auslöst. Unter **Nesidioblastose** versteht man eine Neubildung von verstreuten β-Zellen aus Epithelzellen des exokrinen Apparates. Bei Verdacht müssen wiederholte Insulinbestimmungen sowie C-Fragmentbestimmungen auch unter Glukosebelastung den Hyperinsulinismus beweisen.

Beim **latenten Diabetes mellitus Typ I** werden die hypoglykämischen Zustände durch vermehrte Insulinproduktion in der Regel nicht diagnostiziert, es sei denn man unternimmt während der auffälligen Hungerattacken des prädiabetischen Kindes wiederholte Insulinbestimmungen im Blut.

Bei der **leucinsensiblen Hypoglykämie** kommt es in den ersten 6 Monaten bei der Aufnahme eiweißreicher (leucinreicher) Kost infolge der β-Zellhypoplasie vor allem postprandial zu hypglykämischen Anfällen. Hypoglykämien durch *verminderte hepatische Glukoneogenese* können nach **Leberkrankheiten,** beim **Reye-Syndrom** sowie bei **Enzymdefekten,** wie Glykogensynthetasemangel, Glukose-6-Phosphatasemangel (Glykogenose Typ I), Amylo-1,6-Glukosidasemangel (Glykogenose Typ III), Leberphosphorylasemangel (Glykogenose Typ VI) auftreten.

Bei Stoffwechselkrankheiten ist die Hypoglykämie selten das einzige oder gar führende Symptom (s. **Glykogenosen**). Das gilt nicht für die **Galaktosämie,** die schon beim Neugeborenen (mit oder ohne Ikterus und zunehmender Hepatosplenomegalie) sofort diagnostiziert werden muß. Typisch sind hier die nach Aufnahme von Milch zu Krämpfen führenden hypoglykämischen Zustände, manchmal nur maskiert als unerklärliches Erbrechen, Durchfälle oder Exsikkose. Verfehlt man die Diagnose des *Galaktose-1-Phosphat-Uridyltransferasemangels,* entsteht aus der Fettleber schnell die Leberzirrhose und in der Regel sind auch bereits ein Katarakt (durch pathologische Abbauprodukte der Galaktose) und cerebrale Beeinträchtigungen eingetreten. Bei dieser Krankheit verhindern die hohen Blutgalaktosewerte den glukagonabhängigen Glukoseausstoß aus der Leber. Eine prohierte milde Verlaufsform s. **Galaktokinasemangel** S. 117.

D: Galaktosämie, Galaktosurie, Aminoazidurie, Proteinurie, Nachweis des Mangels an Galaktose-1-Phosphat-Uridyltransferase in den Erythrozyten (autosomal-rezessiv erblich).

Hereditäre Fruktoseintoleranz

Hypoglykämische Schocksyndrome nach Früchte- und Fruchtsaftgenuß (fruktosehaltige Nahrungsmittel) infolge *Mangels an Fruktose-1-Phosphat-Aldolase* in der Leber. Beim Säugling kaschiert unter schweren rezidivierenden Ernährungsstörungen, oft mit Fieber, wenn die Kinder von der Muttermilch auf fruktosehaltige Nahrung umgestellt werden (im Gegensatz zur Galaktosämie!).

D: Fruktosurie, Fruktosämie bei gleichzeitiger Hypoglykämie, Aminoazidurie.

Bei **Fruktose-1,6-Diphosphatasemangel** tritt beim Säugling außer Hypoglykämie eine Lebervergrößerung ohne Ikterus bei erhöhten Transaminasen, eine Laktatazidose und vermehrter Alanin im Serum auf.
Unter den *Aminosäuren-Stoffwechselstörungen* (s. S.197) ist bei der **Tyrosinose,** der **Ahornsirup-Krankheit** und bei der **Cystinose** (Glucosurie) auf den Blutzucker zu achten.

McQuarrie-Syndrom
Bei der infantilen Hypoglykämie sind in den ersten Lebensmonaten anfallsartige hypoglykämische Zustände mit morgendlichen Blutzuckerwerten unter 1,5 µmol/l bei sonst normalem Gedeihen bei hoher Insulinempfindlichkeit zu beobachten. Gute Beeinflußbarkeit durch Corticoide. Spontane Norma-

lisierung ohne Restzustände bei guter Überwachung ist zu erwarten.

Ketotische Hypoglykämie
Etwa vom 18. Lebensmonat an hypoglykämische mit Ketose kombinierte Anfälle, durch Hunger oder fettreiche Kost zu provozieren. Neigung zu ketonämischem zyklischem Erbrechen.

Cochran-Syndrom
Über die leucinsensible Hypoglykämie s. S. 161.
Zur Diagnose einer unklaren Hypoglykämie sind die *Suchtests* Tabelle 21 zu empfehlen.

Tabelle 21. Suchtests bei Hypoglykämie

Nüchternblutzucker (wiederholt)
Nüchterninsulinbestimmung
Säure-Basen-Haushalt
Blutglukose-Tagesprofil
Glukosetoleranztest:
   0,5–1,0 g/kg i. v. in 25%iger Lösung (maximal 25 g)
Leucintoleranztest:
   Leucin 150 mg/kg oral oder 75 mg i. v. (Vorsicht bei hoher Leucinempfindlichkeit, Glucosegabe)
Insulinintoleranztest:
   0,05–0,1 E/kg i. v. (Vorsicht bei hoher Insulinempfindlichkeit, Glucosegabe)

---

33 Übergewicht

Mastfettsucht 217
Dienzephaler Gigantismus
Hypophysär-diencephales Fettsucht-
syndrom 218
Dystrophia adiposo-genitalis
Laurence-Moon-Biedl-Bardet-Syndrom
Panse-Syndrom
Prader-Willi-Syndrom

Nonne-Milroy-Meige-Syndrom
Alström-Hallgren-Syndrom
Martin-Albright-Syndrom
Glykogenose Typ I
Mauriac-Syndrom
Börjeson-Forssman-Lehmann-Syndrom
Pickwickier-Syndrom 219
Cushing-Syndrom

Übergesicht (> 15% über dem Längensollgewicht oder > 97-Perzentile der Längennorm) ist stets Folge einer positiven Bilanz zwischen Kalorienaufnahme- und -verbrauch bzw. Kalorienabgang im Stuhl. Die meisten fetten Kinder essen zu viel und können die überkalorische Befriedigung ihres multikausal gesteuerten Appetits nicht durch eine schlechtere Nahrungsausnutzung kompensieren. So kommt es zum Übergewicht, obwohl diese Kinder nicht selten in den Augen ihrer Eltern oder auch objektiv genauso viel Nahrungsmittel aufnehmen wie gleichaltrige Kinder, die „schlechte Futterverwerter" sind und bei übermäßiger Kalorienzufuhr fett-, eiweiß-, oder kohlenhydratreiche Stühle entleeren. Auf Fragen wird die Überfütterung fast immer abgestritten. Erst die exakte Eßanamnese ermöglicht die Diagnose.

dem Durchschnitt liegt. Sie kann sogar darunter liegen, weil zunehmendes Körpergewicht die körperliche Aktivität und damit die HGH-Ausschüttung bremst, die verminderte muskuläre Arbeit fördert die Fettsucht, ein Zirkulus vitiosus, der nicht selten psychogen ausgelöst wird. (Einsamkeit, Angst, Schulschwierigkeiten: Lustgewinn durch Essen als Kompensation). Die Existenz einer erheblichen Fettsucht ist nicht gesichert, weil meist in solchen Familien auch eine Vorliebe für kalorienreiches Essen besteht. Aus diesen Familien rekrutieren sich die Mehrzahl der Kinder mit Adiposogigantismus.
Nach Ausschluß der häufigsten Ursachen müssen *dienzephale Störungen*, endokrino-metabolische Krankheiten und Syndrome diskutiert werden, die mit Fettsucht einhergehen.

Mastfettsucht *(Adiposogigantismus)*
Hyperkalorische Ernährung erzeugt anfänglich Gewichtszunahme und schnelleres Längenwachstum. Die Wachstumsfugen schließen sich entsprechend der genetischen Anlage, so daß die Endgröße meist nicht über

Zerebraler Gigantismus *(Sotos-Syndrom)*
Die Kinder kommen meist überdurchschnittlich groß und schwer auf die Welt, wachsen schon im Säuglingsalter schneller, zeigen dann Makrozephalie, akromegaloide Gesichtszüge, Balkonstirn, Hypertelorismus

und antimongoloide Augenstellung. Der Nachweis eines mäßigen Hydrozephalus internus spricht für die Diagnose.

Hypophysär-dienzephales Fettsuchtsyndrom
Gürtelförmige Adipositas, Hypogenitalismus, Infantilismus, retardiertes oder seltener besonders schnelles Körperwachstum sind die Folgen zentralnervöser Defekte. Dieses Hypothalamussyndrom kann nach einer Enzephalitis oder tuberkulösen Meningitis, nach Schädelbasisfrakturen, bei Craniopharyngeom, Opticusgliom, Hypophysentumoren oder bei der Histiozytosis X auftreten. Weitere Symptome sind Eßgier, Störungen der zentralen Regulation von Temperatur, Kreislauf, Fett-, Zucker- und Wasserstoffwechsel (zentraler Diabetes insipidus) sowie Schlafstörungen.
Fehlt eine derartige Vorgeschichte, ist eine hypothalamisch-endokrin bedingte Fettsucht verdächtig auf **Dystrophia adiposogenitalis** *(Babinski-Fröhlich-Syndrom)*. Dabei ist die Kombination Minderwuchs, Stammfettsucht, Hypogenitalismus wichtig zur Differentialdiagnose gegenüber Kindern mit Adiposo-Gigantismus (Mastfettsucht), die normal groß oder übergroß sind. Bei der Dystrophia adiposo-genitalis bestehen in der Regel auch weitere zentrale Störungen (Diabetes insipidus, erhöhte Kohlenhydrattoleranz, Sehstörungen, Gesichtsfeldeinschränkung, Sellaveränderungen, Kopfschmerzen). Auch können Krampfanfälle oder ein pathologisches EEG bestehen, da meist eine Zerstörung der hypothalamischen Zentren Ursache dieses seltenen Syndrom ist.

Laurence-Moon-Biedl-Bardet-Syndrom
Fettsucht durch Hypothalamus-Defekt und mentale Retardierung mit Hoch- oder Minderwuchs, Brachy-, Poly- oder Hexadaktylie, Syndaktylien, Retinitis pigmentosa (Spätsymptom). Eine Kombination mit Trisomie 21: *Panse-Syndrom.*

Prader-Willi-Syndrom
Stammfettsucht mit auffällig kleinen Händen und Füßen, Minderwuchs, Hypogenita-

lismus (dysgenitaler Minderwuchs), mentale Retardierung bis zur Imbezillität, fröhliche Stimmungslage. In der Regel schon in der Säuglingszeit zu erkennen, weil die Kinder, meist nach schweren Entbindungen (Asphyxie) eine Phase schwerer Muskelhypotonie durchgemacht haben.

Nonne-Milroy-Meige-Syndrom
Auffälliges Trophoedem der Beine, selten die Leisten überschreitend schon beim Säugling, Minderwuchs, Adipositas, Infantilismus, Hypogenitalismus, psychomotorische Retardierung bis zur Imbezillität.

Alström-Hallgren-Syndrom
Frühkindliche Adipositas, Lichtempfindlichkeit, Nystagmus, Strabismus divergens, zunehmende Sehverschlechterung durch Netzhautdegeneration. Innenohrschwerhörigkeit, Neigung zu Diabetes mellitus.

Martin-Albright-Syndrom
(familiärer Pseudo-Hypoparathyreoidismus)
Adipositas, Oligophrenie, Minderwuchs besonders der Gliedmaßen mit typisch verkürzten Metacarpalia III, IV und V sowie Schmelzhypoplasie der Zähne. Hypocalcämische Tetanie mit Hyperphosphatämie, Parathormon refraktär (negativer Ellsworth-Howard-Test: Auf Parathormongabe keine Phosphaturie und kein cAMB-Anstieg im Urin), alkalische Phosphatase normal oder erhöht.

Glykogenose Typ I
Die Adipositas bei Glykogenose bereitet wegen der Hepatosplenomegalie kaum differentialdiagnostische Schwierigkeiten.

Andere Syndrome mit Übergewicht
Bei einem bestehenden Diabetes mellitus sollte das **Mauriac-Syndrom** (Kleinwuchs, Stammfettsucht, Hepatomegalie bei normaler Leberfunktion durch starke Glykogeneinlagerungen) nicht mehr vorkommen, weil es die Folge einer schlechten Einstellung mit häufigen Stoffwechselentgleisungen ist.
Beim **Börjeson-Forssman-Lehmann-Syndrom**

handelt es sich um eine nur Knaben betreffende erbliche Stammfettsucht mit hochgradiger Idiotie, Zwergwuchs und Krampfleiden.

Das **Pickwickier-Syndrom** kann offenbar bei jeder schweren Adipositas, zumal bei kleinwüchsigen Menschen auftreten, wenn es infolge des fettsuchtbedingten Zwerchfellhochstandes zu einer pulmonalen Hypoventilation kommt. Diese verursacht eine Hypoxie, eine Polyzytämie (polyglobule Zyanose) und CO_2-Retention. Ein periodischer Atemtypus mit Apnoen und plötzlichen kurzdauernden Schlafanfällen ist charakteristisch.

Beim **Cushing-Syndrom** besteht eine Stammfettsucht mit Fettnacken und Vollmondgesicht, Striae distensae cutis, Hypertension, Hyperglykämie bei Überproduktion vor allem der Glucocorticoide durch Tumoren der Nebennierenrinde, basophile Adenome des Hypophysenvorderlappens oder Hypothalamusschäden bzw. Corticoidtherapie (transitorisches Cushingsnydrom).

34 Mangelndes Gedeihen und Magersucht

s. auch Minderwuchs-Syndrome S. 225

Familiäre Magerkeit 220
Malabsorption
Maldigestion
Zoeliakie
Mukoviszidose
Pankreasinsuffizienz
Appetitlosigkeit
Psychosoziale Appetitlosigkeit
Fehlernährung
Psychogene Magersucht

Simmonds-Sheehan-Syndrom 221
Anorexia nervosa
Störung des Hunger/Sättigungszentrums
Maskierte Depression
Hypophysär-dienzephale Störungen
Hyperthyreose
Diabetes mellitus
Nebenniereninsuffizienz
Seip-Lawrence-Syndrom
Simons-Syndrom

Liegt das Körpergewicht eines Kindes mehr als 15% (< 3. Perzentile) unter dem Längensollgewicht, ist zuerst an die **konstitutionelle familiäre Magerkeit** zu denken. Diese an sich gesunden Kinder besitzen einen guten Appetit, verzehren meist mehr Kalorien als Vergleichskinder ihrer Alters- und Größenklasse und sind in der Regel motorisch und psychisch sehr aktiv. Außer einem *erhöhten Stoffwechselbedarf* kann bei ihnen auch eine *schlechtere Nahrungsausnutzung* im Sinne einer latenten *Malabsorption* oder *Maldigestion* (schlechte Futterverwerter) in Betracht gezogen werden. Der Stuhl ist auf Ausnutzung zu prüfen, ggf. ist durch Duodenalbiopsie eine **latente Zoeliakie** auszuschließen. Eine Steatorrhoe muß an eine partielle **Mukoviszidose** (Schweißelektrolyte prüfen) oder an eine **Pankreasinsuffizienz** denken lassen.

Eine häufige Ursache der Magersucht ist die *Appetitlosigkeit*. Nach Ausschluß organischer Grundkrankheiten muß dabei nach *psycho-sozialen Faktoren* gesucht werden, angefangen von fehlerhafter Fütterungstechnik beim Säugling bis zu *Erziehungsfehlern* [Zwang zum Essen, Trinken übergroßer Mengen kalorienhaltiger Getränke (Limonaden oder Milch), häufige Zwischenmahlzeiten, Süßigkeiten, Ernährung nach Wunsch des Kindes mit der Folge einseitiger Kost].

Auch *psychische Belastungen* wirken sich im Kindesalter schnell auf den Appetit aus (innerfamiliäre Spannungen, Vernachlässigung, mangelnde Zärtlichkeit, mütterliche Unfähigkeit, Leistungsdruck, Schulschwierigkeiten, Einsamkeit, depressive Verstimmtheit).

Psychogene Magersucht

Sie ist leicht zu erkennen, weil sie nur in der Präpubertät und Pubertät auftritt, fast nur Mädchen befällt und die psycho-soziale Protestsituation in der Regel zu durchschauen ist. Allerdings kann in vielen Fällen die psychosomatische Verflechtung des Krankheitsbildes mit hypothalamischen Zügen so stark sein (niederer Gonadotropinspiegel, hoher Testosteronspiegel), daß die Differentialdiagnose zum **Simmonds-Sheehan-Syndrom** durch Atrophie des Hypophysenvorderlappens (meistens postpartual entstanden) schwerfallen kann. Bei der *Anorexia nervosa* lassen die selbst auferlegten Nahrungsrestriktionen, die dranghafte Tyrannisierung der sozialen Umgebung durch Problematisierung und Diskussion körperlicher und seelischer Funktionen, verbunden mit eigener sozialer Überaktivität schnell die zwiespältige psychische Struktur dieser Kinder erkennen. Sie bildet den Boden für die psychogene Magersucht. Für ihre Entstehung trägt in vielen Fällen eine konfliktreiche Familiensituation, eine gefühlsarme oder überprotektive Mutter zwar wesentlich bei, bildet aber keine auslösende Ursache. Auch eine primäre, neurotransmitter bedinte *Überaktivität des Sättigungszentrums* oder eine *fehlende Aktivität des Hungerzentrums* im Rahmen der beginnenden hormonalen Pubertätsumstellung muß bedacht werden. Schließlich darf eine *maskierte Depression* nicht übersehen werden.

Hypophysär-dienzephale Läsionen
Eine hypophysäre dienzephale Erkrankung (postenzephalitischer Zustand, wachsender Tumor) kann in allen Lebensabschnitten eine auffällige Magersucht erzeugen. Dann lassen sich noch andere Symptome einer zentralen Regulationsstörung (Temperatur, Kreislauf, Blutzucker, Schlaf) und endokrine Ausfälle (Diabetes insipidus, HGH-Mangel, zentrale Hypothyreose oder Nebenniereninsuffizienz) nachweisen. Auch die bereits in den ersten Lebensmonaten oft schwer bekämpfbare *Inappetenz des zerebral geschädigten Kindes* oder die *Folgen einer intrauterinen Dystrophierung,* eines *fetalen Alkoholsyndroms* oder *embryopathischen Hydantoinsyndroms* gehören hierher.

Hyperthyreose
Eine Schilddrüsenüberfunktion (s. S. 242) wie auch ein **beginnender Diabetes mellitus** als Ursache einer zunehmenden Magersucht ist leicht zu erkennen.

Nebenniereninsuffizienz *(Addison-Syndrom)*
Gewichtsabnahme. Appetitlosigkeit, Muskelhypotonie, Adynamie, trockene Haut, zunehmende Pigmentation auch der Schleimhäute, Hypothermie, erniedrigte 17-Ketosteroid-Ausscheidung im Urin sind Symptome, die stark an eine psychogene Magersucht erinnern, zumal wenn sie vor der Pubertät bei Mädchen beobachtet werden. Leichter fällt die Diagnose bei jüngeren Kindern, wo das Syndrom infolge intrapartualer Nebennierenblutungen, Nebennierentuberkulose oder Tumoren der Nebennieren auftreten kann. Beiderseitige Nebennierenverkalkungen sind ein wichtiges Hinweiszeichen. Allerdings müssen mehr als 90% der Nebennieren ausgefallen sein, um diese typischen Symptome hervorzurufen.
Die **postinfektiöse Nebenniereninsuffizienz** wird oft übersehen, weil eine Reihe ihrer Symptome in der Rekonvaleszenz fälschlicherweise als psychogen gedeutet werden.

Seip-Lawrence-Syndrom
Das Syndrom beginnt Ende des ersten Lebensjahres mit zunehmender *Lipodystrophie,* oft als Magersucht mißdeutet, bis die Atrophie des gesamten Unterhautfettgewebes, die Hypertrichose und weitere Symptome zur richtigen Diagnose führen: Akromegaloider Hochwuchs, beschleunigte Knochenkernentwicklung, Hyperpigmentation, Makrogenitosomie, Hypertension und Neigung zu insulinresistentem Diabetes (dienzephaler Genese), Kardiomegalie, Nephromegalie, Splenohepatomegalie durch Fetteinlagerung und Leberfunktionsstörungen.

Progressive umschriebene Lipodystrophie *(Simons-Syndrom)*
Vor allem bei Mädchen entwickelt sich in der späteren Kindheit ein zirkumskripter Fettschwund, vor allem im Gesicht und der oberen Körperhälfte, während die untere Körperhälfte normal oder übermäßig fett sein kann, insbesondere an den Hüften, am

Gesäß, den Oberschenkeln (Gürtelfettsucht). Kombination mit Nierenerkrankungen, Otosklerose und mentaler Retardierung möglich.

35 Hochwuchs, partieller Riesenwuchs

Familiärer Hochwuchs 223
Hypophysärer Hochwuchs
Marfan-Syndrom
Homocystinurie
Laurence-Moon-Biedl-Bardet-Syndrom
Seip-Lawrence-Syndrom
Hypogenitalismus
Kallmann-Syndrom 224

Pasqualini-Syndrom 224
Klinefelter-Syndrom
YY-Syndrom
AGS
Partieller Riesenwuchs
Klippel-Trenaunay-Syndrom
Sotos-Syndrom

Liegt die Größe schnellwachsender Kinder *mehr als drei Standardabweichungen über dem Altersmittelwert* (>97. Perzentile), spricht man von Hochwuchs. *Riesenwuchs* nennt man eine *mehr als fünffache Standardabweichung*.

Differentialdiagnostisch ist zuerst an den *familiären primordialen Hochwuchs* zu denken. Er läßt sich aus der Größe der Eltern und weiterer Vorfahren leicht erkennen. Hier besitzen die Kinder bereits bei der Geburt eine überdurchschnittliche Körpergröße und zeigen in allen Lebensphasen ein proportioniertes über dem Mittelwert liegendes Wachstum.

Beim pathologischen Hochwuchs sind mehrere Gruppen zu unterscheiden:

1. Der hypophysäre Hochwuchs
2. der familiäre syndromale Hochwuchs
3. der hypogonadale Hochwuchs
4. der endokrine Hochwuchs.

Hypophysärer Hochwuchs

Meist liegt ein Adenom des Hypophysenvorderlappens vor, durch STH-Bestimmung zu objektivieren. Beginnt die krankhafte STH-Produktion erst nach Schluß der Epiphysenfugen, treten die typischen akromegalen Züge auf.

Marfan-Syndrom

Beim jungen Säugling ist es an der Arachnodaktylie zu erkennen, verbunden mit allgemeiner Muskelhypotonie (floppy-infant), Überstreckbarkeit der Gelenke, später allgemeine Zeichen der Bindegewebsschwäche (Subluxation der Linsen, Aortadilatation durch Weichheit der Gefäßmedia bereits in den ersten Lebensjahren). Ganz ähnlich kann sich die **Homozystinurie** darbieten (s. S. 208). Auch zum **Laurence-Moon-Biedl-Bardet-Syndrom** und zum **Seip-Lawrence-Syndrom** (*Lipodystrophie* s. S. 221) kann ein überdurchschnittliches Längenwachstum gehören.

Schließlich muß bei jedem Hochwuchs auch an **Hypogenitalismus** (s. S. 235) gedacht werden, zumal wenn es zu einem verspäteten Abschluß der Wachstumsperiode und einer verzögerten Pubertät kommt. Dies ist der

Fall, wenn primärer Hypogonadismus (hypergonadotroper Hypogonadismus) mit eunuchoidem Körperbau, infantilem Genitale, spärlicher Behaarung und einer weitgehenden Hodendys- oder -atrophie zusammentrifft. Weitere Formen *(Kallmann-Syndrom, Pasqualini-Syndrom, Klinefelter-Syndrom, YY-Syndrom, adrenogenitales Syndrom)* s. S. 236.

Partieller Riesenwuchs
Hier liegt die Diagnose auf der Hand, wobei einzelne Finger, ganze Gliedmaßen oder die Körperhälfte befallen sein können. Für Nebennierenrinden-Ca. und Hepatoblastom besteht ein erhöhtes Risiko. Ausgeschlossen werden muß das

Klippel-Trenaunay-Syndrom
das durch eine Kombination von einseitigem segmentalem Naevus vasculosis mit Gefäßhypertrophien und Varikosen, Angiomen, arteriovenösen Fisteln im befallenen Glied und atrophischen Störungen kaum zu verkennen ist.

Sotos-Syndrom
Beim cerebralen Gigantismus liegen keine erkennbaren endokrinen Störungen vor s. S. 287.

36 Minderwuchs

Familiärer Minderwuchs 225
Wachstumsverzögerung, familiäre 226
Sekundärer Kleinwuchs
Mangelernährung
Intestinaler Minderwuchs
Hepatischer Minderwuchs
Stoffwechselstörungen
Vitamin D-Mangelrachitis
1. Proximale renale tubuläre Azidose
   De Toni-Debré-Fanconi-Syndrom
   Cystinose
   Lightwood-Albright-Syndrom 227
   Lowe-Syndrom
2. Distale renale tubuläre Azidose
   Buttler-Albright-Syndrom
   Rathbun-Syndrom
   Hypocalzämische Vitamin D-resistente
   Pseudo-Rachitis (Prader)
Kardialer Minderwuchs
Zentrale Regulationsstörungen 228
Zustand nach intrauteriner Dystrophie
Mikrozephalie
Psychosozialer Minderwuchs
Endokriner Minderwuchs
Hypothalamisch-hypophysärer Minder-
wuchs
Hypophysärer Minderwuchs
HGH-Mangel
Unwirksames HGH 229
Somatomedinmangel

Hypothyreoter Minderwuchs 229
Diabetischer Minderwuchs (Mauriac-
Syndrom)
Adrenaler Minderwuchs (Cushing)
Adrenogenitales Syndrom
Osteochondrodysplasien
Mukopolysaccharidosen
Chromosomale Aberrationen
Ullrich-Turner-Syndrom 230
Noonan-Syndrom
Down-Syndrom
Bloom-Syndrom
Conradi-Hünermann-Syndrom
Ellis van Creveld-Syndrom
Fanconi-Schlesinger-Syndrom
Hanhart-Syndrom
Kenny-Linarelli-Syndrom
Cornelia de Lange-Syndrom
Silver-Russel-Syndrom
Williams-Beuren-Syndrom
Martin-Albright-Syndrom
Leprechaunismus-Syndrom
(Donohue-Syndrom)
Rubinstein-Syndrom
Cockaine-Syndrom
Laurence-Moon-Biedl-Bardet-
Syndrom 231
Nonne-Milroy-Meige-Syndrom
Menkes-Syndrom
primordialer Minderwuchs

Liegt die Körpergröße eines Kindes *unter-halb der 3. Perzentile der Norm*, muß nach einer Ursache gesucht werden. Eine Menge von Ursachen kommen in Frage.

Familiärer Minderwuchs
Bei dieser häufigen Ursache ist ein oder beide Elternteile oder andere nahe Verwandte ebenfalls klein (unter 155 cm). Das Geburts-

gewicht ist normal, die Wachstumsverzögerung macht sich meist erst nach dem 3. Lebensjahr bemerkbar und die Endgröße liegt dann im Bereich der kleinen Verwandten.

Davon ist die **konstitutionelle familiäre Wachstumsverzögerung** zu unterscheiden, die bei etwa 30% aller Fälle vorliegt, die im Kindesalter wegen Minderwuchs eine ärztliche Beratung aufsuchen. Hier sind die Eltern und nahen Verwandten in der Regel normal groß, auch die Geburtsgröße ist normal, aber im Kleinkindes- oder Schulalter stellt sich eine auffällige Wachstumsverlangsamung ein, zusammen mit einer *verzögerten Pubertät*. Erst in der späten Kindheit kommt es zu erneuten Wachstumsschüben, so daß dann eine durchschnittliche, der Familiengröße entsprechende Körperlänge erreicht wird. Anamnestisch wird meist von einem Elternteil oder anderen Familienangehörigen in der Aszendenz ein ähnliches Wachstumsverhalten berichtet. Das genügt in der Regel, um sich zu dieser Diagnose zu entschließen. Die *Ossifikation* ist nur *gering verzögert,* bestätigt aber noch mögliche Wachstumstendenzen in der späteren Kindheit, HGH-Bestimmungen ergeben normale Werte.

Der **sekundäre Kleinwuchs** ist leicht auszuschließen. Anamnestisch und am Allgemeinzustand ist zu eruieren, ob eine langdauernde *Mangelernährung* (Hunger, Eiweißmangel) oder ein *intestinal bedingter Minderwuchs* vorliegt (Zoeliakie, Mukoviszidose, Maldigestion, Malabsorption, Morbus Crohn). Ein *hepatischer Minderwuchs* ist bei vorliegender Leberzirrhose oder bei Speicherkrankheiten (Glykogenose) naheliegend.

Stoffwechselstörungen

Bei generalisierten Stoffwechselstörungen mit Auswirkungen auf das Wachstum ist die Erkennung der Ursache im allgemeinen nicht schwer, weil typische Symptome das Krankheitsbild beherrschen. Das gilt vor allem für die verschiedenen Störungen des Knochenwachstums und der Knochenverkalkung, die den Pädiater vom Krankheitsbild der **Vitamin D-Mangelrachitis** beson-

ders geläufig sind (Craniotabes, Rosenkranz, becherförmige Auftreibung der Metaphysen, Kalkarmut des Skeletts, erhöhte alkalische Phosphatase). Gelingt es unter Gaben von 1,25-(OH)2-Cholecalciferol-Gaben nicht, die rachitischen Zeichen am Skelett zu beseitigen und eine schnelle Kalkablagerung in der Gegend der Wachstumszonen zu erreichen, muß nach Ursachen einer Vitamin D-Resistenz gesucht werden.

Meist sind *renale Gründe für die Vitamin D-Resistenz* verantwortlich.

Renale tubuläre Azidose

Hier gibt es zwei Formen

1. Die **proximale renale tubuläre Azidose** durch *Absinken der Nierenschwelle für die Bicarbonatausscheidung.* Das Urin-pH ändert sich in Übereinstimmung zum Plasma-Bicarbonatspiegel.

   a) Die *primäre proximale renale tubuläre Azidose:* Hier bestehen außer Wachstumsminderung und einer hyperchlorämischen Azidose *keine anderen Nierenstörungen.* Unter Bicarbonatgaben ist die Prognose gut.

   b) Die *sekundäre proximale renale tubuläre Azidose:*
   Das *De-Toni-Debré-Fanconi-Syndrom*
   Hier bestehen neben der tubulären Azidose auch *noch andere Zeichen eines Nierenschadens,* wie vermehrte Phosphatausscheidung infolge gestörter Rückresorption und andere tubuläre Schäden, die zu Aminoazidurie, Glykosurie und verminderter Konzentrationsfähigkeit führen. Klinisch bestehen alle Zeichen der Rachitis und einer Osteomalazie.

Cystinose *(Abderhalden-Kaufmann-Lignac-Syndrom, Abderhalden-Fanconi-Syndrom, renaler Gluco-Amino-Phosphat-Diabetes, Cystinspeicherkrankheit)*
Deutlicher proportionierter Minderwuchs, pseudorachitische Knochenveränderungen, leichte Ermüdbarkeit, Lichtscheu, zunehmende Niereninsuffizienz, Glycosurie, Ami-

noazidurie, Hyperphosphaturie, proximale, renale tubuläre Azidose, Hypokaliämie, Thermolabilität. Cystinkristallnachweis im polarisierten Licht in den Leukozyten, in den Histiozyten des Knochenmarks, in der Mucosa und in der Cornea oder Conjunctiva (Spaltlampenuntersuchung).

Lightwood-Albright-Syndrom
(renale tubuläre Azidose, idiopathische Nephrocalcinose)
Früh beginnender Minderwuchs, Osteoporose, rachitische Knochenverbiegungen, schwere Karies, Niereninsuffizienz (Polyurie, Isostenurie, Glycosurie, erhöhte Ausscheidung von Natrium, Calcium, Kalium, Bicarbonat). Hyperchlorämische Azidose, Normocalcämie, Normophosphatämie, manchmal Hyperphosphatämie.

Lowe-Syndrom
(occulo-cerebro-renale Dystrophie)
Schon beim Säugling Wachstums- und psychomentale Retardierung, Muskelhypotonie, Kryptorchismus, kongenitaler Katarakt mit Hydrophthalmus, Glycosurie, Proteinurie, Hyperaminoazidurie, metabolische Azidose. Geschlechtsgebunden vererblich. Eine sekundäre proximale renale tubuläre Azidose kann bei schwerer Vitamin D-Mangelrachitis, bei der medullären Schwammniere oder auch bei schweren zyanotischen Herzfehlern auftreten.

2. **Distale renale tubuläre Azidose.** Hier besteht eine normale Nierenschwelle für Bicarbonat, der Urin-pH liegt über 6,0, aber es besteht eine *ungenügende H-Ionenausscheidung* unabhängig vom Serumbicarbonatspiegel.

a) *Primäre distale renale tubuläre Azidose:*
Buttler-Albright-Syndrom
Es trifft vor allem Mädchen, die bei dieser Krankheit Ende des ersten Lebensjahres zunehmend schlechter gedeihen, ungenügend wachsen, Polyurie, Exsikkose, Erbrechen und deutliche Zeichen einer Rachitis entwickeln mit Nephrocalcinose und Nie-

rensteinen. Die alkalische Phosphatase ist erhöht. Im Urin wird vermehrt Phosphor ausgeschieden, andere Zeichen einer Nierenstörung fehlen. Die Krankheit entsteht durch eine isolierte *Tubulusinsuffizienz zur Phosphatreabsorption.* Das Leiden ist X-gebunden dominant erblich, gelegentlich autosomal rezessiv. Gelingt es, die Azidose laufend zu korrigieren, ist die Prognose gut.

b) *Sekundäre distale renale tubuläre Azidose*
Diese Störung beobachtet man vor allem bei *Vitamin D-Intoxikation,* bei der *medullären Schwammniere,* bei *Leberzirrhosen,* bei *Hyperparathyreoidismus.*

Rathbun-Syndrom
(hereditäre Hypophosphatasie)
Durch angeborenes, wahrscheinlich autosomal-rezessiv erbliches Fehlen der alkalischen Phosphatase entsteht das klinische Bild einer schweren Rachitis mit Hypercalzämie bei meist normalem Serumphosphatspiegel, Hypercalciurie, Hyperphosphatätanolaminurie, schwerer Osteoporose bis zum Caput membranaceum (pränatale maligne Form), Zahnanomalien mit vorzeitigem Milchzahnverlust (infantile Form), Hypercalciurie und Nephrocalcinose. Kein Einfluß durch Vitamin D, aber Gefahr einer Vitamin D-Intoxikation.

Hypocalcämische Vitamin D-resistente Rachitis
(hereditäre Pseudomangelrachitis Prader)
Diese sehr seltene autosomal rezessiv erbliche harmlose Vitamin D-abhängige Krankheit durch einen Block der Hydroxylierung von 25-OH-Cholecalciferol zu $1-25-OH_2$-Cholecalciferol infolge $25-OH-D_3-1\alpha$-Hydroxylasemangel reagiert gut auf sehr hohe Vitamin D-Dosen. Im Gegensatz zu Patienten mit hypophosphatämischer Vitamin D-resistenter Rachitis zeigen die Patienten mit Pseudomangelrachitis eine vermehrte Aminoazidurie.
Unter den weiteren sekundären Kleinwuchs-

formen sind die durch Sauerstoffmangel bedingten Minderwuchsformen leicht zu erkennen (chronische Anämie, angeborene Vitien, cardialer Minderwuchs, chronische Lungenerkrankungen mit eingeschränkter pulmonaler Leistung pulmonaler Minderwuchs s. S. 67.

**Minderwuchs durch
zentrale Regulationsstörungen**
Als Nächstes sind die *Folgen einer intrauterinen Dystrophie* zu bedenken. Ein Geburtsgewicht und eine Größe unterhalb der dritten Perzentile im Vergleich zur Tragzeit (intrauterine Dystrophie) bzw. ein Geburtsgewicht unter 2 kg bei ausgetragenen Kindern führt häufig zu einem typischen Wachstumsverlauf stets unterhalb der dritten Perzentile der Norm ohne Wachstumshormonmangel. Kinder mit *Mikrozephalie* oder der schwer dystrophe Partner eines normalgewichtigen Zwillings zeigen ebenfalls solche Wachstumsverläufe.
Auch der **psychosoziale Kleinwuchs** bei Verwahrlosung mit guter Prognose bei Rehabilitation gehört hierher.

Endokriner Minderwuchs
Endokrine Ursachen für einen kleinen Körperbau sind differentialdiagnostisch unwahrscheinlich, wenn die jährliche Wachstumsrate mindestens 4–5 cm beträgt. Auch eine normale Zahnentwicklung und ein normales Knochenalter sprechen ziemlich gegen hormonelle Ursachen.

Hypothalamisch-hypophysärer Minderwuchs
Gewisse Schwierigkeiten macht die Differentialdiagnose des endokrinen Minderwuchses. Kinder mit hypothalamisch-zerebralem Minderwuchs sind bei der Geburt normal groß, wie etwa Kinder mit schweren intrauterinen oder parapartual erworbenen Hirnschäden.
Beim **hypophysären Zwergwuchs** (Mangel an Wachstumshormon) kommen die Kinder ebenfalls mit normaler Größe auf die Welt. Beide Formen liefern etwa 10% der endokrin bedingten Minderwuchsfälle. Bei HGH-

Mangel oder seiner Unwirksamkeit sind verschiedene Formen zu unterscheiden:
1. *Der isolierte HGH-Mangel*
Er wird in der Regel erst im 2. oder 3. Lebensjahr vermutet oder in der späten Kindheit objektiviert. Bei diesem hypophysären Zwergwuchs bleibt etwa mit zwei Jahren das Längenwachstum stärker als das Knochenwachstum zurück. Die Diagnose kann nur gestellt werden, wenn im Stimulationstest (Insulinbelastung oder Argininbelastung, Glucakonbelastung, Propranolol-Glucagon-Test, Wachstumshormonbestimmung im Schlaf) keine ausreichende Wachstumshormonausschüttung nachweisbar ist. Typisch für diesen hypophysären Minderwuchs sind das Ausbleiben oder der verspätete Schluß der Epiphysenfugen, die Akromikrie, die Persistenz kindlicher Proportionen, die Adipositasneigung, der Hypogenitalismus infolge verminderter Produktion oder Ausbleiben der hypophysären Gonadotropinsekretion (infantiler Zwergwuchs). Beim Typ I des isolierten HGH-Mangels (autosomal-rezessiv erblich) haben die Kinder eine hohe Stimme, zeigen frühzeitig eine runzelige Haut und neigen zu spontanen Hypoglykämieattacken, beim Typ II (autosomal dominant vererblich) sind Stimme und Haut unauffällig.
2. *HGH-Mangel kombiniert mit dem Ausfall anderer hypophysärer Hormone* besteht entweder idiopathisch (bei Knaben häufiger als bei Mädchen), insbesondere nach Steißgeburten und Geburtstrauma oder bei zerebralen Mißbildungen. Er kann genetisch bedingt sein (meist rezessiv) und bei Tumoren (Craniopharyngeom), nach einer Tb.-Meningitis, nach Schädeltraumen oder Systemerkrankungen (Histiozytosis X) auftreten.

D: Neurologische Untersuchung (Gesichtsfeld, EEG, Röntgen, Computer-Tomogramm). Hormonbestimmung: LH-RH-Stimulation, TRH-Stimulation, HGH, T_3, T_4, ACTH, Cortisol, ab 8. Lebensjahr Testosteron oder Östradiol.

3. *Minderwuchs mit hohen,* nicht wirksamen *HGH-Werten* (inborn error per synthesis).
4. Primärer *Somatomedinmangel* bei normalen oder erhöhten HGH-Werten *(Laron-Kleinwuchs).* Auch hier wird der proportionierte Zwergwuchs erst im Kleinkindesalter manifest.

Eine hypophysär-hypothalamische Störung liegt auch beim **Fröhlich-Syndrom** *(Dystrophia-adiposo-genitalis)* vor: Adipositas, Minderwuchs, Hypogenitalismus.

Hypothyreoter Minderwuchs
Etwa 10% der Minderwuchsfälle werden durch Hypothyreose bedingt. Hier beginnt die Wachstumsverzögerung unmittelbar nach der Geburt, wobei im Gegensatz zum hypophysären Zwerg das Skelettalter noch hinter dem verzögerten Längenwachstum zurückbleibt. Eigentlich sollten heute alle derartigen Patienten schon nach der Geburt mit dem TSH-Screening entdeckt sein. Trotzdem muß auch später bei jedem Verdacht (Obstipationsneigung, blasse, manchmal myxödematöse Haut, plumpe Gesichtszüge, große Zunge) die Schilddrüsenfunktion bestimmt werden (s. S.242).
Schwieriger ist die Diagnose einer *diskreten Hypothyreose,* wenn das nur gering hinter der Familiennorm zurückbleibende Längenwachstum als Normvariante, die Neigung zur Adipositas und zur psychointellektuellen Trägheit als psychosomatisch bedingt gedeutet werden und man nicht durch die Kontrolle des Skelettalters (deutlich hinter dem Längenalter zurückbleibend) auf die Grundkrankheit aufmerksam gemacht wird. Nicht selten wird die Diagnose erst vor der Pubertät gestellt, wenn man bei der Skelettkontrolle die Perthes-ähnlichen Veränderungen der Epiphysenkerne der Oberschenkelköpfe erkennt, wie sie für die Hypothyreose typisch sind und auf die Schmerzen im Hüftgelenk aufmerksam machen.

Diabetes mellitus
Ein Minderwuchs durch Diabetes mellitus kommt bei gut eingestellten Kindern kaum noch vor. Fehlt es daran, kann sich das *Mauriac-Syndrom* entwickeln (s. S.218). Nur selten beobachtet man auch bei gut eingestellten Diabetikern ein deutliches Zurückbleiben des Längenwachstums ohne auffindbare Ursache.

Adrenaler Minderwuchs
Beim **Cushing-Syndrom** ist die Wachstumsretardierung nur Begleitsymptom, wie sie auch bei langfristiger Corticoidtherapie zu beobachten ist. Das Knochenalter pflegt dem Längenalter zu entsprechen. Beim *unzureichend oder nicht behandelten* AGS *(C-21-Hydroxylase-Mangel)* eilt die Knochenreifung dem Längenwachstum voraus. Dieses liegt in den ersten 10 Lebensjahren zwar über dem Durchschnitt, dann hört das Wachstum auf, während sich gleichzeitig die Symptome einer Pseudo-Pubertas praecox entwickeln. Ein ähnliches Bild wird durch die Pubertas praecox vera erzeugt (s. S.237).

Osteochondrodysplasien
Die hierher gehörenden Minderwuchsformen machen wegen ihres auffälligen dysproportionierten Kleinwuchses mit stärkerem Befall der Extremitäten diagnostisch meist keine Schwierigkeiten, wenn es auch über 100 unterscheidbare Formen gibt. Es handelt sich meist um monogene Erbleiden, durch die die Knochen-Knorpel-Entwicklung gestört wird. Aber auch außerhalb des Skeletts finden sich oft Fehlbildungen (Augenfehler, Gaumenspalten, Herz, Nieren, Gastrointestinaltrakt oder Immunsystem).

Mukopolysaccharidosen
Auch hier sind die Patienten klein, allerdings mit besonders kurzem Rumpf und Hals und einer dorso-lumbalen Kyphose. Da aber die anderen Symptome einer Speicherkrankheit (Hepatosplenomegalie, dysmorphe Gesichtszüge usw.) bereits in den ersten beiden Lebensjahren zu erkennen sind, fällt auch hier die Diagnose nicht schwer.

Syndrome mit frühem Minderwuchs
Schließlich zeigen noch eine Menge von

Syndromen einen früh einsetzenden Minderwuchs. Es gilt vor allem für die *chromosomalen Aberrationen*, wie etwa das *Ullrich-Turner-Syndrom* (XO-Syndrom), das *Noonan-Syndrom* (Pseudo-Ullrich-Turner-Syndrom XX oder XY), das *Down-Syndrom*.

Bloom-Syndrom
Niederes Geburtsgewicht, hypogenitaler Zwergwuchs, erythematodesähnliche chronische Hautveränderungen an Gesicht und Armen mit Fotosensibilität, Café-au-lait-Flecke.

Conradi-Hünermann-Syndrom
Verkürzte Extremitäten, ähnlich der Chondrodystrophie, multiple Gelenkkontrakturen der großen Gelenke, Kalkeinlagerungen in den Knorpeln (stippled epiphyses)

Ellis-van Creveld-Syndrom
Chondrodystrophie-ähnlicher Zwergwuchs mit Polydaktylie, multiple Exostosen, Nagelhypoplasie, angeborener Herzfehler.

Fanconi-Schlesinger-Syndrom
Minderwuchs mit auffälliger Gesichtsdysmorphie (vorgewölbte Stirn, Hypertelorismus, Epicanthus, Stupsnase, Mikrognatie mit offenem Mund = Elfengesicht), chronische Hypercalcämie und Hyperphosphatämie, Hypertonie, Osteosklerose, Nephrocalcinose.

Hanhart-Syndrom
Dienzephaler Zwergwuchs, kombiniert mit Dystrophia adiposo-genitalis.

Kenny-Linarelli-Syndrom
Untermaßigkeit bei der Geburt, zunehmender Zwergwuchs mit kurzen Gliedmaßen und verdickter Corticalis der langen Röhrenknochen. Neigung zu Hypocalcämie und Hyperphosphatämie. Normale Intelligenz.

Cornelia-De-Lange-Syndrom
Niederes Geburtsgewicht, Minderwuchs, Brachycephalie, Hypertelorismus, eingezogene Nasenwurzel mit zusammengewachsenen Augenbrauen, Syndaktylie.

Silver-Russell-Syndrom
Russell-Zwerg. Bereits bei der Geburt Kleinwuchs, aus dem sich ein dysproportionierter Zwergwuchs entwickelt (kurze proximale und lange distale Extremitäten, Schädel- und Gesichtsdysmorphie). Hydrozephaloider Kopf, später Fontanellenschluß, Prognathie des Oberkiefers, Mikrogenie, normale Intelligenz.

Williams-Beuren-Syndrom
Niederes Geburtsgewicht, Gesichtsmorphologie ähnlich dem Fanconi-Schlesinger-Syndrom, supravalvuläre Aortenstenose, oft mit anderen Herz- und Gefäßmißbildungen kombiniert. Normale Blut-Calciumwerte, psycho-motorische Retardierung.

Martin-Albright-Syndrom
Familiärer Pseudohypoparathyreoidismus s. S. 218.

Leprechaunismus-Syndrom
(Donohue-Syndrom)
Bereits bei der Geburt starke Gesichtsdysmorphie, tief eingezogene Nasenwurzel, Hypertelorismus, buschige Augenbrauen, tiefsitzende Ohren, starke Behaarung, dunkles Hautkolorit. Zeichen der Östrogenüberproduktion (Gynäkomastie, große Labien, Klitorishypertrophie). Minderwuchs und Hepatomegalie.

Rubinstein-Syndrom
(Breiter Daumen- und Großzehen-Syndrom)
Minderwuchs mit geistiger Retardierung, vorspringende Nase, Hypertelorismus, antimongoloide Lidachse, Ptosis, Spitzgaumen, sowie charakteristischer Verkürzung, Verplumpung und Verbreiterung der Daumen und Großzehen.

Cockayne-Syndrom
Nach normalem Geburtsgewicht im zweiten Lebensjahr beginnender Minderwuchs, Mikrozephalie, motorische und psycho-intellektuelle Retardierung, Schwerhörigkeit, Prognatie, fotosensible Haut, Retinitis pigmentosa, Tremor, Ataxie.

Laurence-Moon-Biedl-Bardet-Syndrom und **Nonne-Milroy-Meige-Syndrom** s. S. 218

Menkes-Syndrom *(Kinky-Hair-Syndrom)*
Zunehmende Dystrophie und Wachstumsverzögerung in den ersten Lebensmonaten. Neigung zu Hyperthermie und septischen Erscheinungen. Typische Veränderungen (Pili torti) der struppigen, spärlichen pigmentarmen Haare. Später zerebrales Anfallsleiden durch Kupferresorptionsstörung.

Kupfer und Coeruloplasmin im Serum erniedrigt.

Primordialer Minderwuchs
Er manifestiert sich familiär oder sporadisch schon bei der Geburt im Gegensatz zum hormonalen Minderwuchs. Man findet normale HGH-Werte. Der Skelettreifung und Intelligenzentwicklung ist nicht oder nur wenig verzögert. Ein infantiler Habitus entwickelt sich nicht wie in typischer Weise beim „Liliputaner".

37 Symptome am äußeren Genitale

37.1 Männliches Genitale

Bauchhoden 232
Leistenhoden
Gleithoden 233
Pendelhoden
Stieldrehung des Hodens
Orchitis
Epididymitis
Hydrocele
Hodenverletzung
Malignom
Varicocele
Skrotalerythem
Prostatitis
Fehlbildungen des Penis

Hypospadie 234
Priapismus

37.2 Fehlbildungen des äußeren weiblichen Genitale

Synechiale Verklebungen
Vaginalatresie
Hydrocolpos
Hydrometrocolpos
Clitorishypertrophie
Hypospadie
Vaginitis, Fluor
Fremdkörper
Leukorrhoe, physiologische

37.1 Männliches Genitale

Nur mit einer richtigen Diagnose lassen sich bei einer Hodendystopie unnötige Hormon- und chirurgische Behandlungsmaßnehmen vermeiden.

Hodenhochstand *(Maldescensus testis)*
Sind beide Hoden nicht zu tasten, kann es sich um *Bauchhoden* (Retentio testis abdominalis) oder eine *Anorchie* handeln. Die Anorchie ist in der Vorpubertät am Ausbleiben der Testosteronausscheidung im Urin nach der HCG-Stimulation zu erkennen. Beim *beidseitigen Kryptorchismus* ist nach erfolgloser Behandlung mit Gonadorelin (LH-RH und GnRH, LH und FSH releasing-Hormon) oder mit Gonadotropin ab zweiten Lebensjahr eine chirurgische Behandlung indiziert. Sie sollte auch beim einseitigen Kryptorchismus oder einseitig fixierten Leistenhoden durchgeführt werden, aber ohne vorangehende Behandlung mit Gonadorelin oder HCG, weil der normal deszendierte andere Hoden beweist, daß hier von einer Hormonbehandlung nichts mehr zu erwarten ist. Abgesehen vom Bauchhoden machen alle anderen Hodendystopien gewisse diagnostische Schwierigkeiten.

Der *Leistenhoden* (Retentio testis inguinalis) ist in der Gegend des äußeren Leistenrings leicht tastbar, läßt sich jedoch nicht in das Scrotum verlagern. Eine Operation ist notwendig, kann aber durch eine vorausgehende Hormonbehandlung erleichtert werden.

Der *Gleithoden* liegt inguinal, läßt sich manuell in das Scrotum verlagern, gleitet aber sofort in seine Ausgangslage zurück, weil der Funiculus spermaticus zu kurz ausgebildet ist. Ein nicht schmerzlos, mindestens 2,5 (Säugling) bis 6 cm (älteres Kind) nach unten luxierbarer Hoden sollte zwar einer Hormonbehandlung unterzogen werden, muß aber meist doch schließlich chirurgisch korrigiert werden.

Der *Pendelhoden* dagegen läßt sich schmerzlos ins Scrotum luxieren und steigt nur unter Cremasterzug wieder bis zum äußeren Leistenring zurück (Pseudokryptorchismus). *An andere Stellen* (inguinal, perineal u. a.) *dislozierte Hoden* müssen sofort chirurgisch behandelt werden.

Stieldrehung des Hodens

Eine akute Hodenvergrößerung beim Kind muß bis zum Beweis des Gegenteils als Folge einer Stieldrehung betrachtet werden, vor allem bei jungen Säuglingen und während der Pubertät. Charakteristisch sind heftige, in Leiste und Unterleib ausstrahlende Schmerzen, die beim Hochlagern des Hodens (im Gegensatz zur Orchitis) zunehmen (negatives Prehn'sches Zeichen). Der befallene Hoden schwillt schnell an, es bestehen Rötung und Erwärmung der befallenen Scrotalseite. Bei verfehlter Diagnose und unterlassenem chirurgischem Eingriff treten nach wenigen Stunden eine Hodeninfarzierung mit dunkelblauer Verfärbung sowie Allgemeinsymptome, wie Übelkeit, Erbrechen, Kreislaufkollaps und akutes Abdomen auf. Vorsicht ist bei rezidivierenden Hodentorsionen geboten, die sich bei der Untersuchung schon wieder zurückgedreht haben und außer einer Druckschmerzhaftigkeit nichts Auffälliges mehr bieten. In diesen Fällen ist eine operative Behandlung mit Hodenfixation dringend notwendig. 5 Stunden nach der Stieldrehung ist der Hoden nicht mehr zu retten.

Orchitis

Die Symptome einer akuten Orchitis ähneln der der Stieldrehung. Allerdings ist sie im Gegensatz zur Stieldrehung bei Kindern sehr selten, zumal vor der Pubertät. Auch ist der Beginn in der Regel schleichender oder eine Begleitkrankheit, wie Sepsis, Mumps, Leukämie, erleichtert die Diagnose.

Auszuschließen ist die **Epididymitis,** bei der die Testes palpatorisch normal sind. Allerdings findet man dabei oft andere urologische Mißbildungen. Weiter sind auszuschließen die **Hydrozelen** (Lichtdurchlässigkeit, kein Palpationsschmerz), **Hodenverletzungen** (Trauma in der Vorgeschichte erfragen) sowie **Malignome,** etwa das embryonale Karzinom. Dafür ist typisch die Schmerzlosigkeit und die große Metastasenfreudigkeit (paraaortale Lymphknoten, Lungen-, selten ossäre Metastasen).

Varicozelen und andere Anomalien des Skrotums

Varicozelen treten bevorzugt in der Pubertät und linksseitig auf und verursachen eine Anschwellung im Skrotalbereich. Das **Skrotalerythem** überschreitet meist den Skrotalbereich und geht nur mit einer geringen, höchstens beim Säugling mit einer stärkeren Ödembildung einher. Das akute idiopathische Skrotalödem (meist einseitig und schmerzlos) tritt im Kindergarten- und Vorschulalter auf und läßt durch eine akute Rotfärbung der gespannten Skrotalhaut eine Entzündung des Hodens vermuten. Bei der Translumination allerdings erkennt man die Silhuetten der normal kleinen Hoden.

Prostatitis

Schmerzhaftes Wasserlassen, Pollakisurie und Tenesmen im Genitalbereich müssen bei größeren Knaben nicht nur an Harnwegsinfekte (s. S. 140 und 142), sondern auch an die Prostatitis denken lassen, die sich durch schnell wechselnde Leukozyturie und Erythrozyturie, provozierbar durch rektale Palpation der Prostata, objektivieren läßt.

Fehlbildungen im Penisbereich

Sie machen keine diagnostischen Schwierigkeiten. Bei Stenosierungen im Praeputium oder Orificium unter den verschiedenen *Hy-*

pospadieformen muß auch an die Möglichkeit des Urinrückstaus mit reaktiver Balkenblase, Hydrourether und Hydronephrose gedacht werden. Deshalb ist dabei grundsätzlich eine Sonographie der Harnwege nach reichlicher Flüssigkeitszufuhr oder eine Miktionsurographie notwendig.

Priapismus

Auch vor der Pubertät kann es zu vorübergehenden Erektionen des Penis kommen. Eine persistierende Erektion verlangt eine schnelle Diagnose, um bleibende Zerstörungen der Corpera cavernosa zu vermeiden, etwa bei Thrombosen oder der Sichelzellanämie. Auch harmlose Ursachen können vorliegen, wie lokale Störungen (Urethritis, Harnsteine). Auch bei Leukämie oder Rückenmarkserkrankungen ist dieses Symptom schon aufgetreten.

37.2 Fehlbildungen des äußeren weiblichen Genitale

Sie sind ebenfalls schnell zu erkennen. *Synechiale Verklebungen* der kleinen Labien müssen frühzeitig chirurgisch beseitigt werden, zumal dahinter noch eine *Vaginalatresie* oder Hypoplasie der Vagina mit *Hydrocolpos* oder *Hydrometrocolpos* als weitere Mißbildung liegen können.

Bei der **Clitorishypertrophie** ist sofort ein adrenogenitales Syndrom auszuschließen (s. S. 239). Allerdings gibt es auch die isolierte familiäre Clitorishypertrophie.

Eine **Hypospadie** sollte auch bei Mädchen frühzeitig gesucht und erkannt werden, da die Fehleinmündung der Harnröhre in die Vagina oder das Vestibulum vaginae zu chronischen Pyelonephritiden mit oder ohne Harnstauung und Hydronephrose führt. Diese Komplikation läßt sich bei rechtzeitiger Diagnose schon beim Säugling leicht chirurgisch verhüten.

Vaginitis, Vulvovaginitis und vaginaler Ausfluß

Entzündungen und Infektionen des äußeren weiblichen Genitale (Vulvovaginitis vor der Pubertät, Vaginitis beim größeren Mädchen) manifestieren sich durch schleimigen oder blutig-schleimigen *Fluor*. Ursächlich kommen in Frage neben spezifischen Infektionen mit Gonokokken die Urethritis durch Zytomegalie, die Vulvovaginitis durch Herpes-Virus II, durch Trichomonaden, durch Moniliasis oder Oxyuriasis. Außerdem müssen **Fremdkörper in der Vagina** ausgeschlossen werden (rektale Palpation, vaginale Inspektion, wenn nötig mit Ohrenspiegel, Röntgenaufnahme).

Ein weißlicher Ausfluß **(physiologische Leukorrhoe)** beginnt häufig vor der Pubertät und kann über Jahre bestehen bleiben als Östrogeneffekt. Die gleiche Ursache hat auch der Ausfluß bei Neugeborenen in den ersten 2–3 Lebenswochen.

Eine verstärkte Vaginalsekretion zeigen Mädchen natürlich bei sexueller Stimulation, aber auch bei gewöhnlicher Aufregung, insbesondere vegetativ-labile Typen.

38 Verzögerte Pubertät (Pubertas tarda)

Konstitutionelle Entwicklungs-
verzögerung 235
Hypergonadotroper Hypogonadismus
Klinefelter-Syndrom 236
Heller-Nelson-Syndrom
YY-Syndrom

Hypogonadotroper Hypogonadismus
Kallmann-Syndrom
Pasqualini-Syndrom
Hypophysärer Zwergwuchs
Ullrich-Turner-Syndrom
Swyer-Syndrom

Von verspäteter Pubertät muß man sprechen, wenn die Zeichen einer beginnenden Pubertät *nach dem 13½. Lebensjahr* erscheinen, beim Jungen die Pubes nach dem 15., und beim Mädchen die Menarche nach dem 15½. Lebensjahr ausbleiben. Symptomatisch kann man eine verspätete Pubertät bei chronisch konsumierenden Krankheiten erwarten oder bei Kindern mit schweren Lebererkrankungen, Herzvitien oder unter Corticoid-Dauermedikation.

Konstitutionelle Entwicklungsverzögerung
Verzögerte Reifung (Spätentwickler) kann bei normaler Wachstumstendenz oder kombiniert mit Kleinwuchs auftreten. Meist findet man bei der Anamnese auch in der Aszendenz des Kindes Fälle mit ähnlich verzögertem Reifungsverhalten. Jedenfalls sei man mit der Diagnose eines Hypogenitalismus sehr zurückhaltend, zumal wenn kein Anhalt für eine Hypophyseninsuffizienz vorliegt (normale Schilddrüsen- und Nebennierenfunktion, normale HGH-Produktion).
Bei der konstitutionellen Entwicklungsverzögerung tritt die normale Reifung infolge eines verspäteten Beginns der Gonadotropinausschüttung nur verspätet ein, verläuft aber dann normal. Eine Therapie erübrigt sich, es sei denn aus psychologischen Gründen wegen des Kleinwuchses.
Nicht vor dem 13.–14. Lebensjahr ermöglicht dann die Bestimmung der Gonadotropine nach LRH-Gabe die Differenzierung des *hypergonadotropen Hypogonadismus* mit vermehrter Gonadotropinausschüttung vom *hypogonadotropen sekundären Hypogonadismus* (idiopathischer Eunuchoidismus).

Hypergonadotroper Hypogonadismus
Er ist *gonadal bedingt*. Meist bestehen beiderseitige Hodenerkrankungen, wie Mißbildungen (Anorchie) oder Folgen von Infektionen, Traumata oder Operationen. Hierher gehören auch Patienten mit primärem Hypogonadismus mit eunuchoidem asthenischem Hochwuchs, stark verspätetem Stimmwechsel, sehr kleinem Genitale, spärlicher oder ausbleibender Sekundärbehaarung, meist mit Hodendysgenesie.
Auch das **Klinefelter-Syndrom** (XXY, selten XXYY oder XXXY und XXXYY, XXXX

– je mehr X umso retardierter – oder Mosaik XY/XXY) sollte spätestens in der Pubertätszeit diagnostiziert werden: *intellektuelle Retardierung, Hochwuchs* mit Neigung zur Gynäkomastie, kleine, feste Hoden, hoher Gonadotropinspiegel und vermehrte 17-Ketosteroid-Ausscheidung im Urin s. S. 223.

Beim **Heller-Nelson-Syndrom** besteht ebenfalls Hochwuchs mit kleinen atrophischen Hoden, allerdings bei *normaler Intelligenz.* Das Nichtansprechen des Hodengewebes bei diesen Patienten ist die Ursache des hohen Gonadotropinspiegels.

Das **YY** (oder **XYY-) Syndrom** fällt ebenfalls frühzeitig durch *eunuchoiden Hochwuchs* mit Neigung zur Arachnodaktylie und einem deutlichen Hypogonadismus auf (Kryptorchismus, unvollständiger Deszensus, Hypoplasie des Skrotums mit kleinen Hoden, charakteristische Gesichtszüge, schwere Akne, Mikrognathie, tiefsitzende dysplastische Ohren, antimongoloide Lidachse. Auch Patienten mit Agenesie der Nebenhöhlen, verdickten Schädelknochen, dicken Rippen oder einer Kombination mit dem Franceschetti-Syndrom und Hypogonadismus wurden schon beobachtet. Die Patienten neigen zur Psychopathie und erhöhter Kriminalität.

Hypogonadotroper Hypogonadismus

Der idiopathische Eunuchoidismus ist zentral (hypothalamisch) bedingt. Erst sekundär kommt es infolge des Gonadotropinmangels zu Hodenreifungsstörungen, so daß man bei diesen hochwüchsigen Knaben kleine Hoden findet, die histologisch extrem reifungsgehemmt sind. In diese Gruppe gehört auch das **Kallman-Syndrom** (eunuchoider Hochwuchs mit infantilem Genitale, Leydig-Zellinsuffizienz, Farbenblindheit, Anosmie) und das **Pasqualini-Syndrom** (eunuchoider Hochwuchs mit normalem Genitalbefund oder wenigstens normaler Penisentwicklung, aber kleinen Hoden mit vermindertem Leydig-Zell-Bestand, „fertiler Eunuchoid").

Auch beim idiopathischen **hypophysären Zwergwuchs** kann neben anderen Zeichen der Hypophysenvorderlappeninsuffizienz eine verminderte Gonadotropinproduktion bestehen und eine stark verzögerte Pubertät verursachen.

Ullrich-Turner-Syndrom
(Gonadendysgenesie)

Hier ist die Pubertas tarda ovariell bedingt. Allerdings sollte man das Krankheitsbild nicht erst an der verspäteten Pubertät diagnostizieren. Schon beim Neugeborenen fallen Pterygium colli, niederer Haaransatz über der Stirn und im Nacken, Wirbelbildungen, ein congenitales Lymphoedem, Cubitus valgus, breite Schulter, schildförmiger Thorax, häufig Mißbildungen an den inneren Organen (Aortenisthmusstenose, Nierenmißbildung) auf. Bei der Chromosomenanalyse findet man X0- oder Mosaikformen von X0/XX, X0/XY oder Strukturanomalien der Gonosomen, wie eine Deletion des langen Armes eines X-Chromosoms. Bei den in der Regel phänotypisch weiblichen Ullrich-Turner-Patienten ist erst vom 13.–14. Lebensjahr an mit der substituierenden Hormontherapie zu beginnen, wenn die erhöhte Gonadotropinbildung einsetzt.

Swyer-Syndrom
(isolierte Gonadendysgenesie XY)

Eine Pubertas tarda durch Gonadendysgenesie ohne Turner-Symptomatik ist schwierig zu erkennen. Das Genitale bleibt infantil, die sekundären Geschlechtsmerkmale bleiben aus, der Östrogenspiegel liegt nieder bei hoher FSH-Ausscheidung, aber eine normale Chromosomenkonstitution läßt sich nachweisen. Im Zweifelsfall muß laparoskopisch oder durch Laparotomie die Ovarialdysgenesie nachgewiesen werden. Auch eine Obarialhypoplasie, etwa durch Krankheit oder Bestrahlung erzeugt ähnliche Symptome und kann nur durch ausführliche endokrinologische Diagnostik mit FSH- und LH-Belastung, im Zweifel durch Laparotomie geklärt werden.

D: Bleiben die Zeichen einer Pubertät auch nach dem 15. Lebensjahr aus, sollten folgende Untersuchungen durchgeführt werden: Röntgen (Knochenalter). Plasma: Testosteron, bzw. Östradiol, LH, FSH, ggf. LH-RH-Test.

39 Vorzeitige Pubertät

Prämature Thelarche 237
Prämature Pubarche
Idiopathische Pubertas praecox

Hormonbildende Tumoren
Albright-McCune-Sternberg-Syndrom 238

Treten die sekundären Geschlechtsmerkmale bei Mädchen vor dem 8. und bei Jungen vor dem 10. Lebensjahr auf, handelt es sich um eine Pubertas praecox. *85–90% der Fälle sind pathogenetisch nicht zu klären (idiopathisch).* Z. T. handelt es sich um harmlose partielle Reifungsvorgänge. So kann die Brustdrüsenentwicklung schon zwischen dem 2. und 3. Lebensjahr beginnen **(praematture Thelarche),** meist auf einer Seite zuerst (cave Fehldiagnose „Tumor" und Probeexzision!). Dann fehlen andere Zeichen einer prämaturen Entwicklung, wie Östrogenisierungszeichen im Vaginalepithel, vermehrte Gonadotropinausscheidung im Urin. Der Behaarungstyp ist altersentsprechend, das Größenwachstum und das Skelettalter normal. Eine Therapie ist unnötig.

Eine beidseitige Brustentwicklung bei jungen Kindern kann aber durch *exogene Östrogenzufuhr* (insbesondere Stilböstrol) eintreten. Man muß daran denken bei intensiver Pigmentierung der Brustwarzen.

Bei adoleszenten Mädchen muß bei einseitigen Anschwellungen auch an palpable Tumoren gedacht werden. Meist handelt es sich um das gutartige **Fibroadenom** mit leicht unregelmäßiger Oberfläche.

Auch die Schambehaarung kann isoliert verfrüht beginnen **(prämature Pubarche, Adrenarche),** ohne daß andere Zeichen der Reifung nachfolgen. In der Regel handelt es sich um Mädchen und überzufällig häufig findet man das Symptom bei Kindern mit zerebralen Schäden. Eine mäßige Erhöhung der 17-Ketosteroid-Ausscheidung weist auf eine erhöhte Nebennierenstimulation als Ursache hin. Auch hier ist keine Therapie nötig.

Idiopathische Pubertas praecox
Meist besteht eine familiäre Veranlagung. Sie kann schon im 4. und 5. Lebensjahr beim Jungen zu einem funktionsfähigen Genitale führen, beim Mädchen nach vorausgegangenem Beginn der Mammaentwicklung (schon im 2. Lebensjahr möglich) ein bis drei Jahre später Menstruationsblutungen veranlassen. Häufig erfährt man, daß auch die Mutter des Kindes eine ungewöhnlich frühe Menarche hatte. Wichtig ist, daß bei beiden Geschlechtern das anfangs beschleunigte Skelettwachstum frühzeitig beendet wird, so daß die Endgröße unter dem Durchschnitt mit auffällig kurzen Extremitäten liegt. Nicht selten besteht auch eine allgemeine konstitutionelle Entwicklungsverzögerung, bei der Längenwachstum und Skelettreifung in der gleichen Weise retardiert sind.

Bei jeder vorzeitigen Geschlechtsentwicklung sind folgende Krankheiten auszuschließen:

Intrakranielle Tumoren (insbesondere des *corpus pineale* und im *Hypothalamus).*

Zustände nach Enzephalitis, Meningoenzephalitis.

Frühkindliche Hirnschäden, insbesondere im Hypothalamus.

Hirntraumata.

Tuberöse Sklerose.

Virilisierende Nebennierenhyperplasie.

Adrenogenitales Syndrom.

Nebennierenrindentumor.

Tumoren des Ovars oder *der Testes* (Leydig-Zell-Tumor).

Dystope hormonbildende maligne Tumoren (Lunge, Leber).

D: Testosteron, 17-Ketosteroide und Gonadotropine im Serum bei jedem Jungen. Bei Mädchen Gonadotropin, Östrogenausscheidung im Urin, Östrogenisierung des Vaginalepithels im Abstrich prüfen. Sonographische Untersuchung des kleinen Beckens auf Tumoren (Granulosazell-Tumor). Röntgenuntersuchung der Lungen.

Die *Kombination* einer *Pubertas praecox* mit den Zeichen einer *polyostotischen Dysplasie Jaffé-Lichtenstein* und segmental angeordnete Hautpigmentationen ist als **Albright-McCune-Sternberg-Syndrom** zu diagnostizieren.

40 Intersexuelles Genitale (Hermaphroditismus)

Kariotyp 46/XX 239
AGS
C-21-Hydroxylasemangel 240
11-β-Hydroxylasemangel
3-β-Dehydrogenasemangel
Agonadismus

Echter Hermaphroditismus
Kariotyp 46/XY
Männlicher Pseudohermaphroditismus 241
Iestikuläre Feminisierung
Störungen der Testosteronsynthese
Turner-Mosaikformen

Beim Vorliegen eines nicht genau klassifizierbaren Genitales ist ein bestimmtes diagnostisches Vorgehen angezeigt, um schnell die richtige Diagnose zu stellen. Schon aus der Anamnese ist wichtig, ob ähnliche Beobachtungen in der Familie, insbesondere bei Geschwistern, gemacht wurden. Sind unerklärte plötzliche Todesfälle bei jungen Säuglingen aufgetreten (AGS)? Wie war der Schwangerschaftsverlauf? Hat die Mutter während der Gravidität Hormone bekommen? Sind passagere Virilisierungserscheinungen aufgetreten? Wie war die bisherige frühkindliche Entwicklung? Sind und wann sind sekundäre Geschlechtsmerkmale oder Zeichen der Pubertät aufgetreten?

D: Die körperliche Untersuchung darf sich nicht auf die Inspektion des äußeren Genitales beschränken. Röntgenologisch muß ein Genitogramm, ein i.v. Pyelogramm und die Bestimmung des Skelettalters durchgeführt werden. Bei Mädchen sind sonographisch Uterus und Ovarien zu untersuchen.
Im Serum bzw. 24-Stunden-Urin sind zu bestimmen: Elektrolyte, 17-Ketosteroide, 17-Hydroxycorticosteroide, Pregnandiol, im Pubertätsal-

ter Testosteron bzw. Östrogene, ferner Gonadotropine, LH und FSH im Blut vor und nach Stimulation mit LH-RH. Zur Geschlechtsbestimmung dient als Screening die Bestimmung des X-Chromatins und Y-Chromatins aus Mundabstrich, Haarwurzeln oder Lymphozyten. Schließlich muß eine Chromosomenanalyse die Diagnostik abrunden, wobei in vielen Fällen noch zusätzlich eine histologische Untersuchung des bei einer Laparotomie gewonnenen Biopsiematerials aus den Gonaden notwendig ist.

Kariotyp 46/XX
Bei diesem Kariotyp sind folgende Erkrankungen möglich:

Adrenogenitales Syndrom
Weiblicher Hermaphroditismus
Virilisierende Tumoren
Exogene Virilisierung
Agonadismus
Hermaphroditismus verus.

Adrenogenitales Syndrom

Beim weiblichen adrenogenitalen Syndrom kann der Genitalbefund von der Clitorishypertrophie bis zum scheinbar völlig männlichen Genitale in allen nur möglichen Zwischenformen vorkommen. Schwachformen des *C-21-Hydroxylasemangels* (Mini-AGS, late-onset-AGS) machen sich mit einer mäßigen Androgenaktivität meist erst im Alter von 8–10 Jahren bemerkbar, und zwar im Sinne einer prämaturen Adrenarche. Die Pubertät setzt nur zögernd ein, entwickelt sich aber dann rasch nach richtiger Diagnose und Cortisolsubstitution.

D: Ionogramm (Hyperkaliämie, Hyponatriämie durch Kochsalzverlust)
Im Serum 17-α-Hydroxy-Progesteron (stark erhöht).
Im Urin: Pregnantriol und Pregnantriolon (erhöht).
Plasmareninaktivität (erhöht): sensibelster Parameter auch bei fehlendem oder stabilisiertem Salzverlust (Norm 1–4 ng/ml/Std. nach 15 Min. Liegen).

Zusätzliche Hormonbestimmungen (Dehydroepiandrosteron, Pregnantriol, 11-Desoxycorticosteroide) können notwendig werden, wenn ein Verdacht auf einen der weniger häufigen Enzymdefekte beim AGS besteht, etwa auf *11-β-Hydroxylasemangel* (wenn eine Hypertension besteht, aber nicht obligat)
oder bei geringerer Virilisierung auf *3-β-Dehydrogenasemangel,* bei dem als Folge einer sehr frühzeitigen Störung der Hormonsynthese außer einer völligen Nebenniereninsuffizienz auch keine Androgenproduktion stattfindet (XX-Patienten sind äußerlich weiblich, XY-Patienten ebenfalls weitgehend: siehe männlicher Pseudohermaphroditismus). Diese Kinder sind vom äußeren Aspekt des Genitales (weibliches Genitale mit großer, manchmal phallusähnlicher Klitoris, großen, scrotumähnlichen Labien, die kleinen Labien fehlen, Sinus urogenitalis, enger kleiner Vagina) und mit dem weiblichen Kerngeschlecht vom AGS des Mädchens nicht zu unterscheiden bis auf die normale Ketosteroidausscheidung. Weder kann eine weibliche Behaarung noch eine Brustentwicklung eintreten.

Abgesehen vom weiblichen AGS sind *virilisierende Ovarial-* oder *Nebennierenrindentumoren* auszuschließen. Beim Neugeborenen kann eine *exogene Virilisierung* durch Behandlung der Mutter mit androgen wirkenden Hormonen vorliegen.

Echter Agonadismus

Die Patienten besitzen ein penisartiges Gebilde, aber nur angedeutete große Labien und sonst keine Genitalorgane. Auch die 17-Ketosteroidausscheidung ist im Gegensatz zum AGS nicht erhöht. In der späteren Kindheit vermehrte Gonadotropinbildung.

Echter Hermaphroditismus

Sowohl ovarielles als Hodengewebe ist vorhanden: (a) ein Ovar, ein Testis, b) ein Ovotestis, c) ein Ovar und Testis auf der einen Seite, ein Ovar oder ein Testis auf der anderen Seite). Uterus und Vagina sowie ein Sinus urogenitalis sind nachweisbar. Das äußere *Genitale* kann *rein weiblich, intersexuell* bis scheinbar *männlich* aussehen, wobei der Phallus oft keine Harnröhre enthält trotz penisähnlicher Form mit Glans und Praeputium. Meist fällt das Genitale aber schon beim Neugeborenen als mißgebildet auf, so daß man Kerngeschlechtsbestimmungen durchführt, wobei sowohl die Konstitution XX als XY gefunden werden. Die endgültige Diagnose gelingt nur durch den histologischen Nachweis beider Gonadenformationen. Später treten meist Gynäkomastie und häufig Menstruation auf.

Kariotyp 46/XY

Dabei sind folgende Erkrankungen möglich:

Männlicher Pseudohermaphroditismus
Inkomplette testikuläre Feminisierung
Testosteronsynthesestörung

Männlicher Pseudohermaphroditismus

Ihn findet man vor allem beim adrenogenitalen Syndrom, zumal beim 20-22-Desmolasemangel (Lipoidhyperplasie der Nebenniere). Dabei unterbindet ein hochsitzender Block die Hormonsynthese in der Nebenniere so, daß keine Virilisierung, keine vermehrte 17-Ketosteroid-Ausscheidung im Urin, keine Hypertension, kein Hochwuchs oder beschleunigte Skelettentwicklung eintritt. Allerdings ist auch hier nach einem Salzverlustsyndrom zu fahnden. Das äußere Genitale ist weitgehend weiblich, später tritt Gynäkomastie ein. Besteht ein eindeutig intersexuelles äußeres Genitale, ist an den bereits erwähnten *3-β-Dehydrogenasemangel* zu denken, der im Gegensatz zum *21-β-Hydroxylasemangel zu einer sehr viel geringeren Virilisierung führt.*

Testikuläre Feminisierung

Das äußere Genitale zeigt entweder einen großen Phallus mit Glans mit oder ohne Praeputium aber oft einem gemeinsamen Sinus urogenitalis (inkomplette testikuläre Feminisierung) oder es ist völlig weiblich (komplette testikuläre Feminisierung). In jedem Falle lassen sich entweder in den Leisten oder intraabdominell Hoden nachweisen, und das Kerngeschlecht ist 46 XY. Die inneren Genitalorgane bleiben infantil, die Vagina ist eng und kurz und nach der Pubertät bleibt die Sekundärbehaarung kümmerlich (hairless women).

Störungen der Testosteronsynthese

Bei einer Reihe von Kindern mit Chromatinnegativem Kerngeschlecht und anomalen äußeren Genitalen kann eine mangelhafte Testosteronsynthese zu solchen Fehlbildungen geführt haben. Hierbei ist das äußere Genitale entweder vorwiegend männlich oder doch eine deutliche Phallusbildung vorhanden, oft mit Hypospadie und Sinus urogenitalis. Die inneren Organe weisen einen Uterus, Tuben und Fimbrien auf. Die Gonaden sind stets Testes, was bei einer Probelaparotomie zu objektivieren ist. Aus Hormonanalysen läßt sich dieser männliche Pseudohermaphroditismus kaum diagnostizieren. Die Gonadotropinproduktion ist in der Regel erhöht.

Als dritte Ursachenmöglichkeit eines äußeren intersexuellen Genitales können die Chromosomenanalysen ein gonosomales Bild vom 46 X0/46 XY oder 46 XX/46 XY o. ä. ergeben. Dabei handelt es sich um **Mosaikformen des Turner-Syndroms,** die zu einem mehr oder weniger typischen männlichen Turner geführt haben.

Zusammengefaßt bleibt festzustellen, daß man am äußeren Genitale nicht feststellen kann, ob es sich um einen männlichen oder weiblichen Hermaphroditiden handelt. Erst die Kerngeschlechtsbestimmung und die Chromosomenanalysen beweisen das männliche Kerngeschlecht des männlichen Pseudohermaphroditiden und den chromatinpositiven Befund beim weiblichen Pseudohermaphroditismus. Beide besitzen die Keimdrüsen ihres Geschlechts, unabhängig vom Aspekt des äußeren Genitales. Der echte Hermaphrodit läßt sich nur durch den histologischen Nachweis beider Gonadenformationen beweisen.

41 Schilddrüsenvergrößerung

Jodmangelstruma 242
Strumigene Noxen
Jodfehlverwertung
Pubertätsstruma 243
Hyperthyreose
T_3-Hyperthyreose
Vegetative Labilität

Hyperthyreote Ngb.-Struma
Thyreoiditis, akute 244
Thyreoiditis, subakute
Hashimoto-Struma
Schilddrüsenkarzinom
Sipple-Syndrom
Schilddrüsentumoren, benigne

Bei einer Vergrößerung der Schilddrüse sind zur Differentialdiagnose einer euthyreoten, hypothyreoten oder hyperthyreoten Struma folgende Laboruntersuchungen nötig:

D: TSH, T_4, T_3, T_3-uptake-Test (T_3-in-vitro-Test), TRH-Stimulationstest, humorale Schilddrüsenantikörper. Nur bei differentialdiagnostischen Schwierigkeiten darf auch die Dynamik der Radiojodaufnahme in der Schilddrüse in vivo bestimmt werden. Das gilt auch für größere Kinder.

Jodmangelstruma

Bei diesen Kindern besteht die Struma schon bei der Geburt oder tritt kurz danach auf. Die Stoffwechsellage ist euthyreot oder latent hypothyreot (Retardierung des Knochenalters, hohe TSH-Werte). Die Mutter hat in der Regel ebenfalls eine euthyreote Struma, deren Ursache, zumal in Jodmangelgebieten, ein ungenügendes Jodangebot ist. Das führt zu einer vermehrten Freisetzung von TRH und TSH mit dem Ergebnis einer Hyperplasie der Schilddrüse bereits intrauterin. Eine unterschiedliche familiäre Fähigkeit, mit geringen Jodmengen auszukommen kann dazu führen, daß bei gleicher Jodzufuhr in einer Familie euthyreote, in einer anderen Familie hypothyreote Strumen auftreten, während die dritte Familie erscheinungsfrei den Jodmangel kompensiert.

Medikamente und Nahrungsmittel
Eine häufige Ursache für einen euthyreoten Neugeborenenkropf ist eine chronische *Jodzufuhr bei der Schwangeren.* Auch die Behandlung einer Hyperthyreose der Mutter mit *Thyreostatika* (Thiourazil) kann beim Neugeborenen zu einer Hypothyreose mit Struma führen. Auch *Phenylbutazol-,* Kobalt-Hydantoin-Präparate und manche Sulfonamide sowie bestimmte Nahrungsmittel (Kohlarten, Sojabohnen) können strumigen wirken.

Jodfehlverwertung
Tritt die Schilddrüsenvergrößerung erst in den ersten Lebensmonaten, oft erst im zweiten oder dritten Lebensjahr oder später auf, muß an eine Stoffwechselstörung der Hormonsynthese (Jodfehlverwertung) gedacht werden. Entsprechend der bisher bekannten

Schritte der Hormonsynthese- und -utilisation kann der Enzymdefekt an verschiedenen Stellen stattfinden:

a) *Ungenügende Speicherung von Jod* in der Schilddrüse (nur durch Radiojodtest in vivo diagnostizierbar, andere Organe zeigen normales Jodspeicherungsvermögen).

b) *Ungenügende* enzymatische *Oxydierung* des gespeicherten Jods und *ungenügende Jodierung* von Tyrosin durch Peroxydasemangel. Häufig kommt bei dieser Störung Taubheit oder Taubstummheit vor **(Pendred-Syndrom)**. Die Eltern als Merkmalsträger können hypothyreot sein, während die Kinder infolge einer erhöhten TSH-Produktion euthyreote oder nur leicht hypothyreote Kropfträger sind.

c) *Ungenügende Bildung von Trijodthyronin und Tetrajodthyronin* durch Mangel an einem bisher unbekannten Kopplungsenzym.

d) *Ungenügende Dejodierung* (Dejodinasemangel), so daß große Mengen von Monojod, Tyrosin und Dijotyrosin aus der Schilddrüse abwandern und durch die Nieren ausgeschieden werden, anstatt der Thyroxinbildung zur Verfügung zu stehen.

e) Bildung eines *abnormen Thyreoglobins*.

f) *Unfähigkeit* der Endorgane, *Thyroxin zu utilisieren*.

In allen diesen Fällen führt die Kontrolle des Thyroxinhaushaltes über den Hypothalamus (TRH) und die Hypophyse (TSH) zur Schilddrüsenhyperplasie. Genügt diese Stimulation wegen der Schwere des erblichen Enzymdefektes nicht, kommt es zur hypothyreoten Struma.

Pubertätsstruma

Schilddrüsenvergrößerungen in der Präpubertätszeit (Adoleszentenstruma) sind immer euthyreot. Mit kleinen Thyroxingaben läßt sich die erhöhte zentrale Stimulation so reduzieren, daß sich die Struma zurückbildet, was bei den meisten betroffenen Mädchen wünschenswert ist.

Hyperthyreote Struma

Sie kann im gesamten Kindesalter, vor allem in der Präpubertätszeit auftreten. Hier ist der Regulationsmechanismus insofern gestört, als bei genetischer Prädisposition *antithyreoidale Immunglobuline* die Schilddrüse wie TSH stimulieren. Bei einem Teil der Kinder spielt ein 7-S-γ-Globulin (LATS, long-acting-thyreoid-stimulator) die gleiche Rolle, insbesondere, wenn eine Ophthalmopathie eintritt. Die hyperthyreote Symptomatik ist auf den ersten Blick zu erkennen: Tachykardie, hyperkinetisches Herzsyndrom, feuchtwarme Haut, Glanzauge, v. Graef'sches Zeichen (Zurückbleiben des Oberlids beim Blick nach unten), Moebius'sches Zeichen (Convergensschwäche), Abmagerung bei Heißhunger, Haarausfall, geringes Schlafbedürfnis, psychomotorische Erregtheit, subfebrile Temperaturen, beschleunigte Skelettreifung bei vorzeitiger Verknöcherung der Schädelnähte. Meist sind die T_4- und T_3-Werte im Serum stark erhöht. Gelegentlich bestehen nur stark erhöhte T_3-Werte *(T$_3$-Hyperthyreose)*. TSH ist immer stark erniedrigt und im TRH-Test bleibt der TSH-Anstieg aus.

Differentialdiagnose: Bei den Symptomen einer Hyperthyreose bestehen bei Kindern wenig diagnostische Alternativen. Schwieriger kann die Unterscheidung zwischen **vegetativer Labilität** und Hyperthyreose ohne Hormonbestimmung sein. Feucht-kalte Extremitäten, die Neigung zum Frieren, stark wechselnde Blutdruckverhältnisse während der Untersuchung und fehlender Fingertremor sprechen für vegetative Labilität. Das hyperthyreote Kind hat zwar feuchte, aber warme Extremitäten, friert nicht, neigt auch ohne Belastung (nachts) zur Tachykardie und beschleunigten Atmung und besitzt meist eine „schwirrende Struma". Bei auffällig sympathikotonen Kreislaufsymptomen ist differentialdiagnostisch auch an eine erhöhte Katecholaminproduktion (**Phaeochromozytom** s. S. 151) zu denken.

Bei *hyperthyreoten Symptomen des Neugeborenen* muß nach einer Hyperthyreose der Mutter geforscht werden, zumal wenn sie an einem Exophthalmus leidet, weil das oben genannte 7-S-γ-Globulin (LATS) diaplazentar von der Mutter auf das Kind übergehen und eine Hyperthyreose mit Exophthalmus erzeugen kann. Bei unbehandelter Hyperthyreose der Mutter besteht sogar Gefahr für das Neugeborene, am thyreotoxischen Herzversagen zugrunde zu gehen. Ist die *Mutter thyreostatisch behandelt*, kann die reaktiv vermehrte TSH-Produktion des Kindes so gesteigert sein, daß sich nach postpartualem Wegfall der Thyreostatikawirkung *eine hyperthyreote Struma beim Kind* entwickelt.

Schilddrüsenentzündung

Eine *akute Entzündung* als Ursache einer Schilddrüsenschwellung ist beim Kind selten. Fieber, Entzündungssymptome im Blutbild sowie lokale Schmerzen sprechen für diese ungewöhnliche Krankheit.

Die **subakute Riesenzellthyreoiditis** *(De-Quervain)*, die vor allem Mädchen betrifft, ist im Kindesalter sehr selten beobachtet worden. Auch hier bestehen akute allgemeine Entzündungssymptome und deutliche Lokalzeichen (Schmerzen) in der Schilddrüse. Die Differentialdiagnose gegenüber einem Tumor kann schwerfallen. Auch die chronische lymphozytäre Schilddrüsenentzündung *(Hashimoto-Struma)* ist bei Kindern eine Rarität, sie kann vor allem bei Mädchen im Schulalter zu einer schmerzlosen harten Vergrößerung der Schilddrüse führen. Der Nachweis von Schilddrüsenantikörpern bestätigt die Diagnose.

Schilddrüsenkarzinom

Unter den seltenen Tumoren der Schilddrüse ist das Karzinom ein diagnostisches Problem, weil es oft keinen Lokalbefund oder nur schlecht tastbare, harte, kleine polymorphe Knoten in einer nur wenig vergrößerten Schilddrüse erzeugt. Die Befunde werden in der Regel als Lymphknotenvergrößerung mißdeutet und die konsekutive miliare Karzinomatose der Lungen – oft zufällig entdeckt oder durch die zunehmende Dyspnoe des Kindes bemerkt –, wird fälschlich als Lungenfibromatose diagnostiziert.

Das *primäre maligne Adenokarzinom der Schilddrüse* kann histologisch papillär und follikulär, anaplastisch, aber auch medullär sein. Dieses medulläre Karzinom besitzt eine besondere hormonelle Aktivität, indem es vermehrt Calzitonin, ACTH, Serotonin oder Prostaglandine sezernieren kann. Eine familiär erbliche Kombination mit *Phaeochromozytom* und manchmal *Nebenschilddrüsenadenom*, Hypercalcämie und *Osteodystrophia fibrosa generalisata* (von Recklinghausen) wird als **Sipple-Syndrom** bezeichnet.

Frühzeitige szintigraphische Suche nach kalten Knoten im Schilddrüsengewebe und bioptische Abklärung sind deshalb bei knotenförmigen Schilddrüsenveränderungen dringend indiziert. Meist handelt es sich allerdings bei Kindern um *benigne Adenome, Teratome, Hämangiome, Lipome* oder *Dermoidzysten*.

42 Symptome bei Neugeborenen und Säuglingen

42.1 Atemstörungen, Asphyxie, respiratory-distress-Syndrom

Verlegte Atemwege 245
Anatomische Hindernisse
Gestörte Lungenventilation
Atelektase
Aspiration
Emphysem
Pneumatozelen
Lungenfehlbildungen
Pleuraergüsse
Zwerchfellähmung
Zwerchfellhernien
Herzfehler
Myogene Atemstörungen
Myastenie
Prader-Willi-Syndrom 246
Floppy-infant-Syndrom
Muskelrelaxantien bei der Mutter
Skelettbedingte Atemstörungen
Frakturen
Mißbildungen
Asphyxierende Thoraxdystrophie
Ellis-van-Crefeld-Syndrom
Zentrale Atemstörungen
Plötzlicher Kindstod SIDS
Cardiovaskuläre Atemstörungen
Arteriovenöses Aneurysma
Hyperviskositätssyndrom

Aus der Symptomatik der Asphyxie kann der Geburtshelfer oder erstbehandelnde Pädiater bereits gewisse Schlüsse auf die Ursache ziehen.

Eine unmittelbar nach der Geburt auftretende, schnell zunehmende Zyanose spricht für eine fehlende oder ungenügende Lungenbelüftung.

Verlegte Atemwege

Schon bei der Sondierung und Intubation zum Absaugen etwa aspirierten Fruchtwassers lassen sich dann *Mißbildungen* ausschließen, wie *Choanalatresie, Makroglossie, Mikrognathie (Robin-Syndrom), Laryngomalazie, Schwimmhautbildungen im Kehlkopf, Stimmbandlähmung, Zysten des Ductus thyreoglossus, Tracheomalazie, Tracheakompressionen* durch Aortenbogenanomalien oder Herzvergrößerung. Starke Einziehungen bei der Atmung, Thoraxdeformitäten, ein perkutorisch vergrößertes Herz müssen dann Anlaß zur schnellen Röntgenuntersuchung sein, um Ursachen einer Verlegung der Atemwege zu identifizieren oder Zeichen einer **gestörten Lungenventilation** zu finden *(Atelektasen, Aspirationen, lobäres Emphysem, interstitielles Emphysem,* insbesondere bei beatmeten Kindern, *Pneumatozelen, Lungenfehlbildungen, Pleuraergüsse, Hämatothorax, Chylothorax).* Besteht eine Erb'sche Lähmung, muß eine Phrenikusbeteiligung mit **Zwerchfellähmung** in Betracht gezogen werden. Darmgeräusche im Thoraxbereich sind typisch für *Zwerchfellhernien (Enterothorax).*

Auch **Herzfehler** als Ursache der Atemstörung lassen sich oft erst röntgenologisch verifizieren, weil in der Neonatalperiode bei großen Defekten Geräusche fehlen können und auch bei herzgesunden Neugeborenen vorübergehend ein Systolikum gehört werden kann.

Myogene Atemstörungen

Myogene Atemstörungen entgehen nur bei bestehender *Myasthenie* der Mutter oder nach exzessiver mütterlicher Muskelrelaxation während der Geburt einer Diagnose nicht. In allen anderen Fällen sind sie nur per exclusionem zu erkennen. Beim **Prader-**

Willi-Syndrom wie auch bei allen anderen Formen des **floppy-infant-Syndroms** (s. S. 184) besteht oft eine ausgesprochene Asphyxieneigung nach der Geburt.

Skelettbedingte Atemstörungen

Skelettbedingte Ursachen der Asphyxie sind nur röntgenologisch zu erkennen *(Frakturen, Skelettmißbildungen)*.

Bei der **asphyxierenden Thoraxdystrophie** besteht ein angeborener, sehr schmaler, glokkenförmiger Thorax, der den Lungen in der Neugeborenenperiode und auch später bei den geringsten Belastungen nur mit Mühe eine ausreichende Ventilation ermöglicht. Eine Kombination mit anderen Mißbildungen (Polydaktylie, Minderwuchs, Nierenstörungen) oder Beziehungen zum *Ellis-van-Crefeld-Syndrom* (chondroektodermale Dysplasie s. S. 230) sind möglich. Diese Kinder sind in der Säuglings- und Kleinkindzeit sehr gefährdet, bis mit zunehmendem Wachstum trotz der Thoraxdeformierung eine genügende Lungenkapazität erreicht wird.

Zentrale Atemstörungen

Bestehen bei einem Atemnotsyndrom normale Auskultations- und Perkussionsbefunde sowie eine normale Lungenfunktion, dann sind zentrale Ursachen der Atemstörung zu vermuten. Sie können dann sekundär zur Hypoventilation, Atelektasen und hyalinen Membranen führen, zumal bei Kindern unter 1 800 g und beim Bestehen einer Azidose. In diesen Fällen suche man nach weiteren Symptomen einer zentralen Störung: muskuläre Hypotonie, gespannte Fontanelle, cortikale Reizzeichen, Hyperaktivität, Berührungsempfindlichkeit, Krampfbereitschaft, Halbseitensymptome, Unruhe, schrilles Aufschreien, geringe Schlafbereitschaft, Vasoparesen mit Harlekinhaut und in schweren Fällen Somnolenz bis zum Koma. Auch eine anfallsweise auftretende Dyspnoe oder Tachypnoe im Wechsel mit Bradypnoe sowie eine auffällige periphere Zyanose trotz Besserung der Blutgaswerte sind verdächtig auf eine zentrale Genese.

D: Sonographie durch die große Fontanelle zum Nachweis von intrakraniellen parenchymatösen oder intraventrikulären Blutungen. Eine Liquoruntersuchung ist unnötig, es sei denn, es besteht Verdacht auf eine Meningitis. Augenhintergrundsblutungen begleiten zwar häufig zerebrale Haemorrhagien, sind aber kein stichhaltiger Beweis.

Der plötzliche Kindstod

(SIDS = sudden infants death-Syndrom)

Auch dieses vor allem zwischen dem 2. und 4. Lebensmonat auftretende Syndrom scheint die Folge einer zentralen Atemstörung zu sein, weil man bei den Eltern dieser unerwartet verstorbenen Säuglinge und auch bei den wenigen im letzten Augenblick wieder reanimierten Kindern (near miss-Syndrom) ein verzögertes Ansprechen des Atemzentrums auf CO_2-Atmung nachweisen konnte. So lautet die derzeit glaubwürdigste Hypothese, daß die so erblich belasteten Kinder bei den nächtlicherweise üblichen Bradypnoen den dann stattfindenden CO_2-Anstieg im Blut nicht rechtzeitig mit einer Steigerung der Atemfrequenz und Atemtiefe beantworten, sondern mit einer Lähmung des Atemzentrums. Die Häufung der Todesfälle während der infektreichen Jahreszeit und der bei den gestorbenen Kindern häufig nachweisbare Befund beginnender Virusinfekte der oberen Luftwege würde durch die damit verbundene naso-pharyngeale Obstruktion als akut erschwerender Faktor zu verstehen sein.

Kardiovaskulär bedingte Asphyxie

Außer angeborenen Vitien kann sich hinter den Symptomen einer chronischen Asphyxie auch ein intrazerebrales **arteriovenöses Aneurysma** verbergen. Hinweise dafür sind andere Aneurysmen im Versorgungsgebiet der A. carotis externa (Ohrmuschel, Mastoid, Nakken), begleitende Naevi und ein systolisches Gefäßgeräusch im Kopfbereich, das auf Kompression der gleichseitigen A. carotis communis verschwindet. Allerdings können auch bei manchen angeborenen Herzvitien systolische Geräusche im Schädelbereich zu hören sein, dann allerdings beidseitig. Bei jedem Verdacht auf ein Aneurysma ist eine Angiographie indiziert.

Auszuschließen ist bei starker peripherer Zyanose und einem Atemnotsyndrom das **Hyperviskositätssyndrom** mit Polyzytämie des Neugeborenen. Beweisend sind Hämatokritwerte über 65–70 Vol. %, Kardiomegalie, zunehmende Trägheit der Reaktionen bis zur Krampfneigung. Prädestiniert dafür sind Kinder diabetischer Mütter, Kinder mit chromosomalen Anomalien, Zwillinge mit feto-fetaler Transfusion.

42.2 Ikterus des Neugeborenen

Rh-Inkompatibilität 247
AB0-Inkompatibilität
Hämolytische Anämie anderer
Ursachen 96
Hepatitis epidemica 248
Leberzirrhose
Ikterus bei Infektionen
Sepsis
Listeriose
Toxoplasmose
Zytomegalie
Lues
Ikterus prolongatus
Frühgeborene
Risikoentbindung
Hypothyreose
Down-Syndrom
Galaktosämie
Fruktoseintoleranz
Verschlußikterus 130
Karottenikterus

Blutgruppeninkompatibilität

Besteht der Verdacht auf Rh-Blutgruppeninkompatibilität zwischen Mutter und Kind bei früh auftretendem Neugeborenenikterus, dann sind folgende Untersuchungen durchzuführen:

D: Bilirubin (direkt, indirekt, gesamt: 25–30 µmol/l normal)

Hämoglobin, Erythrozyten
Blutgruppen von Mutter und Kind
Direkter und indirekter Coombstest
Frage nach Rh-Antikörperbestimmungen bei der Mutter während der Schwangerschaft

Aus diesen Daten lassen sich vier Stufen der Blutgruppenunverträglichkeit erkennen mit unterschiedlicher Bedeutung für die Therapie.

1. Hoher Antikörpertiter bei der Mutter. Beim Kind: Coombstest positiv, aber keine Hämolysezeichen.
   Diagnose: Gesundes Kind, keine Therapie.
2. Wie 1. aber Hämoglobin unter 13,5 g/dl, Erythroblastose, Milz leicht vergrößert (Sonographie), langsamer Bilirubinanstieg in den ersten Lebensstunden.
   Diagnose: Leichter Fall, Fototherapie, wenn der Bilirubinspiegel in µmol 1/10 des Körpergewichtes (in g) überschreitet, Blutaustauschtransfusion, wenn er über 280 µmol/l liegt. Bei Hypoxie, Azidose, Sepsis und Hypalbuminämie liegen die Grenzen tiefer.
3. Wie 2. aber Hämoglobin zwischen 11–13,5 g/dl, Milz und Leber vergrößert, zunehmende Anämie, Ödeme, Purpura, schneller Bilirubinanstieg.
   Diagnose: Mittelschwerer Fall. Sofortige Blutaustauschtransfusion.
4. Hämoglobin unter 11 g/dl, sonst Zeichen wie 3. Das Kind ist blaß-zyanotisch, Thrombopenie, Blutungen.
   Diagnose: Schwerer Fall, unmittelbare Austauschtransfusion nötig, wenn das Hämoglobin unter 9 g/dl abfällt besteht Gefahr des O_2-Mangels, deshalb sofort vor der Austauschtransfusion Eryhtrozytenkonzentrat infundieren.

Bei der **AB0-Inkompatibilität** tritt die Hämolyse erst langsam nach der Geburt ein infolge Neutralisierung der mütterlichen Antikörper durch Anwesenheit von A- oder B-Substanz in extraerythrozytären Zellen (Plazenta) und unterschiedliche Haftung der Antikörper an den fetalen Erythrozyten. Sie ist geringer bei früh fetal entstandenen als bei spät fetalen „jungen" Erythrozyten. Möglich ist eine Unverträglichkeit zwischen Müttern der Gruppe 0 und Kindern der Gruppe A_1 oder B, sel-

ten zwischen Müttern der Gruppe A_2 und Kindern der Gruppe A_1 oder B. Bei Müttern mit der Blutgruppe A_1 oder B ist keine Inkompatibilität zu befürchten. Besteht ein Verdacht, sind die gleichen diagnostischen Maßnahmen möglich wie bei der Rh-Inkompatibilität. Zusätzlich kann man versuchen, mit dem Gamma-Globulin-Neutralisationstest (Fischer) IgG-Antikörper des AB0-Systems nachzuweisen; die Indikation zur Fototherapie oder Austauschtransfusion richtet sich nach dem Bilirubinspiegel des Kindes (s. o.).
Andere Hämolyseformen s. S. 96.

Hepatitis epidemica

Mit Ausnahme der intrauterin erworbenen Hepatitis epidemica führen alle übrigen in Frage kommenden Möglichkeiten nicht schon in den ersten Lebensstunden zu einem Ikterus. Nur bei der Hepatitis B, bei der eine transplazentare Übertragung möglich ist, kann ein Kind schon mit Gelbsucht auf die Welt kommen, aber es hängt vom Augenblick der intrauterinen Infektion ab [sehr selten (10%), während der Schwangerschaft], ob dies der Fall ist oder erst die Prodromalzeit von Tagen bis Wochen abläuft, ehe der Ikterus erscheint, oder ob das Kind schon bei der Geburt die Zeichen einer Leberzirrhose besitzt, weil die Hepatitis B schon intrauterin abgelaufen ist. Mütter mit einer manifesten Hepatitis B während der Schwangerschaft übertragen sie fast regelmäßig bei der Geburt auf das Neugeborene, insbesondere bei der Präsenz von Hb e-Antigen im mütterlichen Serum. Die Gabe von Hepatitis B-Hyperimmunglobulin an das Neugeborene ist deshalb dringend notwendig.

Ikterus bei Infektionen

Eine Gelbsucht durch bakterielle Infektionen tritt erst nach Stunden oder Tagen, in der Regel erst am Ende der ersten Lebenswoche ein.

Ikterus prolongatus

Eine prolongierte Gelbsucht, etwa bei *Frühgeborenen,* bei Kindern nach *erschwerter Entbindung,* mit *Hypothyreose* oder mit *Down-Syndrom,* beginnt wie ein physiologischer Ikterus, zeigt aber im Verlauf höhere Bilirubinwerte, die teilweise eine Fototherapie nötig machen. Die Normalisierung wird erst nach 14 Tagen oder später erreicht.

Galaktosämie

Tritt der Ikterus erst nach der ersten Milchaufnahme auf, muß immer an die Möglichkeit einer Galaktosämie (s. S. 117) gedacht werden. Zunehmende Splenomegalie, Erbrechen und Durchfälle können zusätzliche diagnostische Hinweise sein. Wegen der drohenden irreversiblen Schäden (Zerebralschäden, Katarakt) muß bei jedem unklaren Neugeborenenikterus der Urin auf reduzierende Substanzen bzw. Galaktose untersucht werden.
Wegen Gelbsucht bei gestillten Kindern s. S. 126

Fruktoseintoleranz, hereditäre

Auch bei diesem Stoffwechselleiden infolge Fructose-1-Phosphataldolasemangel (s. S. 128) kann bei zunehmender Leberschädigung auch eine Gelbsucht auftreten mit Gerinnungsstörungen und einem zirrhosebedingten Aszites.

Verschlußikterus

Eine obstruktive Gelbsucht aufgrund von Mißbildung der Gallenwege oder durch das Syndrom der eingedickten Galle macht in der Regel wegen der langsamen Progredienz und der zunehmenden Hepatomegalie keine diagnostischen Schwierigkeiten (s. S. 130).

Karottenikterus

Bei älteren Säuglingen kann eine einseitige Ernährung mit karotinhaltigem Gemüse zu einer Karotinämie und einen Karottenikterus gelblicher Verfärbung, insbesondere in den Nasolabialfalten, periorbital, an der Stirn, an den Hand- und Fußsohlen und periungual führen. Die Skleren und Schleimhäute bleiben pigmentfrei. An eine latente Hypothyreose ist zu denken.

42.3 Untergewicht, Untergröße

Hierbei sind folgende differentialdiagnostische Möglichkeiten zu bedenken:

Frühgeborene
Intrauterine Dystrophie (small for date)
Neugeborene nach intrauterinen Infektionen
Neugeborene von zytostatisch behandelten Müttern
Neugeborene mit Chromosomenanomalien
Alkoholembryopathie
Neugeborene mit genetisch bedingtem Kleinwuchs 225
Neugeborene mit primordialem Zwergwuchs 231
Neugeborene mit syndromalem Kleinwuchs 230

Frühgeborene

Bei einem Geburtsgewicht < 2500 g (5–10% aller Neugeborener) ist die Differentialdiagnose zwischen frühgeborenen und intrauteriner Dystrophie zu stellen. Zum *Frühgeborenen* gehören außer der verkürzten Gestationszeit die fehlenden Reifezeichen (Fingernägel, Ohrmuscheln, subkutanes Fettgewebe, Hautverhalten, Hautfaltenmuster).

Intrauterine Dystrophie

Bei einem Drittel der Kinder < 2500 g liegt eine *intrauterine Dystrophie* (intrauterine Wachstumsretardierung) vor. Sie kann sowohl nach verkürzter Tragzeit (37 Wochen) als auch bei normaler Schwangerschaft (37–42 Wochen) oder bei Übertragung (über 42 Wochen) vorhanden sein. Frühgeborene sind während der Geburt vor allem durch Asphyxie und zerebrale Blutungen bedroht.

Das *intrauterin dystrophe* Kind ist groß und dünn, bleibt aber in den Maßen (Brustumfang, Kopfumfang, Körperlänge) hinter den Vergleichskindern mit gleicher Gestationszeit zurück. Die Reifezeichen entsprechen der Tragzeit. Das Kind ist bei der Geburt exsikkiert und zeigt typische Symptome, wie schlaffe, trockene sich an Fußsohlen und Handflächen schälende Haut, fehlendes Fettgewebe, runzeliges Gesicht, faltiges Gesäß, deutlich sichtbare Rippen, eingesunkener Bauch. Bei den *Laborbefunden* steht eine schnell behandlungsbedürftige *Hypoglykämie* im Vordergrund. Außerdem bestehen Zeichen der Exsikkose (Polyglobulie, hoher Hämatokrit, Hyperosmolarität) und des intrauterinen Hungers (Hypoproteinämie, Ödemneigung). Die Anpassungsfähigkeit von Kreislauf, Atmung, Darmregulation und Entgiftung einschließlich der Bilirubineliminierung ist immer besser als bei gleichgewichtigen Frühgeborenen, weil die Organfunktionen der Reife des Kindes und nicht dem Gewicht oder seiner Größe entsprechen. Wegen der mangelnden Reservekapazität der meist ebenfalls dystrophen, zu kleinen oder infarzierten Plazenta gefährdet der Geburtsvorgang das dystrophe Neugeborene mehr als ein eutrophes Kind. Deshalb neigen dystrophe Kinder parapartual mehr zur metabolischen Azidose und nach der Geburt zu verzögertem Atmungsbeginn und erhöhter Aspirationsgefahr. Die dystrophiebedingte und bei ungenügender Rehydrierung protrahierte Exsikkose verursacht eine Oligurie. Die erste Miktion findet dann erst nach 48–72 Stunden oder später statt. Das darf kein Anlaß zu einer unnötigen Blasenkatheterisierung sein. Häufig besteht eine Hypocalcämie und gibt Anlaß zu erhöhter Exzitabilität und Neugeborenentetanie.

Alkoholembryopathie

Bei dem weit verbreiteten Alkoholgenuß muß bei untergewichtigen Neugeborenen auch an das Vorliegen einer Alkoholembryopathie gedacht werden, wobei pathogenetisch bei vielen Müttern auch ein Nikotinabusus von Einfluß sein kann. Fast alle derartigen Kinder leiden an Kleinwuchs, Mikrozephalie, starker motorischer Retardierung. Der Gesichtsausdruck mit Epikanthus, Ptosis, Blepharophimose, antimongoloider

Augenachse, Hypoplasie der Mandibel ist charakteristisch. Weitere Mißbildungen, wie Herzfehler, Trichterbrust oder genitale Mißbildungen können hinzukommen.

42.4 Neugeborenenkrämpfe

S. Kapitel 26, S. 160.

42.5 Geburtsverletzungen

Kephalhämatom
Geburtsgeschwulst
Meningomyelozele
Knochenlücken
Hämangiom
Varix racemosum
Armlähmung
Plexuslähmung
Luxation
Dystorsion
Hüftgelenksdysplasie
Luxation

Kephalhämatom

Die subperiostale Blutgeschwulst hält sich an die Knochengrenzen, das subaponeurotische Kephalhämatom liegt außerhalb des Periosts und greift deshalb über die Knochengrenzen hinaus. Eine deutliche Fluktuation ermöglicht eine Unterscheidung gegenüber der *Geburtsgeschwulst* (Caput succedaneum). Weitere Differentialdiagnosen sind die *Meningoencephalocele* mit typischer Lage median oder in Nahtbezirken, *Knochenlükken* (Röntgen), *Hämangiome* und *Varix racemosum.*

Armlähmung

Gegenüber der *Plexuslähmung* (s. S. 180) ist die *Epiphysenlösung* und die Fraktur der Clavicula oder des Humerus abzugrenzen. Das gelingt in den ersten Lebenstagen auch röntgenologisch nicht immer. Die Epiphysenlö-

sung gibt, wie die *Luxation* oder *Dystorsion,* primär das Bild einer Pseudolähmung und ist röntgenologisch bei guter Technik durch die Dislokation des Humerus zu erkennen. Erst in der zweiten Lebenswoche beginnen die Periostreaktionen, typische Verkalkungen, die zusammen mit den oft begleitenden verkalkenden subperiostalen Hämatomen sekundär eine periphere Nervenlähmung erzeugen können durch Druckschädigung, häufig des Nervus radialis.

Andere geburtstraumatische Läsionen

Frakturen der langen Röhrenknochen, Schädelfrakturen, Fazialislähmungen, die Adiponecrosis subkutanea und Kopfnickerhämatome machen keine differentialdiagnostischen Schwierigkeiten. Über Verletzungen innerer Organe s. Asphyxie S. 175 und akuter Bauch S. 14.

Hüftgelenksdysplasie und connatale Hüftgelenksluxation

Eine Hüftgelenksdysplasie muß bei positivem Einrenkungsphänomen (Klick) nach Ortolani oder Barlow ins Auge gefaßt werden. Dann empfiehlt sich für 6–8 Wochen die Anwendung einer Spreizwindel. Bleibt das Einrenkungsphänomen auch dann noch positiv oder besteht Verdacht auf *angeborene Luxation* (Verkürzung, Außenrotation, Abduktion des befallenen Beines) muß eine Röntgenuntersuchung stattfinden: Vergrößerter Pfannendachwinkel, Epiphysenkern auf der befallenen Seite kleiner, Dislokation. Bei familiärer Belastung oder nach Steißgeburt immer an Hüftgelenksluxation denken. Asymmetrische Hautfalten bestehen häufig bei einer Luxation, sind aber kein Hinweis auf eine Subluxation oder Luxation.

42.6 Blutungen

Melaena
Melaena spuria
Infektionen
Sepsis
Verbrauchskoagulopathie
Thrombozytopenie
Leukämie 252
Histiozytose X

Blutungen bei Neugeborenen sind immer ein *Zeichen komplexer Gerinnungsstörungen*. Sie drohen nach komplizierter Schwangerschaft (vorzeitige Plazentalösung, Blutungen der Mutter, EPH-Gestose, Diabetes mellitus und Nierenkrankheiten der Mutter, intrauterine Asphyxie, intrauterine Dystrophie) oder bei ungenügender Vitamin K-Versorgung der Mutter. Vitamin K ist übrigens nur bei gesunder Leber des Kindes wirksam. Auch Neugeborene nach Asphyxie, Azidose, Kreislaufschock und Infektionen zeigen eine Blutungsneigung. Fehlt ein solcher Risikofaktor in der Anamnese, muß nach anderen Ursachen gesucht werden.

Melaena und Hämatemesis

Bei einem Viertel aller Neugeborenen zu beobachten. Wenn man die ersten blutigen Stühle beobachtet, kann bereits 10% der kreisenden Blutmenge in den Intestinaltrakt verlorengegangen sein. Die Ursache der Melaena vera liegt in einer Verbrauchskoagulopathie oder einem Mangel an Gerinnungsfaktoren (s. S. 104). Auch eine Thrombozytopenie kann vorliegen, zumal nach schweren Geburten. Die Blutungsquellen sind als Streßfaktor zu erklären: Erosionen und Ulzera im Magen und oberen Duodenum. Die Differentialdiagnose gegenüber der Melaena spuria gelingt durch den Nachweis fetalen Hämoglobins im erbrochenen Blut, das also vom Kind stammen muß, während es im vom Kind verschluckten mütterlichen Blut (Melaena spuria) fehlt.

Nabel- und Genitalblutungen

Sistiert die Melaena auf Vitamin K-Gabe nicht, muß nach Analyse der Gerinnungsfaktoren eine gezielte Therapie eingeleitet werden. Das gilt besonders bei Nabelblutungen, die nicht zum Bild der Melaena gehören. Sie können auch auf Infektionen des Nabels hinweisen.

Genitalblutungen gehören normalerweise zur Scheinpubertät des Neugeborenen infolge mütterlicher und plazentarer Hormoneinwirkung, die erst jenseits der Neugeborenenperiode beginnt. Treten diese Blutungen bereits in den ersten Lebenstagen auf oder kommt es zu einer massiven neonatalen Hämaturie, muß ebenfalls mit Gerinnungsanalysen nach Störungen der Blutgerinnung gesucht werden.

Thrombozytopenie, Verbrauchskoagulopathie

Petechiale Blutungen können das Zeichen einer Thrombozytopenie sein, die zu objektivieren ist. Auch nach einer Sepsis ist zu suchen, zumal wenn die Blutungen konfluieren und eine septisch bedingte Verbrauchskoagulopathie (s. S. 106) auszuschließen ist. Beim Neugeborenen sind hierfür meist lebensbedrohliche *Infektionen* mit gramnegativen Erregern verantwortlich. Dafür sprechen neben einer verkürzten partiellen Thromboplastinzeit das Absinken der Thrombozytenzahlen, der Antithrombin III-Aktivität und des Fibrinogens. Als weitere Sepsiserreger kommen in Frage: Lues, Listeriose, Röteln, Herpes, Hepatitis, Zytomegalie, Toxoplasmose.

Sind Infektionen ausgeschlossen, kann auch der Versuch eines Nachweises von Isoantikörpern oder mütterlichen Antikörpern gegen Thrombozyten gemacht werden, um die Thrombozytopenie zu erklären.

Hämatemesis, Haut- und Schleimhautblutungen, Melaena können schließlich beim Neugeborenen Frühsymptome dafür sein, daß neben der Thrombopenie noch eine Koagulopathie durch **Mangel an** bestimmten **Gerinnungsfaktoren** besteht und gezielt substituiert werden muß.

Leukämie
Differentialdiagnostische Schwierigkeiten macht die seltene angeborene Leukämie, bei der schwere Thrombozytopenien Anlaß zu Blutungsneigung sein können. Meist führen extrem hohe Leukozytenzahlen und noduläre livide Hautinfiltrate als sehr charakteristische Symptome neben der Anämie, Thrombozytopenie, Hepatosplenomegalie zur richtigen Diagnose. Eine Knochenmarkspunktion schützt vor der Verwechslung mit einer intrauterinen Infektion, die mit einem leukämoiden Blutbild einhergehen kann oder mit einer Histixytose X, die beim Neugeborenen eine ähnliche Symptomatik besitzen kann.

42.7 Neugeborenen-Infektionen

Bakterielle Sepsis
Virusinfektionen:
Herpes   252
Röteln
Varizellen
Coxsackie-B-Virus
ECHO-Viren
Influenza-Viren
Cytomegalie
Listeriose   253
Toxoplasmose
Lues

Sepsis
Generalisierte Infektionen lassen sich beim Neugeborenen schwer diagnostizieren. Sie können sich hinter jedem Atemnotsyndrom verbergen oder die Ursache von noch uncharakteristischeren Symptomen sein, wie Trinkunlust oder nur schlechten Kreislaufverhältnissen (feucht-kalte Extremitäten, tiefliegende Augen, Puls- und Blutdruckänderung) oder nur Dyspnoe. Hepato- oder Splenohepatomegalie sind möglich. Das Blutbild kann unauffällig sein, eine Leukozytose mit Linksverschiebung oder, insbesondere bei gramnegativen Erregern, eine

Leukopenie und/oder eine Thrombozytopenie aufweisen. Eine BKS > 15 in der 1 Stunde, erhöhtes Haptoglobin und ein positiver CRP-Latextest sprechen für eine Sepsis. Unter den bakteriellen Erregern gewinnt der **Streptococcus haemolyticus A** in der letzten Zeit an Bedeutung, der, meist von den mütterlichen Geburtswegen übertragen, postpartual eine Frühsepsis oder nach einer Latenzzeit bis zu 14 Tagen (late-on-set-bacteriemia) ein plötzlich lebensbedrohliches Krankheitsbild, häufig mit Meningitis, erzeugt.
Bei der Schwierigkeit der Diagnostik muß der Verdacht einer bakteriellen Sepsis genügen um sofort eine gegen möglichst viele verdächtige Keime ausreichende Antibiotika-Therapie zu beginnen. Die Objektivierung erfolgt durch wiederholte Blutkulturen und die bakteriologische Untersuchung des Liquors, der in 30% der Fälle bei Sepsis als Zeichen einer konkommittierenden Meningitis befallen ist.

Herpes-simplex/Varizellen-zoster-Virus-Infektionen
Dabei findet man makulo-papulöse Exantheme, manchmal vesiculäre oder knötchenförmige Veränderungen, die postmortal auch an den inneren Organen, insbesondere an der Leber, nachgewiesen werden können und durch Nekroseherde entstehen. Ihre Umgebung läßt Zellen mit intranucleären Einschlußkörperchen nachweisen. Die Diagnose einer generalisierten Herpes-simplex-Virus- oder Varizellen-Zostervirus-Infektion wird durch die Therapieresistenz gegenüber Antibiotika, den oft foudroyanten deletären Verlauf und durch Umgebungserkrankungen (Mutter, Hebamme, Arzt, Pflegepersonal) an Stomatitis aphthosa oder Herpes zoster, Herpes genitalis, Herpes gestationes, Varizellen unterstützt, so daß heute eine spezifische Therapie schnell möglich ist.

Cytomegalie
Ähnliche Hautveränderungen kann auch die generalisierte Cytomegalie des Neugeborenen machen. Zusätzlich kann es zu haemor-

rhagischer Diathese mit massiven petechialen Blutungen, Hepatosplenomegalie, Erythroblastose und Ikterus kommen.

D.: Nachweis von Eulenaugenzellen im Urin, Speichel, Magensaft, Liquor. Antikörpernachweis im mütterlichen Serum und beim Kind.

Enzephalomyokarditis

Die durch **Coxsackie-B-Virusinfektionen** erzeugte Enzephalomyokarditis macht ähnliche Symptome wie die Cytomegalie: Nahrungsverweigerung, Erbrechen, Hepatosplenomegalie, Tachypnoe, Zeichen einer Herzerkrankung (Kardiomegalie, Tachykardie, Bradykardie, Extrasystolie, schwere EKG-Veränderungen). Zentralnervöse Symptome im Sinne einer Enzephalitis. Auch die generalisierten Infektionen mit ECHO-Viren und anderen Virusarten (*Influenza, Poliomyelitis* u.a.) lassen beim Neugeborenen ähnliche Krankheitsbilder entstehen.

Listeriose

Ein makulo-papulöses Exanthem und knötchenförmige Effloreszenzen in Haut und Schleimhäuten, kombiniert mit Sepsissymptomen sind typisch für die Listeriose. Die Diagnose wird durch den Erregernachweis in Mekonium, Liquor, Blut des Kindes und im Lochialsekret, Urin und Blut der Mutter sowie durch Antikörpernachweis (Agglutination und Komplementbindungsreaktion) gesichert.

Toxoplasmose

Die inaktive, intrauterin durchgemachte Toxoplasmose macht beim Neugeborenen wegen der typischen Symptome wenig diagnostische Schwierigkeiten: Hydrozephalus, disseminierte symmetrische subependymäre Verkalkungen, Chorioretinitis.
Die floride Toxoplasmose dagegen ist wegen uncharakteristischer Symptomatik schwerer zu erkennen: Entweder besteht eine perakute, fulminant fortschreitende unklare Sepsis oder das Kind hat, zumindest anfänglich, nur ein Atemnotsyndrom. Wechselnde makulopapulöse Exantheme, petechiale Blu-

tungen, Lymphknotenschwellungen, Splenomegalie mit wechselnd starker Gelbsucht, kombiniert mit Symptomen des Zentralnervensystems sind diagnostisch hilfreich. Die Diagnose gelingt selten durch den Erregernachweis im Liquor und Stuhl, besser durch einen positiven Sabin-Feldman-Test.

Lues (Syphilis)

Selbstverständlich muß bei allen Neugeboreneninfektionen, insbesondere beim Bestehen einer Hepatosplenomegalie auch an die Lues gedacht werden, zumal nur ein Drittel aller Fälle beim Neugeborenen bereits charakteristische Symptome, etwa eine Splenomegalie, machen.
Im Hinblick auf die Häufigkeit der möglichen Sepsiserreger hat sich im anglo-amerikanischen Sprachraum auch bei der Suche nach Neugeborenen-Infektionen das Leitwort STORCH eingebürgert (Syphilis, Toxoplasmose, Rubeolen, Cytomegalie, Herpes).

42.8 Angeborene Mißbildungen

Fehlbildungen des Fußes
Klumpfuß
Hakenfuß   254
Sichelfuß
Mehrfachmißbildungen
Autosomale Trisomien
Gonosomale Anomalien   255
Nicht chromosomal bedingte
Mehrfachmißbildungen

Fehlbildungen des Fußes

Zum **Klumpfuß** (pes equinovarus) gehört die kontrakturbedingte Adduktion des Vorfußes bei Supination des gesamten Fußes, die Varusstellung der hinteren Fußhälfte und der Ferse. Das innere Längsgewölbe des Fußes ist stark überhöht und der Unterschenkel zeigt eine Tendenz zur Innenrotation. Dieses eher Knaben betreffende Leiden tritt häufiger doppelseitig auf. Es besteht eine erbliche

Disposition. Die Diagnose muß beim Neugeborenen gestellt werden, weil eine erfolgreiche orthopädische Behandlung bereits in der Neugeborenenzeit beginnen muß.

Beim angeborenen **Hakenfuß** (pes calcaneovalgus) läßt sich der Vorfuß des Neugeborenen ohne Widerstand nach oben an die Tibia anlegen. Dabei liegt die Ferse ungewöhnlich tief. Weder aktiv noch passiv kann der Fuß ohne Widerstand in normalem Umfang nach plantar flektiert werden. Auch hier muß sofort eine Behandlung mit redressierenden Verbänden beginnen, um die Fehlhaltung zu beseitigen. Das gelingt in der Regel nach wenigen Wochen.

Beim angeborenen **Sichelfuß** (pes adductus) besteht nur eine Adduktion des Vorfußes mit einer leichten Erhöhung des inneren Fußrandes. Im Gegensatz zum Klumpfuß aber findet man keine Varusstellung des Hinterfußes und der Ferse. Stark ausgeprägte Fälle lassen sich in den ersten Lebenstagen durch redressierende Verbände korrigieren. Deshalb ist auch hier eine schnelle Differentialdiagnose nötig.

Mehrfachmißbildungen

Bei allen Mehrfachmißbildungen muß an eine **Chromosomenanomalie** gedacht werden. Verdächtig sind Kombinationen folgender Symptome: Augenmißbildungen, Ohrmuscheldysplasien, cranio-faciale Mißbildungen, Hand- und Fuß-Mißbildungen, Hypogenitalismus oder Dysgenitalismus, Herzmißbildungen, Nierenmißbildungen, veränderter Muskeltonus und später verzögerte statomotorische Entwicklung mit Krampfanfällen und psychointellektueller Retardierung.

Die *häufigsten Chromosomenanomalien* sind:

Autosomale Trisomien

1. **Trisomie 13/15** (D-Trisomie, *Patau-Syndrom*): Niederes oder normales Geburtsgewicht, Mikrozephalie, fliehende Stirn, Haarbodendefekte, Mikrophthalmie, Colobom, nieder angesetzte Ohren mit Ohrmuscheldysplasie, Wolfsrachen, Hasenscharte, Polydaktylie, schmale Fingernä-gel, Kryptorchismus, Herzfehler, psychomentale Retardierung.

2. **Trisomie 18** (E-Trisomie, *Edwards-Syndrom*): Niederes Geburtsgewicht, Gesichtsdysplasie (Ptose, kleine Nase, kleiner Mund, Mikrognathie), nieder angesetzte Ohren, großer Hinterkopf, Fingerkontrakturen (2. und 5. Finger überkreuzt den 3. und 4. Finger), Syndaktylie, der große Zeh ist dick und in Hammerstellung, Herzfehler. Eine *Pseudotrisomie 18* wird auch bei *Kindern von* schweren *Alkoholikerinnen* beobachtet.

3. **Trisomie 14:** Hypertelorismus, breite Nasenwurzel, kleiner Mund, Pterygium colli, Arachnodaktylie.

4. **Trisomie 21** (G-Trisomie, *Down-Syndrom*): Mikrozephalie, flacher Hinterkopf, Brachyzephalie, mongoloide Augenstellung mit Epikanthus, Strabismus, Brushfield Spots, wenig modellierte, tief angesetzte Ohren, kleine Stupsnase, große, gefurchte Zunge, kurzer Nacken, Tatzenhände, Klinodaktylie, bilaterale Vierfingerfurche, kurze Füße, Sandalenlücke zwischen 1. und 2. Zehen, aufgetriebenes Abdomen, Nabelbruch, trockene, marmorierte Haut, Herzfehler, unterentwickeltes Genitale, intestinale Atresien möglich, Analatresie, radiologisch flacher azetabularer und iliakaler Winkel = Elefantenohrenbecken, muskuläre Hypotonie bei normalem Reflexverhalten, mentale Retardierung.

5. **Katzenschreisyndrom** (5-p-Syndrom, *Lejeune's Syndrom)*: Deletion des kurzen Armes von Chromosom 5: abnormal piepsendes Schreien, Mikrozephalie, Hypertelorismus, antimongoloide Augenstellung, tief angesetzte Ohren, Mikrognathie, rundes Gesicht, muskuläre Hypotonie, mentale Retardierung.

Gonosomale Anomalien

Anomalien der Geschlechtschromosomen fallen in der Regel erst in der späteren Kindheit auf und nicht schon beim Neugeborenen. Eine Ausnahme macht das **Turner-Syndrom** (s. S. 230), auf das schon beim Neugeborenen durch die lymphangiektatischen

Ödeme an Hand- und Fußrücken und andere Mißbildungen an den Extremitäten aufmerksam machen. Meist handelt es sich um eine X0-Konstellation. Bei 25% der Fälle besteht ein Mosaik, meist X0/XX, weniger häufig X0/XXX, X0/XX/XXX oder X0/XY. Im letzten Fall findet man unterschiedliche Grade eines intersexuellen bis männlichen Genitales. Auch die Patienten mit Mosaik oder die seltenen Strukturanomalien des X-Chromosoms zeigen weniger ausgeprägte Mißbildungen.

Andere Anomalien der Geschlechtschromosomen sind:

Das **Klinefelter-Syndrom (XXY)** in der Regel erst nach der Pubertät diagnostiziert und von männlichem Habitus (s. S.224).

XX mit männlichem Habitus

Andere Aberrationen in der Zahl der Geschlechtschromosomen: XXX, XXXX, XXXXX, XXXY, XXXXY, XXYY, XXXYY sowie Strukturanomalien von X oder Y.

Nicht chromosomal bedingte Mehrfachmißbildungen

Eine Reihe von Mißbildungssyndromen, bei denen bisher keine chromosomalen Störungen nachgewiesen werden konnten, sind so charakteristisch, daß sie schon beim ersten Anblick vermutet oder diagnostiziert werden können. Die wichtigsten Syndrome sind mit ihren führenden Symptomen auf Tabelle 22 S.255 verzeichnet.

Tabelle 22. Angeborene Mißbildungen

Leitsymptome	Zusätzliche Symptome	Syndrom-Diagnose
Vogelgesicht „Fischmaul" antimongoloide Augenstellung	Makrostomie Mikrognathie mißgebildete Ohren, tiefstehend	*Franceschetti-Syndrom* *Treacher-Collins-Syndrom* Dysostosis mandibulo-facialis
Turmschädel (prämature Synostosen) breite Nase Hypertelorismus antimongoloide Augenstellung Syndaktylien	Exophthalmus Strahlmißbildungen Ankylosen	*Acrocephalosyndaktylie – Apert* (Carpenter-Syndrom = Apert) + Debilität + partielle Syndaktylien
Turmschädel, breiter Kopf Papageiennase Prognathie	Oberkieferhypoplasie Exophthalmus	*Dysostosis craniofacialis* *Crouzon*
Kleiner „Pfeifmund" kleines hypoplastisches Gesicht Spitzklumpfüße ulnare Deviation der Hände	Epicanthus Hypertelorismus kleine Nase Ptosis	*Freeman-Sheldon-Syndrom* cranio-carpo-tarsale Dystrophie
Turmschädel grobe Nase Syndaktylien Ankylosen	Hypertelorismus Mandibulahypoplasie Hypospadie partieller Albinismus	*v. Waardenburg-Syndrom* Cephalosyndaktylie
Vogelgesicht Papageiennase Peromelie	Mikrognathie	*Acroteriasis congenita Hanhart*
Vogelgesicht Alopecie Mikrogenie Mikrosomie Catarakt	Trigonocephalus Minderwuchs	*Ullrich-Fremery-Dohna-Syndrom* Dyscraniodysopie-Syndrom
Clowngesicht kleine Stupsnase	Mongoloide Augenstellung Hypertrichose	*C. de Lange-Syndrom* Status degenerativus
Hypertelorismus eingesunkene Nasenwurzel Augenbrauen zusammengewachsen	Minderwuchs Beugekontrakturen	Amstelodamensis

Tabelle 22 (Fortsetzung)

Leitsymptome	Zusätzliche Symptome	Syndrom-Diagnose
Hypertelorismus breite Nase Kiefermißbildung Klumpfuß	Mikrocephalie Brachycephalie Minderwuchs	Familiärer Hypertelorismus *Greig-Syndrom*
Hypertelorismus mediane Gesichtsspalte Spaltnase Doggennase	V-förmiger Stirnhaaransatz Hirnmißbildungen Cranium bifidum	*Myer-Syndrom* Syndrom der mittleren Gesichtsspalte
Polydaktylie Mikrophthalmie Mikrognathie, Wolfsrachen großer Mund eingesunkene Nasenwurzel	Augenmißbildungen Taubheit Klumpfuß	Dyscranio-pygophalangie *Ullrich-Feichtiger-Syndrom*
Hexadaktylie Unterkieferspalte	Verkümmerte mittlere Schneidezähne	*Weyers-Syndrom* Dysostosis acrofacialis
Fehlende Clavicula Progenie Oberkieferhypoplasie verspäteter Fontanellenschluß	Minderwuchs Beckenanomalien	*Scheuthauer-Marie-Sainton-* *Syndrom* Dysostosis cleido-cranialis
Facialisparese Oberkieferhypoplasie Defekt der Schneidezähne	Zungen-Munddach- Verwachsungen	*Ankyloglossum superior-Syndrom*
Mikrognathie Glossoptose	Mediane Gaumenspalte	*Robin-Syndrom*
Halbseitige Gesichtshypoplasie Mikrognathie epibulbäres Dermoid subconjunctivales Lipom	Quere Wangenspalte Auricularanhänge Ohrmuschelmißbildungen	*Goldenhar-Syndrom*
Ankylosen Luxationen	Muskelhypoplasie	Guérin-Stern-Syndrom *Arthrogryposis congenita*
Patellahypo-/-aplasie Ellbogendysplasie mit Streck- behinderung Nageldystrophien	Röntgen: Beckenhörner Pterygiumbildung	*Turner-Kieser-Syndrom* Arthro-osteo-onychodysplasie
Spritzerartige symmetrische Pigmentationen Zahnhypoplasie	Alopecie, Nageldystrophien Strabismus Mikrocephalie Ptose	*Bloch-Sulzberger-Syndrom* Incontinentia pigmenti vor allem bei Mädchen
Fixierter Schulterhochstand Kyphoskoliose	Wirbelanomalien Rippensynostosen	*Sprengel-Syndrom*
Dicker kurzer Hals Halswirbelsäule wenig beweglich	Multiple Mißbildungen Wirbelmißbildungen Schulterhochstand Retardierung	*Klippel-Feil-Syndrom*
Daumenhypo-/-dysplasie dreigliedriger Daumen Schultergürteldysplasie ASD	Klinodaktylie, Dysplasie verschiedener Handwurzelknochen Phokomelie	*Holt-Oram-Syndrom*
Mädchen, Krämpfe Mikrocephalie Gesichtsdysmorphie Corpus callosum Aplasie	Skelettanomalien Retinopathie	*Aicardi-Syndrom*

42.9 Erbrechen des Neugeborenen

Fruchtwasseraspiration
Zerebrales Erbrechen
Choanalatresie
Oesophagusatresie
Oesophagusstenose
Oesophagusdivertikel 258
Cardiospasmus
Cardiainsuffizienz
Hiatushernie
Roviralta-Syndrom
Refluxoesophagitis
Gallehaltiges Erbrechen
Duodenolstenose
Fehlrotationssyndrom 259
Mekoniumpfropfsyndrom
Erbrechen bei Stoffwechselstörungen
Pirie-Syndrom (Debré-Fiebiger-Syndrom)
Renales Salzverlustsyndrom
Galaktosämie
Aminosäurenstoffwechselstörung
Sepsis
Meningitis
Harnwegsinfektionen
Nabelinfektionen

Erbrechen unmittelbar nach der Geburt
Unmittelbar nach der Geburt auftretendes Erbrechen kann von verschlucktem *Fruchtwasser* herrühren oder *zerebrale Ursachen* haben nach subpartualer oder postpartualer Asphyxie. Auf den zweiten Ursachenkomplex weisen Hyperexzitabilität, lebhafte Reflexe, Nystagmus, schreckhaftes Zusammenzucken, Unruhe, Schreiattacken oder bei schweren Schäden Apathie, Hypotonie, Wimmern, neurologische Auffälligkeiten (s. S. 160).

Choanalatresie
Erstickungsanfälle oder Brechattacken bei der ersten Nahrungsaufnahme sind verdächtig auf Choanalatresie mit gestörter Koordination von Saugen, Schlucken und Atmen.

D.: Einführen eines Nasenkatheters in den Pharynx gelingt in einem oder beiden Nasenlöchern nicht.

Oesophagusatresie
Dem aufmerksamen Beobachter fällt schon vor der ersten Nahrungsaufnahme eine scheinbar gesteigerte Salivation, Würgen und Hustenreiz auf. Sehr häufig litt die Mutter während der Schwangerschaft an einem Hydramnion.

D.: Der Versuch, den Magen mit einer röntgenfähigen, nicht zu dünnen Sonde zu sondieren, gelingt nicht. Bei der Röntgenaufnahme Luftblase im atretischen Oesophagusende. Im Zweifel Darstellung des Blindsacks mit wasserlöslichem Kontrastmittel. Es gibt verschiedene Atresietypen:

Typ I: Völlig Aplasie, keine Luft in Magen und Darm.
Typ II: Atresie ohne Fistel (mehr oder weniger großer oberer Blindsack, keine Luft im Magen und Darm).
Typ III a: Atresie mit oberer Fistel (meist bereits Aspiration in die Lunge, keine Luft in Magen und Darm).
Typ III b: Atresie mit unterer Fistel (oberer Blindsack sowie Luft im Magen, Aspiration durch Überlauf des Blindsackes möglich).
Typ III c: Atresie mit oberer und unterer Fistel (fast regelmäßig Aspiration und Luft im Magen).

Oesophagusdivertikel
Beim Neugeborenen von der Oesophagusatresie schwer zu unterscheiden, weil auch das Divertikel die Oesophaguspassage unterbricht, wenn sich der Divertikelsack füllt und zu einer Kompression oder spastischen Kontraktion des Oesophagus führt. Patienten mit einem erworbenen Divertikel (nach mediastinalen Lymphknotenprozessen, nach Oesophagusläsionen, nach Sondierungsversuchen mit Perforation beim Neugeborenen) zeigen die Symptome in der späteren Säuglingszeit. Tiefsitzende Divertikel verursachen die gleichen Symptome wie ein Cardiospasmus.

Angeborene Oesophagusstenose
Sehr selten. Je nach Ausprägung entstehen dieselben Symptome wie bei einer Oesophagusatresie.

Cardiospasmus (Achalasie)
Dabei kommt es unmittelbar während der Nahrungsaufnahme zu Erbrechen und Regurgitieren unverdauter, nicht sauer reagierender Nahrung. Die Ursache liegt in einer angeborenen Öffnungsinsuffizienz der Cardia infolge Fehlens der Ganglienzellen im intramuralen myoenterischen Plexus (vergleichbar der Hirschsprungschen Krankheit).

Cardiainsuffizienz *(Relaxatio cardio-oesophagea, Chalasie der Cardia)*
Ein ungenügender Cardiaverschluß ist in den ersten drei Lebenswochen physiologisch. Er führt bei vielen Kindern während dieser Zeit in Rückenlage, insbesondere in linker Seitenlage, zum Refluxerbrechen unmittelbar nach der Nahrungsaufnahme, beim Schreien oder bei der Palpation des Abdomens (Spei-Kinder).

D.: Röntgen oder Szintigraphie.

Gleitende Hiatushernie
Hierbei besteht nach jeder Nahrungsaufnahme schlaffes Erbrechen (Herauslaufen der Nahrung in geringen Mengen aus dem Mund).

D.: Röntgenologischer Nachweis der zeitweise oberhalb des Zwerchfells liegenden Cardia mit Hernienbildung, insbesondere bei Inspiration. Bei Sphinkterinsuffizienz der Cardia zusätzlich Kontrastmittelanstieg bis in den mittleren Oesophagus. Später oft röntgenologisch Zeichen einer Oesophagitis und Nachweis von okkultem Blut im Stuhl.

Eine gleitende Hiatushernie mit Pylorospasmus kombiniert bezeichnet man als **Roviralta-Syndrom**.

Refluxoesophagitis
Selten blutiges Erbrechen. Meist zunehmende Anämie, Nahrungsverweigerung, Dys-

phagie wegen retrosternaler Beschwerden. Das typische retrosternale Brennen wird erst in der späteren Kindheit geklagt. Wird diese Refluxoesophagitis nicht frühzeitig röntgenologisch diagnostiziert, kann es zu peptischen Ulzerationen im Oesophagus kommen, die nach Ausheilung zu Oesophagusstrikturen führen. Auch besteht die Gefahr einer Perforation mit Mediastinitis.

Galliges, gelbes oder grünliches Erbrechen
Galliges Erbrechen beim Neugeborenen muß den Verdacht auf ein **Hindernis im Duodenalbereich** wecken, zumal wenn nach der Geburt noch keine Stuhlentleerung beobachtet wurde und keine anderen Zeichen eines akuten Bauches bestehen. Einzelne Stuhlentleerungen sprechen allerdings in dieser Phase nicht gegen eine **Duodenalstenose**. Typischerweise fehlen im Erbrochenen Mekonium oder Lanugohaare. Ein Hydramnion der Mutter in der Schwangerschaft ist ein Hinweis auf intestinale Atresien. Ähnliche Symptome entstehen durch ein **Pankreas annulare**, eine häufige Kombination beim Down-Syndrom. Auch wenn in den ersten Lebenstagen eine unauffällige Magen-Darm-Passage besteht und erst dann Ileuserscheinungen auftreten, spricht dies nicht gegen einen Duodenalverschluß. Es kann sich nämlich eine primär nur stenosierende Membran durch die Dilatation des oralen Duodenalsegmentes so ausgedehnt haben, daß die Öffnung schlitzartig verengt wird, oder das proximale Segment vor der Verengung dilatiert nach Nahrungsaufnahme so stark, daß sich das enge Segment wie ein Schlitz verschließt (diaphragmaähnlicher Verschluß des Lumens). Bei einem Drittel der Fälle entsteht auf diese Weise der Duodenalverschluß. Eine erbliche Belastung scheint vorzuliegen. Beim Down-Syndrom besteht dazu eine Neigung.

Intermittierende Duodenalstenose
Rezidivierendes periodisches Erbrechen, lageabhängig, ist beim Säugling verdächtig auf passagere Verschlüsse, etwa bei Malrotation. Dabei hört man vor allem im linken oberen

Quadranten hochgestellte Darmgeräusche und findet röntgenologisch eine große Magenblase, geblähte Darmschlingen bis zum Hindernis oft mit Spiegeln. Bei Bauchlagerung verschwinden die Symptome und das Erbrechen, während es bei Rückenlage wieder eintritt. Ursache: Mesenterium commune, das den Darm an der Flexura duodenojejunalis abklemmt oder ein gedrehter Mesenterialstiel, womöglich mit Volvulus (s. S. 14 akutes Abdomen).

Tiefsitzende intestinale Verschlüsse

Eine Auftreibung cranialer Darmabschnitte mit hochgestellten Darmgeräuschen und Darmsteifungen spricht für ein tiefersitzendes Hindernis.

D.: Röntgenologisch stark erweiterte gasgefüllte Dünndarmschlingen mit Spiegelbildung vor dem Hindernis und ein luftleeres Abdomen im aboralen Abschnitt.

Mekoniumpfropfsyndrom

Heftiges Erbrechen und Obstipation bis zum Bild eines akuten Abdomens.

D.: Röntgenologisch gasgefüllte Dünndarmschlingen, selten Spiegel. Im dilatierten Colon ascendens, manchmal auch im Quercolon fleckig-scholliger Zeichnung durch eingedicktes Mekonium (Neuhauser-Syndrom). Beim Kontrasteinlauf „Mikrocolon" im Colon descendens und Sigma. Selten intraabdominelle Verkalkungen infolge einer bereits intrauterin abgeheilten Mekoniumperitonitis oder Pneumoperitoneum nach erfolgter Darmperforation.

Erbrechen ohne nachweisbaren organischen Grund

Sind im Neugeborenenalter keine der genannten Ursachen nachweisbar, muß an Stoffwechselstörungen gedacht werden.

Pirie-Syndrom *(Debré-Fiebiger-Syndrom, adrenogenitales Syndrom mit Salzverlust)*

Neugeborene mit Pirie-Syndrom fallen durch schweres, unstillbares Erbrechen im Strahl auf (Pseudo-Pylorospasmus, Pseudo-Ileus) kombiniert mit auffällig schneller Ex-sikkose und Gewichtsverlust. Gelegentlich findet man auch eine sichtbare Magenperistaltik, eine auffällige Muskelhypotonie und schließlich schlechte Kreislaufverhältnisse bis zum Kreislaufkollaps, Bewußtseinsverlust, Krämpfen. Die Stühle sind meist weich bis durchfällig. Ein wichtiger Hinweis sind Clitorishypertrophie, ein intersexuelles Genitale oder Makrogenitosomie (s. S. 239).

D.: Im Urin trotz Erbrechens im Gegensatz zum Pylorospasmus reichlich Chlor (Schnellprobe: einige Tropfen Argentum nitricum in den Urin). Im Blut erniedrigte Werte von Na, Cl, Bikarbonat, erhöhte Kaliumwerte.

Renales Salzverlustsyndrom

Erbrechen, Trinkunlust, auffällige Dehydratation, Muskelhypotonie, Hyponatriämie, Hypochlorämie, Hyperkaliämie bei normaler Nebennierenfunktion kann die Folge eines seltenen renalen Salzverlustsyndroms sein durch tubulären Na-, Ka-, ATP-ase-mangel.

Galaktosämie

Besteht während der unstillbaren Brechneigung eine zunehmende Gelbsucht, ist an die Galaktosämie zu denken (s. S. 128, 117).

Aminosäurenstoffwechselstörungen (s. S. 207)

Beobachtet man neben der auffälligen Brechneigung zunehmende neurologische Symptome, wie Muskelhypertonie, Hyperkinesen oder Muskelschlaffheit (floppy infant), Nystagmus und Gedeihstörungen, müssen Aminosäurenstoffwechselstörungen ausgeschlossen werden. Insbesondere ist an die Varianten der Ahornsirup-Krankheit zu denken, die beim Wechsel von Muttermilch auf Kuhmilch wegen der Intoleranz größerer Proteinmengen erst Symptome wie bei der klassischen Ahornsirup-Krankheit machen können. Der dann vorhandene auffällige Geruch sollte die Diagnose erleichtern.

Infektionen

Schließlich können sich hinter einer unklaren Brechneigung auch die ersten Symptome einer beginnenden Sepsis im Neugeborenenalter verbergen (s. S. 248).

42.10 Erbrechen im Säuglingsalter

Organische Hindernisse

Pylorospasmus 260
Pylorushypertrophie
Dysphagia lusoria
Cardiospasmus 261
Oesophagusstenose
Lactobezoar
Intermittierende Magentorsion
Magenvolvulus
Arterio-mesenterialer Darmverschluß
Pankreas annulare
Duplikatur des Duodenums
Enterogene Zysten
Divertikel
Invagination
Obturationsileus
Volvulus
Paralytischer Ileus 262
Pneumatosis intestini

Pylorospasmus, hypertrophische Pylorusstenose

Zu den häufigsten Ursachen von Brechattakken nach der Neugeborenenzeit gehört der Pylorospasmus und die Pylorushypertrophie mit einem Häufigkeitsmaximum des Auftretens am Ende der dritten Lebenswoche. Früherer Beginn (Differentialdiagnose AGS mit Salzverlust) oder späteres Auftreten sind selten.

Symptome: Zunehmend heftiges Erbrechen im Strahl. Das Erbrochene ist sauer, enthält keine Galle, manchmal Hämatin (hämorrhagische Gastritis). Hungriges Saugen am Finger bei gerunzelter Stirn und schmerzlichem Gesichtsausdruck. Manchmal ist der Pylorustumor tastbar. Typisch sind peristaltische Wellen von links nach rechts im Epigastrium laufend. Obstipation, Hungerstühle, Exsikkose, Hypochlorämie, Hypokaliämie, hypochlorämische Alkalose.

D.: Sonographisch: Pyloruskokarde. Röntgenologisch stark erweiterter luftgefüllter Magen bei luftarmen Därmen. 10–20 Min. nach Kontrastmittelmahlzeit in Rechtsseitenlagerung Eindellung im Antrum, langer, fadenförmiger Canalis egestorius, große Distanz zwischen Antrum und Bulbus duodeni, verzögerter Entleerungsbeginn, gesteigerte Peristaltik, kaum Entleerung nach vier Stunden. Kontrastmittelreste noch bis 24 Stunden im Magen.

Komplikationen: Cardiainsuffizienz mit möglicher Refluxoesophagitis (Roviralta-Syndrom). Durch den ungenügenden Cardiaverschluß trotz Pylorusstenose kein erhöhter Mageninnendruck, der die Cardia zum Erbrechen explosionsartig sprengt, sondern schlaffes Erbrechen trotz Hypertrophie der Pylorusmuskulatur. Selten Gelbsucht infolge aufsteigender Gallengangsinfektion.

Oesophagusstenosen

Am Ende der Neugeborenenzeit oder kurz danach, meist beim Übergang von flüssiger auf breiige Kost beobachtet man Erbrechen und Speien während der Nahrungsaufnahme (Dysphagie). Es kommt zum Regurgitieren der einmal geschluckten Nahrung, die unverdaut mit Speichel und Schleim vermischt wieder hochgebracht wird.

Ursachen: Kompression des Oesophagus von außen durch *vasculäre Hindernisse* (doppelter Aortenbogen, Gefäßring oder andere Gefäßanomalien, sehr selten *Dysphagia lusoria:* Einschnürung durch die atypisch abgehende rechte Arteria subclavia = Arteria lusoria). Auch andere Strangbildungen einschließlich *innere Stenosen des Oesophagus,* wie membranartige Verschlüsse mit zentraler Öffnung oder fibromuskuläre Verdickung der Oesophaguswand können zu dieser Brechneigung führen.

D.: Röntgenologische Kontrastmitteldarstellung, Oesophagoskopie, Angiographie.

Lactobezoar

Bei künstlich ernährten Säuglingen, vor allem Frühgeborenen, kann eine konzentrierte, eiweißreiche Milchnahrung zu einem Kasein-Bezoar mit dem akuten Bild eines Darmverschlusses führen.

D.: Sonographisch oder röntgenologisch Nachweis dichter runder oder länglicher Konglomerate im Abdomen.

Cardiospasmus (Achalasie)

Erbrechen und Regurgitieren unverdauter oder nicht sauer reagierender Nahrung weist auf einen Cardiospasmus. Größere Kinder klagen auch über krampfartige Schmerzen hinter dem Brustbein oder Würgereiz schon nach einigen Bissen.

D.: Röntgenologischer Nachweis eines dilatierten Oesophagus mit glatter Begrenzung, in Richtung Cardia spitz zulaufend. Verzögerter Kontrastmittelübertritt in den Magen. Oesophagoskopisch normales Schleimhautrelief ohne narbige Veränderungen als Beweis, daß keine Oesophagitis ursächlich vorausgegangen ist.

Die tiefsitzenden *narbigen Stenosen des Oesophagus* als Folge einer nicht erkannten Refluxoesophagitis erzeugen die gleichen Symptome.

Intermittierende Magentorsion

Ein stark gasgefülltes Colon transversum kann zwischen Leber und vorderer Bauchwand aufsteigen und dabei die große Kurvatur des ebenfalls luftgefüllten Magens durch das kurze Ligamentum gastro-colicum mit nach oben nehmen, so daß die kleine Kurvatur den tiefsten Punkt bildet. Dabei kommt es zu heftigen Brechattacken. Das Erbrechen sistiert, wenn der Patient in ein am Fußende erhöhtes Bett auf den Bauch gelegt wird. Pradisponiert sind Kinder mit linksseitigem Zwerchfellhochstand durch Zwerchfellparese oder -hernien. Prophylaktisch kann häufiger Lagewechsel während und nach den Mahlzeiten hilfreich sein.

Akuter Magenvolvulus

Plötzlich schwere Koliken mit Kreislaufschock und blutig-schleimigem Erbrechen können das Stopsyndrom beim akuten Magenvolvulus sein. Wieder sind besonders gefährdet Kinder mit Zwerchfellhochstand links oder Zwerchfellhernien oder -lücken. Wird die Diagnose bei dieser eindringlichen Symptomatik nicht gestellt, kommt es ohne schnellen chirurgischen Eingriff zur Nekrose des gesamten Magens.

D.: Röntgenologisch starke Magenblähung. Es gelingt nicht, den Magen mit Breischluck darzustellen. Auch die Sondierung des Magens mißlingt.

Intermittierende Duodenalstenose durch Arteriomesenterialverschluß (s. S. 16)

Typisch sind rezidivierende Brechattacken ohne spastischen Charakter, häufig mit hochgestelltem Darmgeräusch im Oberbauch. Die Symptome bessern sich schnell bei Bauchlagerung.

D.: Röntgenologisch geblähte Magenblase und geblähte Duodenalschlinge, oft mit Spiegelbildung. Bei der Kontrastmitteldarstellung befindet sich das Jejunum rechts, im Mittelbauch und Unterbauch anstatt links im Oberbauch und das Ileum im linken unteren Quadranten.

Ursache: Mesenterium commune, gedrehter Mesenterialstiel mit möglichem Volvulus.

Pankreas annulare (s. S. 37)

Die gleichen Zeichen eines hochsitzenden intermittierenden Darmverschlusses findet man bei *Duplikatur des Duodenums*, bei *enterogenen Zysten*, beim *Riesendivertikel des Dünndarms*. Alle diese Diagnosen lassen sich nur röntgenologisch objektivieren.

Invagination (Intussuszeption)

Besonders häufig vom 4.–12. Lebensmonat und verdächtig auf eine Invagination sind Brechattacken mit intermittierenden, kolikartigen Leibschmerzen, Kreislaufschock, unterbrochen von unauffälligen Phasen, insbesondere bei eutrophen Säuglingen. Bei der rektalen Untersuchung kann blutiger Schleim am Fingerling gefunden werden. Gleichzeitig läßt sich ggf. ein walzenförmiger Tumor im Abdomen tasten.

D.: Sonographisch oder röntgenologisch auffällig wenig Luft in den Darmschlingen, aber möglicherweise schon ein walzenförmiger Weichteiltumor sichtbar mit Darmblähung vor dem Invaginat. Bei der retrograden Colonfüllung zur Lokalisation der Einstülpung typischer Abbruch des Kontrastmittelschattens und zangen-, becher- oder kokardenförmige Darstellung des Invaginatkopfes. Liegt der Beginn der Invagination nur wenige Stunden zurück, besteht keine Ileussituation, keine peritonitische Reizung und ein guter Kreislauf, kann eine Reposition unter Röntgenkontrolle versucht werden. Das Invaginat liegt in 60–75% der Fälle ileocolisch, in 15% ileo-ileocolisch, in 10% ileo-ilealisch, der Rest ist eine Invagination colo-colica.

Wird das Kind erst spät nach einer Invagination vorgestellt, besteht das Bild eines mechanischen Ileus, der auch durch andere Ursachen entstanden sein kann, wie bindegewebige Stränge, Meckelsches Divertikel, persistierender Ductus omphalo-entericus, Mesenterium commune, Volvulus.

Paralytischer Ileus (s. S. 37)
Nach einem akuten Darmverschluß entwickelt sich bald ein Ileus. Dann bestehen differentialdiagnostische Schwierigkeiten bei der Unterscheidung zwischen einem mechanischen Hindernis und den Folgen einer schweren Gastroenteritis. Starke Störungen im Elektrolytstoffwechsel, insbesondere eine Hypokaliämie, oder tiefe Kochsalzwerte im Serum, zumal schon am Beginn der Symptomatik, sprechen mehr für einen paralytischen als für einen mechanischen Ileus. Auch sind auskultatorisch fehlende Peristaltikgeräusche charakteristisch für den paralytischen Ileus, während hochgestellte klingende Geräusche über zirkumskripten Abschnitten für eine Okklusion sprechen.

D.: Röntgenologisch gleichmäßig stark dilatierte, gasgefüllte Dünn- und Dickdarmschlingen sprechen für einen paralytischen Ileus. Spiegelbildung spricht nicht dagegen. Einzelne weitgestellte, gasgefüllte Darmschlingen (meist mit Spiegeln) bei sonst luftarmen oder luftfreien Abschnitten im Abdomen sind verdächtig auf Okklusionen.

Pneumatosis intestini und nekrotisierende Enterocolitis
Sehr selten findet man bei Erbrechen mit Ileuserscheinungen, akutem Bauch und zu-

nehmendem Meteorismus röntgenologisch außer den erweiterten Darmschlingen auch Doppelkonturierungen der Darmwand und deutliche linienförmig angeordnete Pneumatosiszysten, wie sie für die Pneumatosis intestinii charakteristisch sind. Die zugrunde liegende Enterocolitis necroticans neigt zu schweren Komplikationen durch Platzen der subserösen Bläschen, Pneumoperitoneum, Darmrupturen, Peritonitis.

Erbrechen ohne organische Hindernisse

Fütterungsfehler 263
Rumination
Symptomatisches Erbrechen:
Erhöhter Hirndruck
Zerebralschäden
Pachymeningosis haemorrhagica
Begleiterbrechen:
Infektionen
Gastroenteritis
Sepsis
Reflektorisches Erbrechen:
Hodentorsion
Torquiertes Leistenovar
Nierensteinkolik
Appendizitis
Erbrechen bei Stoffwechselstörungen:
Lactoseintoleranz
Fructoseintoleranz
Galaktosämie
Kuhmilchallergie
Zoeliakie
Bartter-Syndrom 264
Idiopathische Hypercalciämie
Phenylketonurie
Hyperammonaemie
De-Toni-Fanconi-Syndrom
Glykokollsyndrom
Reye-Syndrom
Erbrechen bei Herzinsuffizienz:
Bland-White-Garland-Syndrom 265
Idiopathische frühinfantile Arteriosklerose
Vitamin-A-Überdosierung
Kinetosen

Erbrechen als *Folge von Fütterungsfehlern* sollte jedem Pädiater geläufig sein, wie etwa Luftschlucken beim Trinken *(Aerophagie),* zu großes Saugerloch, zu große Mahlzeiten, nicht altersgemäße Kost, unvorsichtige Behandlung des Kindes nach dem Füttern.

Rumination

Sie kann in ihrem psychogenen Ursprung leicht diagnostiziert werden. Die Störung beginnt etwa vom 4. Lebensmonat an und kann bis zum dritten Lebensjahr andauern. Prädisponiert sind Säuglinge in Massenpflege, nach frühem Mutterverlust oder in ungünstiger Umgebung (nervöse, mit anderen Problemen belastete Mutter, spannungsgeladene Familienatmosphäre, Mangel an Zuwendung durch eine Bezugsperson = *frühkindliches Deprivationssyndrom*). Das Erbrechen wird bei diesen Kindern bald gewohnheitsmäßig und tritt etwa eine halbe Stunde nach der Nahrungsaufnahme ein, wobei der offenbar lustbetonte Brechakt durch aufgeregtes Fingerlutschen eingeleitet wird oder das Hochwürgen durch eine besondere muldenförmige Zungenstellung gelingt.

Rumination darf nicht verwechselt werden mit gelegentlichem Erbrechen durch zu tiefes Einstecken von Daumen oder Finger beim Lutschen oder dem Erbrechen während der Fütterung oder unmittelbar danach bei nervöser Mutter oder großer Unruhe in der Umgebung, das oft fehlgedeutet wird als Widerwillen gegen einzelne Milch- oder Gemüsearten.

Symptomatisches Erbrechen

Erbrechen kann bei einem *beginnenden Hydrozephalus* (s. S. 171) schon auftreten, bevor der Kopfumfang zunimmt. Auch ein *subdurales Hämatom* (Pachymeningosis haemorrhagica interna, subduraler Erguß, subdurales Hygrom) kann Erbrechen erzeugen. Prädisponiert dafür sind Säuglinge zwischen dem 6. und 9. Lebensmonat nach schwerer Geburt, Trauma durch Sturz, Meningitis, Säuglingsintoxikation, insbesondere hyponatriämische Exsikkose, Säuglinge mit Ge-

rinnungsstörungen oder Gefäßmißbildungen sowie mit intrakraniellen Aneurysmen.

D.: Fontanellensonographie, EEG, CTG, Augenhintergrund.

Begleiterbrechen
(prämonitorisches Erbrechen)
Plötzlich auftretende Brechneigung beim Säugling ist oft ein Zeichen einer kommenden oder bestehenden Grundkrankheit, wie Infekte der oberen Luftwege, Aerophagie infolge verstopfter Nase, Erbrechen bei Hustenanfällen, Otitis media, Mastoiditis, Antritis, Pneumonie, Zystopyelitis, Gastroenteritis, Sepsis. Bei zerebralgeschädigten Säuglingen können dabei auftretende Schreiepisoden bis zum Erbrechen führen.

Reflektorisches Erbrechen
Nur das Daran-Denken hilft beim reflektorischen Erbrechen bereits, die Diagnose zu stellen, wie Hodentorsion, torquiertes Leistenovar, Nierensteinkolik, Appendizitis, u.a.

Erbrechen bei Stoffwechselstörungen
Eine Reihe von Stoffwechselstörungen beginnen häufig mit einer Phase von unklarem Erbrechen. Dies gilt besonders für die *Galaktosämie* (s. S. 128), die *Laktoseinterolanz* (s. S. 269), die *Fructoseinterolanz* (s. S. 269) und die *Kuhmilchallergie* (S. 269).

Zoeliakie
Bei manchen Kindern beginnt die Zoeliakie bereits in den ersten Lebensmonaten, kurz nach der ersten Aufnahme gliadinhaltiger Kost, mit heftigem Erbrechen. Nicht selten beobachtet man einen Beginn nach fieberhaftem Infekt. Frühzeitig fallen Turgorverlust und Muskelhypotonie des zoeliakiekranken Kindes auf. Dann schließen sich die typischen Zeichen an wie zunehmende Appetitlosigkeit, Gewichtsstillstand, Stuhlverschlechterung und schlechte Stimmung.

D.: Xylosetest, Versuch mit gliadinfreier Diät, Dünndarmbiopsie.

Bartter-Syndrom (s. S.69)
Bereits in den ersten Lebensmonaten zunehmende Brechneigung, Obstipation, Gewichtsstillstand, Hypokaliämie, Hypernatriämie, Hypochlorämie, metabolische Alkalose sind die typischen Symptome dieses Syndroms, das sich als Folge eines Hyperaldosteronismus, provoziert durch einen primären Prostaglandinismus manifestiert.

D.: Nachweis der Elektrolytverschiebungen, Plasma-Renin-Aktivität, Plasma-Noradrenalin- und Kinin-Konzentration erhöht, im Urin vermehrte Aldosteronausscheidung.

Idiopathische Hypercalcämie
Verschiedene Syndrome, die mit Störungen des Calciumstoffwechsels einhergehen, können in der Säuglingszeit als einziges Symptom Erbrechen, Obstipation und schwere Gedeihstörung erzeugen, ehe die eigentlichen charakteristischen Symptome erkennbar werden, so etwa das **Williams-Beuren-Syndrom** mit seiner supravalvulären Aortenstenose und der charakteristischen Gesichtsdysmorphie (Elfen-Faun-Gesicht) mit Zahndysplasien oder das **Lightwood-Albright-Syndrom,** bei dem die renale hyperchlorämische Azidose und die schwere Spätrachitis auch erst später erkennbar werden.

Phenylketonurie
Bei etwa 50% aller Fälle mit PKU (s. S.207) ist Erbrechen in den ersten Lebensmonaten das einzige Symptom. Manchmal treten noch Verstimmtheit, erhöhte Reizbarkeit, leichte Steigerung der Eigenreflexe, leicht vermehrter Muskeltonus, Neigung zu Intertrigo und ekzemartigen Dermatitiden hinzu. Auch die typische Pigmentarmut kann erst später auffallen (10% der Fälle haben sogar dunkle Haare und etwa 25% eine dunkle Iris). Ein auffällig unangenehmer Körpergeruch beim Kind und bei einem Teil der Eltern kann ein hilfreiches Hinweiszeichen sein.

Hyperammonämie
Anfallsartige schwere Brechattacken (Pseudopylorusstenose) mit Erregungszuständen, Schreianfällen, Verwirrtheit, Stupor, Muskelhypotonie, extrapyramidalen Symptomen können bereits in den ersten Lebenswochen das Zeichen einer Hyperammonämie infolge eines angeborenen Enzymdefektes (s. S.208), der die Harnstoffsynthese beeinträchtigt, sein.

D.: Nachweis einer Hyperammonurie, Aminoazidurie (Lysin, Glutamat, Glutamin, Alanin, Histidin) und Suche nach dem Enzymdefekt.

Ketotisches Hyperglyzinämie-Syndrom (s. S.208)
Bereits in den ersten Lebenswochen paroxysmales, heftiges Erbrechen mit Episoden von Ketoazidose und Bewußtseinsstörung infolge eines angeborenen Defektes im Propionat-Methylmalonat- und Vitamin B 12-Stoffwechsel (Methylmalonazidämie, Propionazidämie, Vitamin B 12-abhängige Methylmalonazidämie mit Homozystinurie).

D.: Nachweis der Ketoazidose, Hyperammonämie, Hypoglykämie, Hyperglycin- oder Lysinämie. Suche nach Enzymdefekt.

Reye-Syndrom (s. S.60)
3–7 Tage nach einer Virusinfektion (Influenza B-, Varicella-Zoster-, Coxsackie-, Rheo-Myxoviren) plötzlich heftiges, therapieresistentes Erbrechen mit zunehmendem Eintrüben des Bewußtseins, Hypoglykämie, Anstieg des Blutammoniaks durch Störung des Harnstoffzyklus, Hyperaminoazidämie (Glutamin, Alanin, Lysin, α-Amino-N-Buttersäure), Anstieg der Transaminasen und freien Fettsäuren, leichte Hyperbilirubinämie. Neigung zu schwerem Ödem, von dessen erfolgreicher therapeutischer Beeinflussung die an sich sehr dubiöse Prognose abhängt. Die Anwendung von Acetylsalicylsäure scheint pathogenetisch eine Rolle zu spielen.

Erbrechen bei Herzinsuffizienz
Kardial bedingtes Erbrechen ist in der Regel leicht zu erkennen bis auf zwei Sonderformen:

Bland-White-Garland-Syndrom
Ab 2. Lebensmonat zunehmende Brechneigung, Kurzluftigkeit, Husten durch progrediente Herzinsuffizienz.

D.: Sonographisch und röntgenologisch Herzdilatation, insbesondere des linken Ventrikels. Im EKG negative T-Zacken und Zeichen des Vorderwandinfarktes infolge Fehlabgangs der linken oder beider Coronararterien.

Idiopathische frühinfantile Arteriosklerose
Schon in der frühen Säuglingszeit beginnt hier mit Erbrechen, Nahrungsverweigerung, auffälliger Blässe und pulmonalen Symptomen (Hustenattacken, Zyanose, Dyspnoe, Tachypnoe, Stridor) ein Krankheitsbild, das durch eine bereits im Säuglingsalter eintretende Coronarinsuffizienz hervorgerufen wird. Sonographisch und röntgenologisch zunehmende Herzdilatation, kein Anhalt für Pneumonie, schnelle Progression bis zum Exitus im Kreislaufversagen. Autoptisch besteht eine Herzdilatation mit Endokardfibrose oder Herzinfarkten. Histologisch findet man eine Intimafibrose und Mediaverkalkung der Arterien, insbesondere der Coronarien.

Vitamin-A-Überdosierung (s. S. 172)
Die Vitamin A-Überdosierung führt nur bei Säuglingen (Marie-Sée-Syndrom) zu Erbrechen, Unruhe, Nahrungsverweigerung, Fieberattacken und zu starker Spannung der Fontanelle bis zu ihrer pilzartigen Vorwölbung mit Auseinanderklaffen der Schädelnähte. Der Liquor ist normal, im Urin kann bei Oligurie ein pathologischer Sedimentbefund auftreten. Der Verlauf der Symptomatik kann sehr dramatisch sein, sie verschwindet aber sofort nach Absetzen des Vitamin A.

Kinetosen
Eine Kinetose (Reisekrankheit) kann auch beim Säugling die einzige Ursache heftigen Erbrechens sein, eine Erscheinung, die bei größeren Kindern diagnostisch keine Schwierigkeiten macht.

42.11 Durchfälle bei Neugeborenen und Säuglingen

(s. auch S. 19)

Akute Durchfälle

Enterale Infektionen
Parenteral bedingte Durchfälle
Antibiotikainduzierte Durchfälle 266
Akute Methämoglobinämie
Familiäre Chloriddiarrhoe

In jedem Lebensalter ist das plötzliche Auftreten häufiger Entleerungen von breiigen, schleimigen bis wäßrigen Stühlen Folge einer beschleunigten Darmpassage. In den ersten Lebensmonaten muß man besonders denken an:

Enterale Infektionen
Bei Familienerkrankungen, aber auch bei hospitalisierten Säuglingen (Enteritis durch enteropathogene E. coli, Dyspepsie-Coli) muß man bei der Produktion blutiger Stühle an eine enterale Infektion denken, zumal alle Salmonellosen beim Säugling nicht an einem bestimmten klinischen Bild zu erkennen sind. Ein einmaliger negativer Stuhlbefund schließt eine derartige Infektion nicht aus.
Eine Diarrhoe nach antibiotischer Behandlung kann durch fakultativ pathogene Darmkeime bedingt sein, insbesondere durch Pseudomonas aeroginosa (Pyocyaneus), die bei geschwächten Säuglingen typhusähnliche Ulzerationen im Magen-Darm-Trakt erzeugen können. Typisch sind plötzliche akute Verschlechterungen mit wäßrigen, sanguinolenten Stuhlentleerungen und zunehmenden Zeichen eines paralytischen Ileus. Peritonismus und Peritonitis sind mögliche Folgen einer bakteriellen Durchwanderung oder einer Geschwürsperforation.
Die **nekrotisierende Enterocolitis** (s. S. 262) bedroht vor allem Frühgeborene und Neugeborene in den ersten 5 Lebenstagen nach

erschwerter Entbindung mit Kreislaufschock und Atemnotsyndrom. Unter Entleerung blutiger Stühle kommt es schnell
zum paralytischen Ileus mit aufgetriebenem
Abdomen, galligem Erbrechen, septischen
Symptomen, Somnolenz und erneutem
Kreislaufschock. Manchmal gelingt röntgenologisch der Nachweis von freier Luft im
Abdomen oder einer Pneumatosis intestina-
lis bzw. Gasblasen im Pfortadersystem.

Die **Staphylokokken-Enterocolitis** erzeugt
ebenfalls ein schweres, perakut auftretendes
Krankheitsbild mit aufgetriebenem Abdomen, Fieber, Erbrechen, schneller Dehydrie-
rung bis zur Säuglingsintoxikation mit Kreislaufkollaps. Es handelt sich um eine typische
Komplikation einer Antibiotika-Vorbehand-
lung durch Überwucherung der Darmflora
mit koagulase-positiven Staphylokokken,
die sich dann fast in Reinkultur im Stuhl
nachweisen lassen. Da 10% aller Staphylo-
kokkenstämme starke Enterotoxinbildner
sind, muß bei jeder Antibiotikaanwendung
im Säuglingsalter, zumal bei stationärer Behandlung, mit einer derartigen Komplikation gerechnet werden, die einer massiven
Keimaufnahme, etwa durch staphylokok-
ken-kontaminierte Milch (Lebensmittelinto-
xikation) völlig entspricht. Meist aber verläuft die Staphylokokken-Enterocolitis nur
in Form einer harmloseren, aber schlecht
beeinflußbaren Durchfallerkrankung, wie
man sie nicht so selten nach Breitspektrum-
Antibiotikagaben (Ampicillin, Tetracycline,
Chloramphenicol u.a.) als Folge einer gestörten Darmflora beobachten muß.

Virusinfektionen als Ursache einer Enterocolitis sind nach sorgfältigem Ausschluß einer
bakteriellen Ursache zu vermuten oder
durch Virusnachweis zu objektivieren. Verdächtig ist das epidemische Auftreten in
Säuglingsstationen oder im Rahmen von
Umgebungserkrankungen. In erster Linie
kommen **Rotaviren** (bis zu 50% der Fälle
von epidemischer Gastroenteritis im Säuglingsalter nachweisbar) oder Enteroviren,
ECHO-Virus Typ 13, 18 und 21, Rheo-Viren,
Coxsackie-Virus A und B in Frage.

Die **Rotavirusinfektion** betrifft vor allem
nicht gestillte Kinder (Colostrum und Frau-
enmilch enthalten einen Anti-Rotavirus-
Faktor) und geben nach akuter Erkrankung
Anlaß zu rezidivierenden bis chronischen
Durchfällen, weil das Darmepithel vor allem
im Ileum bis hin zur fleckförmigen Zotten-
atrophie stark beeinträchtigt wird, mit der
Folge eines postinfektiösen Enzymmangels
(Lactase, Sucrase, Na-ATPase, Maltase),
was die Schwierigkeiten bei der diätetischen
Therapie erklärt.

Parenteral bedingte Durchfälle
Durchfälle, die während nicht enteraler Infektionen auftreten (parenterale Diarrhoe)
können entweder durch den gleichen Erreger verursacht sein wie die Grundkrankheit
(Virus) oder sind Folge einer passageren Verdauungsinsuffizienz des Organismus während der Abwehr einer Grundkrankheit.

Erworbene akute Methämoglobinämie
Heftige Durchfälle mit Methämoglobinbildung können nach der Fütterung von nitrat-
oder nitrithaltigem Brunnenwasser oder Ge-
müsemahlzeiten auftreten, wobei das Kind
gleichzeitig ein auffallend grau-bläuliches
Hautkolorit bekommt.

D.: Nachweis von Methämoglobin im Blut.

Kongenitale Chloriddiarrhoe
Die Patienten sind unfähig, im Ileum Chlorid gegen Bikarbonat auszutauschen mit der
Folge, daß in den wäßrigen Stühlen große
Mengen von Chlorid und Kalium verloren-
gehen. Stuhlchlorwerte liegen dann mit
150 mval/l hoch und es kommt zu einer hypochlorämischen Alkalose mit Hypokaliämie. Neigung zu paralytischem Ileus, großem Abdomen, Hyperbilirubinämie bereits
in den ersten Lebenswochen ergänzen das
Bild. Bei der Mutter besteht oft ein Hydramnion.

Chronische Durchfälle bei Säuglingen
(s. auch S. 19)

Mukoviszidose
Zoeliakie
Pankreasinsuffizienz 268
Hypoplasie des exkretorischen Pankreas
Zystenpankreas
Lipomatöse Pankreasatrophie
Kongenitaler Lipasemangel
Mangel an Gallensäuren
Glukose-Galaktose-Malabsorption
Monosaccharid-Malabsorption 269
Fruktoseintoleranz
Passagere Monosaccharid-Malabsorption
Disaccharid-Malabsorption
Kongenitale Laktose-Malabsorption
Saccharose-Isomaltose-Malabsorption
Kuhmilchinteroleranz
Enterokinasemangel
Akrodermatitis enteropathica
Intestinale Lymphangiektasie 270
Burke-Syndrom

Bei chronischen Durchfällen im Säuglingsalter muß in erster Linie an **Mukoviszidose** gedacht werden, die sich in 80% der Fälle in der frühen Säuglingszeit nach dem Übergang von Brustmilch auf künstliche Nahrung durch zunehmende Durchfallsneigung manifestiert. Anfänglich werden die Stühle von den Müttern noch als „normal" bezeichnet. Sie sind aber zu voluminös und wandeln sich dann bis zu weiß-gelblichen fettigen Gärungs- und Fäulnisstühlen von penetrantem Geruch. Meteorismus und Koliken durch enterale Gasbildung, selbst Rektumprolaps sind mögliche Komplikationen. In schweren Fällen beginnt die Krankheit bereits intrauterin, Passagestörungen bis hin zum Mekoniumileus. Leichter fällt die Diagnose, wenn gleichzeitig pulmonale Erscheinungen auftreten, wie pertussiforme Hustenattacken, chronische Bronchitis, rezidivierende Pneumonien, Atelektaseneigung. Diese Lungenbeteiligung bestimmt den weiteren ungünsti-

gen Verlauf mit Lungenemphysem, Lungenfibrose, chronischer Hypoxie, Cor pulmonale und Rechtsherzinsuffizienz.
Weitere Komplikationen: Bei Fieber und heißem Wetter Salzverlustsyndrom (Übelkeit, unstillbares Erbrechen durch Hyposaliämie mit metabolischer Alkalose), Verschlußikterus durch intrahepatische Behinderung des Gallenabflusses, biliäre Zirrhose, Hypovitaminosen, hypoproteinämische Ödeme, Fettleber und Leberfibrose.

D.: Elektrolytbestimmungen in Schweiß und Speichel (Natrium über 70 mmol/l, Chlor über 50 mmol/l). In 2% der Fälle normale Elektrolytwerte! Im Stuhl erhöhte Fettsäuren- und Stärkeausscheidung. Nachweis verminderter Fettresorption bei Bilanzstudien, Messung der Pankreasenzymaktivität im Duodenalsaft.

Die Mukoviszidose wird autosomal rezessiv oder irregulär autosomal dominant vererbt. Gesunde Eltern können erhöhte Schweißelektrolytwerte haben.

Zoeliakie (gluten-induzierte Enteropathie)
Chronische Durchfälle nach Verabreichung der ersten gliadinhaltigen Nahrung beim Säugling in Form von fettglänzenden, säuerlich stechend riechenden, schaumigen Gärungsstühlen, reich an Kohlenhydraten und Fett sind typisch für eine Zoeliakie. Gewichtsstillstand, zunehmende Dystrophie, gelegentliches Erbrechen, schlechte Stimmung und aufgetriebenes Abdomen sind weitere Symptome. Wiederholter Nahrungsaufbau mit gliadinhaltiger Kost bleibt erfolglos. Wichtig ist, daß es auch abortive Formen gibt, bei denen nur zu große, aber geformte, oder wenig weiche Stuhlmengen, aber kein eigentlicher Durchfall beobachtet werden und nur ein zunehmender Minderwuchs mit oder ohne Dystrophierung diagnostische Schwierigkeiten macht. Nicht selten werden diese Patienten erst in der späten Kindheit oder wegen Minderwuchs auf endokrine Störungen untersucht, weil eine gleichzeitig bestehende Appetitlosigkeit die Nahrungsaufnahme so reduziert hat, daß keine Durchfälle auftreten.

Komplikationen: Hypovitaminosen („Zoe-liakie-Rachitis"), Skorbut, Vitamin B-Komplexmangel, megaloblastische oder hypochrome Eisenmangelanämie, Blutungsneigung durch Vitamin K-Mangel, Osteoporose durch Calcium-, Phosphor-, Magnesiumresorptionsstörungen, enteraler Eiweißverlust, hypoproteinämische Ödeme.

D.: Xylose-Test (weniger als 25% der eingenommenen Xylosemenge im Urin nachweisbar oder Bestimmung des Xylose-Blutspiegels). Fettbilanz (Retention weniger als 90% der aufgenommenen Fettmenge). Sicherer Beweis: Schleimhautbiopsie zum Nachweis der Zottenatrophie und Verschwinden der Symptome nach mehrwöchiger gliadinfreier Kost.

Andere seltene Ursachen chronischer Durchfälle (Maldigestion, Malabsorption):

Pankreasinsuffizienz

Eine Pankreasinsuffizienz als Ursache rezidivierender Durchfälle ist bei Kindern durch Ausfälle der Enzymproduktion bei chronischen Krankheiten oder Unterernährung zu befürchten. Das gilt besonders *bei Eiweißmangel* (Kwashiorkor, Mehlnährschaden). Dabei entsteht ein Zirkulus vitiosus: Eine chronische Unterernährung führt zu partieller Pankreasinsuffizienz mit ungenügender Enzymproduktion, diese unterhält chronische Durchfälle, auch wenn wieder kalorisch ausreichende Kost gegeben wird.

D.: Duodenalsaftuntersuchung auf Viskosität (erhöht) und Fermentaktivität (erniedrigt).

Eine persistierende exkretorische Pankreasinsuffizienz muß außer an Mukoviszidose auch an eine angeborene *Hypoplasie des exkretorischen Pankreas,* an die angeborene *Zystenpankreas* und an die *lipomatöse Pankreasatrophie* denken lassen. Die letzte Krankheit ist wohl eine Folge einer vorausgegangenen Virusinfektion (Coxsackie-B-Virus).

Kongenitaler Lipasemangel

Selten liegt ein wohl autosomal erblicher kongenitaler Lipasemangel vor, der schon im frühen Säuglingsalter durchfällige, schmierig-voluminöse und stechend riechende Stühle veranlaßt, die reichlich Fett enthalten. Der Appetit bleibt normal, aber das Kind gedeiht nicht.

D.: Im Duodenalsaft keine Lipase nachweisbar bei normaler Trypsin- und Amylaseaktivität.

Mangel an Gallensäuren

Bei chronischen Lebererkrankungen (Verschlußikterus, intrahepatische Cholestase, primäre biliäre Zirrhose) oder nach Ileumresektion wegen Enterocolitis necroticans (Kurzdarmsyndrom) sind rezidivierende Durchfälle, wechselnd mit Obstipation, Erbrechen und Meteorismus oft auf eine insuffiziente Gallensekretion zurückzuführen.

D.: Untersuchung des Duodenalsaftes auf Gallensäuren.

Dünndarmerkrankungen

Eine Reihe von angeborenen Enzym- und Transportdefekten der Dünndarmschleimhaut können chronische Durchfälle erzeugen.

Glukose-Galaktose-Malabsorption

(Intoleranz)
Gärungsdurchfälle seit der Geburt, wenn glukose- oder galaktosehaltige Nahrung gegeben wird infolge autosomal rezessiv erblicher Insuffizienz des Transportsystems der Darmzellen bei normaler Disaccharidasenaktivität. Bei Ersatz der beiden Monosaccharide durch Fructose sistiert der Durchfall sofort.

D.: Fehlender Blutzuckeranstieg bei oraler Glukosebelastung unter gleichzeitiger Glukoseausscheidung im Stuhl. Blutzuckeranstieg unter oraler Saccharosebelastung, weil die resorbierte Fructose intermediär in Glukose umgewandelt werden kann. Bei i.v. Zufuhr von Glukose oder Galaktose normaler Metabolismus.

Monosaccharid-Malabsorption

Durchfälle nach Ingestion von Glukose, Galaktose oder Fructose. Dabei häufig Hypoglykämie und metabolische Azidose.

D.: Fehlender Blutzuckeranstieg bei oraler Belastung mit den genannten Monosacchariden, die dann im Stuhl auftreten. Beweis durch Stuhlnormalisierung im Auslaßversuch.

Hereditäre Fructoseintoleranz (s. S. 161)

Bei dieser Stoffwechselstörung stehen auch beim Säugling Erbrechen, Unruhe, Tachykardie und Zeichen der Hypoglykämie im Vordergrund. Durchfälle sind möglich, die nach fructosefreier Diät sofort sistieren.

D.: Fructosebelastung mit 1–2 g/kg Fructose oral. Danach Abfall von Glukose und Phosphat im Blut. Dünndarmbiopsie: Fehlen von Fructose-1-Phosphataldolase.

Eine *vorübergehende Malabsorption von Monosacchariden* ist bei Säuglingen oft nach schwerer Gastroenteritis zu beobachten. Dann werden in der Nahrung nur noch geringe Kohlenhydratzusätze (1–2%) vertragen, bei deren Überschreiten automatisch Durchfälle auftreten. Besserung erst nach Wochen bis Monaten.

Disaccharid-Malabsorption

Disaccharid-Malabsorption durch Disaccharidasemangel ist meist erworben und tritt vorübergehend nach schweren Durchfallserkrankungen, Fehl- und Unterernährung (Kwashiorkor), bei Morbus Crohn, Colitis ulzerosa, Mukoviszidose, Zoeliakie, A-Beta-Lipoproteinämie (s. S. 21) auf.

Kongenitale Laktosemalabsorption

Chronische Durchfälle vom ersten Lebenstag an, unter Milchzufuhr Lactosurie und späteren Zeichen einer Niereninsuffizienz (renale Azidose und Proteinurie) werden häufig als Milchunverträglichkeit mißdeutet. Der ursächliche Enzymdefekt (Lactaseinsuffizienz oder Lactasemangel, Alactasie) kann auch erworben sein, aber zu einer lebenslänglichen Milchunverträglichkeit führen.

D.: Lactosebelastung (2 g/kg Körpergewicht oral). Dabei fehlender Blutzuckeranstieg. Beweis durch Auslaßdiät (lactosefreie oder lactosearme Milch, Sojamilchpräparate).

Saccharose-Isomaltosemalabsorption

Durchfall und Erbrechen nach Einsatz von Kochzucker oder Nährzucker in die Säuglingsernährung infolge Saccharase-1-, Saccharase-2- sowie Isomaltasemangel. Rezessiv erblich.

D.: Nach oraler Saccharosebelastung (2 g/kg Körpergewicht) Ausbleiben des Blutzuckeranstiegs und Durchfall. Beweis: Stuhlnormalisierung nach Kochzucker- und Nährzuckerersatz durch Glukose und Fruktose.

Kuhmilchintoleranz

Diese seltene (0,1–1%) vorübergehende Erkrankung mit Antikörperbildung, besonders gegen β-Lactoglobulin, führt schon beim jungen Säugling in den ersten Stunden nach Milchaufnahme zu schleimig-blutigen Durchfällen. Normalisierung der Stühle im Auslaßversuch. Verwechslungsmöglichkeit mit Lactosemalabsorption.

D.: Im Blutbild Leukozytose mit Linksverschiebung, Eosinophilie, Antikörpernachweis bei hohem IgE und in der Dünndarmbiopsie partielle Zottenatrophie.

Enterokinasemangel

Chronische Durchfälle durch Enterokinasemangel sind sehr selten. Es kommt schnell zu Eiweißmangelsymptomen, weil die Eiweißverdauung erheblich gestört ist, wenn durch Mangel an Enterokinase kein Trypsin mehr aus Trypsinogen gebildet wird, das die anderen proteolytischen Enzyme des Pankreas aktiviert.

D.: Nachweis fehlender Enterokinase in der Duodenalschleimhaut nach Biopsie.

Akrodermatitis enteropathica

Chronische Durchfälle mit vesico-bullöser Dermatitis im Windelbereich, acral, perioral, Stomatitis, Nagelwachstumsstörungen durch erbliche Zinkmalabsorption.

Intestinale Lymphangiektasie
Angeborene zystisch dilatierte Lymphgefäße im Dünndarmbereich führen zu Steatorrhoe, schwerem Eiweißverlust mit den Stühlen mit konsekutiver Hypoproteinämie, Ödemen und allen Zeichen einer Malabsorption.

D.: Messung des Proteinverlustes im Stuhl mit Cr^{51}-Albumin. Blaufärbung der Stühle nach intradermaler Injektion von 0,5 ml 2,5% Methylenblaulösung zwischen 1. u. 2. Zehen (K. G. Evers u. J. A. Bliesener: Europ. J. Pediatr. 1978 127 127–132)

Burke-Syndrom
(Shwachman-Diamond-Syndrom, Pankreasinsuffizienz mit Knochenmarkshypoplasie)
Schon in den ersten Lebenswochen chronische Durchfälle, Steatorrhoe, Anämie, Neutropenie, Immuninsuffizienz. Später Dystrophie, Minderwuchs, metaphysäre Dysostosen, vor allem am Schenkelhals, an den Knien und an den Rippen.

42.12 Obstipation beim Neugeborenen und Säugling (s. S. 22)

Diätfehler
Morbus Hirschsprung
Pseudo-Hirschsprung 271
Hypothyreose
Hypokaliämie
Vitamin D-Überdosierung
Idiopathische chronische Hypercalc-
ämie
Hyperparathyreoidismus
Nierentubulusdefekte

Im Säuglingsalter sind bei Obstipationen in erster Linie Diätfehler zu bedenken. Bei künstlich ernährten Kindern führt der hohe Kasein-Calcium-Gehalt des Stuhles leicht zu einer sehr harten Stuhlbeschaffenheit oder bei ungenügender Flüssigkeitszufuhr wird der Stuhl durch extreme Wasserresorption sehr ausgetrocknet. Beide Obstipationsfor-

men lassen sich durch Kohlenhydrat- oder Wasserzulage beseitigen, was die Diagnose bestätigt.

Morbus Hirschsprung
Mit den Zeichen eines Mekoniumileus kann das aganglionäre Megacolon schon beim Neugeborenen eine Mukoviszidose phänokopieren. Selbst eine Perforationperitonitis kann bereits bei der Geburt bestehen. Bei der digitalen Untersuchung stößt man nach der Überwindung eines verengten Segments auf angestaute Mekonium- oder Kotmassen, die sich nach Spülung unter den Zeichen einer tagelangen Obstipation immer wieder ansammeln. Die röntgenologische Darstellung eines engen Segmentes ermöglicht die Diagnose. Allerdings gelingt sie in den ersten 6 Lebenswochen oft nicht, weil sich in den meisten Fällen in diesem Zeitraum über dem verengten Abschnitt noch keine deutliche Erweiterung ausbilden konnte. Auch in späteren Lebensabschnitten können sich diagnostische Schwierigkeiten gegenüber einem symptomatischen Megacolon ergeben, wenn der verengte Abschnitt sehr kurz ist. Häufig entwickelt sich infolge der Obstipation eine Reiz-Enterocolitis, so daß die paradoxen rezidivierenden Durchfälle die richtige Diagnose verfehlen lassen. Auch bei einem sehr langen engen Segment, bei dem die prästenotische Erweiterung sehr hoch liegt, ergeben sich diagnostische Schwierigkeiten, wenn nicht an die Krankheit gedacht wird. Eine plötzliche Peritonitis nach einer Vorgeschichte unklarer Obstipationszustände kann Folge einer im erweiterten Darmabschnitt gelegenen perforierten Ulzeration oder einer bakteriellen Durchwanderung sein.

D.: Nach digitaler Untersuchung des Rektums röntgenologische Colondarstellung. Bei Verdacht Biopsie im verengten Segment, ob die intramuralen Ganglienzellen in der Submucosa (Meissnerscher Plexus) und in der Muskelschicht (Auerbachscher Plexus) fehlen. Außerdem Nachweis erhöhter Acetylcholinesterasewerte in der Submucosa und mesenterialen Plexus des aganglionären Segmentes.

Pseudo-Hirschsprung

Seltene Fälle von bereits beim Säugling auftretender Obstipation durch Colondilatation
(Colonatonie). Hier fehlt das enge Segment
und die intramuralen Ganglienzellen sind
nachweisbar.

Hypothyreose

Sie sollte beim Neugeborenen und jungen
Säugling an den zahlreichen, wenn auch oft
diskreten Zeichen der Schilddrüsenunter-
funktion erkannt werden (motorische Inaktivität, verstärkter und verlängerter Ikterus,
Untertemperaturen, muskuläre Hypotonie,
Nabelhernie) und nicht erst an der Obstipation. Die heute in vielen Ländern durchge-
führte Screening-Untersuchung des TSH
läßt die Diagnose kaum noch verfehlen.

Hypokaliämie

Bei einer Obstipation nach Durchfällen darf
eine Hypokaliämie nicht übersehen werden
als Ergebnis des vom jungen Säugling häufig
schwer kompensierbaren Kaliumverlustes
während der Durchfallphase.

Vitamin D-Überdosierung

Schwer überwindbare Obstipation ist auch
ein Hinweiszeichen auf eine Vitamin-D-
Überdosierung. Bei hypothyreoten Säuglingen droht sie bereits bei Vitamin D-Dosen,
die kaum über dem täglichen Normalbedarf
liegen. Die Ursache der Obstipation ist in
diesen Fällen die Hypercalcämie, die infolge
des herabgesetzten Muskeltonus vor allem
intestinale Symptome, wie die Appetitlosigkeit, Erbrechen, Obstipation erzeugt. Später
lassen sich auch renale Symptome (Polyurie,

Exsikkose, vermindertes Konzentrationsvermögen der Nieren, Nephrocalcinose, Azotämie und Hypertension) nachweisen. Die
Hypercalcämie, Hyperkalkurie (Sulko-
witschprobe mit Ammoniumoxalat im Urin
positiv) sowie in der Anamnese die Vitamin-
überdosierung bestätigen die Diagnose.

Idiopathische chronische Hypercalcämie

Auch bei der chronischen idiopathischen
Hypercalcämie (*Williams-Beuren-Syndrom*
s. S.84) kann außer Appetitlosigkeit und
Brechneigung eine schwere Obstipation bestehen. Eine Nierenerkrankung und Hyperplasie der Parathyreoidea muß ausgeschlossen werden.

Hyperparathyreoidismus (s. S.17)

Schlechtes Gedeihen, Dehydratation, Oligurie, Erbrechen, Muskelhypotonie und Obstipation kombiniert mit Hypercalcämie,
Hyperkalkurie und Hypophosphatämie sollten an die Nebenschilddrüsen denken lassen, ein sehr seltenes Krankheitsbild, das
aber bereits im jungen Säuglingsalter diagnostische Schwierigkeiten machen kann.

D.: Erhöhte Parathormonkonzentration im
Plasma.

Nierentubulusdefekte

Schließlich sind noch die renalen Ursachen
einer Hypercalcämie (s. S.151), insbesondere Krankheiten mit Schädigung des proximalen Nierentubulus auszuschließen. Hier
steht die Nierensymptomatik so im Vordergrund, daß bei der Differentialdiagnose der
Obstipation kaum Schwierigkeiten bestehen.

43 Exantheme

43.1 Generalisierte makulo-papulöse Exantheme

Masern 273
Scharlach 274
Röteln
Exanthema subitum
Erythema infectiosum
Gianotti-Crosti-Syndrom
Kawasaki-Syndrom
Allergische Exantheme
Erythema toxicum neonati
Arzneimittelexanthem 275
Serumkrankheit
Urticaria:
Urticaria bullosa
Quincke-Ödem
C-1-Esteraseinhibitormangel
Hydroa aestivalis
Lichturticaria
Fotosensibilisierung
Erythropoetische Porphyrie
Prurigo 276
Urticaria pigmentosa
Akrodynie
Erythema exsudativum multiforme
Lyell-Syndrom
Erythema nodosum
Akrodermatitis enteropathica (Brandt Syndrom) 277
Schweres kombiniertes Immunmangel-Syndrom
Exantheme bei Krankheiten des Bindegewebes:
Rheumatisches Fieber
Rheumatoide Arthritis
Wissler-Syndrom
Lupus erythematodes
Polymyositis

Periarteriitis nodosa 277
Virusexantheme
ECHO-Viren
Gianotti-Crosti-Syndrom
Pfeiffersches Drüsenfieber
Katzenkratzkrankheit
Ornithose
Rickettsiosen
Fleckfieber
Wolhynisches Fieber

43.2 Vesiculäre symmetrische generalisierte Exantheme

Varizellen 278
Pocken
Varilois
Vaccinia generalisata
Kaposi-Juliusberg-Syndrom
Strophulus infantum
Herpes simplex, Stomatitis aphthosa
Hand-Fuß-Mund-Syndrom
Pemphigus neonatorum
Lyell-Syndrom 279
Epidermolysis bullosa hereditaria
Bullöse Porphyrindermatose
Incontinentia pigmenti

43.3 Umschriebene unsymmetrische Hautveränderungen

Dermatitis seborrhoica
Säuglingsekzem 280
Dermatitis glutealis
Hautmykosen
Impetigo contagiosa
Herpes zoster
Naevoxanthoendotheliom
Artefakte

Tabelle 23. Weiße Blutbilder bei exanthematischen Krankheiten

Leukozyten	Masern	Scharlach	Röteln	Exanthema subitum	Erythema infectiosum	Allergisches Exanthem
Leukozyten	↓	↑	↓	↑	normal oder↑	↓
Granulozyten	↓	↑	↓	↓	↓↑	↓oder↑
Lymphozyten	↓dann↑	↓	↑	↑↑	normal	↓oder↑
Plasmazellen	↑gelegentl.	↑gelegentl.	↑	∅	∅	∅oder↑
Eosinophilie	∅	↑	normal	normal	↑	uncharakteristisch Eosinophilie möglich

Die Differentialdiagnose von exanthematischen Krankheiten gehört in der Kinderheilkunde zur täglichen Routine. Deshalb sind Phänomenologie und Morphologie der Exantheme Standardwissen jedes Pädiaters, so daß sich ihre Darstellung oder gar Abbildungen erübrigen. Zur eigentlichen Differentialdiagnose im aktuellen Fall sind *anamnestische Angaben unverzichtbar* (Umgebungskrankheiten, Vorkrankheiten, Arzneimittelgaben, Allergiebereitschaft). Außer dem sichtbaren Befund (Morphologie und Verteilungsmuster des Exanthems) kann schließlich das *Blutbild* bei den wichtigsten exanthematischen Kinderkrankheiten hilfreich sein (s. Tabelle 23).

43.1 Generalisierte makulo-papulöse Exantheme

Masern   273
Scharlach
Röteln   274
Exanthema subitum
Erythema infectiosum
Gianotti-Crosti-Syndrom
Kawasaki-Syndrom

In der Regel muß zwischen den genannten Infektionskrankheiten besonders schnell entschieden werden, weil durch den Patienten andere Kinder bedroht werden. Zu den wichtigsten Entscheidungshilfen gehören folgende Merksätze:

1. Es gibt kein Masernexanthem ohne begleitenden Infekt der oberen Luftwege. Nur in extrem seltenen Fällen kann das Exanthem vor dem Infekt erscheinen.
2. Alle Masernkinder zeigen ein Enanthem, meist Koplik'sche Flecke, eine Conjunctivitis, zumindest palpebralis.
3. Das Masernexanthem beginnt immer hinter den Ohren.
4. Das Scharlachexanthem wird niemals von Infekten der oberen Luftwege begleitet.
5. Bei Scharlach besteht eine besonders düster-rote Verfärbung von Uvula und Gaumenbögen sowie eine Angina punctata oder lacunaris. Auch der Wundscharlach zeigt einen geröteten Rachen, dazu aber auch um die infizierte Wunde herum eine dichte Scharlachrötung und das beginnende Exanthem.
6. Ein Kind mit Röteln fühlt sich immer wohl und hat keine katarrhalischen Erscheinungen, auch wenn das Exanthem typisch morbilliform aussehen kann.
7. Bei Röteln sind meistens die Nackenlymphknoten vergrößert.
8. Bei allen anderen Viruskrankheiten ist das Exanthem nur eine Begleiterscheinung einer fieberhaften Grundkrankheit. Katarrhalische Erscheinungen sind bei ihnen weniger ausgeprägt, wie das für Masern so typisch ist. Immer findet sich ein virustypisches Blutbild.

„Typische" **Masern-, Scharlach- oder Röteln-erkrankungen** machen also keine diagnostischen Schwierigkeiten. Morphologisch atypische Exantheme und Verläufe sind bei Masern, beim maserngeimpften Kind, bei Scharlach nach antibiotischer Vorbehandlung, vor allem nach Ampicillin und bei Röteln bei Kindern zu befürchten, die zu hyperergischen Hauterscheinungen neigen. In solchen Fällen gibt es oft keine anderen diagnostischen Möglichkeiten, als die Verlaufsbeobachtung.

Die Diagnose des **Exanthema subitum** kann häufig morphologisch nicht gestellt werden. Sie richtet sich nach dem typischen Alter des Kindes (Säugling und Kleinkind), den geringen oder fehlenden katarrhalischen Erscheinungen, dem Blutbild und dem typischen Fieberverlauf mit Exanthemausbruch erst nach der Entfieberung.

Das **Erythema infectiosum** *(Megalerythema epidemicum, Ringelröteln, fünfte Krankheit)* kann in jedem Lebensabschnitt auftreten und ist an dem girlandenförmigen Charakter, an der bevorzugten Lokalisation an den Streckseiten der Extremitäten und an dem schmetterlingsförmigen Erythem über Nase und Wangen zu erkennen. Prodromalerscheinungen fehlen und das Allgemeinbefinden ist wenig beeinträchtigt.

Gianotti-Crosti-Syndrom

Nach einer kurzen möglichen Vorkrankheit (Infekt der oberen Luftwege, Angina, Enteritis) unter subfebrilen Temperaturen plötzliches Auftreten rötlicher bis zur Konfluenz dichtstehender Papeln im Gesicht (vor allem Wangen), an den Hand- und Fußrücken, die nicht jucken. Stamm und Schleimhäute bleiben frei, die regionären Lymphknoten sind geschwollen. Es handelt sich um eine Begleiterscheinung einer Hepatitis B-Infektion, die bis zu acht Wochen bestehen kann.

Kawasaki-Syndrom

(mucokutanes Lymphadenopathie-Syndrom) Nach einer einwöchigen Vorphase mit hohem Fieber, schwerem Krankheitsgefühl, Leukozytose, später Thrombozytose, BKS-Beschleunigung, Auftreten eines hochroten, scarlatiniformen Exanthems, vor allem am Gesicht mit Conjunctivitis, typisch roten, rissigen Lippen, Enanthem und Himbeerzunge. Vielfach deutliches Palmar- und Plantarerythem, Hand- und Fußrückenödeme und spätere Hautschuppung in großen Lamellen. Typisch Abstoßen der gesamten Haut an den Fingerkuppen, dazu allgemeine Lymphadenitis vor allem der Halslymphknoten. Herzrhythmusstörung und Tachykardie als Zeichen einer Carditis, Gallenblasenhydrops, Auftreten von Aneurysmen, insbesondere auch an den Coronarien bedrohen den Patienten noch wochenlang.

Der Erreger ist noch nicht gesichert.

Allergische Exantheme

Erythema toxicum neonati
Arzneimittelexanthem 275
Serumkrankheit
Urticaria:
Urticaria bullosa
Quincke Ödem
C_1-Esterase-Inhibitor-Mangel
Hydroa aestivalis
Lichturticaria
Fotosensibilität
erythropoetische Porphyrie
Prurigo 276
Strophulus infantum
Urticaria pigmentosa
Akrodynie
Erythema exsudativa multiforme
Lyell-Syndrom
Erythema nodosum
Akrodermatitis enteropathica 277
schweres kombiniertes Immunmangelsyndrom (SCID)

Schwierig ist die Differentialdiagnose bei einer Reihe von allergischen Exanthemen, die morphologisch allen bisher erwähnten exanthematischen Infektionskrankheiten gleichen können. Auch das Blutbild (Tabelle 23) hilft nicht weiter, so daß insbesondere bei **Arzneimittelexanthemen** und bei der **Serumkrankheit** nur die Anamnese und der Ausschluß aller anderen exanthematischen Krankheiten auf den richtigen Weg führt.

Erythema toxicum neonati

Trotz seiner bunten Morphologie (makulopapulös bis urticariell oder bullös) ist es wegen seiner zeitlichen Beschränkung auf die ersten 4–6 Wochen nach der Geburt mit einem Maximum des Auftretens in der ersten Lebenswoche leicht zu erkennen. Differentialdiagnostisch sind **Neugeboreneninfektionen** mit wechselnden Exanthemen auszuschließen (Toxoplasmose, Listeriose, Zytomegalie, Sepsis mit anderen Erregern). Dies fällt meist nicht schwer, weil das Erythema toxikum ein normales Blutbild, nicht selten eine Leukopenie mit Eosinophilie, keine Thrombopenie und keine Milz- oder Lebervergrößerungen aufweist und auch bei schubweisem Verlauf das Kind nicht beeinträchtigt.

Urticarielle Exantheme

Sie lassen sich beim Kleinkind und älteren Kindern an ihrer quaddelförmigen Grundform und ihrer häufigen Kombination mit flächenförmigen Ödemen *(Quincke-Ödem)* oder anderen allergischen Manifestationen, wie akutes *Kehlkopfödem, Asthma bronchiale, hyperergische Enteritis* leicht erkennen. Heftige Reaktionen können mit bullösen Veränderungen *(Bullosis allergica)* einhergehen.

C_1-Esterase-Inhibitormangel

Vom *Quincke-Ödem* ist das *hereditäre angioneurotische Ödem* (C_1-Esterase-Inhibitormangel) zu unterscheiden, wobei durch die aktivierte C_1-Esterase vasoaktive Peptide (C_3A und C_5A) eine gesteigerte Gefäßdurchlässigkeit und ein nicht allergisches Quincke-Ödem einschließlich des gefährlichen Glotisödems erzeugen können. Eine familiäre Belastung sowie während der Hautsymptomatik auftretende Oberbauchbeschwerden sind Hinweiszeichen auf diese Erkrankung, deren Diagnose wichtig ist, weil sie eine weitere Suche nach auslösenden Antigenen überflüssig macht und mit C_1-Esterase-Inhibitor behandelt werden kann.

Hydroa aestivalis

Eine Sonderform der Urticaria stellt die Hydroa aestivalis vacciniformis dar (Wiesen-, Gräser-, Dermatitis) mit einem Prädilektionsalter zwischen dem 2. und 5. Lebensjahr. Man erkennt sie an der Anamnese (Kontakt mit Gräsern und Sonnenbestrahlung) und am streifenförmigen Muster der Effloreszenzen.

Lichturticaria (fotoallergische Urticaria)

Urticarielle und bläschenförmige Effloreszenzen, zumal an Ohren und Gesicht nach Sonnenbestrahlung bei hautempfindlichen Kindern lassen sich leicht diagnostizieren. Dabei muß allerdings auch gedacht werden an eine

Fotosensibilisierung

Während der Behandlung mit Medikamenten (Barbiturate, Acetylsalicylsäure, Phenazetin, Pyrazolonderivate, Phenothiazinpräparate, Penicillin, Ampicillin, Tetracyclin) kann es zu lichtprovozierten Exanthemen, morbilliformen, scarlatiniformen, papulösbullösen und urticariellen Charakters kommen, die durch Sonnenlicht provoziert oder verschlimmert werden können. In solchen Fällen muß auch an eine *Porphyrinüberproduktion* gedacht werden.

Erythropoetische Porphyrie

Die fotosensibilisierenden Eigenschaften der Porphyrine führt schon im Kleinkindesalter bei Lichtexposition zu vesikulärbullösen Dermatitiden (cave Fototherapie bei Neugeborenen!). Sie heilen schwer unter Narbenbildungen und Kontrakturen ab. Eine gleichzeitige hämolytische Anämie mit Milztumor kann die Diagnose erschweren.

D.: Uroporphyrin und Koproporphyrin im Urin, Knochenmark, Erythrozyten und Stuhl. Roter Urin, fluorisziert im UV-Licht.

Weniger dramatische Fotosensibilisierungserscheinungen bestehen bei der **hepatischen**

Porphyrie, auf die eine Lichtempfindlichkeit (Sonnenekzem) erst in der späteren Kindheit aufmerksam macht.

Prurigo, Strophulus infantum

Stecknadelkopfgroße, harte, plötzlich aufschießende Knötchen mit starkem Juckreiz können bei Kindern, beim Strophulus infantum eine Manifestationsform der Urticaria sein (s. S. 275).

Urticaria pigmentosa *(Mastozytose)*

Kommt es wiederholt zu quaddelförmigen, urticariaähnlichen bis zu blasenförmigen urticariellen Veränderungen auf physikalische Reize (Scheuern, Wärme-, Kälteeinwirkung) muß nach fleckförmigen bräunlich pigmentierten Herden, manchmal auch disseminiert exanthematisch kleinfleckig, gesucht werden, das Bild einer kutanen Mastozytose, deren Histaminausschüttung die urticariellen Reaktionen verursacht.

Ein schnelles Verschwinden auf H_2-Blocker (Cimethidin) bestätigt den Verdacht.

Akrodynie *(Selter-Swift-Feer'sche Krankheit)*

Wenn bei einem Säugling oder Kleinkind morbilliforme oder scarlatiniforme Exantheme, feuchte, rosa gefärbte Hände, Füße und Nase (= pink disease) mit groß-lamellöser Hautschälung, trophischen Störungen an den Händen, starken vegetativen Symptomen, wie Neigung zu Schweißausbruch, Tachykardie, Hypertension, Juckreiz sowie Wesensveränderungen auftreten mit weinerlicher, negativistischer Stimmung und Anorexie, dann sollte an die Akrodynie als Folge einer chronischen Quecksilbervergiftung gedacht werden. Wegen ihrer Seltenheit macht die Akrodynie heute diagnostische Schwierigkeiten.

Erythema exsudativum multiforme

Das Erythema exsudativum multiforme läßt sich trotz seiner polymorphen Effloreszenzen, häufig in Gestalt von Kokarden mit zentralen Gewebsschäden und dem bevorzugten Befall der Streckseiten von Händen, Armen und Füßen leicht erkennen. Seine schwere Form mit Befall der Übergänge von Haut zu Schleimhäuten an Mund, Augen, Genitale und Anus ist als *pluriorifizielle Ektodermose (Stevens-Johnson-Syndrom, Baader-Syndrom, Fuchs-Syndrom, Fiessinger-Rendu-Syndrom)* bekannt.

Die typische Anamnese von Medikamentengaben (Sulfonamide, Antibiotika, Diphenylhydantoin) oder vorangehende fieberhafte infektiöse Erkrankungen (Herpes-Virus, Mykoplasmen, Streptokokken, Staphylokokken) erleichtern die Diagnose.

Lyell-Syndrom
(Epidermolysis toxica combustiformis)

Ebenfalls im Anschluß an fieberhafte Infektionen (bei Kleinkindern hauptsächlich Staphylokokken) oder Medikamentengaben (Sulfonamide, Pyrazolonderivate, Barbiturate, Antibiotika) kommt es plötzlich zu einer Dermatitis und anschließend großflächigen Ablösung der Epidermis (Syndrom der verbrühten Haut) mit positivem Nikolski-Phänomen. Wahrscheinlich handelt es sich um einen IgE-vermittelten, z. T. auch komplementverbrauchenden allergischen Mechanismus.

Erythema nodosum

Die charakteristischen 2–4 cm großen runden oder ovalen subkutanen, schmerzhaften, festen Herde, über denen sich die Haut rötlich spannt, sind in ihrer typischen Lage an der Vorderseite der Tibia oder seltener der Streckseiten der Arme, an den Hüften oder an anderen Körperstellen leicht zu erkennen. Nach einigen Tagen verfärben sie sich bläulich und verschwinden unter einer vorübergehenden Braunfärbung. Ihr kausaler Zusammenhang mit Arzneimittelgaben, Streptokokkeninfektionen (rheumatisches Fieber), Tuberkulose, Sarkoidose, Lupus erythematodes, Katzenkratzkrankheit, chronischer Hepatitis, Yersiniose, Morbus Crohn, Colitis ulzerosa, Coccidiomykose und Blastomykose ist bekannt.

Akrodermatitis enteropathica
(Brandt-Syndrom)
Symmetrische, makulöse Effloreszenzen um die Körperöffnungen gruppiert und an den Akren lokalisierte, teilweise schorfbedeckte Erosionen bei Säuglingen und Kleinkindern, rezidivierende Durchfälle durch Zinkmangel infolge Zinkresorptionsstörung.

Schweres kombiniertes Immunmangelsyndrom (SCID)
Morbilliforme Exantheme, Dermatitis mit Exfoliation, Haut- und Schleimhautinfektionen, besonders mit Soor (Candida albicans), kombiniert mit rezidivierenden Luftwegsinfekten und chronischen Durchfällen schon im frühen Säuglingsalter müssen den Verdacht auf den Ausfall der zellulären und humoralen Immunreaktionen erwecken.

D.: Lymphopenie (durch fehlende Differenzierung der Stammzellen, T- und B-Zellen vermindert oder durch fehlerhaften Stoffwechsel leistungsgehemmt), Hypoplasie des lymphatischen Gewebes, Verminderung der Immunglobuline, Fehlen der Antikörperbildung nach Antigenstimulation.

Exantheme bei Krankheiten des Bindegewebes

Rheumatisches Fieber
Rheumatoide Arthritis
Wissler-Syndrom
Lupus erythematodes
Polymyositis
Dermatomyositis
Periarteriitis nodosa

Die bei Krankheiten des Bindegewebes auftretenden hyperergischen makulösen Exantheme machen wegen der unübersehbaren Grundkrankheit meist keine diagnostischen Schwierigkeiten. Beim *Wissler-Syndrom* handelt es sich um eine septisch-hyperergische Reaktion im Rahmen der rheumatoiden Arthritis mit rezidivierenden polymorphen Exanthemen, intermittierenden Fieberattacken, septischem Blutbild (Leukozytose, Linksverschiebung, aber Eosinophilie, BKS beschleunigt) vor allem bei Kleinkindern.

Virusexantheme

Echoviren
Gianotti-Crosti-Syndrom
Pfeiffersches Drüsenfieber
Katzenkratzkrankheit
Ornithose
Rikettsiosen
Fleckfieber
Wolhynisches Fieber

Auch die Exantheme bei den oben genannten Krankheiten sind zur Diagnostik nur im Zusammenhang mit dem gesamten Krankheitsbild von Bedeutung. Nie ist das Exanthem führendes Symptom oder spezifisch – abgesehen vom **Gianotti-Crosti-Syndrom** *(infantile papulöse Akrodermatitis)*, bei dem im Zusammenhang mit einer Hepatitis B-Infektion unter Lymphknotenbeteiligung nur im Gesicht (Wangen) und an den Extremitäten dicht zusammenliegende zahlreiche rötliche Papeln aufschießen (s. S. 274).

43.2 Vesikuläre symmetrisch-generalisierte Exantheme

Varizellen 278
Pocken
Variolois
Vaccinia generalisata
Kaposi-Juliusberg-Syndrom
Strophulus infantum
Herpes simplex, Stomatitis aphthosa
Hand-Fuß-Mund-Syndrom
Pemphigus neonatorum
Lyell-Syndrom 279

Epidermolysis bullosa hereditaria
bullöse Porphyrindermatose
Inkontinentia pigmenti

Windpocken (Varizellen)

Die Differentialdiagnose zwischen Varizellen, Variolois (Pocken bei Geimpften) und manchmal auch echten Pocken kann schwierig sein. Sie spielt dabei heute kaum noch eine Rolle, nachdem die Pocken praktisch ausgerottet sind.

Fehlendes Vorstadium, blander Verlauf, schubweises Auftreten, unterschiedliche Entwicklungsstadien des Exanthems, dann Bläschen mit sehr dünner Decke, ungekammert, manchmal konfluierend bevorzugt am Kopf, auch am behaarten Kopf, an Stamm und Extremitäten bei geringer Schleimhautbeteiligung sprechen für *Wasserpocken*.

Bei den echten **Pocken** besteht immer eine schwere Vorkrankheit mit hohem Fieber, Glieder- und Rückenschmerzen, morbilli-, scarlatiniformem oder urticariellem Exanthem (Rush). Im Fieberabfall dann explosionsartige Eruption eines uniformen vesiculösen Exanthems unter Mitbeteiligung aller Schleimhäute. Die Dicke des Bläschens ist größer als bei Varizellen und zeigt eine zentrale Eindellung (Pockennabel).

Bei **Variolois** bestehen diagnostische Schwierigkeiten gegenüber den Wasserpocken. Wegen der Gefährdung ungeimpfter Patienten muß bei allen leicht Fieberhaften, mit generalisiertem, wenn auch sehr diskret vesiculärem Exanthem, zumal bei Erwachsenen und Kontakt mit Reisenden aus Pockengebieten an diese Krankheit gedacht werden. Nur erfolgreich Geimpfte (Impfnarben!) können an Variolois erkranken. Leichte Pocken bei nicht Geimpften nennt man **Alastrim** (Variola minor).

Die **Vaccinia generalisata** als Komplikation einer vorausgegangenen Pockenschutzimpfung macht keine diagnostischen Schwierigkeiten.

Kaposi-Juliusberg-Syndrom

Bei Säuglingen und Kleinkindern *mit atopischer Dermatitis* (Ekzem oder Neurodermatitis) unter hohem Fieber plötzliches Auftreten eines varizelliformen oder varioliformen Exanthems mit bis zu linsengroßen Bläschen, oft mit zentraler Delle („Pockennabel"). Auch Schleimhautbeteiligung (Conjunctivitis, Keratitis dendritica), Gingivostomatitis, Bronchopneumonie, Enteritis, selten Meningoenzephalitis.

Ursache: Herpes simplex- oder Coxsackie-Virus A 16-Infektion. Synonyma: Ekzema herpeticum, Pustulosis varizelliformis Kaposi.

Herpes-simplex-Infektion

Bei der **Stomatitis aphthosa** (Gingivo-Stomatitis) schießen unter hohem Fieber und Krankheitsgefühl im Mund, an der Zunge, auf die Lippen und das Kinn übergreifend, zahlreiche schmerzhafte Bläschen auf. Das Freibleiben von Augen, Genitale und Anus spricht gegen die pluriorifizielle Ektodermose. Nach Platzen der Bläschen bilden sich weiß belegte, schmerzhafte Ulzera.

D.: Virusnachweis im Bläscheninhalt, Antikörpernachweis im Serum.

Bei größeren Kindern (und Erwachsenen) führt eine Reaktivierung der Herpesvirus-Infektion zu rekurrierendem Auftreten von Herpes labialis oder unter Immunosuppression zu generalisierten Herpesinfektionen.

Hand-Fuß- und Mund-Krankheit

Ähnliche Veränderungen wie bei der Stomatitis aphthosa im Mund unter allgemeinem Fieber, aber begleitet von einem makulo-papulösen Exanthem an Handflächen, Fußsohlen, manchmal auch an den Knien sprechen für eine *Coxsackie-Virusinfektion* (A 1 6, B 1 4).

D.: Virusnachweis im Bläscheninhalt, Antikörpernachweis im Serum.

Pemphigus neonatorum, Ritter-Syndrom

In den ersten Lebenswochen nach initialer Hautrötung besonders perioral Aufschießen zahlreicher Blasen und flächenhaftes Abstoßen der Epidermis bei positivem Nikolski-Phänomen infolge Staphylokokkeninfektion.

Differentialdiagnostische Schwierigkeiten gegenüber dem Pemphigus syphiliticus und dem Pemphigus neonatorum. Die Lues bevorzugt aber Handteller und Fußsohlen und geht nie ohne andere luetische Symptome einher. Beim Pemphigus des Neugeborenen bilden sich die Blasen vor allem am Körper, in den Leisten und am Unterbauch, während ein isolierter Befall von Handtellern und Fußsohlen nicht vorkommt. Es fehlt das Nikolski-Phänomen der Dermatitis exfoliativa Ritter.

Lyell-Syndrom

Dieses Krankheitsbild (s. S. 276) kann zwar in jedem Lebensalter auftreten, aber in der Regel nicht in der Neugeborenenperiode, so daß gegenüber der Dermatitis exfoliativa keine Schwierigkeiten bestehen.

Epidermolysis bullosa hereditaria

Auch mit Blasenbildung beginnt sie schon beim Neugeborenen, macht sich aber ernstlich erst bei zunehmender mechanischer Belastung der Haut bemerkbar (Form simplex), bei der die Blasen auch ohne Narben abheilen.

Die **Epidermolysis bullosa hereditaria dystrophica** *(Cockayne-Touraine)* dagegen kann nach Abheilen der Blasen zu Narben und Nagelmißbildungen führen. Das Nikolski-Phänomen ist immer negativ.

Porphyrindermatosen

Sowohl bei den hepatischen Porphyrien, insbesondere der *Porphyria cutanea tarda,* als auch bei den *erythropoetischen Porphyrien* kann es bereits im Kindesalter auf Lichteinwirkung zur Urticaria, Erythem und chronischem Ekzem mit Blasen- und Narbenbildung kommen. Unklares Erbrechen, Glieder- und Rückenschmerzen, Fieberattacken sollten bei solchen Hauterscheinungen an eine Störung des Pyrrol-Stoffwechsels denken lassen.

D.: Im Urin Uroporphyrin, Koproporphyrin, Delta-Amino-Laevolinsäuren, Porphobilinogen erhöht. Im Stuhl Kopro- und Uroporphyrin. Rotfärbung des Urins nach Stehenlassen.

Inkontinentia pigmenti *(Bloch-Sulzberger)*

Schon beim Neugeborenen an den seitlichen Rumpfpartien symmetrisch zur Mittellinie abnehmend in erythematösen Bezirken papuloveriköse bis kleinblasige Effloreszenzen und Pigmentationen, häufig streifen- oder wirbelförmig angeordnet. Störungen der Haar- und Nagelbildung. Zahnhypoplasien und Pigmentverschiebungen im Augenhintergrund erhärten die Diagnose des vor allem bei Mädchen vorkommenden Krankheitsbildes.

D.: Im Blutbild Eosinophilie, typische Hauthistologie.

43.3 Umschriebene unsymmetrische Hautveränderungen

Dermatitis seborrhoica 279
Säuglingsekzem 280
Dermatitis glutealis
Hautmykosen
Impetigo contagiosa
Herpes zoster
Naevoxanthoendotheliom
Artefakte

Unter den lokalisierten, meist unsymmetrisch verteilten Hautveränderungen im Kindesalter ist die Differentialdiagnose zwischen der Dermatitis seborrhoica und dem Säuglingsekzem nicht schwer.

Dermatitis seborrhoica

Die seborrhoische Dermatitis beginnt lokalisiert in den Hautfalten mit Hautrötung, fettiger Schuppung bis leichtem Nässen. Sie kann sich generalisiert bis zur Erythrodermia desquamativa Leiner fortentwickeln. Man beobachtet sie nur in den ersten drei

Lebensmonaten. Es handelt sich nicht um ein allergisches Geschehen.

Säuglingsekzem *(atopische Dermatitis)*
Das Säuglingsekzem beginnt nach dem dritten Monat als Manifestation des Atopiesyndroms und durchläuft immer die typischen Ekzemstadien: Knötchen – Bläschen – nässendes und krustöses Stadium. Es spart die Hautfalten aus und bevorzugt, zumindest anfänglich, die exponierten Hautpartien an Wangen, Stirn, Außenseiten der Extremitäten. Nach der Säuglingszeit werden dann die Ellbeugen, Handgelenke und Kniekehlen bevorzugt.

Dermatitis glutealis und Hautmykose
Die Dermatitis glutealis (Windeldermatitis, Ammoniakdermatitis) muß von der Hautmykose insbesondere durch Candida albicans differenziert werden. Dabei bestehen noch Schwierigkeiten gegenüber der bereits genannten Erythrodermia desquamativa Leiner. Die erythematösen und papulös-vesikulösen Effloreszenzen im Windelbereich sind fast identisch in der Morphologie, nur fällt bei der Soormykose der scharfe Übergang vom befallenen zum gesunden Hautgewebe auf, wobei die Hautränder unterminiert sind und sich in dem weißlich mazerierten Rand Candidapilze nachweisen lassen.

Impetigo contagiosa
Völlig unsystematische Bläschen in der Hornschicht mit entzündlichem Rand, konfluierend und nach Platzen mit honiggelben Krusten und Borken auf entzündlichem Grund sind die typischen Effloreszenzen dieser vor allem durch Staphylococcus aureus oder betahämolysierende Streptokokken der Gruppe A hervorgerufenen Schmierinfektion. Als Komplikation droht die *Impetigonephritis.*

Herpes zoster
In seltenen Fällen kann das Varizellen-zoster-Virus schon beim Kleinkind einen Herpes zoster erzeugen, nämlich dann, wenn nur eine Teilimmunität besteht, etwa nach in der Fetalperiode zusammen mit der Mutter durchgemachten Varizellen oder unter immunsuppressiver Medikation. Auch bei jungen Kindern ist dann der Herpes zoster an der typischen, mit den Headschen Zonen oder einem peripheren Nervenverlauf übereinstimmenden Lokalisation, an der starken Schmerzhaftigkeit des befallenen Gebietes und an den oft schubweise verlaufenden bläschenförmigen Veränderungen leicht zu erkennen. So kann sich auch hinter einer schmerzhaften Facialislähmung mit Bläschenausschlag etwa nur im Bereich des äußeren Gehörgangs oder in der Ohrmuschel ein Herpes zoster oticus verbergen mit möglicher Trigeminusbeteiligung, Ménière-Anfällen, Vertigo und Schwerhörigkeit.

Naevoxanthoendotheliom
Runde bis ovale rötlich-gelbe, derbe Knoten, erbsengroß, selten größer, isoliert oder disseminiert bei Säuglingen, Kleinkindern und Jugendlichen sprechen für diese gutartige Hauterkrankung mit spontaner Rückbildungstendenz. Histologische Klärung nötig (Sarkomatosis cutis? Myeloblastenmyom, Reticulose?)

Artefakte
Der Nachweis von artefiziell erzeugten Hautveränderungen, wie Kratzeffekten, Folgen thermischer oder physikalischer Einwirkung, ist bei Kindern nicht einfach, zumal man meist nicht daran denkt. Artefakte sind aber vom Schulalter an bei allen *nicht klassifizierbaren Hautveränderungen* dann in Betracht zu ziehen, wenn durch diese Symptome Änderungen der eigenen Situation oder Verhaltensveränderungen der sozialen Umgebung erreicht werden sollen, kurz, wenn ein tendenziöser Hintergrund erkennbar wird.

44 Pigmentanomalien und andere Hautanomalien

Osteofibrosis deformans
(Polyostotische fibröse Dysplasie
Jaffé-Lichtenstein-Albright)
Neurokutane Syndrome: 281
Morbus Recklinghausen
Leschke's Syndrom
Morbus v. Hippel-Lindau
Tuberöse Sklerose (Bourneville)
Peutz-Jeghers-Syndrom 282
Inkontinentia pigmenti

Urticaria pigmentosa
Acanthosis nigricans 282
Vitamin A-Mangel
Karottenikterus
Sklerodermie
Chediak-Steinbrinck-Higashi-
Syndrom
Vitiligo
Leukodermie
Pigmentnaevi

Krankheitsbilder, die aufgrund der allgemeinen Symptomatik leicht zu erkennen sind, werden hier nicht besprochen, es sei denn, die Pigmentationen eilen den anderen Symptomen der Grundkrankheit voraus und erlauben dadurch einen frühzeitigen Verdacht.

Polyostotische Dysplasie Jaffé-Lichtenstein-Albright *(Osteofibrosis deformans)*
Hier zeigen sich schon in der frühen Kindheit die typischen Café au lait-Flecke in segmentaler Verteilung am Stamm, ehe lokalisierte Deformierungen und Verdickungen einzelner Extremitäten, Knochen oder des Schädels durch Hyperostosen oder gar Spontanfrakturen auf die Krankheit aufmerksam machen.

Neurocutane Dysplasie-Syndrome
(Phakomatosen)
Eine Reihe von erblichen Krankheiten des Nervensystems und der Muskulatur machen durch *Hautnaevi* (phakos = Naevus) als Phakomatose auf sich aufmerksam. So können

bei der **Neurofibromatose Morbus Recklinghausen** schon in der frühesten Kindheit Café au lait-Flecke und ephelidenähnliche Pigmentflecke auftreten, ehe dann lange später die schmerzlosen Knötchen in den Hautästen der Nerven oder im Zentralnervensystem bemerkbar werden.
Beim **Leschke-Syndrom** handelt es sich um eine rudimentäre Recklinghausensche Krankheit mit disseminierten Pigmentflecken und Zeichen endokriner Störungen (Adipositas, Nebenniereninsuffizienz).
Auch das **v. Hippel-Lindau-Syndrom** *(Angiomatosis retinaet* cerebelli: Hirndruck- und Kleinhirnsymptomatik sowie Visusverlust durch zahlreiche Angiome) kann mit einer generalisierten Neurofibromatose kombiniert sein.
An die **tuberöse Sklerose** *(Bourneville-Pringle)* muß man denken, wenn perioral derbe, gelblich-rötliche Knötchen *(Adenoma sebacenum)* in Schmetterlingsform dann auch über die Nase ziehend auftreten, kombiniert mit Naevi pigmentosi am Rumpf. Erst später

kann es zu extrapyramidalen Bewegungsstörungen, Verhaltensstörungen bis zur mentalen Retardierung und Epilepsie kommen.

Peutz-Jeghers-Syndrom
Für das Peutz-Jeghers-Syndrom sind som-
mersprossenähnliche Melaninflecke im Gesicht, in der Mundschleimhaut, an den Lippen und Conjunctiven, selbst im Nagelbett
typisch, kombiniert mit *Polyposis intestini*.

Inkontinentia pigmenti s. S. 279
Urticaria pigmentosa s. S. 276

Acanthosis nigricans benigna
Die sehr seltene Acanthosis nigricans benigna beginnt, zumal bei Mädchen, bereits im
Säuglingsalter mit bläulich-braunen bis
grau-braunen Hyperpigmentationen und
braun-roten Knötchen am Mundwinkel,
Hals, Axilla und Brust sowie inguinaler Ge-
nitalgegend kombiniert mit endokrinen Störungen, Glukoseintoleranz und Insulinresi-
stenz.

Vitamin A-Mangel
Bei Vitamin A-Mangel können ebenfalls
starke Pigmentationen, Hyperkeratosen, eine Keratosis pilaris an den Streckseiten der
Arme und Schenkel und Beugeseiten der
Beine sowie Schultern und am Gesäß auftreten. Kombiniert mit einer Neigung zu
Durchfällen muß dies an eine so einfach zu
behandelnde Ursache denken lassen, möglichst bevor dieXerophthalmie beginnt.

Karottenikterus
Eine rötlich-braune Verfärbung der Haut,
besonders in den Hautfalten, über der Stirn,
an den Hand- und Fußsohlen, periorbital
und periungual findet man bei der Karotinämie infolge einseitiger Fütterung mit Möh-
ren. Die Skleren bleiben dabei immer weiß.

Sklerodermie
Bei der diffusen progressiven Sklerodermie
können frühzeitig Hyperpigmentationen neben Depigmentierungen besonders im Halsbereich auftreten und diagnostische Schwierigkeiten machen. Die zunehmende Käl-
teempfindlichkeit, die Steifheit der Finger,
die wachsartige Konsistenz der Haut und
des Bindegewebes an den Armen lassen die
Krankheit dann immer deutlicher erkennen.

Chediak-Steinbrinck-Higashi-Syndrom
Partieller Albinismus, allgemeine Hypopig-
mentation kombiniert mit umschriebener
Hyperpigmentation, besonders an lichtaus-
gesetzten Stellen, Photophobie und Hepatosplenomegalie weisen auf dieses Syndrom
hin. Die typischen Riesengranula und anderen Granulationsanomalien der Leukozyten
sind Zeichen des dabei auftretenden Granu-
lozytenfunktionsdefekts, der Anlaß zu rezidivierenden Infektionen mit gram-positiven
Erregern ist (s. auch S. 102, 117).

Fleckförmige Depigmentierungen
Bei fleckförmigen Depigmentierungen muß
zwischen *Vitiligo* (polymorphe Herde auch
am behaarten Kopf mit völligem Pigment-
mangel der Haare) und postexanthemati-
schen oder nach zirkumskripten Entzündungen auftretenden *Leukodermiestellen* unterschieden werden. Die Vitiligo ist außer der
erhöhten Lichtempfindlichkeit in den depig-
mentierten Stellen ohne sonstige Krankheitsbedeutung. Über eine gehäufte Koinzi-
denz mit Morbus Addison, Diabetes mellitus
und Hyperthyreose wird berichtet.

45 Störungen des Haarwuchses

Hypertrichose – Hypotrichose – Haarausfall

Hypertrichosen

Unter *Hypertrichosen* versteht man eine allgemeine oder lokale Vermehrung der Körperbehaarung ohne Präferenz der Gesichts- und Sexualbehaarung bei verschiedenen Erkrankungen, wobei androgene Hormone keine wesentliche Rolle spielen. Sie sind bei Kindern sehr selten und kommen – abgesehen von lokalisierten Hypertrichosen (z.'B. *Tierfellnaevus)* – als Begleitsymptom vor *bei zerebralgeschädigten Kindern,* etwa bei der Myoklonusepilepsie *(Unverricht-Lundborg-Syndrom),* bei der erblichen *Epilepsie,* bei der *Spina bifida,* bei *postencephalitischen Zuständen,* bei *chronischen Krankheiten,* wie Lungentuberkulose oder rheumatoide Arthritis, nach Verbrennungen, *unter Medikamenteneinwirkung* (z.B. Antikonvulsiva), bei der Anorexia nervosa und bei manchen Tumorleiden.

Unter **Hirsutismus** versteht man vermehrte *Körperbehaarung vom virilisierenden Typ* (Oberlippe, Kinn, Mittellinie, Pubes, Oberschenkel). Dieser Behaarungstyp entsteht *durch vermehrte Androgenbildung* oder erhöhte Endorganempfindlichkeit bei Erkrankungen der Hypophyse (M. Cushing), der Nebennieren (M. Cushing, AGS) oder der Ovarien (Tumoren, Hyperplasie), *bei Intersexualität* (Pseudohermaphroditismus masculinus) oder iatrogen durch *Medikamente* (Corticoide, Hydantoinpräparate).

Hypotrichosen

Mechanisch bedingt:
Scheuern bei Kopfschmerzen
Jactatio capitis
Trichotilomanie
Toxische Ursachen:
Zytostatika
Thallium
Arsen
Quecksilber (Akrodynie)
Röntgenstrahlen
Postinfektiöser Haarausfall:
Typhus
Viruskrankheiten
Lues
Pilzerkrankungen:
Mikrosporie
Trichophytie
Favus
Alopezia areata

Vor der Diagnose einer erworbenen Form müssen die angeborenen Hypotrichosen ausgeschlossen werden.

Zu den *angeborenen Hypotrichosen* gehören eine Reihe von Mißbildungssyndromen mit ektodermaler Dysplasie, bei denen auch Störungen der Schweißbildung (Anhidrosis), der Zahnbildung und der Nägel üblich ist. Dazu gehört das **Ellis-van Crefeld-Syndrom:** Minderwuchs, Extremitätendeformierung, Polydaktylie, Zahn- und Nagelhypoplasie.

Das **Unna-Syndrom** (Hypotrichosis congenita hereditaria): Schon bei der Geburt weitgehende Haararmut, später totale Alopezie einschließlich Wimpern und Augenbrauen.

Das **Ullrich-Fremery-Dohna-Syndrom** (s. S. 255).

Das **Hallermann-Streiff-Syndrom:** Hypotrichose, Vogelgesicht, Mikrophthalmie, Katarakt.

Das **Rotmund-Syndrom:** Kongenitale Hautdystrophie, Hypotrichose, hauchdünne, rötlich marmorierte Haut, Katarakt, Nagel- und Zahndystrophie.

Haarausfall

Meist handelt es sich bei Kindern um **erworbene Formen von Haarausfall.** Bei ihrer Diagnose ist zunächst an mechanische Ursachen zu denken, wie *Dekubitalalopezie* des Säuglings, die vorübergehende frontale Säuglingsglatze durch Überdehnen der Kopfhaut, die *Traktionsalopezie* durch Frisuren, die den Haarboden besonders belasten, die *Trichotillomanie* bei unruhigen oder erethischen Kindern mit Haarverlust vor allem über den Ohren.

Ein plötzlich auftretender progredienter Haarverlust ist ein alarmierendes Symptom, weil *toxische Ursachen* (Vergiftungen vor allem durch Schwermetalle) vorliegen können. Auch vorangegangene *schwere Infektionen* (Typhus, Viruskrankheiten, Lues) können einen passageren Haarschwund erklären. An einen **Zinkmangel** muß gedacht werden (*Akrodermatitis enteropathica,* s. S. 269).

Lokale Haarbodenerkrankungen, etwa **Pilzinfektionen,** gehören wegen der Schwierigkeit ihrer Differentialdiagnose und ihrer Infektiosität in dermatologische Fachbehandlung. Das gilt auch für alle Formen einer *plötzlich auftretenden Alopezie,* sei sie nun umschrieben (Alopezia areata) mit einer möglichen Restitution nach 8–12 Wochen (benigne Form) oder sei es die bösartige Form mit zunehmender Progression bis zur Alopezia totalis.

46 Kleine Leiden und Auffälligkeiten

46.1 Auffälligkeiten an Kopf und Hals

Nasenbluten

Verstopfte Nase 285
Nasenbluten
Auffälliger Mundgeruch
Trockener Mund 286
Speichelfluß
Zungenanomalien
Verzögerte Zahnung
Parotisschwellung
Großer Kopf 287
Gesichtsasymmetrie
Torticollis 288

Nasenbohren
Locus Kieselbach (Locus Little)
Virusinfektionen
Fremdkörper
Polypen
Nasendiphtherie
Lues
Blutkrankheiten
Leberkrankheiten
Hypertonie
Urämie

Verstopfte Nase

Beim Neugeborenen ist eine Obstruktion der Nase wegen der Gefahr einer Erstickung lebensgefährlich. Primär muß eine **Choanalatresie** ausgeschlossen werden (s. S.245). Wichtig ist, daß auch Kinder *von Müttern, die reserpinhaltige Medikamente erhalten haben*, in den ersten Lebenstagen unter einer verstopften Nase leiden.

Eine Reihe von *craniofacialen Dysmorphieformen* leidet ebenfalls häufig unter einer Verlegung des Nasenweges (Down-Syndrom, Osteochondrodysplasien, Mukopolysaccharidosen, Dysostosis cleidocranialis u.a.), ein Anlaß zu besonders häufig auftretenden Infekten der oberen Luftwege.

Das bei Kindern nicht seltene Nasenbluten macht häufig differentialdiagnostische Schwierigkeiten. Meist ist es *örtlich bedingt* (Nasenbohren). Bei heftigen Blutungen muß am unteren Ende des Septums nahe dem Nasenboden nach dem Locus Kieselbach gesucht werden. Die deutlich gerötete, mit besenreiserartig verzweigten Gefäßen bedeckte Stelle wird durch Anastomosen der verschiedenen, das Septum und den Nasenboden versorgenden Arteriolen gebildet. Sind die Gefäße dort sehr dünnhäutig, kann schon durch körperlichen Stress, Aufregung oder Sonnenbestrahlung plötzlich Nasenbluten provoziert werden. Auch *bei Virusinfektionen* der oberen Luftwege oder Infektionskrankheiten (Masern, Keuchhusten) können die Kinder von heftiger Epitaxis überrascht werden. Jedesmal sind **Fremdkörper** auszuschließen, zumal bei kleinen Kindern mit älteren Geschwistern. Sie können im Spiel in der Nase des Patienten Nüsse o.ä. deponiert haben. Weitere Ursachen s. obige Aufzählung.

Auffälliger Mundgeruch

> Akute oder chronische Tonsillitis
> Gingivitis
> Karies
> Fremdkörper in der Nase
> Chronische Rhinitis, Sinusitis
> Lungenabszesse
> Bronchiektasen
> Oesophagusdivertikel
> Sub- oder Anacidität des Magensaftes

Ein unangenehmer Mundgeruch besteht selten bei Kindern, sieht man von den Phasen akuter Krankheiten ab *(Angina Plaut vincenti, Angina lacunaris, Monozytenangina, Diphtherie)*. Bei chronischem unerklärlich auffälligem Mundgeruch muß eine *chronische Tonsillitis*, eine *Gingivitis* oder *Karies* ausgeschlossen werden. Weitere seltenere Ursachen s. obige Aufzählung.

Schließlich gibt es noch einen *familiär auffälligen Mundgeruch*, der nicht selten auch mit einem auffälligen Körpergeruch verbunden ist, ohne daß eine bestimmte Stoffwechselstörung nachweisbar wäre.

Trockener Mund – erhöhter Speichelfluß

Bei Klagen über trockenen Mund ist an *Nebenwirkungen von Medikamenten* zu denken (Antihistaminika, Atropin, Kodein, Chlorpromazin u.a.). Auch chronische *Mundatmung* ist auszuschließen. Bei älteren Kindern kann das Klagen über einen trockenen Mund zu einem *psychogenen Tic* gehören.

Erhöhter Speichelfluß ist bei Kindern in der Regel ein Zeichen eines *frühkindlichen Hirnschadens*, sieht man von der Zahnungsperiode oder der Hypersalivation bei Stomatitis ab. Als Begleitsymptom gehört die Hypersalivation zur *Schwermetallvergiftung* (Fehrsche Akrodynie). Außerdem kann sie ein Prodromalzeichen der *Tollwut* sein. Auch Patienten mit dem Riley-Day-Syndrom (familiäre Dysautonomie) leiden im Rahmen ihrer gestörten vegetativen Funktionen (fehlende Tränensekretion, Hyperhidrosis, periphere Durchblutungsstörungen) an einer Hypersalivation (s. S.17).

Zungenanomalien

Eine *Makroglossie* als einziges Symptom wird selten beobachtet *(Lymphangiom, Zysten, Ranula* = Retentionszyste der Glandula sublingualis).

Eine allgemeine Zungenvergrößerung besteht beim **Beckwith-Wiedemann-Syndrom** (s. S.134), bei **Mukopolysaccharidosen** (s. S.210), bei der Glykogenose Typ II *(Pompe)*, beim **Ganglioidose-Syndrom,** insbesondere Typ I, bei der **Gangliosidose** M_2 *(Sandhoff-Syndrom)*, bei der **Manosidose,** bei der **Hypo- oder Athyreose** (s. S.242), beim **Down-Syndrom** und bei der **Neurofibromatose** *(Morbus v. Recklinghausen)*. Dabei können neben der dicken Zunge auch dicke Lippen mit weißlichen Knötchen auffallen (histologisch Mucosa-Neurinome). Selten stößt man auf eine **Mikroglossie,** in der Regel bei einem allgemeinen Mißbildungssyndrom, bei einem Adaktylie-Aglossie-Syndrom.

Das **kurze Zungenbändchen** benötigt in der Regel keine Behandlung, es sei denn, die Zunge ist vollständig an den Mundboden fixiert, so daß bei Zungenbewegungen eine Ankyloglossie entsteht. Dann ist allerdings eine chirurgische Intervention nötig, um Sprachfehler zu vermeiden.

Andere Zungenstörungen, wie abnorme Furchung bis zur **Lingua skrotalis** oder **Lingua geographica** oder die manchmal nach intensiver antibiotischer Behandlung auftretende **schwarze Haarzunge** (durch Verlängerung der Papillae filiformes und Pilzbesiedelung) sind leicht zu diagnostizieren.

Verzögerte Zahnung

Eine verzögerte Zahnung muß daran denken lassen, ob nicht endokrine Störungen vorliegen, wie eine **Hypothyreose,** eine **Hypophyseninsuffizienz,** ein **Hypoparathyreoidismus.** Auch **Chromosomenanomalien,** etwa das Down-Syndrom, zeigen als unwesentlichstes Nebensymptom eine verspätete Dentition.

Parotisschwellung

Nur selten ist eine Abflußstörung *(Speichelstein)* die Ursache einer Parotisschwellung.

Nach Ausschluß einer **Mumps** und einer **purulenten Parotitis** durch Staphylokokken und Streptokokken sind **Geschwülste** auszuschließen (Hämangiom, Lymphangiom, Mischgeschwülste, Sarkome).

Beim **Sjögren-Syndrom** besteht neben Trockenheit und Keratose der Schleimhäute, Tränenmangel, Rhinitis sicca, Zungenbrennen vor allem eine Parotisdysfunktion mit Vergrößerung der Drüse.

Beim **Mikulicz-Syndrom** besteht eine schmerzlose Schwellung der Speichel- und Tränendrüsen, ebenfalls mit Tränenmangel und trockenem Mund.

Eine **rekurrierende,** meist 2–3 Wochen lang bestehende und wieder abklingende **Schwellung der Parotis** kann während der ganzen Kindheit bestehen, ohne daß eine Ursache eruiert werden könnte. Schließlich ist bei einer schmerzlosen Anschwellung im entsprechenden Gebiet auch an eine beidseitige **Masseterhypertrophie** durch chronischen Kaugummi-Mißbrauch zu denken.

Großer Kopf

Familiäre Makrozephalie
Intrakranielle Drucksteigerung 287
Chronische Anämie
Osteosklerose (Albers-Schönberg)
Pyle-Syndrom (craniometaphysäre Dysplasie)
Polyostotische fibröse Dysplasie (Osteodystrophia fibrosa Paget) 288
Speicherkrankheiten:
Mucopolysaccharidosen
Gangliosidosen
Alexander-Syndrom
Kanawan-Syndrom

Makrozephalie
Der Makrozephalus gesunder Kinder kann echte diagnostische Schwierigkeiten machen. Abgesehen von *familiären Formen* (dominant oder rezessiv vererblich) muß man damit rechnen, daß ein kleiner Prozentsatz (weniger als 10%) der Schädel im Kindesalter oberhalb der zweiten Perzentile der Norm liegen. Bei normalem neurologischem, psychointellektuellem und röntgenologischem Befund sollten dann keine weiteren Untersuchungen, wie etwa ein CTG oder Angiogramm durchgeführt werden. Den Eltern ist nur zu halbjährigen Kontrollen zu raten. Auch dies ist nicht sehr dringlich, wenn bei einem der Eltern bereits eine Makrozephalie vorhanden ist. In der Regel handelt es sich dabei um eine harmlose Vergrößerung. Auszuschließen ist das **Sotos-Syndrom** (s. S. 224).

Hydrozephalus
Besteht keine familiäre Belastung und handelt es sich um eine ausgesprochene Vergrößerung des Gehirnschädels, dann sind die Folgen einer intrakraniellen Drucksteigerung (Hydrozephalus, subduraler Erguß u. a. s. S. 158) auszuschließen. Ein stationärer Hydrozephalus läßt sich bei offener Fontanelle leicht sonographisch, später mit dem CTG objektivieren.

Pathologisches Knochenwachstum
Durch pathologisches Knochenwachstum bedingte Schädelvergrößerungen sind in der Regel auf den ersten Blick zu erkennen, etwa das Caput quadratum des **Bürstenschädels** bei schwerer chronischer Anämie (z. B. Thalassämie) oder die bis zur Opticusatrophie führende osteogene Schädelvergrößerung bei der **Osteosklerose** *(Albers-Schönberg),* dazu schwere Anämie, Erythroblastose, Splenohepatomegalie und Anschwellung der Lymphknoten durch sekundäre Blutbildungsherde, auffällige Knochenbrüchigkeit, röntgenologisch „Marmorknochen".

Pyle-Syndrom
Bei dieser **craniometaphysären Dysplasie** fällt die zunehmende *Leontiasis ostea* mit eingezogener Nasenwurzel bereits in der Säuglingszeit auf. Deshalb besteht ein erhebliches Schniefen bei der Atmung. Später werden die starken Verdickungen in den langen Röhrenknochen immer deutlicher. Auch hier droht eine Opticusatrophie und Schalleitungsschwerhörigkeit.

Polyostotische fibröse Dysplasie
(Paget-Syndrom)

Das Paget-Syndrom kann bei primärem Befall des Schädelskeletts zuerst durch die Zunahme des Schädelumfangs auffallen, das dann zu der Facies leontina führt. In der späteren Kindheit kommt es dann zu Spontanfrakturen und Verkürzungen der langen Röhrenknochen.

Speicherkrankheit

Bei manchen Mißbildungssyndromen oder Stoffwechselstörungen kann die Makrozephalie ein Begleitsymptom sein, etwa bei *Mucopolysaccharidosen* (s. S. 210), manchmal bei *Gangliosidosen* (s. S. 205), dann beim *Alexander-Syndrom* (frühkindliche Leukodystrophie mit zerebraler Tessaurismose und progredientem Hydrozephalus (s. S. 11) oder dem *Kanavan-Syndrom* (bereits im Säuglingsalter beginnende Hirnsklerose mit Megazephalus, Muskelhypotonie, Krampfanfällen, später zunehmende Spastik bis zur Enthirnungsstarre durch Störung der Myelinisierung).

Mikrozephalie

Hier macht die Diagnose keine Schwierigkeiten. Als Ursache kommen angeborene Mißbildungen des Zentralnervensystems, schwere intrauterine Mangelzustände, parapartuale Sauerstoffmangelzustände und frühkindliche Enzephalitiden in Frage.

Asymmetrischer Kopf und Torticollis

Eine auffällige unsymmetrische Gesichts- oder Schädelkonfiguration ist beim jungen Säugling am häufigsten *lagerungsbedingt*. Dann sind *Folgen geburtstraumatischer Schäden* (Porencephalie) auszuschließen und prämature Synostosen röntgenologisch zu suchen. Schließlich kann es sich auch um eines der *craniomandibulären Dysmorphie-Syndrome* handeln (s. S. 255).

Beim angeborenen **muskulären Schiefhals (Torticollis)** können außer einem Hämatom im M. sternocleidomastoideus als geburtstraumatisches Ereignis, etwa bei Steißgeburten oder bei schwieriger Schulterlösung auch intrauterine Belastungsfolgen und angeborene Fehlanlagen der Muskulatur vorliegen.

Der erworbene Schiefhals kann reflektorisch durch eine schmerzhafte Lymphadenitis cervikalis bedingt sein. Außerdem sind ossäre Ursachen auszuschließen, wie *Subluxation der Halswirbel, Klippel-Feil-Syndrom, Sprengelsche Deformität, Wirbelosteomyelitis, rheumatisches Fieber, rheumatoide Arthritis* oder eine *Schädigung des spinalen Nervus accessorius*.

Der **oculär bedingte Torticollis** ist leicht zu erkennen: bei Augenmuskellähmungen wird der Kopf auffällig gehalten, um Doppelbilder zu vermeiden und das binoculare Sehen zu erhalten.

Ein gutartiges Krankheitsbild ist der **paroxyxmale Torticollis** im 1.–4. Lebensjahr. Er kann ein- bis zweimal monatlich auftreten, oft mit Photophobie und Erbrechen verbunden sowie Kopfschmerzen. Als Ursache wird eine frühkindliche Form vasomotorischer Kopfschmerzen (Migräne?) diskutiert. Eine Vestibularisstörung läßt sich nie nachweisen.

Im späteren Schulalter schließlich ist bei plötzlicher zwangshafter Schiefstellung des Kopfes auch an eine **psychasthenische Reaktion** zu denken (Tic).

46.2 Auffälligkeiten an den übrigen Körperabschnitten

Brustasymmetrie 288
O-Beine 289
Gynäkomastie
Auffälliger Körpergeruch
Vermehrte Schweißproduktion

Asymmetrischer Brustkorb

Eine auffällige Brustkorbasymmetrie wird leicht auf einen zugrunde liegenden Herzfehler bezogen. Häufig handelt es sich aber um angeborene Deformitäten im Sinne einer *Mißbildung*. Dann lassen sich röntgenologisch *Wirbelanomalien, Skoliosen* u. a. finden. Beim jungen Säugling können sich auch *Lungenlappenagenesien,* chronische *Atelektasen, Lungenzysten* an der äußeren Thoraxform bemerkbar machen. Schließlich kann eine Brustwandasymmetrie durch angeborene *Muskeldefekte,* insbesondere des M. pectoralis major vorgetäuscht werden.

O-Beine

Doppelseitige Ober- und Unterschenkelverbiegungen beim Neugeborenen und Kleinkind *(Crux varum congenitum)* besitzen in extremer Ausprägung eine starke Frakturneigung. Dabei können eingetretene Brüche leicht in eine therapieresistente Pseudarthrose übergehen. Bei einer *angeborenen Pseudarthrose* muß an ein erstes Symptom einer *Neurofibromatose v. Recklinghausen* gedacht und das Kind sehr genau auf das Auftreten von Café au lait-Flecke oder andere Hautpigmentanomalien überwacht werden.

In den meisten Fällen mit frühkindlichen starken O-Beinen kommt es aber im Laufe des Wachstums ohne therapeutische Maßnahmen zu einem weitgehenden Ausgleich der Krümmung.

Auszuschließen ist das **Weismann-Netter-Syndrom,** eine symmetrische antero-posteriore Verbiegung, vor allem der Tibia im unteren Drittel mit diaphysärer Verdickung der Corticalis. Diese congenitale Dysplasie der Unterschenkelknochen geht mit dysproportioniertem Minderwuchs einher (mesomelischer Zwergwuchs, familiär oder sporadisch).

Eine **Vitamin-D-Mangelrachitis** ist bei den genannten Krankheitsbildern leicht auszuschließen, weil bei allen die alkalische Phosphatase nicht erhöht ist und röntgenologisch sowie klinisch sonst keine rachitischen Symptome bestehen.

Gynäkomastie

Sie kann ein Zeichen der prämaturen Pubertät sein (s. S.237). Zu Beginn der normalen Pubertät wird sie bei 30% aller Knaben beobachtet, häufig einseitig, zumindest in Form einer direkt unter der Mamille deutlich tastbaren „Geschwulst". Sie verschwindet nach ein bis zwei Jahren. Bei einer familiären Neigung zur Gynäkomastie kann das Symptom so ausgeprägt sein, daß aus psychischen Gründen chirurgische Korrekturen notwendig werden. Endokrine Störungen lassen sich nicht nachweisen.

Lassen sich bei der Differentialdiagnose einer Gynäkomastie eine vermehrte Hormonproduktion (oder ein verminderter Abbau) nachweisen, muß an *hormonbildende Tumoren* gedacht werden (Hypophyse, Schilddrüse, Nebennieren, Testes, Ovarien in den Lungen oder der Leber). Auch sind Lebererkrankungen und eine Niereninsuffizienz sowie das Klinefelter-Syndrom (s. S.224) auszuschließen. Schließlich besitzen außer Hormonpräparaten auch einige andere Medikamente eine proliferierende Nebenwirkung auf die Brustdrüsen (INH, PAS, Phenothiazine, Spironolactone u.a.).

Auffälliger Körpergeruch

Ein ungewöhnlicher Körpergeruch kann familiär und ohne Krankheitsbedeutung sein. Selbstverständlich ist an die Phenylketonurie und an andere angeborene Stoffwechselstörungen des Aminosäurenhaushaltes oder des Fettstoffwechsels zu denken, etwa an das **Sidbury-Harlan-Wittels-Syndrom** (Geruch nach Schweißfüßen bei erblicher Fettstoffwechselstörung mit vermehrter Butter- und Hexonsäureausscheidung im Urin, Azidose, Bewußtseinsstörungen, frühes Lebensende in der Kindheit). Auch bei der **Akrodynie** *(pink disease)* besteht ein auffälliger Körpergeruch, wie auch bei manchen Krankheiten der Leber, der Nieren und vielen Infektionskrankheiten.

Vermehrte Schweißproduktion

Starke Schweißbildung an Händen, Füßen und am Kopf ist bei gesunden Neugeborenen nach den ersten Lebenstagen und bei jungen Säuglingen nicht ungewöhnlich und kein Zeichen von Krankheit.

Überdurchschnittliche Schweißproduktion findet man *bei chronisch kranken Kindern,* bei schwerer *Dystrophie, Mukoviszidose, Hy-*

perthyreose, schweren kongestiven *Herzfeh-lern.* Anfallsweise Schweißausbrüche treten bei *Hypoglykämie,* bei der Entfieberung nach akuten Infektionen oder besonders *bei vegetativ labilen Kindern* auf, beim akuten Erschrecken oder angstbesetzten Situationen. Bei sehr starker Schweißproduktion muß auch an die seltene *familiäre Dysautonomie* (Riley-Day-Syndrom s. S. 17) gedacht werden.

46.3 Auffälligkeiten beim Essen und Trinken

Saug- und Schluckstörungen 290
Singultus
Appetitlosigkeit:
akute/chronische Krankheiten
Zerebralschäden
Fehlverhalten der Mutter
Abnormer Appetit: 291
„Kummerspeck"
Zerebralschäden
Abnormer Durst

Saug- und Schluckstörungen
Primär sind bei Saug- und Schluckschwierig-keiten *anatomische Hindernisse* (Gaumen-spalte, Zungenmißbildungen, Mikrognathie, Oesophagusstenosen u. a.) oder erworbene Beeinträchtigungen auszuschließen *(Angina tonsillaris, Entzündungen, Verätzungen).*
Bei reifen Neugeborenen und Säuglingen können sie ein ernster *Hinweis auf* das Vor-liegen eines *Zerebralschadens* sein. Die Ursa-che ist dann entweder lokal nachweisbar, et-wa im *ungenügenden Schluß des Gaumense-gels* (Röntgen) oder in *Lähmungen* oder *Koordinationsstörungen der Schlundmusku-latur* einschließlich des Kehlkopfes. Auch bei minimal zerebralgeschädigten Kindern sind *inverse Zungenbewegungen* mit Heraus-treiben der eben gefütterten Breinahrung nicht selten das erste Symptom, das auf die Grundstörung hinweist. Erst später werden

dann noch andere Zeichen der zerebralen Kinderlähmung deutlich.

Singultus
Er ist bei Frühgeborenen, Neugeborenen und Säuglingen ein harmloses, bei Abküh-lung oder Nahrungsaufnahme auftretendes Symptom, ein Reflexmechanismus, der im zweiten oder dritten Trimenon verschwindet. Gehäuft kann er *bei frühkindlichen Zerebral-schäden* auftreten. Ein späterer Beginn eines unstillbaren oder leicht auslösbaren Singul-tus muß den Verdacht auf zentrale Ursachen wecken *(Hirntumoren, Zustand nach Menin-gitis* oder *Enzephalitis, Epilepsie,* schwere *Stoffwechselstörungen, Urämie, Präkoma diabeticum).* Er kann auch die Folge einer Oesophagitis sein, etwa infolge einer Hiatus-hernie *(v. Bergmann-Syndrom, Hiatusher-niensyndrom).*

Appetitlosigkeit
(s. S. 291, „abnormer Durst")
Es ist nicht schwer, die Ursache einer Appe-titlosigkeit zu finden, wenn *akute oder chro-nische Krankheiten,* ein *Zerebralschaden* oder *Stoffwechselstörungen* vorliegen (s. Er-brechen, S. 263).
Wenn gesunde Kinder plötzlich appetitlos werden, liegen häufig *psychosomatische Gründe* vor als Ergebnis eines erzieherischen Fehlverhaltens der Umgebung des Kindes. Ungenügend aufgeklärt weiß die Mutter oft nichts über den wechselnden Appetit auch des gesunden Kindes oder der physiologi-scherweise schwankenden Gewichtszunah-me und zwingt aus Angst vor Unterernäh-rung schon den jungen Säugling zur Nah-rungsaufnahme ohne Appetit. So entsteht ein konditionierter Reflex, der Nahrungs-mittel und Essen mit unangenehmen Gefüh-len verbindet. Ist erst einmal die täg-liche Nahrungsaufnahme anstelle anderer Kampfgebiete das Feld der an sich notwen-digen Auseinandersetzung zwischen Mutter und Kind geworden, dann siegt nach kurzer Zeit das Kind. Es verweigert die Nahrungs-aufnahme, die chronische Appetitlosigkeit tritt ein und die Gedeihstörungen sind nicht

mehr zu vermeiden. Häufig wird dann die Mutter zu den unsinnigsten Ernährungsmethoden erpreßt.

Die Diagnose dieser häufigsten Form einer Appetitlosigkeit kann erst nach Ausschluß aller organischen Ursachen gestellt werden. Die Behandlung ist einfach, es sei denn, es handelt sich um Einzelkinder oder selbstunsichere Mütter, die den normalen Negativismus und das Absetzbedürfnis des 1- bis 3jährigen Kindes nicht ertragen können.

Abnormer Appetit

Hier liegen in der Regel *psychologische Ursachen* vor („Kummerspeck"). Auszuschließen sind zerebrale Defektzustände, auch *minimale Hirnschäden, Zustände nach Enzephalitis* und *Schädeltraumen* mit *Schäden im Hypothalamusgebiet,* wo das Hunger- und Sättigungszentrum beeinträchtigt sein kann.

Bei schweren zerebralen Defektzuständen und schlechtem sozialem Milieu kann dann selbst das Symptom der *Pica* (Erde oder Schmutz essen) beobachtet werden, das fast Suchtcharakter besitzt und Anlaß zu schwerer Verwurmung, gastrointestinalen Infektionen oder chronischer Bleivergiftung sein kann. In einigen Fällen besteht dabei auch ein schwerer Eisenmangel.

Abnormer Durst

Hier handelt es sich in der Regel um eine *Angewohnheit,* die oft *mit Appetitlosigkeit verknüpft* ist. Die Kinder haben gelernt, Hungergefühl durch Trinken, zumal von zuckerhaltiger Limonade, zu beseitigen. Sie scheinen die weit verbreitete Meinung zu bestätigen, daß Kinder viel trinken müssen, wobei übersehen wird, wie kalorienhaltig die angebotenen Getränke sind. Der übermäßige Durst verschwindet sehr schnell, wenn sie nur noch Wasser und ungesüßte Getränke erhalten. Natürlich erhöhen warme Kleidung, zu hohe Umgebungstemperatur oder Fieber den Flüssigkeitsbedarf. Auch sind die seltenen internen Erkrankungen auszuschließen, die einen erhöhten Flüssigkeitsbedarf erzeugen, wie *Diabetes insipidus, Niereninsuffizienz,* schlecht eingestellter *Diabetes mellitus.*

46.4 Obstipation (s. auch S. 22)

> Alimentäre Ursachen
> Spastische Obstipation
> Hypokinetische Obstipation
> Megacolon
> Dolichocolon
> Mechanisches Hindernis
> Medikamentöse Ursachen
> Hormonale Ursachen:
> Hypothyreose

Bei Kindern jenseits der Säuglingszeit ist die Fehlernährung (schlackenarme Kost, großer Milchverbrauch) eine der Hauptursachen der Obstipation, das läßt sich entsprechend der Anamnese durch den Erfolg der Therapie beweisen.

Spastische Obstipation

Dabei handelt es sich um eine funktionelle Störung des Stuhltransportes im Dickdarm, so daß infolge der verlangsamten Passage eine starke Eintrocknung des Stuhles eintritt. Zusätzlich zum Hypertonus der Darmmuskulatur können noch Störungen des Defaekationsaktes vorliegen, oder sie können hinzutreten, wenn es zur Rhagadenbildung kommt. In solchen Fällen wird nur ein- bis zweimal in der Woche Stuhl entleert und in schweren Fällen entsteht unter großen Stuhlansammlungen im Endcolon das Bild eines *Pseudo-Hirschsprung* (idiopathisches Megacolon). Durch die oben genannten Diätfehler wird die Symptomatik noch verstärkt. Wegen der Differentialdiagnose gegenüber der Hirschsprung'schen Erkrankung s. S. 270.

Hypokinetische Obstipation

Sie ist röntgenologisch an der ungenügenden Haustrierung und dem zähflüssigen Transport im Colon zu diagnostizieren. Oft besteht gleichzeitig ein verlängertes, aber nicht besonders erweitertes Colon (Dolichocolon).

Mechanische Hindernisse
Sie sind jenseits der Säuglingszeit als Grund
einer Obstipation sehr selten. Nach vorangegangenen Laparotomien muß man sie allerdings wegen der Gefahr von Adhäsionen
und Bridenbildung befürchten. Auch hier
kann die Diagnose nur röntgenologisch gesichert werden. Dabei kann sich überraschen-
derweise als Grund der Obstipation eine **latente Crohn'sche Erkrankung** herausstellen,
die dann endoskopisch zu verifizieren ist.

Medikamente
Unter den Medikamenten, die aus Anlaß einer Obstipation in Frage kommen, sind vor
allem solche mit Atropin- oder Katechol-
aminwirkung auszuschließen (s. schwere
Obstipation beim Phäochromozytom-Pa-
tienten!).
Auf die hormonalen Ursachen einschließlich der *Hypothyreose* wurde bereits hingewiesen (s. S.271).

46.5 Auffälligkeiten der Sinnesorgane

Conjunctivitis 292
Megacornea
Photophobie
Aniridie
Verschwommenes Sehen 293
Doppelbilder
Schielen:
Retinoblastom
Hirntumor
Gesichtsfeldeinschränkungen
Nystagmus: 294
Physiologischer Nystagmus
Pendelnystagmus
Opsoclonus
konnataler hereditärer Nystagmus
Spasmus nutans 295
Toxischer Nystagmus
Ptose
Exophthalmus
Schwerhörigkeit

Conjunctivitis
Beim Neugeborenen ist die häufigste Ursache einer conjunctivalen Reizung die Folge
der *Gonorrhoeprophylaxe* mit Silbernitrat.
Am 2. und 3. Lebenstag müssen Infektionen
ausgeschlossen werden, wie die Gonoble-
norrhoe mit starker Lidschwellung, die **Einschlußkörperchenblenorrhoe** oder die **Chlamydia-Conjunctivitis,** die nicht nur als
Schwimmbad-Conjunctivitis bei älteren
Kindern, sondern auch bei Neugeborenen
von den bisher genannten Infektionen kaum
zu unterscheiden ist. Bei jeder Conjunctivitis
ist deshalb eine bakteriologische Abklärung
nötig.
Bei älteren Kindern kommt außer bakteriellen Infektionen auch die **epidemische Keratoconjunctivitis** durch *Adenovirus Typ VIII* mit
heftigen, oft pseudomembranösen Entzündungen in Frage. Sie bedarf wegen der Kom-
plikationshäufigkeit und Infektiosität einer
fachärztlichen Behandlung, genauso wie die
chronische Conjunctivitis lignosa mit ihren
dicken Belägen. Im Frühjahr muß bei entzündlichen Veränderungen, insbesondere
der Conjunctiva tarsi mit Blepharospasmus
und Lichtscheu auch an die **Conjunctivitis
vernalis** (Frühjahrskatarrh) gedacht werden,
die vor allem Knaben befällt und infektiös
allergischer Genese zu sein scheint.
Die **Keratoconjunctivitis phlyktänulosa** mit
ihrer papulären gelblich-rötlichen Erhe-
bung, umgeben von injizierten Conjunctival-
gefäßen am Rande der Cornea, auf der Cornea oder an anderen Stellen des Bulbus
gelegen, muß an eine Tuberkulose denken
lassen.

Megacornea
Eine Megalocornea oder Makrophthalmie
kann familiär vorkommen und mit Schlotter-
linse oder anderen Anomalien verknüpft
sein. Allerdings muß dabei auch an das **kongenitale Glaukom** gedacht werden, das bereits bei der Geburt beidseitig oder einseitig
erkennbar wird und auf das Lichtscheu, Blepharospasmus, gerötete Skleren und eine
vermehrte Tränensekretion als erste Zeichen
aufmerksam machen können, die leicht mit

einer harmlosen Conjunctivitis verwechselt werden.

Akute Sehstörungen

Eine Klage über akute Sehstörungen, verschwommenes Sehen, Doppelbilder ist bei Kindern immer sehr ernst zu nehmen. Bei diagnostischen Zweifeln muß eine augenärztliche Untersuchung veranlaßt werden. Nach Ausschluß von **Augenmuskelstörungen** und **Entzündungen** (*Iridozyklitis* und Lichtscheu als Erstsymptom einer rheumatoiden Arthritis!) sind von pädiatrischer Seite aus vor allem **zentralnervöse Ursachen** zu bedenken, seien sie *durch Medikamente* hervorgerufen (Antihistaminica, Antiepileptica, Neuroleptika, Tetracyclinpräparate, Piperazin u.a.) oder durch *raumfordernde degenerative* oder *demyelinisierende Erkrankungen des Zentralnervensystems (multiple Sklerose)*. Nur per exclusionem kann schließlich auch das **psychogene Doppel- oder Verschwommensehen** angenommen werden.

Schielen

In den ersten drei Lebensmonaten, selten 1–2 Monate länger, wird ein Konvergenzschielen *(Strabismus convergens)* durch die starke Konvergenzneigung des jungen Säuglings vorgetäuscht. Vom 6. Monat an besteht eine normale Konvergenz. *Divergenzschielen* ist von Geburt an pathologisch. Auf jeden Fall sollte eine dauernde oder sehr häufige Abweichung eines Auges auch beim jungen Säugling sehr sorgfältig beobachtet werden. Die genaue Diagnose und Therapie sollte dem Augenarzt überlassen werden. Sehr wichtig ist, daß bei Kindern in den ersten zwei Lebensjahren eine geringe Schielstellung das einzige Symptom eines **Glioma retinae** sein kann, das sich dann später unübersehbar durch den typischen weißlichen Schein in der Pupille bemerkbar macht, oft zu spät für ein erfolgreiches Eingreifen. Im zweiten Lebenshalbjahr muß entschieden werden, ob nur ein **Ermüdungsschielen** vorliegt, d.h. nur gegen Abend oder bei Krankheiten eine Konvergenzstellung der Augen zu beobachten ist, oder ob dauernd

geschielt wird und ob das Kind mit beiden Augen (alternierendes Schielen) oder nur mit einem Auge schielt. Beim alternierenden Schielen kann abgewartet werden, sonst muß das fixierende Auge so lange abgedeckt werden, bis das Schielauge wieder die Führung übernommen hat und vice versa, damit keine Amblyopie entsteht.

D.: Starkes Schielen ist auch beim jungen Säugling leicht zu erkennen, zumal wenn es mit Zeichen einer zerebralen Kinderlähmung, einer Mikrozephalie oder einem Hydrozephalus kombiniert ist. Leichte Fälle erkennt man bei der ersten Untersuchung daran, daß sich der Spiegelreflex einer vor das Kind gehaltenen Taschenlampe nicht auf der identischen Stelle der Pupillen beider Augen befindet. Zur Diagnose des funktionellen Schielens bei älteren Kindern bedeckt man das eine Auge, während das Kind aufgefordert wird, einen Punkt zu fixieren. Nach Freigabe des bedeckten Auges stellt man fest, daß dieses inzwischen nach innen gerutscht ist und zum Fixieren erst wieder nach außen geht (Strabismus convergens) oder daß es sich nach außen wegbewegt hat und nun zum Fixieren wieder nach innen kommt.

Gesichtsfeldeinschränkungen

Bei jedem Verdacht auf raumfordernde Prozesse muß nach Gesichtsfeldeinschränkungen gesucht werden. In den ersten Lebensjahren gelingt es nur, eine Hemianopsie nachzuweisen: fehlende Blickwendung zum Objekt, wenn Lampe oder Spielzeug seitlich ins Gesichtsfeld gebracht werden. Vom 4. Lebensjahr an kann man sich über das Gesichtsfeld auf folgende Weise grob orientieren:

Man setzt sich dem Kind im Abstand von einem Meter gegenüber und fordert es auf, die Nase des Untersuchers zu fixieren. Dann werden die Augen getrennt geprüft, indem man feststellt, wann das Kind einen Gegenstand zum erstenmal erkennt, den man auf einer Kreisbahn bewegt, der den Kopf des Kindes und den des Untersuchers umschließt.

Bitemporale Hemianopsie

Sie ist verdächtig auf eine Schädigung der

medialen Abschnitte des Sehnervs, etwa durch Druck eines Tumors auf das Chiasma. Weniger charakteristische Gesichtsfeldausfälle bestehen bei *parasellären Tumoren*, bei der *Arachnitis optico-chiasmatica, nach Sinusitis, Enzephalitis, tuberkulöser Meningitis* oder bei *sellanah gelegenen Gefäßaneurysmen.*

Homonyme Hemianopsie
Sie spricht für eine Schädigung des gegenseitigen Tractus opticus oder der kontralateralen intrazerebralen Sehbahn.

Konzentrische Gesichtsfeldeinengung
Sie gehört zur *Opticusatrophie* und *Netzhautdegeneration.* Sie kann aber auch vorübergehende *Ermüdungs- oder Migränefolge* sein. Schließlich können Angaben über ein eingeengtes, röhrenförmiges Gesichtsfeld auch *psychogener Natur* sein.

Quadrantenhemianopsie
Sie ist nur ophthalmologisch mit dem Perimeter feststellbar und muß den Verdacht auf die Schädigung der Sehbahnen durch Temporallappenprozesse wecken. Das *Zentralskotom* gehört zur *Neuritis optica* und die Vergrößerung des blinden Flecks kann eine Begleiterscheinung einer *Stauungspapille* sein.

Nystagmus
Hier werden nur die spontan beim Kind auftretenden, dann meist pathologischen Nystagmusformen besprochen:

Physiologischer Nystagmus
Dieser ist nur nach Provokation zu erkennen:

1. *Endstellnystagmus* mit schneller Phase nach außen zur Fixierung des stark lateral befindlichen Gegenstandes und langsame Phase (durch Ermüdung) nach innen.
2. *Optokinetischer Nystagmus* (Eisenbahnnystagmus). Dabei sucht das Auge nicht bewegte Objekte zu fixieren, wenn sich die Person selbst in Bewegung befindet.

Der **physiologische Nystagmus** ist schon nach den ersten Lebenswochen zu beobachten. Ein Ausbleiben spricht, wenn die Augenmuskeln normal funktionieren, für eine Schädigung des Auges, der Sehbahn oder für zentrale Prozesse.

Ein **spontan auftretender Nystagmus** ist verdächtig auf **zerebrale Erkrankungen,** insbesondere im Kleinhirnbereich (Zunahme des Nystagmus bei Blickrichtung zur Tumorseite). Nystagmus wird auch bei der akuten zerebellaren Ataxie (s. S. 191), *nach Enzephalitis* und *nach Krampfanfällen* beobachtet.

Pendelnystagmus
Pendelnystagmus erkennt man an rhythmischen Pendelbewegungen des Auges beim Blick nach vorn oder beim Fixieren eines Gegenstandes. Er ist ein Zeichen für angeborene *schwere Fehlsichtigkeit* oder schnell zunehmende doppelseitige Sehverschlechterung. Dann liegt das Sehvermögen meist unter 0,1–0,3 (20/200–20/60 oder 6/60–6/18). Als Ursache kommen in Frage *Katarakte,* die *retrolentale Fibroplasie,* schwere *Erkrankungen des Augenhintergrundes, Opticusatrophie, totale Farbenblindheit.*

Congenitaler hereditärer Nystagmus
Der hereditäre Nystagmus beginnt schon in den ersten Lebensmonaten und bleibt lebenslang bestehen. Es kann dabei Kopfwackeln oder eine schiefe Kopfhaltung auftreten, mit der das Kind den Einfluß des Nystagmus auf die Sehfähigkeit zu kompensieren versucht.

Opsoklonus
Unter Opsoklonus versteht man schnelle, ruckartige, irreguläre Augenbewegungen in allen Richtungen *("tanzende Augen"),* meist aber nur horizontal. Bei diesem Symptom ist es wichtig, nach *Tumoren,* insbesondere nach einem *Neuroblastom,* zu suchen.
Das **Kinsbarne-Syndrom** *(Syndrom der tanzenden Augen)* zeigt im Anschluß an eine meist fieberhafte Vorkrankheit neben einem Opsoklonus der Augen auch myoklonische Zuckungen der Körpermuskulatur, der Pha-

rynx- und Larynxmuskulatur (Schluck- und Sprechstörungen) bei normalem EEG. Befallen werden Säuglinge und Kleinkinder mit guter Prognose bei erhöhtem Risiko, Neuroblastomträger zu sein.

Spasmus nutans

Er tritt zwischen dem 6. und 18. Lebensmonat auf. Beim Sitzen zeigen die Kinder ein unregelmäßiges, konstantes Kopfwackeln, wobei ein rascher horizontaler oder vertikaler Pendelnystagmus besteht. Er verstärkt sich beim Fixieren, während das Kopfwackeln dabei abnimmt. Spätestens nach dem 3. Lebensjahr verschwindet das Symptom. Ein Teil der Kinder bleibt allerdings neurologisch auffällig oder leicht retardiert.

Toxischer Nystagmus

Ein toxisch bedingter Nystagmus kann auf chronische Anwendung oder akute Überdosierung von Medikamenten, wie Barbiturate oder Antikonvulsiva, auftreten.

Leigh-Syndrom

Bei der subakuten nekrotisierenden Encephalomyelopathie kann nach dem ersten und zweiten Lebensjahr nach einer Phase zunehmender Muskelhypotonie (selten Hypertonie) Nystagmus und Ataxie ein Hinweis auf dieses progrediente mit dem Verlust aller psychomotorischer Funktionen einhergehenden Leidens sein.

Ptose

Tumoren des ZNS 295
Lokale Entzündungen
Vergiftungen
Neurogene Ursachen:
Oculomotoriuslähmung
Parinaud-Syndrom
Möbius-Syndrom
Horner-Syndrom
v. Graefe-Syndrom 296
Postenzephalitischer Zustand
Myogene Ursachen:

Myasthenie 296
Mißbildungssyndrome:
Smith-Lemly-Opitz-Syndrom
Zellweger-Syndrom
Fetales Alkoholsyndrom
Pompe-Syndrom

Eine einseitige oder doppelseitige Ptose (hängendes Oberlid) ist immer pathologisch. Nach Ausschluß von *lokalen Erkrankungen* in der Umgebung des Auges (Ödem, entzündliche Prozesse, Lymphangiome, Hämangiome) und *Vergiftungen* (Botulismus, Thallium u.a.) ist an neurogene Ursachen zu denken, etwa an die *Oculomotoriuslähmung* (s. S.177) oder an die *supranukleäre Heberschwäche,* wie sie zum *Parinaud-Syndrom* gehört: Blicklähmung nach oben, vertikale Blicklähmung mit fehlender Lichtreaktion der Pupillen bei erhaltener Konvergenz, Neigung zu Doppelbildern durch Druck auf die Vierhügelplatte (s. S.177).

Möbius-Syndrom

Hierbei besteht außer der ein- oder doppelseitigen Ptose durch Kernschwund oder Kernaplasie oft noch eine Beteiligung des N. glossopharyngeus mit Saug- und Trinkschwierigkeiten sowie Facialislähmungen und anderen erblichen Mißbildungen.

Horner-Syndrom

Beim Horner-Syndrom, verursacht durch geburtraumatische Plexuslähmung, besteht oft infolge Sympathicusbeteiligung eine leichte Ptose (Lähmung des M. tarsalis sup.).

Myasthenie

Die Myasthenia gravis zeigt bei ihrer frühkindlichen schweren Form nicht selten einseitige Ptosen als erstes Zeichen. Eine leichte, zunehmende Schwäche und Ermüdbarkeit der Extremitätenmuskulatur oder des Kehlkopfs (leise, heisere Stimme) erleichtern dann die richtige Diagnose. Eine bestehende Ptosis spricht gegen den Morbus Werdnig-Hoffmann.

v. Graefe-Syndrom

Die progrediente chronische Ophthalmoplegie (Ptosis myopathica) beginnt in der Regel erst in der Pubertät mit zunehmender doppelseitiger Ptose und Lähmung der äußeren Augenmuskeln. Sie ist eine Sonderform der Muskeldystrophie.

Smith-Lemly-Opitz-Syndrom

Beim Smith-Lemly-Opitz-Syndrom sind die Kinder meist schon intrauterin dystroph oder später stark minderwüchsig. Auf den ersten Blick fällt eine erhebliche Ptosis mit Strabismus auf.
Weitere Symptome: Breite Stupsnase, große, tiefsitzende Ohren, gespaltener Gaumen, Herzmißbildungen, Hypospadie, Mikropenis, Kryptorchismus.

Zellweger-Syndrom

Auch bei diesem Syndrom besteht neben einem Hypertelorismus eine deutliche Ptose. Schon als Neugeborenes fällt das Kind an seiner starken Muskelhypotonie (floppy infant s. S.184) auf und erweckt mit seiner zunehmenden Hepatomegalie mit Ikterus den Verdacht auf eine Stoffwechselstörung (Katalasemangel), die sich auch an der Aminoazidurie, an der Hypersiderämie und an der allgemeinen Organsiderose abzeichnet.

Alkoholfetopathie

Auch dabei (s. S.249) kann neben der antimongoloiden Augenstellung eine deutliche Ptose erkennbar werden.

Glykogenose Typ II *(Pompe-Syndrom)*

Bei der neuromuskulären Form (= Typ II) besteht schon beim jungen Säugling Trinkschwäche, Muskelhypotonie (floppy infant), Muskelfibrillieren und eine muskuläre Ptose infolge Fehlens der sauren Maltase (α-Glukosidase).

Exophthalmus

Ein plötzlicher Exophthalmus ist beim Kind in der Regel die Folge einer *Orbitalphlegmone,* fortgeleitet aus den Nebenhöhlen oder einer Oberkieferosteomyelitis. Dann ist an *Metastasen* zu denken (Neuroblastom, Histiozytose X). Schließlich gehört ein mehr oder weniger starker Exophthalmus zu einer Reihe von *Mißbildungssyndromen* (Crouzon-Apert-Carpenter-Syndrom s. S.255).

Schwerhörigkeit

Schwerhörigkeit oder gar Taubheit wird bei Säuglingen, ja selbst bei Kleinkindern oft nicht erkannt, manchmal aber auch fälschlicherweise angenommen, weil Kinder, beschäftigt mit „wichtigeren Dingen" auf Angesprochenwerden nicht reagieren. Eine genaue Anamnese und ein einfacher Hörtest erlauben dann die Unterscheidung. Besteht ein Verdacht auf Hörstörungen, ist eine fachärztliche Untersuchung mit Audiometrie, bei Säuglingen unter Ableitung akustisch provozierter Potentiale durchzuführen, insbesondere, wenn sich eine verspätete Sprachentwicklung oder Sprachstörungen erkennen lassen. *Verdächtig auf Hörstörungen sind Kinder nach:*

- Schwierigen oder komplizierten Entbindungen
- Frühgeborene und intrauterin dystrophe Kinder
- Verdachtsfälle auf eine Embryopathie, besonders Röteln
- Hyperbilirubinämie in der Neugeborenenzeit
- Zerebralgeschädigte Kinder
- Hypothyreosen
- Meningitis
- Langdauernde Behandlung mit ototoxischen Medikamenten (auch wenn sie die Mutter während der Schwangerschaft erhalten hat)

Außerdem findet man Schwerhörigkeit *bei einer Reihe von Mißbildungssyndromen* (Franceschetti-v., Waardenburg, Klippel-Feil, Nephropathie mit progredienter Schwerhörigkeit) (s. S.141, 255). Schließlich leiden auch viele Kinder mit Gaumenspalten an Schwerhörigkeit.
Eine *akute Schwerhörigkeit* kann nach schweren Infektionskrankheiten auftreten, insbesondere nach Virusinfektionen, wie

Masern, Pfeiffersches Drüsenfieber, Mumps nach Meningitis und schließlich kann sie Folge einer chronischen Mittelohrerkrankung sein.

46.6 Rezidivierende Infekte (Abwehr- und Immunmangelkrankheiten)

Diagnostische Schwierigkeiten entstehen dem Pädiater bei der Klassifizierung der ihm täglich begegnenden Kinder mit rezidivierenden Infekten, zumal das Wissen um Antikörper und Antikörpermangelzustände heute bereits Allgemeingut geworden ist und der therapeutische Einsatz von Immunglobulinpräparaten nicht selten von den Eltern gewünscht und den Herstellern gefördert wird. Dabei darf nicht aus dem Auge verloren werden, daß *ein gesundes Kind* in den ersten 2–3 Lebensjahren *5- bis 8mal jährlich an Infekten der oberen Luftwege erkrankt* und 10% aller Kinder mehr als 12mal jährlich. Fast immer handelt es sich um Virusinfektionen, deren Häufigkeit in den späteren Jahren abklingt. Die Gabe von Immunglobulinpräparaten ist dabei sinnlos.

Transitorische Hypo-γ-Globulinämie des jungen Säuglings

Eine am Ende des ersten Trimenons bis zum Ende des ersten Lebensjahres auftretende starke Infektanfälligkeit kann mit einer verzögerten Aufnahme der eigenen Immunglobulinbildung nach Sistieren des mütterlichen Antikörperschutzes zusammenhängen. Die Hypogammaglobulinämie ist immunelektrophoretisch nachweisbar. Auch hier ist eine Behandlung in der Regel unnötig, wenn man die Normwerte in diesem Lebensalter berücksichtigt:

IgG im ersten Trimenon 270–780 mg/100 ml, ansteigend bis über 1 000 mg/100 ml Ende des ersten Lebensjahres (350–1 180)
IgA im ersten Trimenon 28 (6–58) mg/100 ml, Ende des ersten Jahres 81 (36–165) ab 4. Lebensjahr meist über 100 mg/100 ml
IgM 66 (12–87) mg/100 ml, ab 4. Lebensjahr 120 (52–200) mg/100 ml.

IgE liegt in der Säuglingszeit in der Regel unter 10 E/ml (RIA), in der weiteren Kindheit unter 300 E/ml.

Nur bei Frühgeborenen kann eine Substitution notwendig werden, weil die transplazentare Übernahme mütterlichen IgG erst nach der 20. Gestationswoche beginnt. Das Gleiche gilt für Kinder von Müttern mit Hypogammaglobulinämie.

Kongenitale Immundefekt-Syndrome

Hohe Anfälligkeit der Schleimhäute und Haut gegen bakterielle Infektionen, nach den ersten Lebenswochen pertussoider Husten, rezidivierende Bronchopneumonien, therapieresistente Durchfälle bei einem Kind müssen Anlaß sein, nach einem kongenitalen Immundefektsyndrom zu forschen.

Schweres kombiniertes Immunmangel-Syndrom

Diese schwerste Form fällt schon im frühen Säuglingsalter durch therapieresistenten Soor bis zur Soorsepsis, rezidivierende Pneumonien, Neigung zu plasmazellulärer Pneumonie, pertussoidem Husten und schwerer Lymphopenie auf. Bei der Differenzierung sind B- und T-Lymphozyten vermindert mit der Folge fehlender oder ungenügender zellulärer und humoraler Immunreaktionen, Thymushypoplasie oder Aplasie, Hypoplasie des lymphatischen Gewebes, Fehlen der Peyerschen Placques im Darm.

Neben der Schweizerischen Form der A-γ-Globulinämie gehören zu dieser Gruppe noch die Fälle mit Adenosin-Deaminasemangel sowie die retikuläre Dysgenesie (Agenesie der gesamten Hämato- und Lymphopoese).

Insgesamt hat das schwere kombinierte Immundefekt-Syndrom eine schlechte Prognose. Frühzeitiger Tod durch Sepsis, Meningitis oder Pilzinfektionen. Es wird autosomal-rezessiv vererbt.

Thymushypoplasie (Di George-Syndrom)

Diese Kinder fallen schon bei der Geburt durch Mandibulahypoplasie, dysplastische

Ohren, antimongoloide Augenstellung, Hypertelorismus, Mißbildungen des Herzens und der großen Gefäße sowie durch tetanische Symptome als Folge eines Hypoparathyreoidismus auf. Überleben sie die schweren tetanischen Anfälle in der Neugeborenenphase, kommt es zu häufigen generalisierten Infektionen, insbesondere Soormykosen sowie zu einer Nephrocalcinose. Schwerste Gefährdung durch Bluttransfusionen, weil es durch die Übertragung immunkompetenter Lymphozyten zu einer Transplantat- gegen Wirt-Reaktion kommen kann. Ursächlich handelt es sich um eine Hemmungsmißbildung der dritten und vierten Schlundtasche.

D.: Hypocalcämie, Hyperphosphatämie, Hypomagnesiämie, Hypokaliämie, fehlendes Parathormon, T-Lymphozyten stark vermindert. Keine Hautreaktion auf intrakutane Injektionen von Antigenen.

Ataxia teleangiektatica (Louis-Bar-Syndrom s. S. 191)
Bei 85% dieser Patienten besteht eine respiratorische Infektanfälligkeit schon seit frühester Kindheit, Haut- und Darminfektionen sind seltener. Mit zunehmendem Alter Absinken der Lymphozyten, vor allem der zirkulierenden T-Lymphozyten, Verminderung von IgA im Serum und in den Sekreten.

Infantile geschlechtsgebundene Agammaglobulinämie (kongenitale Agammaglobulinämie der Knaben, Bruton-Syndrom)
Rezidivierende polytope Infekte (Otitis, Conjunctivitis, Pneumonien, Sepsis, Meningitis) vom 6. Lebensmonat an durch pyogene Bakterien (insbesondere Haemophilus influenza, Pseudomonas aerogenosa, E. coli). Gegenüber Pilz- und Virusinfektionen scheint keine erhöhte Empfänglichkeit zu bestehen. Auffällig ist die sehr geringe Ausbildung der Tonsillen und des lymphatischen Rachenrings.

D.: Im Serum extreme Verminderung von IgG, aber auch IgA und IgM, Fehlen von Isoagglutininen, kein Antistreptolysintiter. X-chromosomal-rezessiv erblich.

Selektiver IgA-Mangel
Rezidivierende Infekte der oberen Luftwege, chronische Durchfälle von zoeliakieartigem Charakter (Syndrom der IgA-defizienten Sprue) und atopische Manifestationen (allergische Rhinitis, Asthma, Ekzem, extrem hoher IgE-Spiegel) sind typisch für dieses Krankheitsbild, das sich im Nachweis des Fehlens von IgA, insbesondere auch in den Sekreten (Tränenflüssigkeit) objektivieren läßt. Ursache: Reifungsstörung der B-Zellen.

Immunmangel-Syndrom mit Thrombozytopenie und Ekzem (Wiskott-Aldrich-Syndrom)
Schon beim neugeborenen Knaben (x-chromosomal erblich) durch B- und T-Zelldefekte schwere Thrombozytopenie, Blutungsneigung, dann therapieresistentes Ekzem an Gesicht, Oberarmen und Beinen sowie starke Abwehrschwäche (multiple Abszesse, Blepharoconjunctivitis, Pneumonie, Otitis media, blutige Durchfälle).

D.: Leukopenie, Thrombozytopenie, IgG normal, IgM vermindert, IgA, IgD und IgE erhöht, Neigung zu malignen Tumoren.

Weitere Immunmangel-Syndrome
Eine Reihe von Immunmangel-Syndromen sind heute noch nicht sicher einzuordnen bzw. Begleitsymptome bekannter Krankheiten (Immunmangel mit epiphysären Dysostosen und Zwergwuchs, Immunmangel mit Hypoplasie der Hämatopoese u. a.). Schließlich sind auch erworbene Immunmangelzustände in Betracht zu ziehen, wie sie immunelektrophoretisch bei konsumierenden Krankheiten, Eiweißverlustsyndromen, chronischen allergischen Prozessen, bei manchen Stoffwechselkrankheiten, bei Hämoblastosen oder unter zytostatischer Therapie nachgewiesen werden können.
Insgesamt aber sind nach den genannten Kriterien Immunmangelkrankheiten selten die Ursache einer Infektanfälligkeit bei Kindern. Sehr viel häufiger handelt es sich um die Folgen ungenügender körperlicher Abhärtung, um chronische Fehlernährung oder

allzu großzügig angesetzter antibiotischer Therapie bei jeder fieberhaften Erkrankung, so daß die regulär vorhandene und eigentlich potente körpereigene Abwehr zu wenig trainiert werden konnte.

46.7 Auffälligkeiten im Verhalten

Übergroße Müdigkeit 299
Kleine-Levin-Syndrom
Schlaflosigkeit
Pavor nocturnus
Schwitzen
Polyurie 300
Enuresis
Juckreiz
Herzklopfen

Übergroße Müdigkeit
Auffällige Müdigkeit wird bei vielen Kindern zwischen 3–5 Jahren und dann wieder in der Vorpubertät beobachtet. Sind *organische Gründe* ausgeschlossen (Anämie, chronische Infektionen der Tonsillen, Zähne, Harnwege, latente Tuberkulose, prämorbide Phase der rheumatoiden Arthritis, anikterische Hepatitis, Endokarditis lenta u.a.), dann kommt die *entwicklungsbedingte Müdigkeit* in Betracht. Viele Kinder zeigen während der *Phasen schnellen Wachstums* nicht nur eine erhebliche Leistungsinsuffizienz, sondern auch ein auffälliges Schlafbedürfnis bei Tag, während abends Einschlafstörungen bestehen. Auch ein *psychogenes Schlafbedürfnis* ist zu diskutieren, etwa bei Einzelkindern ohne Freunde bei fehlender Leistungsmotivation, bei Langweile oder Überforderung in der Schule. Schließlich entziehen sich manche Kinder, bedrückt durch innerfamiliäre Spannungen oder führungs- und orientierungslos durch unfähige Eltern ihren Problemen durch eine Flucht in den Schlaf.
Beim pubertierenden Kind muß auch an *chronische Arzneimittelintoxikation* gedacht werden (Schlafmittel, Tranquilizer).

Vor allem bei Jungen kann im späten Kindes- und Jugendalter auch eine *periodische Schlafsucht* mit Bradykardie, schlaffem Muskeltonus, Vergeßlichkeit, schlechter Stimmung bei normalen und im Anfall pathologischen EEG-Befunden auftreten, die als *Kleine-Levin-Syndrom* vom *Pickwickier-Syndrom* und der *Pyknolepsie* zu trennen ist.
Jedenfalls ist bei allen unklaren Müdigkeitszuständen eine Differentialdiagnose nötig und die Hilfe kann sich nach Ausschluß organischer Ursachen nicht auf die Verordnung von aktivierenden Medikamenten oder Kreislaufmitteln beschränken.

Schlafstörungen
Schlaflosigkeit und Schlafstörungen gehören zu häufig geklagten Symptomen und haben altersspezifische Ursachen. Ende des 1. und im 2. Lebensjahr gehört das nächtliche Aufschreien und Aufwachen bei lebhaften und im aktiven Sprechvermögen noch wenig fortgeschrittenen Kindern fast zum Normalverhalten etwa entsprechend der sogenannten „Drei-Monats-Kolik" des Säuglings. Bei anderen Kindern mögen im Traum noch nicht verarbeitete Tageserlebnisse wieder auftauchen. Solche Ursachen lassen sich auch noch bei älteren Kindern mit *nächtlichen Schreiattacken* bis hin zum *Pavor nocturnus* erkennen, insbesondere bei Kindern mit minimal brain damages. Sie fallen auch dadurch auf, daß Barbiturate bei ihnen wie auch bei manchen sehr sensiblen Kindern einen paradoxen Effekt haben, d.h. Schlaflosigkeit anstelle der erwünschten Schlafbesserung erzeugen. Manche Kinder haben auch Schlafstörungen, weil sie am Nachmittag ephedrinhaltige Präparate bekommen haben. Vielfach aber genügt es, das körperliche Training oder den Aufenthalt an frischer Luft zu steigern, um die Schlafstörung zu beseitigen. Natürlich sind organische Ursachen auszuschließen, die den Tiefschlaf beeinträchtigen, wie etwa beginnende Infektionskrankheiten, Würmer mit Pruritus ani, Polydipsie mit der Folge nächtlicher Polakisurie. Schließlich muß auch daran gedacht werden, ob nicht große *Unruhe in der Umgebung*

des schlafenden Kindes oder allzu häufige Kontrollen, ob das Kind noch schläft als Folge einer elterlichen Overprotektion eine Ursache der Schlafstörungen des Kindes ist. Auch eine mütterliche echte Depression kann sich unter dem zwanghaften Wunsch verbergen, nachts immer wieder nachsehen zu müssen, ob das Kind noch atmet.

Schwitzen in der ersten Nachthälfte ist kein Krankheitssymptom. Es wird häufig bei lebhaften Kindern beobachtet, die abends eine Bewegungshyperthermie bis 38 °C zeigen und auf diese Weise wieder zur normalen Körpertemperatur zurückkehren.

Eher sind schon Schweißausbrüche gegen Morgen verdächtig auf akute oder chronische Infektionen und sollten Anlaß für Tuberkulintestung sein.

Polyurie

Bei jeder Polyurie eines Kindes denkt man zuerst an eine *Harnwegsinfektion.* Aber auch ohne Infektionen neigen viele Kinder zum psychogenen Harndrang und häufigen Wasserlassen, eine Eigenheit, die sich bei sensiblen Kindern bis in die Schulzeit erhalten kann mit der Folge einer *funktionell geringen Blasenkapazität.* Dies kann durch Blasentraining (Steigerung des mit der Uhr gemessenen Abstandes zwischen dem Harndrang und dem Wasserlassen) wieder beseitigt und normalisiert werden.

Ein Teil dieser Kinder neigt auch zu *Enuresis nocturna* oder *nocturna et diurna,* die in solchen Fällen nach Ausschluß von Harnwegsmißbildungen und einer Harnwegsinfektion mit dem gleichen Blasentraining zum Verschwinden gebracht werden kann. Allerdings darf nicht vergessen werden, daß erst 90% aller Kinder vom 4. bis 5. Jahr über eine völlige Blasenkontrolle verfügen und mit 3 Jahren erst über eine Darmkontrolle. Vorher sind deshalb therapeutische oder psychotherapeutische Versuche zur Beseitigung der Enuresis bzw. Enkopresis nicht sehr erfolgversprechend. Andere Kinder benützen das häufige Wasserlassen zu intrafamiliären Demonstrationen und signalisieren damit eine *Störung ihrer sozialen Beziehungen.* Im-

mer ist bei einer Polyurie auch eine ursächliche Polydipsie auszuschließen, sei sie aus Angewohnheit oder als Symptom einer Grundkrankheit (Diabetes insipidus, beginnender Diabetes mellitus, Niereninsuffizienz, AGS mit Salzverlust, Hypercalcämie, Hyperparathyreoidismus, Vitamin D-Intoxikation, primärer Aldosteronismus, Hyperplasie der Nebennierenrinde, Conn-Syndrom).

Juckreiz

Wenn lokale Hautveränderungen ursächliche Krankheiten erkennen lassen (Insektenstiche, Scabies, Pilzerkrankungen, Urticaria, Frostbeulen, Oxyuren) oder der Pruritus nur ein Begleitsymptom einer eindeutigen Grundkrankheit ist (Urämie, Leberkrankheiten, Diabetes mellitus, Histiozytose X, Leukämie), dann macht die Differentialdiagnose des Juckreizes keine Schwierigkeiten.

Schwerer fällt die Diagnose bei völliger Unauffälligkeit des Kindes. Hier sind *Hautirritationen durch den eigenen Schweiß* (bis zum Schweißfriesel) bei ungenügender Körperpflege oder durch Wolle oder andere Bekleidungsmaterialien auszuschließen. Auch an *Nebenwirkungen von Medikamenten, Nahrungsmitteln, Bettstaub* bei noch normaler Hautmorphologie *(präekzematöses Stadium)* ist zu denken, bevor man sich zur Diagnose eines psychogenen Juckreizes entschließt.

Herzklopfen

Kinder bemerken Rhythmusstörungen des Herzens (Extrasystolie, paroxysmale Tachykardie) entweder gar nicht oder geben nur auf Befragen darüber Auskunft. Beim Säugling machen häufig nur unklare Unruhezustände oder Zeichen der Herzinsuffizienz mit Tachypnoe auf die paroxysmale Tachykardie aufmerksam. Die vermehrte Herzaktion bei Klappenfehlern oder angeborenen Vitien wird selten registriert. Eine Tachykardie nach körperlicher oder emotionaler Belastung und Sympathikotonie beobachten bei Kleinkindern meist nur die Eltern als krankhaft. Schulkinder dagegen in der Präpubertät klagen meist selbst über solches anfallsartiges Herzklopfen. Dahinter steckt nicht selten ein *hyperkinetisches Herzsyndrom* mit Anstrengungsdyspnoe als Folge der plötzlich erhöhten Katecholaminausschüttung. Manchmal wird auch über präkordiale Schmerzen geklagt (s. S.30). Sind diese Anfälle besonders heftig, muß der Verdacht auf ein Phäochromozytom (s. S.151) beseitigt werden. Im übrigen muß man Eltern und Kindern bei solchen Palpitationen durch wiederholte EKG-Untersuchungen möglichst auch im Anfall oder unter Belastung die Harmlosigkeit des Symptoms beweisen.

47 Die wichtigsten differentialdiagnostischen Symptome bei Röntgenaufnahmen der Lungen

47.1 Vergrößerungen des Hilus- und Mediastinalschattens

Unscharf begrenzte beiderseitige Vergrößerungen der Hilusregion findet man bei akuten unspezifischen Infektionen (Viruserkrankungen, grippale Infekte, Masern u.a.). Häufig ist die perihiläre Zeichnung dabei verstärkt, verläuft streifig hilifugal und zeigt fließende Übergänge zu peribronchialen und interstitiellen Infiltrationen. Einseitige Hilusreaktionen treten bei einseitigen Lungenprozessen auf (Pneumonie, Abszeß).

Bei der *Tuberkulose* besteht in 80% eine einseitige Hilusvergrößerung. Beiderseitige Hilusvergrößerungen gehören zu beidseitigen chronisch-entzündlichen pulmonalen Prozessen, wie *Mukoviszidose, Bronchiektasen* u.a.

Ist die Hilusvergrößerung scharf begrenzt ein- oder beidseitig, dann muß an eine *Lymphogranulomatose* gedacht werden. Die vergrößerten Lymphknoten verschmelzen bald miteinander. Sie liegen im vorderen und mittleren Mediastinum, vor allem in der oberen und mittleren Etage, selten in der unteren.

Beim *Morbus Boeck* findet man eine beidseitige polyzyklische, gut begrenzte Hilusvergrößerung, gelegentlich mit schalenförmigen Verkalkungen. Beiderseitige ähnlich konfigurierte Mediastinalverbreiterungen finden sich auch beim *Non-Hodgkin-Lymphom* und der *Leukämie* (s. Tabelle 24 Lokalisation von Mediastinaltumoren).

47.2 Lungenverschattungen

Eine *massive Thoraxverschattung* („Opaque lung") findet man beim schweren *Atemnot-*

Tabelle 24. Lokalisationen von Mediastinaltumoren

Vorderes Mediastinum:
Thymushyperplasie
Thymom
Dermoidzysten
Teratome
Substernale Struma

Mittleres Mediastinum:
Bronchogene Zyste
Pericardzyste
Herztumoren
Myxom
Rhabdomyom
Fibrom
Teratom
Hamartom
Lymphosarkom
Hodgkin
Non-Hodgkin-Lymphom
T-Zell-Leukämie
Neuroblastom
Metastasen (z.B. Hodentumoren)

Hinteres Mediastinum:
Neurogene Tumoren
(Neurofibrom, Neurofibrosarkom, Neuroblastom)
Meningozele
Hämangiom
Gastroenterogene Zysten (Oesophagus)
Phäochromozytom
Seltene atypische Thymuslage

syndrom des Neugeborenen, bei Stadium II der *bronchopulmonalen Dysplasie,* beim bilateralen *Hydro-, Chylo-* oder Hämatothorax, bei der Lungenaplasie oder Lungenagenesie.

Verschattung einer ganzen Thoraxseite
Wenn es sich um eine Infiltration eines ganzen Lungenflügels handelt, besteht keine wesentliche Mittelschattenverlagerung, die Bronchiallichtungen sind erkennbar.

Bei *Obstruktionsatelektasen* ist das Volumen der verschatteten Seite vermindert und keine Luft im Bronchialsystem erkennbar. Die gleichen Veränderungen macht auch die einseitige *Lungenaplasie*, wobei der Mittelschatten erheblich verlagert sein kann. Oft handelt es sich dabei um einen Zufallsbefund ohne klinische Symptomatik.

Bei Neugeborenen kann ein derartiger Befund durch eine verzögerte Resorption fetaler Lungenflüssigkeit entstehen, durch ein *flüssigkeitsgefülltes Lobäremphysem*, durch *Zwerchfellhernien*, durch *Hydro-, Chylo- oder Hämatothorax*, durch massive *Lungenhämorrhagie*. Auch flüssigkeitsgefüllte Lungenzysten, die *kongenitale zystisch-adenomatoide Lungenmalformation* oder eine *Zwerchfellparese* kann ein derartiges Bild verursachen.

Bei einem massiven *Erguß* einer Seite ist der Mittelschatten zur Gegenseite verdrängt.

Flächenhafte Verschattungen

Dabei kann es sich um Segment- oder Lappenpneumonien handeln, wobei die genaue Lokalisation oft erst mit Aufnahmen in zwei Ebenen zu klären ist. Bei Volumenverminderung muß eine *atelektatische Pneumonie* oder eine *Atelektase* (Fremdkörperaspiration) diskutiert werden. Auch eine *chronische Pneumonie* mit Schrumpfung kann so aussehen. Bei Volumenzunahme des verschatteten Segmentes oder Lappens besteht der Verdacht auf *Abszedierung*. Bei therapieresistenten Verschattungen ist eine *Tuberkulose* auszuschließen (Hilusbeteiligung). Sehr selten kann es sich um eine *Lungensequestration* handeln.

Schleierige Lungeneintrübungen

Bilaterale Eintrübungen ohne retikulogranuläre oder -noduläre Zeichnung findet man beim abklingenden *Atemnotsyndrom*, bei der *bronchopulmonalen Dysplasie*, bei der *neonatalen Pneumonitis*, bei *Lungenblutungen* und bei *zentraler Hypoventilation*.

Deutliche retikulogranuläre Muster bestehen beim *Atemnotsyndrom*, bei der *perinatalen Pneumonie*, der *alveolären Dysplasie* und bei starker *Lungenunreife*.

Einzelne Schatten ohne Segmentbeziehung

Fokale *bronchopneumonische Infiltrationen* (s. auch Rundschatten)

Rundschatten, solitär

1. Ist eine entzündliche Ursache wahrscheinlich, muß an pneumonische *Infiltrationen*, einen lokalisierten *Erguß*, an ein eosinophiles Infiltrat, ein *Tuberkulom* (ggf. mit Kalkeinlagerungen), an die Echinococcuszyste (wenn in Verbindung zum Bronchialsystem lufthaltig!) gedacht werden.
Enthalten die Rundschatten Luft (Einschmelzung), sind *Abszesse, Tuberkulome* (Kavernen) und die *Aspergillose* zu diskutieren.

2. Angeborene oder erworbene *Zysten* können als Rundschatten (komplett mit Flüssigkeit gefüllt), mit einem Sekretspiegel oder völlig luftgefüllt mit einem zarten Ringschatten manifest werden. Differentialdiagnostisch sind die *Pneumatozelen* im Verlauf der Staphylokokkenpneumonie auszuschließen. Bei zwerchfellnaher Lokalisation müssen auch *Zwerchfellhernien* mit intrathorakalen Darmabschnitten diskutiert werden. Die *Perikardzysten* liegen vorwiegend im rechten Herz-Zwerchfell-Winkel.
Weiter sind *bei zystischen Lungenveränderungen* zu bedenken

   bronchopulmonale Dysplasie
   pulmonales interstitielles Emphysem
   Mikity-Wilson-Syndrom
   Pneumatozelen
   multiple Lungenabszesse
   kongenitale pulmonale Lymphangiektasie
   kongenitale zystisch-adenomatoide Lungenmalformation
   neonataler Lungenabszeß.

3. *Tumoren:* Am häufigsten handelt es sich um *Metastasen* von Wilms-Tumoren und osteogenen Sarkomen, die als Rundschatten im Lungenparenchym auftreten können. Aber auch *Rhabdomyosarkome* und *Metastasen von Morbus Hodgkin* machen Rundschatten.

Die primären *Lungensarkome* sind sehr selten. Ebenfalls eine Rarität sind *gutartige intrapulmonale Tumoren,* wie Fibrome (auch mit Verkalkung, Differentialdiagnose Tbc.), dann vom Bronchus ausgehende Adenome, die sich häufig durch eine Bronchusstenose bemerkbar machen sowie *arteriovenöse Aneurysmen, Lipome, Osteome* und *Hamartochondrome.*

Ein kugelförmiger Kallus von einer Rippenfraktur ausgehend oder Compactainseln in einer Rippe dürfen nicht fehlgedeutet werden.

Multiple größere Herdschatten

Bei mehreren bis multiplen größeren weichen, unscharf begrenzten Herdschatten mit Hilusbeteiligung und Neigung zum Konfluieren handelt es sich meist um *unspezifische Bronchopneumonien.* Häufig finden sich gleichzeitig hilifugale streifige Verschattungen in den Ober- und Untergeschossen. Auch *septische Pneumonien* und eine *bronchogene Streuung bei Tuberkulose* können ähnliche Bilder erzeugen.

Multiple kleinfleckige bis miliare Herdschatten

Solche Herdschatten von Reiskorn- bis unter Stecknadelkopfgröße findet man bei der *miliaren Bronchopneumonie.* In vielen Fällen bestehen gleichzeitig Hilusvergrößerungen und interstitielle Prozesse streifig-retikulären bis schleierig-transparenten Charakters. Die Intensität dieser Herde nimmt hilifugal ab, die Herde sind nicht gleichmäßig groß, unscharf, vom vergrößerten Hilus gehen streifige Veränderungen in die Peripherie. Solche Bilder entstehen bei Masern und bei Pertussis.

Bei der *Miliartuberkulose* sind die Herde zunächst sehr klein, gleichmäßig mit abnehmender Dichte von kranial nach caudal zu finden. *Daneben* besteht *Hilus- oder Paratrachealdrüsenvergrößerung.*

Andere Ursachen für miliare Herdschatten

Septische Infiltrationen

Pilzinfektionen (Candida albicans) mit disseminierten Herden, die auch konfluieren und einschmelzen können.

Pneumocystis-carinii-Pneumonie: Granuläre Lungenveränderungen mit interstitiellen Infiltrationen ohne Hilusreaktion.

Öl-(Aspirations-)Pneumonie: Disseminierte Herdschatten und chronische interstitielle Veränderungen mit Hilusreaktion.

Sarkoidose und *Lymphogranulomatose:* Miliare Lungenveränderungen mit typischer Vergrößerung der Hiluslymphknoten.

Leukämie: Leukämische Infiltrate von miliarer Morphologie, so daß die Differentialdiagnose gegenüber therapiebedingten Reaktionen der Lunge („Methotrexat-Lunge") schwierig sein kann.

Schilddrüsen-Carcinom, miliare Metastasen: Bei Nichterkennen der Grundkrankheit leicht mit Miliartuberkulose zu verwechseln.

Essentielle Lungenhämosiderose: In manchen Phasen des schubweisen Verlaufs disseminierte miliare Veränderungen, daneben chronisch-interstitielle Zeichnung und im frischen Schub verschieden große Infiltrate durch Blutungen.

Alveoläre Lungenproteinose: Röntgenologisch ähnliches Bild wie Pneumocystis-Pneumonie.

Mikrolithiasis alveolaris pulmonum: Mikrolithen in Lungenalveolen (und im Sputum). Zunehmende Dyspnoe und Zyanose durch interstitielle Fibrose.

47.3 Vorwiegend interstitielle Veränderungen

Charakteristisches Bild: Vermehrte retikuläre bis grobmaschige Lungenzeichnung vom Hilus ausgehende vermehrte streifige Zeichnung, schleierig transparente, flächenhafte unscharf begrenzte Trübungen durch entzündliche Exsudation.

Vorkommen:

Banale *Virusinfektion, Virus-Mykoplasma-Ornithose-Pneumonien.* In der Regel deutliche Hilusbeteiligung.

Keuchhustenlunge: Primär eine Lungenge-rüsterkrankung, wobei die Veränderungen beim jungen Säugling mehr an den oberen Lungenpartien, später in den basalen Abschnitten liegen.

Listeriose des Neugeborenen

Pneumocystis carinii-Pneumonie

Sinubronchitis: Streifige Veränderungen in den medio-basalen (dorsalen) Lungenpartien. Wenn Bronchiektasen bestehen, Zunahme der Befunde, insbesondere in den Unterlappen.

Mukoviszidose: Chronische interstitielle Prozesse in allen Lungenpartien, insbesondere in den Obergeschossen. Dazu Infiltrationen, emphysematöse Bezirke und Bronchiektasen.

Herzfehler mit *vermehrtem Lungendurchfluß* (Lungenödem, Lungenstauung).

Kongenitale Lymphangiektasie: Sehr selten, meist mit Herzfehler kombiniert.

Wilson-Mikiti-Syndrom: Grobmaschig-reti-kuläre Lungenveränderungen bei Säuglingen nach der zweiten Lebenswoche mit einem Geburtsgewicht unter 1500 g. Ähnliche Veränderungen bestehen bei der broncho-pulmonalen Dysplasie.

Interstitielle Lungenveränderungen sind auch zu erwarten bei der *progredienten Lungenfibrose* (Hamann-Rich-Syndrom s.

S. 68). Dann findet man sie bei Kollagenosen, bei der Sklerodermie, bei der Histiocytosis X (Abt-Letterer-Siwe-Syndrom).

47.4 Vermehrte Strahlentransparenz der Lungen („Helle" Lungen)

Bei einseitigem Befund muß man denken an:

- Pneumothorax
- Kongenitales lobäres Lungenemphysem
- Fremdkörperaspiration mit exspiratorischer Ventilstenose
- Lungengefäßhypoplasie: Normales oder vermindertes Lungenvolumen mit verminderter Gefäßzeichnung
- Kongenitales lobäres Emphysem
- Kompensatorische Überblähung bei Volumenverminderung der anderen Seite
- Nicht seitengleiche Aufnahmetechnik
- Fehlender Musculus pectoralis

Bei bilateraler erhöhter Strahlentransparenz ist zu denken an:

- Pulmonalstenose
- Persistierender fetaler Kreislauf
- Hyperventilation
- Beiderseitiger Pneumothorax

Literaturverzeichnis

Handbücher

1. Bachmann KD, Ewerbeck H, Joppich G, Klei-hauer E, Rossi E, Stalder GR (Hrsg) (1978) Pädia-trie in Praxis und Klinik, Bd I–III. Fischer, Thie-me, Stuttgart
2. Brennemann J, Kelley BC (Hrsg) (1974) Practice of pediatrics, vols I–VIII. Harper & Row, Hager-stown (Maryland)

Differential-Diagnosen

1. Dittmer A (Hrsg) (1981) Pädiatrische Diagnose und Differentialdiagnose, Bd I–III. Thieme, Leip-zig
2. Green M, Richmond J (1984) Pediatric Diagnosis, 3rd edn. Saunders & Co., Philadelphia London To-ronto
3. Hegglin R, Siegenthaler W (1984) Differentialdia-gnose innerer Krankheiten. Thieme, Stuttgart
4. Hertl M (1977) Pädiatrische Differentialdiagnose. Thieme, Stuttgart
5. Illingworth RS (1975) Common symptoms of diseases in children, 5th edn. Blackwell, Oxford
6. Wiedemann HR, Grosse FR, Dibbern H (1982) Das charakteristische Syndrom, 2. Aufl. Schat-tauer, Stuttgart New York

Lehrbücher

1. Fanconi G, Wallgren A (1972) Lehrbuch der Päd-iatrie, 10. Aufl. Schwabe & Co., Basel Stuttgart
2. Green M, Haggerty RJ (Hrsg) (1977) Ambulatory pediatrics II. Saunders, Philadelphia
3. Harnack G-A von (1984) Kinderheilkunde, 6. Aufl. Springer, Berlin Heidelberg New York Tokyo
4. Jacobs JC (1982) Pediatric rheumatology for the practitioner. Springer, Berlin Heidelberg New York
5. Keller W, Wiskott A (1983) Lehrbuch der Kinder-heilkunde, 5. Aufl.
6. McMillan JA, Nieburg PJ, Oski FA (1977) The whole pediatrician catalog. A compendium of clues to diagnosis and management. Saunders, Philadelphia
7. Nelson WE (1979) Textbook of pediatrics, 11th edn. Saunders, Philadelphia
8. Rudolph AM, Barnett RHL, Einhorn AH (1977) Pediatrics, 16th edn. Appleton-Century-Crofts, New York

Organkrankheiten

Dermatologie
1. Braverman KM (1970) Skin signs of systemic disease. Saunders, Philadelphia
2. Fitzpatrick TB, Arndt KA, Clark jr WH et al. (eds) (1971) Dermatology in general medicine. McGraw-Hill, New York
3. Korting GW (1982) Hautkrankheiten bei Kindern und Jugendlichen, 3. Aufl. Schattauer, München
4. Moschella SL, Pillsbury DM, Hurley HJ jr (1975) Dermatology, vols I–II. Saunders, Philadelphia
5. Rook A, Wilkinson DS, Ebling FJG (eds) (1972) Textbook of dermatology, vols I–II, 2nd edn. Blackwell, Oxford
6. Solomon LM, Esterly NB, Loeffel ED (1978) Ado-lescent dermatology. In: Schaffer AJ (ed) Major problems in clinical pediatrics, vol XIX. Saunders, Philadelphia

Endokrinologie und Stoffwechsel
1. Gardner LI (ed) (1975) Endocrine and genetic disease of childhood and adolescence, 2nd edn. Saunders, Philadelphia
2. Hamburger JI (1978) Thyroid disease. In: Clinical exercises in internal medicine, vol I. Saunders, Philadelphia
3. Hubble D (1969) Pediatric endocrinology. Black-well, Oxford
4. Schreier K (Hrsg) (1979) Die angeborenen Stoff-wechselstörungen. Thieme, Stuttgart
5. Sinclair L (1979) Metabolic diseases. Blackwell, Oxford
6. Stanbury JB, Wyngaarden JB, Frederickson DS (1978) The metabolic basis of inherited disease, 4th edn. McGraw-Hill, New York
7. Werner SC, Ingbar SH (eds) (1978) The thyroid, 4th edn. Harper & Row, Hagerstown (Maryland)
8. Wilkins L (1965) The diagnosis and treatment of endocrine disorders in childhood and adolescence, 3rd edn. Thomas, Springfield (Illinois)
9. Williams RH (1974) Textbook of endocrinology, 5th edn. Saunders, Philadelphia

Gastroenterologie
1. Bockus HL (ed) (1974–76) Gastroenterology, vols I–IV, 3rd edn. Saunders, Philadelphia
2. Braun O, Grüttner R, Lassrich MA (Hrsg) (1984) Pädiatrische Gastroenterologie. Thieme, Stuttgart
3. Schiff L (ed) (1975) Diseases of the liver, 4th edn. Lippincott, Philadelphia

Genetik

1. Grouchy J de, Turleau C (1977) Clinical atlas of human chromosomes. Wiley & Sons. New York
2. Spranger J, Tolksdorf ME (1980) Klinische Genetik in der Pädiatrie. Thieme, Stuttgart
3. Yunis JJ (ed) (1977) New chromosomal syndromes. Academic Press, New York

Gynäkologie

1. Elmans SJH, Goldstein DP (1977) Pediatric and adolescent gynecology. Little & Brown, Boston
2. Parsons L, Sommers SC (1978) Gynecology, 2nd edn. Saunders, Philadelphia

Hämatologie

1. Bunn HF, Forget BG, Ranney HM (1977) Human hemoglobins. Saunders, Philadelphia
2. Nathan DG, Oski FA (eds) (1974) Hematology of infancy and childhood. Saunders, Philadelphia
3. Williams WJ, Beutler E, Erslev AJ, Rundles RW (1977) Hematology, 2nd edn. McGraw-Hill, New York
4. Wintrobe MM, Lee GR, Boggs DR et al. (1974) Clinical hematology, 7th edn. Ley & Febiger, Philadelphia

Infektionskrankheiten

1. Daschner F (Hrsg) (1982) Infektionskrankheiten. Springer, Berlin Heidelberg New York
2. Krugman S, Ward R, Katz SL (1981) Infectious diseases of children, 7th edn. Mosby, Saint Louis
3. Top FH Sr, Wehrle PF (eds) (1976) Communicable and infectious diseases, 8th edn. Mosby, Saint Louis
4. Youmans GP, Paterson PY, Sommers HM (1975) The biologic and clinical basis of infectious diseases. Saunders, Philadelphia

Kardiologie

1. Gutheil H, Singer H (1982) Herzrhythmusstörungen im Kindesalter. Thieme, Stuttgart
2. Hurst JW, Logue RB, Schlant RC et al. (1978) The heart, arteries, and veins, 4th edn. McGraw-Hill, New York
3. Keck E, Brode P (1977) Pädiatrische Kardiologie. Urban & Schwarzenberg, München
4. Keith JD, Rowe RD, Vlad P (1978) Heart disease in infancy and childhood, 3rd edn. Macmillan, New York
5. Lipman BS, Massie E, Kleiger RE (1972) Clinical scalar electrocardiography, 6th edn. Year Book Medical Publishers, Chicago
6. Nadas AS, Fyler DC (1972) Pediatric cardiology, 3rd edn. Saunders, Philadelphia
7. Stoermer J, Heck W (1971) Pädiatrischer EKG-Atlas. Thieme, Stuttgart

Labor, diagnostische Verfahren

1. Gaedeke R (1980) Diagnostische und therapeutische Techniken in der Pädiatrie. Springer, Berlin Heidelberg New York
2. DeGowin EL, DeGowin RL (1976) Bedside diagnostic examination, 3rd edn. Macmillan, New York
3. Kampmeier RH, Blake TM (1970) Physical examination in health and disease, 4th edn. Davis, Philadelphia
4. Mayo Clinic, Rochester, Minnesota (1976) Clinical examinations in neurology, 4th edn. Saunders, Philadelphia

Mißbildungen

1. Smith DW (1982) Recognizable patterns of human malformation, 3rd edn. Saunders, Philadelphia

Nephrologie

1. Chrispin AR, Gordon J, Hall C, Metreweli C (1980) Diagnostic imaging of the kidney and urinary tract in children. Springer, Berlin Heidelberg New York
2. Edelmann Chester M jr (1978) Pediatric kidney diseases. Little, Brown & Co., Boston
3. Heptinstall RH, Kissane JM, McCluskey RT, Porter KA (1974) Pathology of the kidney, 2nd edn. Little & Brown, Boston
4. Lieberman E (ed) (1976) Clinical pediatric nephrology. Lippincott, Philadelphia
5. Olbing H (1979) Harnwegsinfektionen bei Kindern und Jugendlichen. Thieme, Stuttgart

Neugeborene

1. Behrman RE, Driscoll JM, Seeds AE (eds) (1977) Neonatal-perinatal medicine. Diseases of the fetus and infant, 2nd edn. Mosby, Saint Louis
2. Schaffer AJ, Avery ME (1977) Diseases of the newborn, 4th edn. Saunders, Philadelphia

Neurologie

1. Bell WE, McCormick WF (1978) Increased intracranial pressure in children. In: Schaffer AJ (ed) Major problems in clinical pediatrics, 2nd edn, vol III. Saunders, Philadelphia
2. Boshes LD, Gibbs FA (1972) Epilepsy handbook, 2nd edn. Thomas, Springfield (Illinois)
3. Broser F (1982) Topische und klinische Diagnostik neurologischer Krankheiten. Urban & Schwarzenberg, München

4. Doose H, Daser M, Groß-Selbeck G, Meinareli H (Hrsg) (1979) Epilepsie. Thieme, Stuttgart
5. Ford FR (1973) Diseases of the nervous system in infancy, childhood and adolescence, 6th edn. Thomas, Springfield (Illinois)
6. Frankenburg WK, Thornton SM, Cohos ME (eds) (1981) Pediatric developmental diagnosis. Thieme, Stuttgart
7. Gastaut H, Broughton R (1972) Epilepsie seizures. Clinical and electrographic features, diagnosis and treatment. Thomas, Springfield (Illinois)
8. Haller V, Wille L (1983) Diagnostik intrakranieller Blutungen beim Neugeborenen. Springer, Berlin Heidelberg New York Tokyo
9. Joppich G, Schulte FJ (1968) Neurologie des Neugeborenen. Springer, Berlin Heidelberg New York
10. Matthes A, Kruse R (1973) Neuropädiatrie. Thieme, Stuttgart
11. Menkes JH, Kinsbourne M, Batzdorf U, Gabriel RS, Weil ML (1974) Textbook of child neurology. Lea & Febiger, Philadelphia
12. Merritt HH (1979) A textbook of neurology, 6. Aufl., Lea & Febiger, Philadelphia
13. Plum F, Posner JB (1972) The diagnosis of stupor and coma, 2nd edn. Saunders, Philadelphia
14. Solomon G, Plum F (1976) Clinical management of seizures: a guide for the physician. Saunders, Philadelphia
15. Swash M, Schwartz MS (1981) Neuromuskular diseases. Springer, Berlin Heidelberg New York
16. Thowen BCL (1982) Die Untersuchung von Kindern mit geringen neurologischen Funktionsstörungen. Thieme, Stuttgart
17. Walton JN (ed) (1977) Brain's diseases of the nervous system, 8th edn. University Press, Oxford

Ophthalmologie

1. Harley RD (ed) (1975) Pediatric ophthalmology. Saunders, Philadelphia
2. Newell FW (1975) Ophthalmology. Principles and concepts, 4th edn. Mosby, Saint Louis

Orthopädie

1. Bernbeck R, Dahmen G (1983) Kinderorthopädie. Thieme, Stuttgart
2. Spranger JW, Langer LO, Wiedemann HR (1974) Bone dysplasias. Fischer, Stuttgart
3. Tachdjian MO (1972) Pediatric orthopedics, vols I–II. Saunders, Philadelphia
4. Turek SL (1977) Orthopedics. Principles and their application, 3rd edn. Lippincott, Philadelphia

Otolaryngologie

1. Biesalski P, Frank F (Hrsg) (1982) Phoniatrie, Pädaudiologie. Thieme, Stuttgart
2. De Weese DD, Saunders WH (1977) Textbook of otolaryngology, 5th edn. Mosby, Saint Louis
3. Ferguson CF, Kendig EL (eds) (1972) Pediatric otolaryngology, vol II: The disorders of the respiratory tract in children. Saunders, Philadelphia
4. Konigsmark BW, Gorlin RJ (1976) Genetic and metabolic deafness. Saunders, Philadelphia

Pathologie

1. Anderson JR (ed) (1976) Muir's textbook of pathology, 10th edn. Arnold, London (US distributor: Year Book Medical Publishers, Chicago)
2. Anderson WAD, Kissane JM (eds) (1971) Pathology, 7th edn, vols I–II. Mosby, Saint Louis
3. Berry CL (ed) (1981) Pediatric pathology. Springer, Berlin Heidelberg New York
4. Robbins SL (1974) Pathologic vasis of disease. Saunders, Philadelphia

Sachverzeichnis

Abderhalden-Fanconi-Syndrom 11
Abderhalden-Kaufmann-Lignac-Syndrom 226
Abdomen, das akute 37
–, großes 134
Abdominalepilepsie 16
Abdominalmigräne 39
Abdominaltuberkulose 132
Abducensparese 177
ABO-Inkompatibilität 247
Abscnecen 167
Acanthosis nigricans benigna 282
Achalasie 258
Addison-Syndrom 221
Adiposogigantismus 217
Adrenogenitales Syndrom 239
Affektkrampf 165
A-gammaglobulinämie 298
Agonadismus 240
Agranulozytose 11, 101, **102**
Ahornsirup-Krankheit 208
A-Hypervitaminose 53, 118
Akrodermatitis enteropathica 269, 277
Akrodynie 151, 276, 289
Akrozyanose 80
Aktinomykose 72
Albers-Schönberg-Syndrom 114
Albright-McCune-Sternberg-Syndrom 238
Alexander-Syndrom 11
A-β-Lipoproteinämie 21, 207
Alkalose 69
Alkaptonurie 138
Alkoholembryopathie 249
Alkoholfetopathie 296
allergische Rhinitis 63
α-1-Antitrypsinmangel 66, 113, 122, **129**
a-Lipoproteinmangel 110
Alport-Syndrom **141**, 143, 144
Alström-Hellgren-Syndrom 218
Anämie 93
–, aplastische (Panmyelopathie) 96
–, hämolytische 97, 114
–, hypoplastische 95
–, immunhämolytische 99
–, megaloblastische 94
–, sideroachrestische 94
–, Vitamin E-Mangel 97
Anfälle, hysterische 165
–, psychogene 165
Angina 64
Anurie 153
Aorteninsuffizienz 85

Aortenisthmusstenose 85
Aortenstenose 84
Apophysitis calcanei 49
Apophysosis tibialis adolescentium 48
Appendicitis, akute 34
–, chronische 4, **35**
– beim Säugling 35
Appetit, abnormer 291
Appetitlosigkeit 290
Arachnitis adhaesiva 16, 165
Argininbernsteinsäurekrankheit 209
Argyll-Robertson-Phänomen 177
Ariboflavinose 21
Armlähmung 250
Arrhythmie 76
arteriomesenterialer Darmverschluß 16, 261
Arteriosklerose, frühinfantile 265
–, infantile 69
Arthritis, bakterielle 44
–, juvenile rheumatoide 8
–, tuberkulöse 45
Arzneimittelfieber 10
Ascaridiasis 20, 159
Ask-Upmark-Niere 150
A. spinalis anterior-Syndrom 54
Asphyxie 245
Asthma bronchiale 66
Aszites 135
Ataxia teleangiectatica 191
Ataxie, zerebellare 190
Atemstörungen, zentrale 246
Atransferrinämie 117
Autismus 196
Avitaminose, C- 104
Azidose 69
–, renale tubuläre 226

Bakteriurie 142
Bandscheibenerkrankungen 42
Bandscheibenprolaps 42
Bang, Febris undulans 6
Bartter-Syndrom 69, 264
Bassen-Kornzweig-Syndrom 207
Bauchdecken, schlaffe 134
Bauchschmerzen 30
Becker-Kiener-Syndrom 54
Bednar-Parrot'sche Pseudolähmung 186
Behçet-Syndrom 44
Bewegungshyperthermie 10
Bewegungsstörungen 187
Bewußtseinsstörungen 56

Bigler-Hsia-Syndrom 121
Biopterinstoffwechselstörung 207
Bland-White-Garland-Syndrom 69, 265
Bleivergiftung 39, 159
Blencke-Syndrom 49
Blind Loop-Syndrom 39
Blitz-, Nick-Salaam-Krämpfe 168
Blocksyndrom, alveoläres kapilläres 68
Bloom-Syndrom 230
Blount-Syndrom 48
Blutgruppeninkompatibilität 247
Blutungen, flächenhafte 105
Blutungsanämie 99
B$_{12}$-Malabsorption 21
Börjeson-Forssman-Lehmann-Syndrom 218
Bornholmsche Krankheit 29, 31
Borries-Syndrom 29
Botulismus 16, 28, **181**
Boyd-Stearns-Syndrom 144
Bradykardie 75
Brandt-Syndrom 277
Brodie-Abszeß 51
Bronchitis, obstruktive 66
Brown-Séquard-Syndrom 179
Brucellose 5
Bruns-Syndrom 17
Brustkorb, asymmetrischer 288
Brustmilchikterus 126
Brustwandschmerzen 29
Bruton-Syndrom 298
Budd-Chiari-Syndrom 39, 116
Bulbärparalyse 178
Burke-Syndrom 270
Burns-Syndrom 46
Buttler-Albright-Syndom 227

Cachi-Ricci-Syndrom 142
Caffey-Silverman-Syndrom 12
Calcaneusexostose 50
Calvé-Syndrom 40
Candidiasis 72
Carcinoid-Syndrom 32
Cardiainsuffizienz 17, 258
Cardiospasmus 261
Carnitin-Palmityl-Transferase-Mangel 54
Cassidy-Scholte-Syndrom 32
C-Avitaminose 104
Ceelen-Gellerstedt-Syndrom 68, 142
Cerebralparese 184
Cerebrosidosen 122
C$_1$-Esterase-Inhibitormangel 147, **275**
Chassaignac-Syndrom 43, 186
Chédiak-Steinbrinck-Higashi-Syndrom 102, 117, 282
Chilaiditi-Syndrom 39
Chlamydia-Conjunctivitis 292
Chloriddiarrhoe 266
Choanalatresie 63, 257, 285
Chondroblastom 52
Cholangiolitis 4, 120, **130**

Cholangitis 120
Cholecystitis 33
Choledochuszyste 4, 130
Chorea minor Sydenham 189
Choriocarcinom 123
Chromosomenanomalien 254
C-Hypovitaminose **50**
Citrullinämie 209
Clitorishypertrophie 234
Coccygodynie 42
Cochran-Syndrom 161
Cockayne-Syndrom 230
Colitis granulomatosa 9
– ulcerosa 8, **36**
Colon irritabile **35**
Conjunctivitis 8, 292
– vernalis 292
Conn-Syndrom 151
Conradi-Hünermann-Syndrom 230
Cornelia-De-Lange-Syndrom 230
Coxitis, bakterielle 46
Coxsackie-Virusinfektionen 3
Crigler-Najjar-Syndrom 126
Crosby-Syndrom 39
Crush-Niere 154
Cruveilhier-v. Baumgarten-Syndrom **116**
Cushing-Syndrom 219, 229
Cystinose 226

Da-Costa-Effort-Syndrom 70
Da-Costa-Syndrom 30
Dämmerzustand, psychogener 61
Dancing-eyes-and-feet-syndrome 193
Debré-Fiebiger-Syndrom 259
Debré-Syndrom 121
Delirium 56
Depression **29**
Dermatitis, atopische 280
– seborrhoica 279
Dermatomyositis 8
de Toni-Debré-Fanconi-Syndrom 11, 144, 226
Devic-Syndrom 179
Diabetes insipidus 10
– mellitus **59**
Diaphorasemangel 78
Diarrhoe, allergische 20
Diathese, hämorrhagische 102
Di George-Syndrom 297
Diphtherie 2, **181**
Disaccharid-Malabsorption 269
Diskushernie, zervikale 27
Divertikulitis 36
Donohue-Syndrom 230
Down-Syndrom 254
Drogenkonsum 58
Dubin-Johnson-Syndrom 129
Duchenne-Erb'sche Lähmung 180
Ductus Choledochus-Zyste 120
Duodenalstenose 258
Durchfälle 19

–, blutige 20
–, chronische bei Säuglingen 267
– bei Neugeborenen und Säuglingen 265
–, unspezifische 20
Durst, abnormer 291
Durstfieber 10
Dysautonomie, familiäre 17, 192
Dysplasie, fibröse polyostotische 238
Dyspnoe 62
–, cerebrale 70
–, hypoventilatorische 70
–, kardiale 68
–, metabolische 69
–, pulmonale 67
Dystrophia adiposogenitalis 218
Dystrophie, intrauterine 249
–, myotonische kongenitale 195

Echinococcosis 113, 123
Echovirus-Infektionen 3
Edwards-Syndrom 254
Effort-Syndrom 30, 70
Eierstocktorsion 38
Einschlußkörperchenblenorrhoe 292
Eisenmangelanämie 94
Eiweißmangelödem 146
Eiweißstoffwechsel, Störungen des 207
Eklampsie 164
Elliptocytose 96
Ellis-van Creveld-Syndrom 230, 283
Emphysem, lobäres 67
Encephalitis, cerebellare 191
Encephalomyelopathie, nekrotisierende 70
Endokarditis, akute 88
–, bakterielle 5
Endokardkissendefekt 83
Endotheliom 114
Endotoxinschock 60
Enterocolitis, nekrotisierende 262, 265
–, Staphylokokken- 266
Enterokinasemangel 269
Enuresis 300
Enzephalomyokarditis 253
eosinophiles Granulom 41, **52**
Epidermolysis bullosa hereditaria 279
Epiduralblutung 158
Epiglottitis acuta 64
Epilepsie 28, **166**
–, maskierte 16
–, psychomotorische 167
Epiphysenlösung 46
Erbrechen 13
–, blutiges 17
–, ketonämisches 14
– des Neugeborenen 257
–, psychogenes 17
– im Säuglingsalter 260
Ermüdungsfrakturen 49
Ermüdungsschielen 293
Erythema exsudativum multiforme 276

– infectiosum 274
– nodosum 276
– toxicum neonati 275
Erythroleukämie 107
Esterase-Inhibitormangel, C_1- 147, 275
Evans-Syndrom 102
Ewing-Tumor 53
Exanthema subitum 274
Exantheme 272
–, allergische 274
–, vesikuläre 277
Exophthalmus 296
Extrasystolen 76

Fabry'sche Krankheit 206
Facialisparese 178
Fallot'sche Tetralogie 78
Fanconi-Schlesinger-Syndrom 230
Farber-Syndrom 121
Fehlmündung der V. cava 80
Felinose 3, 39, 109
Felty-Syndrom 113
Feminisierung, testikuläre 241
Fettstoffwechsel, Störungen 205
Fettsuchtsyndrom, hypophysärdienzephales 218
Fibrinolyse 105
Fibroelastosis endocardica 68, 89
fibröse Dysplasie Jaffé-Lichtenstein 40
Fibrose, retroperitoneale 40, 148
Fieber, unklares 1
Fieberkrämpfe 163
Fleckfieber 6
floppy-infant-syndrom 184
Fluorvergiftung 39
Fotosensibilisierung 275
Frakturen, schleichende 47
Friedreich-Ataxie 191
Frühgeborene 249
Fruktose-1,6-Diphosphatasemangel 216
Fruktoseintoleranz **128**, 161, 215, 269

Galaktosämie 117, 126, 128, **215**, 248
Gallengangsatresie 130
Gallensäuren, Mangel 268
Gallenwegserkrankungen 120
Gallenwegsverschluß 120
Galopprhythmus 87
Gastritis 33
Gastroenteritis 14
Gaucher-Syndrom 115
Geburtsverletzungen 250
Gelbsucht 124
Gelenkbeweglichkeit, übermäßige 194
Gelenkergüsse, hämorrhagische 45
–, intermittierende 49
Genitalblutung 251
Genitale, intersexuelles 239
Genus valgum, varum, recurvatum 48
Gesichtsfeldeinschränkungen 293
Gesichtsödem 149

Gianotti-Crosti-Syndrom 274
Giardiasis 20
Gigantismus, zerebraler 217
Glanzmann-Rinicker-Syndrom 102
Glaukom 292
Gleithoden 233
Glioma retinae 293
Glomerulonephritis 140, 153
Glukose-Galaktose-Malabsorption 268
Glykogenose 115, 121, 129, **209**, 218
Glykogen-Synthetase-Mangel 210
Glykosurie 144
GM$_1$-Gangliosidose 205
- Typ I Tay-Sachs 205
Gonadendysgenesie 236
Goodpasture-Syndrom 73, **141**
Gradenigo-Syndrom 27
v. Graefe-Syndrom 296
Großhirntumor 171
Günthersche Krankheit 97
Guillain-Barré-Syndrom 182
Gynäkomastie 289

Haarausfall 284
Haarwuchs, Störungen 283
Hämangioendotheliom 123
Hämatom, subdurales 61
Hämaturie 139
Hämoglobin H-Krankheit 98
Hämoglobinurie 96, **138**
hämolytisch-urämisches Syndrom 154
Hämophilie A 106
Haglund-Syndrom 49
Halbseitenkopfschmerz 27
Hallermann-Streiff-Syndrom 284
Halsrippe-Scalenus-Syndrom 181
Hamman-Rich-Syndrom 68
Hand-Fuß- und Mund-Krankheit 278
Hand-Fuß-Syndrom 50, **147**
Hand-Schüller-Christian 52
Hanhart-Syndrom 230
Harnwegsinfekt 3
Harris-Syndrom 215
Hartnupsche Krankheit 208
Hashimoto-Struma 244
Hautmykose 280
HbM-Anomalie 78
Hb S-Anämie 99
Heller-Nelson-Syndrom 236
Hemianopsie 16
Hemiplegie 163
hepatischer Ikterus 127
Hepatitis A, B 127
-, antikterische 3, 15
- epidemica des Neugeborenen 248
- Non A- non B- 127
Hepatoblastom 122
Hepatomegalie 119
Hermaphroditismus 239, 240
Hernien 32

Herpes-simplex-Infektion 278
Herpes Zoster 30, 182, 280
Herrick-Syndrom 11
Herzgeräusch, funktionelles 82
-, organisches 82
Herzgeräusche 81
-, diastolische 85
-, systolisch-diastolische 85
Herzinsuffizienz 88
Herzklopfen 300
Herzschmerzen, funktionelle 30
Herzsymptome 74
Herzsyndrom, hyperkinetisches 74
Herztöne, pathologische 86
Herzton, dritter 87
Hiatushernie 17, **258**
Hilusvergrößerung 302
Hinken 194
Hippel-Lindau-Syndrom 191, 281
Hirnabszeß 4, **164**
Hirnnervenlähmung 177
Hirnschäden, frühkindliche 189
Hirntumor 9, 164, **170**
Hirsutismus 283
Histidinämie 208
Histioplasmose 113
Histiocytose X 9, 41, 52, **114**
Hitzschlag 16
Hochwuchs 223
Hoden, Stieldrehung 233
Hodenhochstand 232
Hörstörungen 195
Hoffa-Kastert-Syndrom 48
Homocystinurie **208**, 223
Hornerscher Symptomenkomplex **177**, 180, 295
Horton-(Bing-Horton)-Syndrom 29
Hüftgelenksdysplasie 194, **250**
Hüftgelenksluxation 250
Hüfte, schnappende 46
Hundebandwurm 113
Husten 71
-, bitonaler 73
-, blutiger 73
Hydroa aestivalis 275
Hydrocolpos 234
Hydronephrose 132
Hydrozephalus 297
Hyperaldosteronismus 151
Hyperammonämie 208, 264
Hypercalcämie 271
-, idiopathische 264
Hypercalciämie 151
Hypercholesterinämie, familiäre 121
Hyperglykämie 212
Hyperglyzinämie, Ketotische 208, 264
Hyperglyzinämie-Syndrom, nicht ketotisches 208
hyperkinetisches Herzsyndrom **85**
Hyperlipoproteinämie 144, 206
Hypernatriämie, akute 60
Hyperparathyreoidismus 17, 151, 271

Hyperprolinämie 142
Hyperprostaglandinismus 69
Hyperpyrexie, maligne 11
Hypersalivation 286
Hypertension, portale 115
Hyperthermie, konstitutionelle 10
–, postinfektiöse 10
–, posttraumatische 10
Hyperthyreose 221, **243**
Hypertonie 150
Hypertrichosen 283
Hypervalinämie 208
Hyperventilationssyndrom 61, 69
Hyperventilationstetanie 165
Hyperviskositätssyndrom 247
Hypocalcämie 161
Hypogenitalismus 223
Hypoglykämie 28, 39, **59, 214,** 215
Hypogonadismus, hypergonadotroper 235
–, hypogonadotroper 236
Hypomagnesiämie 162
Hyponatriämie, akute 60
Hypoparathyreoidismus 161
Hypospadie 234
Hypothyreose 184, **229,** 271
Hypotonie 90
Hypovitaminose, C- 50
Hypo-y-Globulinämie 297

Ileitis regionalis **36**
Ileus, paralytischer **38,** 267
IgA-Mangel 298
Ikterus 124
–, cholestatischer 128
– bei Neugeborenen 125, 247
– prolongatus 248
Imerslund-Gräsbeck-Syndrom 143
Immunmangelsyndrom 277, **297**
Immunthrombocytopenie 102
Impetigo contagiosa 280
infantile corticale Hyperostosen 12
Infektanämie 94
Infektarthritis 44
Infekte, rezidivierende 297
Influenza 3
Inkontinentia pigmenti 279
Insolation 10, 16
inspiratorischer Stridor 64
Insulinom 215
intestinale Lymphangiektasie 270
Invagination 261
Iridocyclitis, rheumatoide 8
Iritis 26
irritables Colon-Syndrom 20
Ischias 55

Jaffé-Lichtenstein-Albright, polyostotische
    Dysplasie 281
Jaffé-Lichtenstein-Syndrom 12
Jaktatio capitis nocturna 194

Jeans-Krankheit 47
Jodfehlverwertung 242
Jodmangelstruma 242
Juckreiz 300

Kala-Azar **112**
Kallmann-Syndrom 177
Kaposi-Juliusberg-Syndrom 278
Kardiomyopathie, obstruktive 84
Kardiomyopathien 68
Karottenikterus 282
Kasabach-Merrit-Syndrom 103
Katzenkratzkrankheit 3, 39, 109
Katzenschreisyndrom 254
Kawasaki-Syndrom 11, **109,** 274
Kehlkopfstenose 64
Kehlkopfstridor 64
Kenny-Linarelli-Syndrom 230
Kephalhämatom 250
Keratoconjunctivitis, epidemische 292
– phlyktänulosa 292
ketoazidotisches Koma 59
Keuchhusten 100
Kienböcksche Krankheit 46
Kinderlähmung, zerebrale 176, **191**
Kindstod, plötzlicher 246
Kinsborne-Syndrom 294
Kleine-Levin-Syndrom 299
Kleinhirntumor 170
Kleinwuchs, psychosozialer 228
Klinefelter-Syndrom 235
Klumpfuß 253
Klumpke'sche Lähmung 180
Kniegelenkstuberkulose 49
Knochendysplasie, polyostotische fibröse 12
Köhlersche Krankheit 50
Körpergeruch, auffälliger 289
Kofferath-Syndrom 70
Kohlenhydratstoffwechsel, Störungen 209
Koma 56
– hepaticum 60
–, hyperosmolares 59
–, hypoglykämisches 59
– urämicum 59
Kopf, asymmetrischer 288
Kopfschmerz, vasomotorischer 27
Kopfschmerzen 26
Kostmann-Syndrom 101
Krämpfe 160
Kreislaufsymptome 90
Kugelberg-Welander 182
Kugelzellanämie 96
Kuhmilchintoleranz 269
Kupfermangelanämie 94

Lactobezoar 260
Lähmung, psychogene 186
Lähmungen 173
–, myopathische 183
–, schlaffe 178

Laktosemalabsorption 269
Lambliasis 20
Landry-Syndrom 179
Larsen-Johansson-Syndrom 48
Larva migrans visceralis 7
Laryngitis acuta 65
– subglottica 65
Laryngospasmus 65
Laurence-Moon-Biedl-Bardet-Syndrom 218
Lazy leukocyte-Syndrom 101
Leberabszeß 4, 33
Lebertumoren 122
–, gutartige 123
Lebervenenstenose oder -thrombose 116
Leberzirrhose 128
Leberzysten 123
Leigh-Syndrom 70, **190,** 295
Leistenhoden 232
Lejeune's Syndrom 254
Lennox-Syndrom 168
Leontiasis ossea 287
Leprechaunismus-Syndrom 117, **230**
Leptospirosen **7**
Leschke-Syndrom 281
Lesch-Nyhan-Syndrom 190
Leucinempfindlichkeit 161
Leukämie 45
–, akute myeloische 106
–, chronisch myeloische 106
– des Neugeborenen 252
Leukodystrophie 192
Leukose 9, 41, 52, **106**
Leukozytose 93, 100
Leukozyturie 143
Levator-ani-Syndrom 42
Libman-Sacks-Syndrom 8
Lichturticaria 275
Lightwood-Albright-Syndrom 227
Lingua geographica 286
– skrotalis 286
Lipasemangel, kongenitaler 268
Lipodystrophie 221
Lipoidgranulomatose 52
Lipoproteinämie, A–B 21, 207
Lipoproteinmangel, α– 110
Liquordruck, erhöhter 28
Liquorunterdruck 28
Littlesche Krankheit 176
Lowe-Syndrom 227
Lucey-Driscoll-Syndrom 126
Lues des Kniegelenkes 49
Lungenabszeß 4
Lungenaneurysma, arteriovenöses 79
Lungenhämosiderose 68, 142
Lungenproteinose, alveoläre 72
Lungenvenentransposition 79
Lungenventilation, gestörte 245
Lungenverschattung 302
Lupus erythematodes 8, 118, 141
Lyell-Syndrom 276

Lyme-Arthritis 43
Lymphadenitis mesaraica **34**
–, occipitale 27
Lymphozytose 100
–, infektiöse 3, 100
Lymphödem 148
Lymphogranulomatose 9
Lymphopenie 102
Lyssa 180

Macleod-Syndrom 68
Magentorsion 261
Magenulcus 34
Magen-Volvulus 37, 261
Magersucht 220
Makroglossie 286
Makrozephalie 287
Malaria 6, 113
Maltafieber 6
Mannosidose 210
Marfan-Syndrom 223
Marie-Seé-Syndrom 142
Markschwammniere 133, 142
Marmorknochenkrankheit 114
Martin-Albright-Syndrom 218
Masern 273
Masseterhypertrophie 287
Mastoiditis 4
Mauriac-Syndrom 122, 218
McQuarrie-Syndrom 216
M. depressor anguli oris, Hypoplasie des 178
Meckelsches Divertikel 21
Magacornea 292
Mehrfachmißbildungen 255
Mekoniumpfropfsyndrom 259
Melabsorption-B 12 21
Melaena 251
Melkersson-Rosenthal-Syndrom 149, 178
Ménétrier-Syndrom 39
Meningismus 156
Meningitis 15, **157**
Menkes-Syndrom **231**
Meralgia paraesthetica 47
metabolische Krankheiten 197
Methämoglobinämie **77,** 266
Migräne 16, **27**
Mikroglossie 286
Mikrozephalie 288
Mikulicz-Syndrom 287
Milzamyloidose 115
Milzsarkom 114
Minderwuchs 225
Mischungszyanose 78
Mißbildungen, angeborene 253
Mitralinsuffizienz 82
Mitralstenose 85
Mittellappensyndrom 67, 72
Mittelmeerfieber, familiäres **12,** 39, 44
Möbius-Syndrom 177, 178, 295
Möhrenikterus 125

Möller-Barlow 50
Mononucleose, infektiöse 2, **109**
Monosaccharid-Malabsorption 269
Moore-Syndrom 16, 39
Morbus Boeck 9
– Caroli 120
– Crohn 9
– Gaucher 206
– Gilbert 126
– Hirschsprung 270
– Hodgkin 9, **109,** 114, 123
– Niemann-Pick 206
– Sandhoff 205
– Tangier 206
– Werlhof 102
– Wilson 97, **190,** 211
Moya-Moya-Krankheit 29, 175
Mucopolipidosen 211
Mucopolysaccharidose 210, 229
Müdigkeit 299
Mukoviszidose 129, **267**
Mumps 108
Mund, trockener 286
Mundgeruch, auffälliger 285
Munnier-Kuhn-Syndrom 68
Muskelatrophie, progressive neurale 182
–, spinale 180, 185
Muskeldystrophie 183, 185
Muskelhypotonie 184
Myalgia epidemica 29, 31
Myasthenia **183,** 295
Mycoplasma pneumoniae-Infektion 182
Myelitis 179
Myoadenylat-Deaminase-Mangel 54
Myoglobinurie, paroxysmale 139
Myokarditis 76, **88**
Myoklonien 193
Myoklonus-Epilepsie, progressive 193
Myopathie, Nemalin- 186
–, zentral-chore 186
Myositis, chronische 54
Myotonia congenita Thomsen 195
Myxödem 149

Nabelblutung 251
Nabelkoliken 31
NADH-Methämoglobinreduktase-Mangel 78
Naevoxanthoendotheliom 280
Nase, verstopfte 285
Nasenbluten 285
Nebennereninsuffizienz 221
nephritisches Syndrom 140
nephrotisches Syndrom 143
Nesidioblastose 215
Neugeborenen-Infektionen 252
Neuritis des Plexus brachialis 55
Neuroblastoma sympathicum 122, **133**
Neutrozytopenie 101
Nierenarterienstenose 150
Nierendegeneration, polyzystische 132

Niereninsuffizienz 15
Nierentuberkulose 141
Nierenvenenthrombose 132, 154
Nierenversagen, extrarenales 15
Nierenzyste 133
Nokardiose 72
Non-Hodgkin-Lymphome 110, 114, 117
Nonne-Meige-Milroy-Syndrom 148, 218
Nystagmus 294
–, kongenitaler 194

O-Beine 289
Oberbauchschmerzen 32
Obrinsky-Syndrom 135
Obstipation 22, 291
Ödem, angioneurotisches 39, 147
Ödeme 146
Oesophagusatresie 257
Oesophagusdivertikel 257
Oesophagusstenose 258, 260
Oesophagusvarizen 18
Ohnmacht 56, 61
Okkasionskrämpfe 163
Oligurie 153
Ombrédanne-Syndrom 11
Opsoklonus 294
Opsoklonusencephalopathie 193
Orchitis 233
Ormond-Syndrom 40, 148
Ornithinämie 209
Ornithose 7
Osteoblastom 52
Osteochondritis, luische 52
Osteochondrodysplasie 229
Osteochrondrose des Calcaneus 49
– der Metatarsalia 50
Osteochondrosen **45,** 48
Osteochondrosis deformans tibiae 48
– dissecans 47
Osteofibrosis deformans 281
Osteoid-Osteom 51
Osteolyse, familiäre 46
Osteomyelitis 4, 51
–, gelenknahe 45
Osteomyelosklerose 118
Osteonekrose des Os cuboideum 50
– – – naviculare 50
Osteopathia patellae juvenilis 48
Ostitis fibrosa 12
–, tuberkulöse 52
Otitis 4

Paget-Syndrom 288
Panencephalitis, subakut sklerosierende 190, 193
Pankreas annulare 258, 261
Pankreasinsuffizienz 268
Pankreastumoren 133
Pankreatitis, akute **38,** 145
paranephritischer Abszeß 4
Parasternalschmerz 30

Parotisschwellung 286
Parotitis, rezidivierende 108
Patau-Syndrom 254
Patellaluxation, habituell 48
Pavor nocturnus 299
Payr-Syndrom 40
Pemphigus neonatorum 278
Pentalogie de Fallot 79
Periarteriitis nodosa 8, 141
Perikarditis 86, 89
Perthes 46
Petit mal 166
Peutz-Jeghers-Syndrom 40, 282
Pfeiffersches Drüsenfieber **2**, 109
Phäochromozytom 151
Phakomatosen 281
Phenothiazin-Intoxikation 159
Phenylketonurie **207**, 264
Pica 291
Pickwickier-Syndrom 68, **219**
Pigmentanomalien 281
Pirie-Syndrom 259
Pleuraempyem 29
Pleuritis 29
– diaphragmatica 4
Pneumothorax 29
Pocken 278
Poliomyelitis 180
Polyglobulie 78
Polymyositis 184
– acuta 53
Polyneuritis 181
Polyposis intestini 21, 282
Polyurie 300
Pompe-Syndrom 69
Porphyria erythropoetica 97, 118, 275
Porphyrie 138, 179
Porphyrie-Syndrom, akutes 40
Porphyrindermatosen 279
Prader-Willi-Syndrom 148, 213, **218**
Präkoma diabeticum 15
Präkordialschmerzen 30
Preiser-Syndrom 46
Priapismus 234
Primordialer Minderwuchs 231
Prostatitis 233
Proteinurie 143
Prozesse, intraspinale 54
Prune-Belly-Syndrom 135
Prurigo 276
Pseudoarthrose, angeborene 289
Pseudocroup 65
Pseudohermaphroditismus 241
Pseudo-Hypoparathyreoidismus 161
Pseudotumor cerebri 164
Psittacosis 7
Psychosen 196
Ptose 295
Pubarche, prämature 237
Pubertät, verzögerte 235

–, vorzeitige 237
Pubertätshochdruck 152
Pubertätsstruma 243
Pubertas praecox 237
Pulmonalinsuffizienz 85
Pulmonalstenose 84
Pulsus paradoxus 76
Pupillenstarre 177
Pupillen, weite 177
Purpura, anaphylaktoide 32, **104**
–, thrombocytopenische 102
Pyle-Syndrom 287
Pylorusstenose 260
Pyridoxinabhängigkeit 162
Pyridoxinmangel 162

Q-Fieber 6
Quecksilbervergiftung 151
Querschnittslähmung 179
Quincke-Ödem 147, 275

Rachitis, Vitamin D-resistente 227
Rathbun-Syndrom 227
Recklinghausen, Morbus 281
Reflexerbrechen 14
Reflux-Oesophagitis 32, 258
Refsum-Syndrom 177, 206
Reisekrankheit 14
Reiter-Syndrom 44
Rendu-Osler-Weber-Syndrom 104
Retardierung, psychomotorische 195
Retinoblastom 7
Retothelsarkom 114
Retrosternalschmerz 30
Reye-Syndrom 60, 163, 209, **264**
Rhabdomyosarkom 133
rheumatisches Fieber 7, **43**
rheumatoide Arthritis 42, **43**
Rickettsiosen 6
Riesenwuchs, partieller 224
Riesenzellthyreoiditis 244
Riley-Day-Syndrom 11, 17, 192
Ritter-Syndrom 279
Robin-Syndrom 245
Röntgenaufnahmen der Lungen, Symptome bei 302
Röteln 273
Rotmund-Syndrom 284
Rotaviren 266
Rotor-Syndrom 129
Roviralta-Syndrom 258
Rubinstein-Syndrom 230
Rucksacklähmung 181
Rückfall-Fieber 6
Rumination 263

Saccharose-Isomaltosemalabsorption 269
Säuglingsekzem 280
Salmonellose 5, 19
Salpingitis 36
salt losing-Nephritis 15

Salzverlustsyndrom, renales 259
Sarkoidose 9, **116**
Sarkom, osteogenes 52
Saug- und Schluckstörungen 290
Scalenus-Syndrom 55
Scharlach 273
Scheinlähmungen 186
Scheuermannsche Krankheit 40
Schielen 293
Schilddrüsenentzündung 244
Schilddrüsenkarzinom 244
Schilddrüsenvergrößerung 242
Schlafstörungen 299
Schlatter-Osgood-Syndrom 48
Schmerzen in den Extremitäten 43
– im Fuß 49
– in den Gliedmaßen 50
– in der Hüfte 46
– im Kniegelenk 47
–, unklare 23
Schockniere 154
Schönlein-Henoch, Purpura 32, 44, 104
Schreiattacken, nächtliche 299
Schulfieber, Simulation 11
Schulschwierigkeiten 196
Schweißproduktion, vermehrte 289
Schwerhörigkeit 296
Schwindel 56
Schwitzen 300
Segawa-Syndrom 188
Sehnenfaden, aberrierender 83
Sehstörungen, akute 293
Seip-Lawrence-Syndrom 121, 212, 221
Selter-Swift-Feer'sche Krankheit 276
Sepsis 5
Septumhypertrophie 84
Shunt-Hyperbilirubinämie 126
Shwachman-Diamond-Syndrom 270
Sichelzellanämie 45, 99
Sidbury-Harlan-Wittels-Syndrom 289
SIDS = sudden infants death-Syndrom 246
Siegal-Cattan-Mamou-Syndrom 12
Silfverskiöld-Syndrom 50
Silver-Russel-Syndrom 230
Simmonds-Sheehan-Syndrom 221
Simons-Syndrom 221
Singultus 290
Sinusitis 4, 27, 64
Sipple-Syndrom 244
Sjögren-Syndrom 287
Sklerodermie 282
Sklerose, multiple 180
–, tuberöse Bourneville Pringle 281
Skrotalerythmen 233
Smith-Lemly-Opitz-Syndrom 296
Somnolenz 56
Sonnenstich 16
Sopor 56
Sotos-Syndrom 217
Spasmus nutans 194, 295

Speicherkrankheiten 115
Sphärocytose 96
Spinalarteriensyndrom 179
Spira-Syndrom 39
Splenomegalie 111
Spondylitis tuberculosa 41
Spondylolisthesis 42
Sprachverlust, psychogener 196
Sprechenlernen, verspätetes 195
Stammhirntumor 171
Staphylokokken-Enteritis 19
Status epilepticus 61
Stauungsleber 33
Stauungspapille 170
Steißbeinschmerzen 42
Stomatocytose 96
Strabismus 293
Stridor, exspiratorischer 66
–, trachealer 65
Strophulus infantum 276
Struma, hyperthyreote 243
Subaortenstenose, hypertrophische 84
Subduralerguß 158
subphrenischer Abszeß 4, 33
Subsepsis hyperergica 8
Sulfhämoglobinämie 77
Swyer-Syndrom 236
Synchondrosis ischiopubica Van Neck 47
Syndrom der gelben Fingernägel 148
synkopale Anfälle 164
Syringomyelie 180

Tachykardie 74
–, paroxysmale 75
Tangier-Syndrom 110, 121
Tanner-Syndrom 45
Tendinitis der Achillessehne 50
Tetanus 163
Thalassämie 98
Thelarche, prämature 237
Thiemann-Syndrom 46
Thoraxbereich, Schmerzen im 29
Thoraxdystrophie, asphyxierende 246
Thrombasthenie 103
Thrombozytopathie 103
Thrombozytopenie 102, 251
Thymushypoplasie 297
Tic 194
Tic de Gilles de la Tourette 194
Tietze-Syndrom 29
Tollwut 180
Tonsillenhyperplasie 65
Torticollis 288
Toxokariasis 7
Toxoplasmose 6, 109, **113**
Trachealstridor 66
Tracheobronchialmegalie 68
Tracheomalazie 65
Transposition der großen Gefäße 79
Tremor 193

Trichinosis 7, 20
Tricuspidalatresie 79
Tricuspidalinsuffizienz 83
Tricuspidalstenose 85
Trilogie de Fallot 79
Trimenonskoliken 31
Trisomie 13/15, 14, 18, 21 254
Truncus arteriosus communis 79
Tuberkulose 5
Tularämie 6
Tumoranämie 94
Tumoren, cerebrale 164
–, intra abdominelle 131
Turner-Syndrom 254
Tyrosinämie 207
Tyrosinose 21
Typhus 5

Übergewicht 217
Ulcus duodeni 34
– ventriculi 17
Ullrich-Fremery-Dohna-Syndrom 283
Ullrich-Turner-Syndrom 236
Undine-Syndrom 70
Unna-Syndrom 283
Untergewicht 249
Unverricht-Lundborg-Lafora-Krankheit 193
Urämie 153
Urbach-Wiethe-Syndrom 213
Urinbefunde 137
Uringeruch 139
Urticaria 147
– pigmentosa 276
urticarielle Exantheme 275

Vaccinia generalisata 278
Vaginitis 234
Varicozelen 233
Variolois 278
Varizellen 278
Vasopathien 104
Ventrikelseptumdefekt 82
Verbrauchskoagulopathie 106, 251
Verbrauchsthrombocytopenie 103
Vergiftungen 58
Verschlußikterus 130
Virusexantheme 277
Vitamin A-Intoxikation 142
– A-Mangel 282
– A-Überdosierung 265
– D-Mangel 162
– D-Intoxikation 17

– D-Überdosierung 271
– K-Mangel 106
Vitiligo 282
Volvulus 37
Vorhofseptumdefekt (ASD) 83

Wachstumsschmerzen 53
Wachstumsverzögerung, familiäre 226
Wasserintoxikation 60
Waterhouse-Friderichsen-Syndrom 103
Wegener-Granulomatose 73
Weichteiltumoren 54
Weilsche Erkrankung 7
Weismann-Netter-Syndrom 289
West-Syndrom 168
Wiedemann-Beckwith-Syndrom **134**, 213
Willebrand-Jürgens-Syndrom 103
Williams-Beuren-Syndrom 84, 230
Williams-Campbell-Syndrom 67
Wilms-Tumor 132
Wilson-Mikity-Syndrom 67
Wilson'sche Krankheit 117
Windpocken 278
Wirbelhämangiom 41
Wirbelkörpernekrose 40
Wirbelostitis 41
Wiskott-Aldrich-Syndrom 102, 298
Wolman-Syndrom **121**, 206
Worringer-Syndrom 121

Xanthomatose 206
Xantin-Oxydase-Mangel 54

Yersinia-Arthritis 43
Yersinia enterocolitica 19
Yersiniosis 5, 34, **35**
YY-Syndrom 236

Zahnung, verzögerte 286
Zeckenbiß-Fieber 6
Zellweger-Syndrom **117**, 185, 296
Zoeliakie 263, **267**
Zollinger-Ellison-Syndrom 17, 21, 32
Zungenanomalien 286
Zungenbändchen, kurzes 286
Zwerchfellparese 67, 245
Zwergwuchs, hypophysärer 228, 236
Zyanose 77
Zystenniere 132
Zysticerkose 159
Zytomegalie 3

Diagnostik intrakranieller Blutungen beim Neugeborenen

Herausgeber: U. Haller, L. Wille
1983. 102 Abbildungen. XII, 152 Seiten
DM 79,-. ISBN 3-540-12487-X

Endokrinologie des Kindes- und Jugendalters

Herausgeber: H. Stolecke
1982. 114 Abbildungen, 90 Tabellen. XXVI, 663 Seiten
DM 158,-. ISBN 3-540-11433-5

P. Hürter

Diabetes bei Kindern und Jugendlichen

Klinik, Therapie, Rehabilitation

2., vollständig überarbeitete und erweiterte Auflage. 1982.
50 zum Teil farbige Abbildungen, 52 Tabellen.
XVI, 325 Seiten. (Kliniktaschenbücher)
DM 29,80. ISBN 3-540-11035-6

Morphologische Abdominaldiagnostik im Kindesalter

Sonographie, Röntgen, Nuklearmedizin, Computertomographie
Herausgeber: D. Weitzel, J. Tröger
1982. 138 Abbildungen. X, 206 Seiten. ISBN 3-540-11100-X

H. C. Oppermann, L. Wille, H. E. Ulmer

Der Neugeborenen-Thorax

Röntgenologische Diagnose und Differentialdiagnose
1982. 118 Abbildungen. XI, 194 Seiten
Gebunden DM 98,-. ISBN 3-540-11430-0

Pädiatrische Ultraschalldiagnostik

von D. Weitzel, E. Dinkel, M. Dittrich, H. Peters
1984. 299 Abbildungen. Etwa 380 Seiten
Gebunden DM 138,-. ISBN 3-540-12797-6

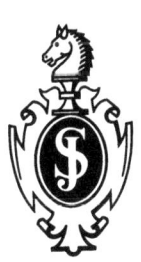

Springer-Verlag
Berlin
Heidelberg
New York
Tokyo

Pädiatrie: Weiter- und Fortbildung

Herausgeber: **H. Ewerbeck**

Onkologie

Redaktion: **B. Kornhuber**
1984. 12 Abbildungen, 9 Tabellen. XVI, 184 Seiten
DM 32,-. ISBN 3-540-13052-7

Endokrinologie

Redaktion: **H. Stolecke**
1983. 8 Abbildungen, 9 Tabellen. XV, 118 Seiten
DM 28,-. ISBN 3-540-11860-8

Säuglingsernährung heute

Redaktion: **R. Grüttner**
1982. 50 Abbildungen, 57 Tabellen. XIV, 195 Seiten
DM 34,-. ISBN 3-540-11016-X

Herz und Kreislauf

Redaktion: **J. Stoermer**
1982. 30 Abbildungen, 9 Tabellen. XIV, 188 Seiten
DM 32,-. ISBN 3-540-11015-1

Neuropädiatrie

Redaktion: **F. Hanefeld**
1981. XII, 102 Seiten
DM 19,80. ISBN 3-540-10939-0

Gastroenterologie

Redaktion: **R. Grüttner**
1980. 6 Abbildungen, 11 Tabellen. X, 146 Seiten
DM 24,80. ISBN 3-540-10087-3

Infektionskrankheiten

Redaktion: **O. Vivell**
1980. IX, 94 Seiten
DM 19,80. ISBN 3-540-10108-X

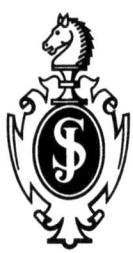

Springer-Verlag
Berlin
Heidelberg
New York
Tokyo

·

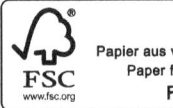